"十三五"国家重点图书出版规划项目

上海高校服务国家重大战略出版工程

毕业后医学教育出版工程

Rehabilitation Medicine

CASE STUDY

名誉总主编　王振义　汤钊猷
总　主　编　黄　红　李宏为
执行总主编　张　勘

住院医师规范化培训示范案例丛书

住院医师规范化培训
康复医学科 示范案例

本册主编：吴　毅

　副主编：王惠芳　杜　青　陈文华　谢　青

组织编写：上海市卫生与计划生育委员会
　　　　　上海市医药卫生发展基金会
　　　　　上海市住院医师规范化培训事务中心

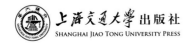

上海交通大学出版社
SHANGHAI JIAO TONG UNIVERSITY PRESS

内容提要

  本书以康复医学专业住院医师规范化培训要求为纲,针对康复医学临床实践过程中遇到的实际病例为切入点,详细介绍了康复医学常见病和多发病的标准康复诊疗过程和处理规范。本书旨在通过 122 例典型病例讨论,培养读者"密切联系临床,举一反三"的临床思维能力。本书的读者对象主要是康复医学专业住院医师规范化培训学员,也可供康复医学专业本科生、研究生、从事康复临床工作的医师、治疗师以及其他专业的医师使用。

图书在版编目(CIP)数据

住院医师规范化培训康复医学科示范案例/吴毅主编.—上海:上海
交通大学出版社,2016(2024 重印)
(住院医师规范化培训示范案例丛书)
ISBN 978-7-313-15001-1

Ⅰ.①住… Ⅱ.①吴… Ⅲ.①康复医学-岗位培训-自学参考资料
Ⅳ.①R49

中国版本图书馆 CIP 数据核字(2016)第 110364 号

住院医师规范化培训康复医学科示范案例

主　　编:吴　毅				
出版发行:上海交通大学出版社		地　　址:上海市番禺路 951 号	
邮政编码:200030		电　　话:021-64071208	
印　　制:苏州市越洋印刷有限公司		经　　销:全国新华书店	
开　　本:889mm×1194mm　1/16		印　　张:33.25	
字　　数:970 千字			
版　　次:2016 年 5 月第 1 版		印　　次:2024 年 10 月第 5 次印刷	
书　　号:ISBN 978-7-313-15001-1			
定　　价:148.00 元			

"住院医师规范化培训示范案例"
丛书编委会名单

本书编委会名单

(以姓氏笔画为序)

王惠芳(同济大学附属上海市东方医院)

白玉龙(复旦大学附属华山医院)

白跃宏(上海交通大学医学院附属第六人民医院)

毕　霞(上海浦东新区公利医院)

杜　青(上海交通大学医学院附属新华医院)

杨　红(复旦大学附属儿科医院)

杨　坚(上海市徐汇区中心医院)

吴　毅(复旦大学附属华山医院)

陈文华(上海交通大学医学院附属第一人民医院)

纵　亚(上海交通大学医学院附属瑞金医院)

周　璇(上海交通大学医学院附属新华医院)

郑洁皎(复旦大学附属华东医院)

胡世红(复旦大学附属上海市第五人民医院)

姜从玉(复旦大学附属华山医院)

崔　芳(同济大学附属上海市东方医院)

谢　青(上海交通大学医学院附属瑞金医院)

缪　芸(上海交通大学医学院附属第一人民医院)

书稿秘书：陈　婵　姜从玉

序

Forword

住院医师规范化培训是毕业后医学教育的第一阶段,是医生成长的必由之路,是提高医疗技术和服务水平的需要,也是提升基层医疗机构服务能力,为基层培养好医生,有效缓解"看病难"的重要措施之一,是深化医药卫生体制改革的重要基础性工作。

自 2010 年以来,在市政府和国家卫计委的大力支持和指导下,上海根据国家新一轮医改精神,坚持顶层设计,探索创新,率先实施与国际接轨的住院医师规范化培训制度,并把住院医师规范化培训合格证书作为全市各级公立医院临床岗位聘任和晋升临床专业技术职称的必备条件之一。经过 6 年多的探索实践,上海市已构建了比较完善的组织管理、政策法规、质控考核、支撑保障等四大体系,在培养同质化、高水平医师队伍方面积累了一定的经验,也取得了初步成效。

因一直立足于临床一线,对医生的培养特别是住院医师规范化培训工作有切身体验,我曾希望编写一套关于"住院医师规范化培训"的教材。如今,由上海市卫生计生委牵头组织编写的这套"住院医师规范化培训示范案例"丛书书稿已出炉,不觉欣然。丛书以住培期间临床真实案例为载体,按照诊疗流程展开,强调临床思维能力的培养,病种全、诊疗方案科学严谨、图文并茂,是不可多得的临床诊疗参考读物,相信会对住院医师临床思维能力和技能培训有很大帮助。这套图书是上海医疗界相关专家带教经验的传承,也是上海 6 年来住院医师培养成果的集中展示。我想这是上海住院医师规范化培训工作向国家交出的一份阶段性答卷,也是我们与其他兄弟省市交流的载体;它是对我们过去医学教育工作的一种记录和总结,更是对未来工作的启迪和激励。

借此机会,谨向所有为住院医师规范化培训工作做出卓越贡献的工作人员和单位,表示衷心的感谢,同时也真诚希望这套丛书能够得到学界的认可和读者的喜爱。我期待并相信,随着时间的流逝,住院医师规范化培训的成果将以更加丰富多彩的形式呈现给社会各界,也将愈发彰显出医学教育功在当代、利在千秋的重大意义。

是为序。

2016 年 3 月

前 言

Preface

2013年7月5日,国务院7部委发布《关于建立住院医师规范化培训制度的指导意见》,要求全国各省市规范培训实施与管理工作,加快培养合格临床医师。到2020年,在全国范围内基本建立住院医师规范化培训制度,形成较为完善的政策体系和培训体系,所有新进医疗岗位的本科及以上学历临床医师均接受住院医师规范化培训,使全国各地新一代医师的临床诊疗水平和综合能力得到切实提高与保障,造福亿万人民群众。

上海自2010年起在全市层面统一开展住院医师规范化培训工作,在全国先试先行,政府牵头、行业主导、高校联动,进行了积极的探索,积累了大量的经验,夯实了上海市医药卫生体制改革的基础,并积极探索上海住院医师规范化培训为全国服务的途径,推动了全国住院医师规范化培训工作的开展。同时,上海还探索住院医师规范化培训与临床医学硕士专业学位研究生教育相衔接,推动了国家医药卫生体制和医学教育体制的联动改革。上海的住院医师规范化培训制度在2010年高票入选年度中国十大最具影响力医改新举措,引起社会广泛关注。

医疗水平是关系国人身家性命的大事,而住院医师规范化培训是医学生成长为合格医生的必由阶段,这一阶段培训水平的高低直接决定了医生今后行医执业的水平,因此其重要性不言而喻,它肩负着为我国卫生医疗事业培养大批临床一线、具有良好职业素养的医务人员的历史重任。要完成这一历史重任,除了构建合理的培养体系外,还需要与之相配套的文本载体——教材,才能保证目标的实现。目前国内关于住院医师规范化培训方面的图书尚不多见,成系统的、以临床能力培养为导向的图书基本没有。为此,我们在充分调研的基础上,及时总结上海住院医师规范化培训的经验,编写一套有别于传统理论为主的教材,以适应住院医师规范化培训工作的需要。

本套图书主要围绕国家和上海市出台的《住院医师规范化培训细则》规定的培训目标和核心能力要求,结合培训考核标准,以《细则》规定的相关病种为载体,强调住院医师临床思维能力的构建。

本套图书具有以下特点:

(1) 体系科学完整。本套图书计23册,不仅包括内、外、妇、儿等19个学科(影像分为超声、放射、核医学3本),还包括《住院医师法律职业道德》和《住院医师科研能力培养》这两本素质教育读本,休现了临床、科研与医德培养紧密结合的顶层设计思路。

（2）编写阵容强大。本套图书的编者队伍集聚了全上海的优势临床医学资源和医学教育资源，包括瑞金医院、中山医院等国家卫生计生委认定的"住院医师规范化培训示范基地"，复旦大学"内科学"等15个国家临床重点学科，以及以一批从医30年以上的医学专家为首的、包含1000多名临床医学专家的编写队伍，可以说是上海各大医院临床教学科研成果的集中体现。

（3）质量保障严密。本套图书编写由上海市医师协会提供专家支持，上海市住院医师规范化培训专家委员会负责审核把关，构成了严密的质量保障体系。

（4）内容严谨生动，可读性强。每本图书都以病例讨论形式呈现，涵盖病例资料、诊治经过、病例分析、处理方案和基本原则、要点与讨论、思考题以及推荐阅读文献，采取发散性、启发式的思维方式，以《住院医师规范化培训细则》规定的典型临床病例为切入点，详细介绍了临床实践中常见病和多发病的标准诊疗过程和处理规范，致力于培养住院医师"密切联系临床，举一反三"的临床思维推理和演练能力；图书彩色印刷，图文并茂，颇具阅读性。

本套图书的所有案例都来自参编各单位日常所积累的真实病例，相关诊疗方案都经过专家的反复推敲，丛书的出版将为广大住院医师提供实践学习的范本，以临床实例为核心，临床诊疗规范为基础，临床思维训练为导向，培养年轻医生分析问题、解决问题的能力，培养良好的临床思维方法，养成人文关怀情操，必将促进上海乃至国内住院医师临床综合能力的提升，从而为我国医疗水平的整体提升打下坚实的基础。

本套图书的编写得到了国家卫生与计划生育委员会刘谦副主任、上海市浦东新区党委书记沈晓明教授的大力支持，也得到了原上海第二医科大学校长王一飞教授，王振义院士，汤钊猷院士，戴尅戎院士的悉心指导，上海市医药卫生发展基金会彭靖理事长和李宣海书记为丛书的出版给予了大力支持，此外，上海市卫生与计划生育委员会科教处、上海市住院医师规范化培训事务中心以及各住院医师规范化培训基地的同事都为本套图书的出版做出了卓越贡献，在此一并表示感谢！

本套图书是上海医疗卫生界全体同仁共同努力的成果，是集体智慧的结晶，也是上海多年住院医师规范化培训成效的体现。在住院医师规范化培训已全国开展并日渐广为接受的今天，相信这套图书的出版会在培养优秀的临床应用型人才中发挥应有的作用，为我国卫生事业发展做出积极的贡献。

"住院医师规范化培训示范案例"编委会

编写说明

Instructions

现代康复医学引入中国已经有 30 余年,经过康复医学专业人员的不懈努力和推动,康复医学作为一门新兴的学科已经走过了发展初期,步入了快速发展期。近年来,随着我国各级政府对康复医学的高度关注和大力支持,康复医学得到快速发展,正面临一个千载难逢的发展机遇,急需大量经规范化培训的康复医师。

我国康复医师培训工作从 20 世纪七、八十年代开始。第一代康复医师,如同欧美第一代康复医师,大多也是从其他医学专业转到康复医学专业的。而后,对年轻医生采用师傅带徒弟的方式加以培养,这也是欧美培养第二代康复医师的模式。上海地区直到 2002 年首批康复医学住院医师培训工作启动后,才有了系统的康复医学住院医师培养体系,标志着上海地区第三代康复医师的诞生。通过对康复医学住院医师培训制度进行改革,制订规范化培训大纲,实施临床技能考核,从而提高康复医学住院医师的实际操作能力和解决临床实际问题的能力。但是这种培训模式存在一定的缺陷与不足,主要表现为:不同生源的医学生接受的康复医学教育不规范,缺乏标准的专业教学和临床技能训练;缺乏康复医学住院医师规范化培训基地,医学生从学校毕业后再由所在医院进行培训,培训的数量有限,层次不一,不能为全社会提供好的康复医师。

2010 年后上海地区启动住院医师规范化培训工程,康复医学位列 19 个临床类培训专业之中,标志着上海地区的康复医学住院医师培养工作进入了一个新的层次。这种康复医学住院医师规范化培训模式中,学员进入到康复医学培训基地统一接受培训,加强康复医学基础知识和临床技能的学习和考核。经过统一考核合格后,学员返回社会后再就业。每年培训的康复医学住院医师人数将远远多于先前的培训模式,在整体上可为社会输送大批专业人才。因此,为提高康复医学住院医师规范化培训质量,解决专门的培训教材缺乏之困,急需有效、标准、专业的培训教材来配套规范化培训工程。

本书作为康复医学住院医师规范化培训配套教材,具有以下特点:一是参编作者以上海地区各康复医学住院医师培训基地主任为主。各位编者具有丰富的临床工作经验和教学经验。二是全书以病例讨论形式呈现,选自临床上典型的康复病例,涵盖康复医学常见病和多发病种,临床思维成熟,康复诊疗思路清晰,处理规范;三是编写方式上与现有的教学工具书不同。本书采取发散性、启发式的思维方式,以典型临床病例为切入点,详细介绍了康复医学临床实践中常见病和多发病的标准康复诊疗过程和处理规范。这些病例涉及神经系统疾病、骨关节疾病、软组织疾病、内科疾病、儿科疾病和其他疾病康复等。病例讨论包括病例资料、诊疗经过、病例分析、处理方案和依据、要点和讨论、思考题和推荐阅读文献等七个部分。四是本书采用单一病例讨论独立成章节的编写方法,相关同类疾病又相对集中,致力于培养读者"密切联系临床,举一反三"的临床思维推理和演练能力。

临床康复思维的基本原则是明确疾病或损伤是否引起患者身体功能和结构损伤、活动限制和社会参与能力受限,在此基础上进行评定、评估和治疗。上海市康复医学专业住院医师规范化培训的大纲要求培训学员能掌握康复医学常见病和多发病的临床诊疗思维和技能操作。考核采用客观结构式临床考核的方式,分为临床思维考核和临床操作技能考核两部分,包括综合知识、基本辅助检查、病史采集、体格检查、病例分析、临床操作六个考站。对临床基础知识和临床思维的考核贯穿各站考试中。本书的编写初衷是希望培养读者掌握正确的康复医学临床诊疗和思维方法,以顺利完成住院医师规范化培训。读者阅读时应从临床推演的视角去思考,而不能用习惯性的定式思维方式来阅读。

本书编写主要为配合上海市住院医师规范化培训工作,供康复医学专业规范化培训学员使用,也可供准备报考本专业住院医师培训的本科生,研究生,以及相关临床专业的住院医师和研究生,或是本专业相关临床医务人员使用。

希望本书的出版能给广大热爱康复医学事业的医务人员带来一定的帮助,为上海地区乃至全国其他地区康复医学专业住院医师规范化培训工程提供规范化培训教材,为我国蓬勃发展的康复事业的人才培养尽一份力,从而造福于千千万万的康复患者。

由于时间仓促,错漏和不当之处,如能由此引起学术争鸣,让更多的热心人士来参与本专业的康复临床教学工作,此乃本书出版之幸事!敬请读者不吝指教!

本书的出版得到了上海市住院医师规范化培训工作联席会议办公室和上海交通大学出版社的资助,特此致谢!

吴　毅　教授,主任医师,博士生导师
复旦大学上海医学院康复医学系
复旦大学附属华山医院康复医学科

目 录
Contents

案例 1
大脑半球梗死

一、病例资料

1. 现病史

患者,男性,60 岁,因"右侧肢体活动不利伴言语不利 1 月半"入院。于 1 个半月前被家人发现歪倒在床,右侧肢体无力,口角歪斜,不能言语,当时神志清楚,无二便失禁,经 120 送至医院急诊,头颅 CT 示左侧额叶、颞叶梗死,遂收入医院神经科病房,3 天后头颅 MRI 示左侧额颞顶叶,基底节及岛叶急性梗死。颅脑 CTA 示左侧颈内动脉闭塞,经对症治疗,病情逐渐平稳。之后曾于外院康复,仍遗留右侧肢体活动不利伴交流困难,可独坐,可短时间独站,为进一步康复收入院。现患者神志清,胃纳尚可,夜眠可,二便可控制,体重无明显变化。

2. 既往史

有高血压病史 10 年余,血压最高达 150 mmHg/90 mmHg,本次发病后血压偏低,已停用降压药。否认其他慢性病病史,否认传染病病史,否认手术外伤史,否认输血史,否认药物过敏史,预防接种史不详。有长期吸烟饮酒史,此次发病前一年戒烟酒。父母均有高血压病病史。

3. 体格检查(含康复评定)

(1) 查体:T 36.6℃,P 78 次/min,R 18 次/min,BP 140 mmHg/90 mmHg,神清气平,营养中等,发育正常,轮椅推入病房,查体欠配合。记忆力、定向力、计算力检查不配合。听理解大部分保留,口语表达困难,可简单复述,大部分指令动作可配合。右侧鼻唇沟变浅,伸舌右偏。两肺呼吸音粗,未闻及啰音。心脏检查、腹部检查无异常。右手稍肿胀。

(2) 康复评定:右上肢近端肌力 1 级,远端肌力 0 级,右下肢肌力 3 级。右侧肢体改良的 Ashworth 痉挛评定:上肢屈肌张力 0 级,手屈肌张力 0 级,下肢伸肌张力 0 级。感觉检查不配合。右肱二头肌反射、肱三头肌腱反射活跃。右侧巴氏征(+)。右侧 Brunnstrom 分级:上臂 2 级,手 2 级,下肢 3 级。坐位平衡 2 级,立位平衡 0 级。改良 Barthel 指数:50 分,中等功能缺陷。简易智能状态检查量表(mini-mental status examination,MMSE)检查不配合。

4. 实验室和影像学检查

(1) 实验室检查:三大常规、血脂、血糖、电解质、血黏度、肝肾功能等未见明显异常。

(2) 影像学检查:①头颅 MRI(发病后 3 天):左侧额颞顶叶、基底节及岛叶急性脑梗死,如图 1-1 所示;②颅脑动脉 CTA(发病后 3 天):左侧颈内动脉闭塞,如图 1-2 所示。

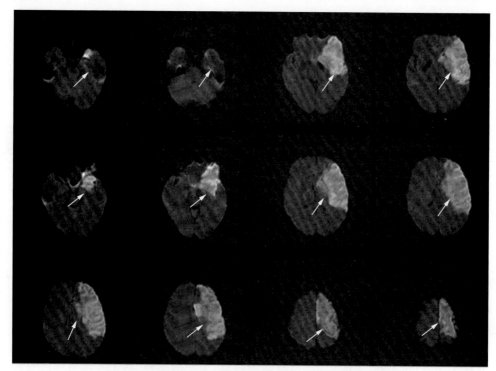

图 1-1 头颅 MRI：左侧额颞顶叶、基底节及岛叶急性脑梗死

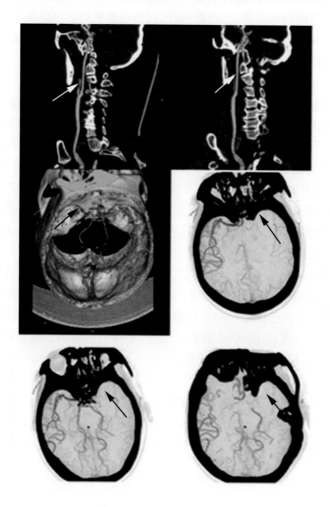

图 1-2 颅脑动脉 CTA：左侧颈内动脉闭塞

二、诊治经过

1. 初步诊断

左侧大脑半球脑梗死(定位：左侧额颞顶叶、基底节及岛叶,定性：脑梗死)；右侧肢体运动功能障碍、言语功能障碍(经皮质运动性失语)、日常生活活动障碍；原发性高血压病1级(极高危)。

2. 诊治经过

(1) 一般治疗：入院后完善相关检查,稳定斑块(阿托伐他汀),抗血小板聚集(阿司匹林),营养脑细胞(胞磷胆碱钠片、腺苷钴胺)。

(2) 康复治疗：针对肢体运动功能障碍,开展偏瘫肢体综合训练,诱发患侧肢体主动运动,促进分离运动；平衡功能训练提高体位转移能力及坐立位平衡能力；言语治疗提高交流能力；理疗改善局部血液循环,防治肩手综合征；针灸等综合康复促进肢体功能恢复。

(3) 目前状况：维持半月的康复治疗后,患者体位转移能力、立位平衡能力提高。听理解大部分保留,口语表达困难,可简单复述,大部分指令动作可配合。右侧 Brunnstrom 分级：上臂2级,手2级,下肢3级。坐位平衡3级,立位平衡1级。改良 Barthel 指数：55分,中等功能缺陷。MMSE 检查不配合。患者立位平衡能力提高,继续康复提高下肢负重能力,逐渐开展步行训练。

三、病例分析

1. 病史特点

(1) 患者男性,60岁,右侧肢体活动不利伴言语不利1月半余。

(2) 有高血压病史10年余,血压最高达 150 mmHg/90 mmHg,本次发病后血压偏低,已停用降压药；有长期吸烟饮酒史；母亲父亲均患有高血压病病史。

(3) 查体：神志清,记忆力、定向力、计算力检查不配合。听理解大部分保留,口语表达困难,可简单复述,大部分指令动作可配合。右侧鼻唇沟变浅,伸舌右偏。右上肢近端肌力1级,远端肌力0级,右下肢肌力3级。右侧肢体改良的 Ashworth 痉挛评定：上肢屈肌张力0级,手屈肌张力0级,下肢伸肌张力0级。感觉检查不配合。右肱二头肌反射、肱三头肌腱反射活跃。右侧巴氏征(+)。右侧 Brunnstrom 分级：上臂2级,手2级,下肢3级。坐位平衡2级,立位平衡0级。改良 Barthel 指数：50分,中等功能缺陷。

(4) 辅助检查：头颅 MRI(发病后3天)：左侧额颞顶叶、基底节及岛叶急性脑梗死。

2. 诊断及诊断依据

诊断：

(1) 左侧大脑半球脑梗死(定位：左侧额颞顶叶、基底节及岛叶,定性：脑梗死)；右侧肢体运动功能障碍、言语功能障碍(经皮质运动性失语)、日常生活活动障碍。

诊断依据：①右侧肢体活动不利伴言语不利1月半余。②有高血压病史10年余,血压最高达 150 mmHg/90 mmHg,本次发病后血压偏低,已停用降压药；有长期吸烟饮酒史；父母均有高血压病病史。③查体：神志清,记忆力、定向力、计算力检查不配合。听理解大部分保留,口语表达困难,可简单复述,大部分指令动作可配合。右侧鼻唇沟变浅,伸舌右偏。右上肢近端肌力1级,远端肌力0级,右下肢肌力3级。右侧肢体改良的 Ashworth 痉挛评定：上肢屈肌张力0级,手屈肌张力0级,下肢伸肌张力0级。感觉检查不配合。右肱二头肌反射、肱三头肌腱反射活跃。右侧巴氏征(+)。右侧 Brunnstrom 分级：上臂2级,手2级,下肢3级。坐位平衡2级,立位平衡0级。改良 Barthel 指数：50分,中等功能缺陷。MMSE 检查不配合。④头颅 MRI(发病后3天)：左侧额颞顶叶、基底节及岛叶急性脑梗死。

（2）原发性高血压病1级（极高危）：有高血压病史10年余，无引起血压升高的基础疾病，血压最高达150 mmHg/90 mmHg，结合脑损害，可诊断。

3. 鉴别诊断

脑梗死与脑出血、短暂性脑缺血发作相鉴别：对于病史的询问相当重要，脑梗死多以肢体乏力为首发症状，症状是逐渐加重，功能障碍方面除了意识障碍外，均可发生。脑出血多以肢体乏力或者意识障碍为首发，伴有颅内压增高的表现，功能障碍方面均可发生。短暂性脑缺血发作为一过性症状，但所有症状在24 h内完全消失，不留任何后遗症。脑梗死与脑出血在影像学上鉴别很明显，短暂性脑缺血发作在影像学无阳性表现。

4. 康复目标和计划

（1）康复目标。①近期目标：改善言语功能，诱发患侧肢体主动运动，促进分离运动，提高体位转移能力及平衡功能，提高下肢负重；②远期目标：纠正异常运动模式，改善运动控制能力，促进精细动作，提高运动速度和实用性步行能力，提高日常生活自理能力。

（2）康复计划：①完善相关检查；②药物治疗，控制基础疾病（稳定斑块，抗血小板聚集，营养神经，营养脑细胞等）；③偏瘫肢体训练，提高肢体功能，诱发患肢主动运动，促进分离运动；④平衡功能训练，提高体位转移能力及坐立位平衡能力；⑤言语治疗，提高交流能力；⑥理疗，改善局部血液循环，防治肩手综合征；⑦针灸等综合康复，促进肢体功能恢复等。

四、处理方案与依据

（1）基础疾病二级预防药物治疗：稳定斑块，抗血小板聚集，监测血压变化，及时调整用药。

（2）促进神经修复：患者左侧大脑有大面积损害，可予以胞磷胆碱钠片、腺苷钴胺等药物促进神经修复。

（3）综合康复治疗：针对肢体运动功能障碍，开展偏瘫肢体综合训练，诱发患侧肢体主动运动；平衡功能训练以提高体位转移能力及坐立位平衡能力；针对言语功能障碍，开展言语治疗以提高交流能力；理疗改善局部血液循环，防治肩手综合征；针灸等综合康复以促进肢体功能恢复。

（4）康复护理：脑梗死护理目的是帮助患者肢体功能、日常生活自理能力达到最大限度的恢复。应注意患者良姿位摆放，定时协助患者翻身，尽早地诱导和鼓励患者说话，结合心理疏导，提高患者配合康复治疗程度。同时向家属讲解功能锻炼和疾病恢复的关系，指导进行患肢被动功能锻炼，防止压疮、深静脉血栓等并发症发生。

五、要点与讨论

1. 大脑半球梗死的常见病因、症状及分析

大脑半球梗死一般是由于大脑供血主要动脉如同侧颈内动脉或大脑中动脉主干梗阻，导致该侧广泛皮质及皮质下脑组织缺血、坏死、软化。但枕叶、丘脑保留，前额叶底部可由于对侧的大脑前动脉通过前交通动脉供血而保留。

由于大脑半球梗死为单侧大脑皮质及皮质下的弥漫性损害，所以临床表现较复杂。功能障碍可表现为对侧肢体中枢性瘫痪、面瘫、舌瘫、对侧偏身感觉障碍、对侧偏盲、精神情感障碍、认知、语言功能障碍（优势半球受累）、自主神经功能障碍等，甚至继发癫痫。

2. 大脑半球梗死的康复评定

（1）运动功能障碍的评定：大脑半球梗死患者最主要的功能障碍表现在运动功能障碍。由于运动

皮质中枢及皮质下中运动灰质核团、白质传导纤维的受损,患者对侧躯体出现肌力下降、肌肉痉挛、异常运动模式等。因此运动功能的评定包括肌力评定、痉挛程度评定、关节活动度评定、步态分析、平衡功能评定、运动模式评定等,准确细致的运动功能评定,可确切反映疾病严重程度,客观制订康复目标。

(2)其他评定:包括认知功能、言语障碍、感觉功能障碍、情感障碍、日常生活活动能力评定,在相关病例中会作详细讨论。

3. 大脑半球梗死的康复治疗

大脑半球梗死的康复治疗可以分为 3 个阶段:早期、恢复期和后遗症康复治疗。早期指的是病情稳定后以急症医院为主的康复治疗,一般指发病后 2 周内,患者处于恢复早期阶段;恢复期指的是经早期康复处理以后,一般 1 年以内的治疗,主要在康复中心、门诊或家庭完成;后遗症期是指病程在 1 年以上、各种功能障碍恢复到一定水平,以社区及家庭重新融入性训练为主的治疗。

脑半球梗死的康复治疗以恢复期,尤其是 3 个月内的康复治疗最为关键。该期康复的主要目的是尽可能提高患者的运动、语言和认知功能,降低肌肉痉挛、促进感觉传导,促进患者与人交流沟通、重新适应环境,提高生活自理能力。

六、思考题

1. 通过本案例分析大脑半球梗死累及的功能区及功能障碍有哪些?
2. 脑梗死患者运动功能的康复评定有哪些?
3. 通过本案例分析大脑半球梗死患者近期康复目标是什么?

七、推荐阅读文献

1. 南登崑,黄晓琳,燕铁斌. 康复医学[M]. 5 版. 北京:人民卫生出版社,2013:129 - 133,160 - 163.

2. 王茂斌,Bryan J. O'Young,Christopher D. Ward. 神经康复医学[M]. 北京:人民卫生出版社,2009:555 - 590.

3. 贾建平,陈生弟,崔丽英. 神经病学[M]. 7 版. 北京:人民卫生出版社,2013:4 - 9,69 - 70,175 - 188.

(杨 坚 吴芳玲 王 伟)

案例 2

额颞叶梗死

一、病例资料

1. 现病史

患者,男性,71 岁,因"右侧肢体轻度活动不利伴失语近 2 个月"入院。患者于 2 个月前晨起后突发右侧肢体活动不利,言语不能,跌倒在地,家属发现后即刻送往附近医院就诊,查心电图提示心房颤动,查头颅 CT 提示左侧大面积脑梗死,予以脱水降颅压、清除氧自由基、活血化瘀、营养脑细胞治疗后,病情平稳,遗留右侧肢体偏瘫,言语不能,吞咽呛咳。1 周后转至外院进一步营养神经等治疗后右侧肢体偏瘫较前好转,吞咽能力较前略好转,后至我院康复训练,肢体功能较前好转,但仍遗留言语不利。现为求进一步治疗,拟"脑栓塞"收入院。患者自发病以来,精神一般,胃纳尚可,进食饮水时有呛咳,二便控制较差,睡眠可,近期体重无明显减轻。

2. 既往史

此次发病后发现血压升高,最高血压 180 mmHg/110 mmHg,伴血糖升高,目前药物控制中。有冠心病,房颤病史 2 年,未规则治疗,否认传染病病史,否认其他重大手术史,有输血史,具体不详,否认药物过敏史,预防接种史不详。否认吸烟史及饮酒史,哥哥有脑梗死病史。

3. 体格检查(含康复评定)

(1) 查体:T 36.6℃,P 89 次/min,R 19 次/min,BP 130 mmHg/80 mmHg,神清气平,营养中等,发育正常,口齿不清,交流有困难,查体欠配合,口角右低,伸舌右偏,吞咽偶有呛咳,胸廓无畸形,呼吸运动对称,两肺呼吸音粗,未闻及明显干湿啰音。心浊音界未明显扩大,HR 89 次/min,心律绝对不齐。腹软,全腹未及包块,双下肢不肿。

(2) 康复评定:听理解能力极差,听辨认仅完成 10%,口头指念仅完成 10%,无实用性自发语言,单词水平复述正确率为 20%,句子水平完全不能复述,阅读能力完全丧失,书写能力完全丧失,数字概念丧失。右侧鼻唇沟变浅,伸舌右偏,咽反射稍减退,洼田饮水试验 2 级,反复唾液实验:30 s 内完成 2 次,摄食吞咽功能评定:除特别难吞咽的食物外,三餐均可经口腔摄取,需辅以代偿和适应等方法。右侧上下肢肌张力正常,右侧肢体腱反射亢进,感觉无法检查,右侧巴氏征和查多克征均(+)。Barthel 指数:进食 10+洗澡 0+修饰 0+穿衣 5+大便 10+小便 10+用厕 5+转移 10+行走 15+楼梯 0=65 分,右侧 Brunnstrom 上臂 6 级,手 6 级,下肢 6 级,坐位平衡 3 级,立位平衡 3 级。

4. 实验室和影像学检查

影像学检查:头颅 MRI(发病 2 个月)示左侧额颞顶叶及岛叶大面积脑梗死后改变,两侧基底节及右侧放射冠、半卵圆中心多发脑腔梗,脑白质变性,如图 2-1、图 2-2、图 2-3 所示。

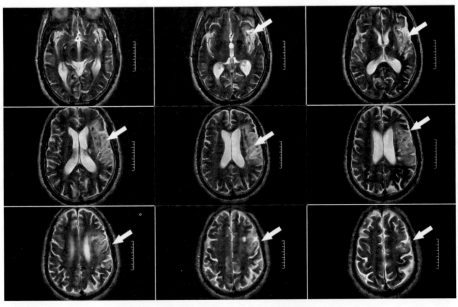

图 2-1　头颅 MRI(TW2 图像)

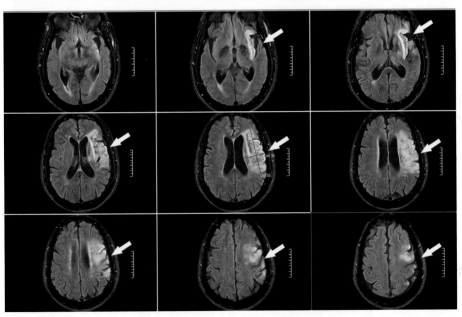

图 2-2　头颅 MRI(TW2-Flair 图像)

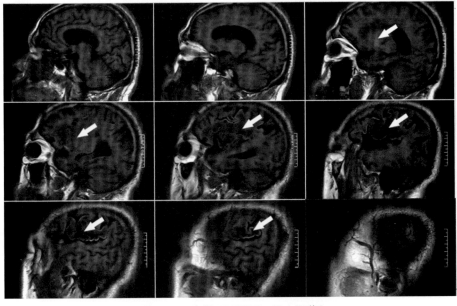

图 2-3　头颅 MRI(TW1-Flair 图像)

二、诊治经过

1. 初步诊断

脑栓塞(定位:左侧额颞顶叶,定性:脑栓塞):右侧肢体轻度运动功能障碍、完全性失语、轻度吞咽障碍;冠状动脉粥样硬化性心脏病,心功能Ⅱ级;心房颤动;高血压3级(极高危);2型糖尿病。

2. 诊治经过

(1)一般治疗:入院后完善相关检查,控制血压(氨氯地平)、控制血糖(阿卡波糖)、抗凝(达比加群)、稳定斑块(阿托伐他汀)。

(2)康复治疗:偏瘫肢体训练提高肢体功能,完善患侧协调控制能力;平衡训练提高转移及步行能力;运动疗法提高患侧肢体肌力;作业治疗改善患手精细协调功能及生活自理能力;言语训练提高言语交流能力及理解能力;吞咽功能训练改善吞咽功能;物理因子治疗改善局部循环。

(3)目前状况:维持3周的康复治疗后,右侧肢体运动协调性进一步改善,Brunnstrum分级:右上臂6级,右手6级,右下肢6级,坐位平衡3级,立位平衡3级,Barthel指数:进食10+洗澡0+修饰0+穿衣5+大便10+小便10+用厕10+转移15+行走15+楼梯5=80分。语言功能方面:听理解、实用性言语无明显改善,单词复述能力较入院时略提高,书写能力较入院时略提高,可临摹单词。康复治疗中加强言语训练和平衡训练,提高生活自理能力。

三、病例分析

1. 病史特点

(1)患者,男性,71岁,右侧肢体轻度活动不利伴失语近2个月。

(2)有高血压病史、2型糖尿病史和心房颤动病史。

(3)查体:听理解能力极差,听辨认仅完成10%,口头指念仅完成10%,无实用性自发语言,单词水平复述正确率为20%,句子水平完全不能复述,阅读能力完全丧失,书写能力完全丧失,数字概念丧失。右侧鼻唇沟变浅,伸舌右偏,咽反射减退,洼田饮水试验2级,反复唾液实验:30 s内完成2次,摄食吞咽功能评定:除特别难吞咽的食物外,三餐均可经口腔摄取,需辅以代偿和适应等方法。右侧上下肢肌张力正常,右侧肢体腱反射亢进,感觉无法检查,右侧巴氏征和查多克征均(+)。Barthel指数:65分,右侧Brunnstrom分级:上臂6级,手6级,下肢6级,坐位平衡3级,立位平衡3级。

(4)头颅MRI(发病2个月):左额叶、颞叶、顶叶及基底节区脑梗死。

2. 诊断及诊断依据

(1)诊断:脑栓塞(定位:左侧额颞顶叶,定性:脑梗死):右侧肢体轻度运动功能障碍、完全性失语、轻度吞咽功能障碍;冠状动脉粥样硬化性心脏病,心功能Ⅱ级;心房颤动;高血压3级(极高危);2型糖尿病。

(2)诊断依据:①患者有明确房颤病史。②右侧肢体轻度活动不利伴失语近2月。③查体:完全性失语,右侧鼻唇沟变浅,伸舌右偏,咽反射减退,洼田饮水试验2级;反复唾液实验,异常;摄食吞咽功能评定,除特别难吞咽的食物外,三餐均可经口腔摄取,需辅以代偿和适应等方法。Barthel指数:65分,右侧Brunnstrom分级:上臂6级,手6级,下肢6级,坐位平衡3级,立位平衡3级。④头颅MRI:左额叶、颞叶、顶叶及基底节区脑梗死。

3. 鉴别诊断

脑栓塞常与短暂性脑缺血发作和脑出血鉴别。短暂性脑缺血发作好发于中老年人,患者突然出现头晕、一侧肢体偏瘫,一过性黑矇,症状持续10～20 min,多在1 h内缓解,最长不超过24 h,不留后遗症,查体无明显阳性体征,头颅CT/MRI无阳性表现。脑出血多在情绪激动或活动中突然出现剧烈头痛、呕吐和不同程度的意识障碍,如嗜睡或昏迷等,及抽搐发作,血压显著升高,发病后病情于数分钟至数小时内达到高峰。查体可呈中枢性面瘫,一侧肢体功能降低,感觉障碍,肌张力改变,生理反射减弱或消失,病理征阳性。影像学证实"脑实质某部位出血",可诊断。

　　4. 康复目标和计划

　　(1) 康复目标:①近期目标:改善吞咽功能,提高患侧肢体协调控制能力和转移能力,促进言语功能恢复。②远期目标:改善言语功能,提高生活自理能力。

　　(2) 康复计划:①药物治疗(控制血压,抗凝,稳定斑块,营养脑细胞)。②言语训练:初期通过简单指令性训练及唱歌训练提高听理解能力,后期通过利用残存功能及替代疗法提高简单日常会话交流能力。③偏瘫肢体训练:提高肢体功能,改善患侧协调能力。④平衡训练及运动疗法:提高转移及步行能力。⑤作业治疗:改善患手精细协调功能及生活自理能力。⑥吞咽训练:通过冰刺激、电刺激及舌操训练提高吞咽能力。⑦物理因子治疗:改善局部循环。

四、处理方案与依据

　　(1) 药物治疗:以二级预防为主,氨氯地平降压,达比加群抗凝。

　　(2) 综合康复治疗:予偏瘫肢体训练,运动疗法提高患侧肢体肌力及协调性;言语训练,初期通过简单指令性训练及唱歌训练提高听理解能力,后期通过利用残存功能及替代疗法提高简单日常会话交流能力;作业治疗,提高生活自理能力;物理因子治疗,改善局部循环。

　　(3) 康复护理:可采取交流板进行日常交流。同时予以心理辅导及家庭支持。患者具有步行能力,护理部应充分评定跌倒风险,做好宣教及预防工作。

五、要点与讨论

　　1. 常见失语症的类型

　　波士顿分类系统包含八类常见失语症亚型,每一类失语症根据皮质特定部位的损伤而具有特定的症状。这 8 种常见的失语症的类型和言语障碍特征如表 2-1 所示。

表 2-1　常见失语症的类型和言语障碍特征

类型	病变部位	自发语	听理解	复述	命名	阅读	书写
运动性 Broca 失语	优势侧额下回后部皮质或皮质下	不流利,费力,电报式	相对正常	差	部分障碍到完全障碍	朗读困难,理解好	形态破坏,语法错误
感觉性 Wernicke 失语	优势侧颞上回后 1/3 区域及其周围部分	流利但言语错乱	严重障碍	差	部分障碍到完全障碍	朗读困难,理解差	形态保持,书写错误
传导性失语	优势侧颞叶峡部、岛叶皮质下的弓状束的联络纤维	流利但言语错乱	正常或轻度障碍	很差	严重障碍	朗读困难,理解好	中度障碍
命名性失语	优势侧颞枕顶叶结合区	流利但内容空洞	正常或轻度障碍	正常	完全障碍	轻度障碍或正常	轻度障碍

（续表）

类型	病变部位	自发语	听理解	复述	命名	阅读	书写
经皮质运动性失语	优势侧额叶内侧面运动辅助区或额叶弥散性损害	不流利	正常	正常	部分障碍	部分障碍	中度障碍
经皮质感觉性失语	优势侧颞顶分水岭区（主要累及角回和额叶后下部）	流利但言语错乱,模仿语	严重障碍	正常	部分障碍	严重障碍	有障碍
经皮质混合性失语	优势侧分水岭区大面积	不流利	严重障碍	正常	严重障碍	严重障碍	中度障碍
完全性失语	颈内动脉或大脑中动脉分布区	不流利,自发语较少	严重障碍	完全障碍	完全障碍	完全障碍	形态破坏,书写错误

2. 失语症的治疗

语言治疗的目标是提高交流和沟通能力,首先强调口语的理解和表达能力,其次才是阅读书写的能力,还必须提高对身体语言的理解和应用。治疗应遵循循序渐进、由易到难、由浅入深、由少到多、由基本能力康复训练逐渐过渡到复杂的行为训练的治疗原则。其临床常用的方法有：刺激促进疗法、失语症促进交流效果法、旋律语调治疗法、阻断去除法。

本病例为完全性失语,听、说、读、写所有语言模式受到严重损害,自发性言语极少,仅会说个别单词或无意义音节的重复,命名、复述、读词不能。优势半球外侧裂周围的语言区域受到广泛损害,预后较差。可以先设定较容易实现的目标,如能进用手势、图片行简单的日常交流。具体的治疗方案可以采取：①实物-图片配对；②出示图片和相应词卡,反复进行听觉刺激,让患者指出相应图片；③学会点头表示"是",摇头表示"否"；④学会用交流卡进行交流；⑤手势语的建立；⑥多种交流方式的应用。

六、思考题

1. 皮质失语和皮质下失语的区别是什么？
2. 如何进行言语的流畅性检查？
3. 以本案例为例,言语治疗有哪些方法？

七、推荐阅读文献

1. 南登崑,黄晓琳,燕铁斌.康复医学[M].5版.北京：人民卫生出版社,2013：129-133,160-163.
2. 贾建平,陈生弟,崔丽英.神经病学[M].7版.北京：人民卫生出版社,2014：170-208.
3. 缪鸿石,南登崑,吴宗耀.康复医学理论与实践上册[M].上海：上海科学技术出版社,2000：802-911.
4. 高素荣.失语症[M].北京：北京医科大学,中国协和医科大学联合出版社,1993.

（杨　坚　张　颖　袁文超）

案例 3
颞叶梗死

一、病例资料

1. 现病史

患者,男性,74岁,因"右侧肢体活动不利伴言语不利7月余"入院。患者7个月余前,晨起后无明显诱因,突然出现右侧肢体乏力,持物不稳,站立不稳,行走需人搀扶,伴口角歪斜,口齿不清,无胸闷胸痛,无头痛头晕,无恶心呕吐,无二便失禁,家人即刻送其至长海医院,行头颅CT提示左侧颞叶梗死灶,CT检查后患者出现右侧肢体完全无力,呼之反应差,伴有意识模糊,二便失禁,予收入病房以积极营养神经、抗血小板聚集、脱水、补液等治疗后,患者神志渐清,可单字发音,右侧肢体无力。后经7个月的内科及康复科治疗,患者遗留右侧肢体活动不利,言语表达多,但常常答非所问,可在监护下短距离扶走,现为求进一步康复收治入院。此次发病以来,胃纳可,精神可,夜眠可,睡眠可,二便控制可,近期体重无明显改变。

2. 既往史

既往体健,有高血压病史5年,最高血压170 mmHg/90 mmHg,近期服用"左旋氨氯地平",血压控制可,否认传染病病史,否认其他重大手术史,否认药物过敏史,预防接种史不详。家族史:父亲有高血压病史。

3. 体格检查(含康复评定)

(1) 查体:T 36℃,P 66次/min,R 18次/min,BP 130 mmHg/80 mmHg。神清气平,营养中等,发育正常。呼吸运动对称,两肺呼吸音粗,未闻及干湿啰音。心浊音界未明显扩大,心率:72次/min,律齐,各瓣膜区未闻及病理性杂音。腹软,全腹未及包块,无压痛及反跳痛,肝脾肋下未及,肝肾叩击痛(一),双下肢无浮肿。

(2) 康复评定:神志清楚,自发言语较流利,但有错词、新造词,难以理解,无构音和韵律异常,无实用性会话言语,听理解差,答非所问,指令性动作无法完成,单词复述可,句子复述差,命名能力及朗读能力均有减退,可书写,但书写的内容无实用性,计算能力减退,右侧鼻唇沟变浅,伸舌右偏,咽反射存在,饮水试验1级,反复唾液吞咽试验:正常。Brunnstrom分级:右上臂4级,右手4级,右下肢4级,双侧深浅感觉检查不能配合,右侧腱反射亢进,右侧巴氏征阳性,坐位平衡3级,立位平衡1级;Barthel指数:进食5+洗澡0+修饰0+穿衣5+大便10+小便10+用厕0+转移5+行动5+楼梯0=40分。

4. 实验室和影像学检查

影像学检查:头颅CT(发病后4个月):左侧大脑颞叶多发性软化灶,如图3-1所示。

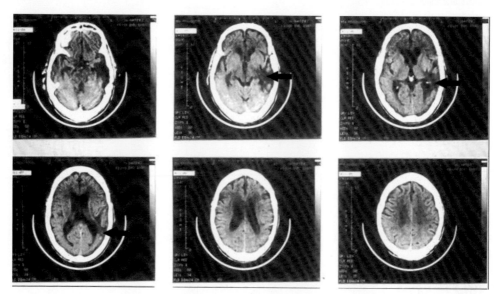

图3-1 头颅 CT 示左侧大脑颞叶多发性软化灶

二、诊治经过

1. 初步诊断

左侧脑血栓形成后遗症(定位:左侧颞叶,定性:脑血栓形成),右侧肢体运动功能障碍,感觉性失语,日常生活能力障碍;高血压病2级(极高危)。

2. 诊治经过

(1)一般治疗:入院后完善相关检查,控制血压(左旋氨氯地平)、抗血小板聚集(拜阿司匹林)、稳定斑块(阿托伐他汀)。

(2)康复治疗:偏瘫肢体训练提高肢体功能,促进患侧分离运动;平衡训练提高立位平衡及步行能力;作业治疗改善患手精细协调功能及生活自理能力;言语训练提高听理解、复述及会话能力,进行简单听理解训练,促进完成日常生活性指令动作,以简单字词表达实用性意思;物理因子治疗改善局部循环。

(3)目前状况:维持2周的康复治疗后,右侧肢体分离运动更充分,Brunnstrum 分级:右上肢5级,右手4级,右下肢4级,坐位平衡3级,立位平衡1级,Barthel 指数:进食5+洗澡0+修饰0+穿衣5+控制大便10+控制小便10+用厕0+转移5+行走10+上下楼梯0=45分。复述能力较前好转,可连续复述3~4个字词,但仍无法复述短句和长句。康复治疗中加强言语会话及理解训练、平衡训练,提高生活自理能力。

三、病例分析

1. 病史特点

(1)患者,男性,74岁,右侧肢体活动不利伴言语不利7月余。

(2)有高血压病史5年,最高血压 170 mmHg/90 mmHg,近期服用"左旋氨氯地平",血压控制可。

(3)查体:自发言语较流利,但有错词、新造词,让人难理解,无构音和韵律异常,无实用性会话言语,听理解能力差,答非所问,指令性动作无法完成,单词复述可,句子复述差,命名能力及朗读能力均有减退,可书写,但书写的内容无实用性,计算能力减退,Brunnstrom 分级:右上肢4级,右手4级,右下肢

4 级,右侧腱反射亢进,右侧巴氏征阳性,坐位平衡 3 级,立位平衡 1 级;Barthel 指数 40 分。

（4）辅助检查:头颅 CT 示:左侧大脑颞叶及基底节区多发性软化灶。

2. 诊断及诊断依据

（1）诊断:左侧脑血栓形成后遗症（定位:左侧颞叶,定性:脑血栓形成）,右侧肢体运动功能障碍,感觉性失语,日常生活能力障碍;高血压病 2 级（极高危）。

（2）诊断依据:①患者有高血压病史。②无明显诱因突然出现右侧肢体乏力,持物不稳,行走需人搀扶,伴口角歪斜,口齿不清,并渐进性加重至右侧肢体偏瘫,言语不利。③查体:自发言语较流利,但有错词、新词,让人难理解,无构音和韵律异常,无实用性会话言语,听理解差,答非所问,指令性动作无法完成,单词复述可,句子复述差,命名能力及朗读能力均有减退,可书写,但书写的内容无实用性,计算能力减退,Brunnstrom 分级,右上肢 4 级,右手 4 级,右下肢 4 级,右侧腱反射亢进,右侧巴氏征阳性,坐位平衡 3 级,立位平衡 1 级;Barthel 指数 40 分。④头颅 CT 示:左侧大脑颞叶及基底节区多发性软化灶。

3. 鉴别诊断

脑血栓形成应与短暂性脑缺血发作、脑栓塞相鉴别。

（1）短暂性脑缺血发作:好发于中老年人,患者突然出现头晕、一侧肢体偏瘫,一过性黑矇,症状持续 10～20 min,多在 1 h 内缓解,最长不超过 24 h,不留后遗症,无明显阳性体征,头颅 CT/MRI 无阳性表现。

（2）脑栓塞:患者多有房颤、心瓣膜病史,起病急,进展快,出现一侧肢体活动不利,言语不清。查体可呈中枢性面瘫,一侧肢体功能降低,感觉障碍,肌张力改变,生理反射减弱或消失,病理征阳性,影像学证实"脑部缺血性病灶",既往辅助检查证实有心脏病、动脉粥样硬化、严重骨折等栓子来源病史,可与脑血栓形成可鉴别。

4. 康复目标和计划

康复目标:

（1）近期目标:促进患侧肢体分离运动,提高言语听理解、复述及会话能力,提高转移能力,提高坐位平衡能力。

（2）远期目标:提高患侧肢体运动能力,提高言语理解、会话能力,提高生活自理能力,预防长期卧床并发症,预防再次脑卒中。

康复计划:

（1）药物治疗（控制血压,抗血小板聚集,稳定斑块,营养脑细胞）。

（2）偏瘫肢体训练,提高肢体功能,促进患侧分离运动。

（3）平衡训练及运动疗法,提高转移及步行能力。

（4）作业治疗,改善患手精细协调功能及生活自理能力。

（5）言语训练（刺激法及替代疗法）,提高听理解能力及复述、会话交流能力进行简单听理解训练,促进完成日常生活性指令动作,以简单字词表达实用性意思。

（6）物理因子治疗,改善局部循环。

四、处理方案与依据

（1）控制血压、抗血小板聚集:左旋氨氯地平控制血压,拜阿司匹林抗血小板聚集,预防再次脑卒中。

（2）综合康复治疗:予偏瘫肢体训练,提高肢体功能,促进患侧分离运动;平衡训练及运动疗法,提高转移及步行能力;作业治疗,改善患手精细协调功能及生活自理能力;言语训练（刺激法及替代疗法）,

提高听理解能力及复述、会话交流能力,进行简单听理解训练,促进完成日常生活性指令动作,以简单字词表达实用性意思;物理因子治疗,改善局部循环。

(3)康复护理:患者常因表达内容无法被家人或护理人员理解而有情绪激动,易怒。故心理辅导及家庭支持更加重要。可采取交流板进行日常交流。患者具有步行能力,护理部应充分评定跌倒风险,做好宣教及预防工作。

五、要点与讨论

1. 感觉性失语的特征

感觉性失语,即 Wernicke 失语,与颞上回后部 Wernicke 区(Brodmann22 区)的损伤有关,特征为理解接受能力比表达能力受损更重。此类患者的句子语法完整、说话速度正常,但常出现语义性错语、音位性错语或词语新作或杂乱语。由于此患者的听理解能力很差,复述能力亦受损,交流能力低于 Broca 失语的患者。

(1)非正常的流利语言:该类患者和 Broca 失语不同,突出的是言语理解非常差。其流利的言语是不正常的,因为说的几乎都是无意义的话,多由错语或新语,即自己造的词,如把"报纸"说成"杯七"、"铅笔"说成"磨小")组成,严重时说的话就像杂乱语或语音的拼凑,也有人称为"词汇色拉"。患者常常意识不到自己的言语是杂乱、无意义的,也意识不到听不明白别人的话。Wernicke 失语患者早期有疾病失认,强迫性语言现象。

(2)听理解障碍:Wernicke 失语患者严重的听理解障碍是和 Wernicke 区及其后部神经环路受损紧密相关的。听理解包含包括两个过程:Wernicke 区前部对言语听觉词汇(语音)信息的编码和识别,Wernicke 区后部词汇语音通达后向语义区投射(音-义交界区、中继站)。

Wernicke 区损伤或该区的传入通路(初级听觉皮质的听觉信息向 Wernicke 区传入的通路)的破坏会导致对听觉词汇语音识别障碍,从而不能正确识别言语的内容和意义。Wernicke 区后部的颞顶枕交界区有时被称为后部语言区。后部语言区可能负责言语词汇表征和词汇语义之间的信息交流,而词汇语义记忆则可能存储在其他广泛的联合皮质区。

若仅 Wernicke 后部区受损,会使 Wernicke 区和语义区的联系中断,患者会出现有别于 Wernicke 失语的语言障碍,即经皮质感觉性失语。该类患者由于语音表征和语义区的联结破坏,患者听不懂别人的话,但由于 Wernicke 区保留从而语音识别是正常的,且和前部的 Broca 区联结没有受损,故可以复述别人的话,但对复述的内容同样无法理解(音-义联结中断)。患者的言语流畅,但也是没有意义的,类似 Wernicke 失语。

2. 感觉性失语的治疗

此类患者的训练重点是听理解、复述与会话。训练的基本目的是增加失语患者对口语信息的理解能力,最终目的是帮助患者加工出有意义和完整的语言单位。例如听理解训练包含的任务主要是:单词与画、文字的匹配,是与非的反应,口头命令的完成等。

感觉性失语患者可能有残留功能:绝大部分患者对单个写出的大字比说出的理解得好;部分患者可用非语言提示对问题和命令做出合适的反应,在严重的病例中也有一些服从命令的能力。这些能力可以加以利用。

治疗过程中应注意:停止患者流利而无用的词语,利用实际情况中的上下文关系帮助患者理解,手势和口头并用,可将关键词写在卡片上,说话要慢,不怕重复讲述。

增加患者理解的方法:增加语句的信息量,降低句法的复杂性,降低语句的长度,选择频度高的、有意义的话。

六、思考题

1. 感觉性失语症的患者为什么听不懂其他人员的话?
2. 感觉性失语和经皮质感觉性失语的区别是什么?
3. 以本案例为例,感觉性失语的言语治疗有哪些方法?

七、推荐阅读文献

1. 南登崑,黄晓琳,燕铁斌. 康复医学[M].5 版. 北京:人民卫生出版社,2013:129 - 133,160 - 163.
2. 杨芹,彭军. 失语症解读[J]. 中华脑科疾病与康复杂志(电子版),2013,3(4):262 - 264.
3. 缪鸿石,南登崑,吴宗耀. 康复医学理论与实践上册[M]. 上海:上海科学技术出版社,2000:802 - 911.

(杨　坚　张　颖　袁文超)

案例 4

枕叶梗死

一、病例资料

1. 现病史

患者,男性,66 岁,因"左侧视物不清 1 月余"入院。患者于 1 月余前在家中无明显诱因下出现左侧偏侧视物不清,伴头痛,无恶心呕吐,无意识丧失,无二便失禁,无肢体抽搐,家属送至某医院,测血压 150 mmHg/80 mmHg,查头颅 MRI 提示右侧枕叶急性期脑梗死伴梗死后少量出血,遂收入院。予抗血小板聚集,稳定斑块,改善脑循环,营养神经,控制血压等治疗后病情渐稳定,但仍遗留左侧视野缺损,现为进一步康复治疗收入院。患者近期胃纳可,睡眠可,二便如常,体重无明显减轻。

2. 既往史

此次发病后在外院多次测血压高于 140 mmHg/90 mmHg,最高达 180 mmHg/100 mmHg,目前口服降压药物,血压控制一般。否认冠心病病史,偶有胸闷症状。否认其他慢性病史,否认传染病史。2009 年因外伤致右肘关节骨折,外院行手术治疗。否认输血史。否认药物过敏史。预防接种史不详。有长期吸烟史。否认家族遗传疾病史。

3. 体格检查(含康复评定)

(1) 查体:T 36℃,P 76 次/min,R 18 次/min,BP 140 mmHg/80 mmHg,神清气平,营养中等,发育正常,口齿清,交流尚可,查体配合,步入病房。计算力、定向力、理解力可。双侧瞳孔等大等圆,对光反射存在。眼球运动自如,粗测左侧视野缺如。口角对称,伸舌居中。两肺呼吸音粗,未闻及明显啰音。心脏检查、腹部检查无异常。四肢肌力、肌张力无异常。

(2) 康复评定:左侧视野同向偏盲,黄斑回避。坐位平衡 3 级,立位平衡 2 级。Barthel 指数 60 分(进食 5+洗澡 0+修饰 0+穿衣 5+控制大便 10+控制小便 10+用厕 5+床椅转移 10+行走 10+上下楼梯 5),中度功能缺陷。

4. 实验室和影像学检查

(1) 实验室检查:血脂:胆固醇 2.51 mmol/L,ApoB 0.46 g/L,其余检查未见明显异常。

(2) 影像学检查:头颅 MRI:右枕叶脑梗死;两侧半卵圆中心、放射冠、基底节及脑干多发脑腔梗;脑白质变性,如图 4-1 所示。

二、诊治经过

1. 初步诊断

右枕叶脑梗死(定位:右侧枕叶,定性:脑梗死),左侧同向偏盲;原发性高血压病 3 级(极高危)。

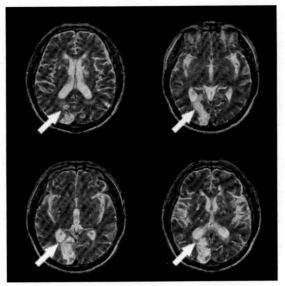

图 4-1　头颅 MRI：右枕叶脑梗死

2. 诊治经过

（1）一般治疗：入院后完善相关检查,控制血压（络活喜）,稳定斑块（阿托伐他汀）,抗血小板聚集（拜阿司匹林）,改善脑循环（长春西汀）,营养脑细胞（胞磷胆碱钠片、腺苷钴胺）、营养神经（神经生长因子）。

（2）康复治疗：通过同向偏盲患者现场示范演示忽视记录行为表现,让患者理解偏盲对患者日常生活功能的影响,了解在安全方面存在的行为问题,了解周围环境；通过头眼配合活动代偿视野缺失,降低视野缺损带来的影响；开展日常生活自理能力训练,提高日常生活自理能力,注意安全防范；平衡功能训练提高步态稳定性。

（3）目前状况：维持近 1 个月的康复治疗后,患者目前一般情况可,经康复治疗患者步行稳定性较前提高,日常生活自理能力提高。左侧视野同向偏盲,黄斑回避。坐位平衡 3 级,立位平衡 2 级。Barthel 指数 80 分（进食 10＋洗澡 0＋修饰 5＋穿衣 5＋控制大便 10＋控制小便 10＋用厕 10＋床椅转移 15＋行走 10＋上下楼梯 5）,轻度功能缺陷。

三、病例分析

1. 病史特点

（1）患者男性,66 岁,左侧视物不清 1 月余。

（2）此次发病后在外院多次测血压大于 140 mmHg/90 mmHg,最高达 180 mmHg/100 mmHg,目前口服降压药物,血压控制一般。有长期吸烟史。

（3）查体：神清,口齿清。计算力、定向力、理解力可。口角对称,伸舌居中。左侧视野同向偏盲,黄斑回避。四肢肌力、肌张力无异常。坐位平衡 3 级,立位平衡 2 级。Barthel 指数 60 分,中度功能缺陷。

（4）辅助检查：头颅 MRI：右枕叶脑梗死；两侧半卵圆中心、放射冠、基底节及脑干多发脑腔梗；脑白质变性。

2. 诊断及诊断依据

诊断：右枕叶脑梗死（定位：右侧枕叶,定性：脑梗死）,左侧同向偏盲。

诊断依据：

（1）老年男性,有高血压病史,有长期吸烟史。

（2）左侧视物不清 1 月余。

（3）查体：左侧视野同向偏盲,黄斑回避。坐位平衡 3 级,立位平衡 2 级。Barthel 指数 60 分,中度功能缺陷。

（4）头颅 MRI 示：右枕叶脑梗死；两侧半卵圆中心、放射冠、基底节及脑干多发脑腔梗；脑白质变性。

3. 鉴别诊断

（1）脑出血多以肢体乏力或者意识障碍为首发，伴有颅内压增高的表现，功能障碍方面均可发生。影像学可资鉴别。

（2）短暂性脑缺血发作为一过性症状，但所有症状在 24 h 内完全消失，不留任何后遗症。脑梗死与脑出血影像学上鉴别很明显，短暂性脑缺血发作影像学无阳性表现。

4. 康复目标和计划

（1）康复目标：①近期目标：弥补视野缺损，提高步态稳定性。②远期目标：提高生活自理能力，防跌倒。

（2）康复计划：①完善相关检查；②药物治疗控制基础疾病（改善循环、保护血管等）；③视野缺损补偿训练；④日常生活自理能力训练；⑤平衡功能训练提高步态稳定性。

四、处理方案与依据

（1）促进神经修复：患者右侧肢体运动功能障碍，结合患者颅脑 MRI，予以长春西汀、腺苷钴胺、神经生长因子等药物，改善大脑的代谢，促进神经的修复。

（2）基础疾病治疗：控制血压（络活喜），稳定斑块（阿托伐他汀），抗血小板聚集（阿司匹林）等。

（3）康复治疗：通过头眼配合活动代偿视野缺失，降低视野缺损带来的影响；日常生活自理能力训练，提高日常生活自理能力及安全防范；平衡功能训练提高步态稳定性。

（4）加强护理：通过健康教育，心理护理，安全护理，减少偏盲给患者工作、生活带来的影响，减少意外事件发生。

五、要点与讨论

1. 枕叶的解剖、功能定位

枕叶位于顶枕沟和枕前切迹连线的后方，为大脑半球后部的小部分。其后端为枕极，内侧面以距状裂分成楔回和舌回。围绕距状裂的皮质为视中枢，亦称纹状区，接受外侧膝状体传来的视网膜视觉冲动。距状裂上方的视皮质接受上部视网膜传来的冲动，下方的视皮质接受下部视网膜传来的冲动。枕叶主要与视觉有关。

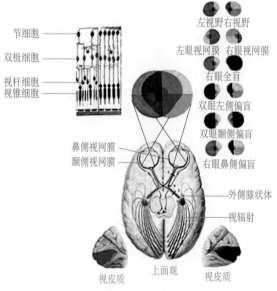

图 4-2　视觉传导通路图

视觉传导通路由 3 级神经元组成。第 1 级神经元为视网膜的双极细胞，其周围支与形成视觉感受器的视锥细胞和视杆细胞形成突触，中枢支与节细胞形成突触。第 2 级神经元是节细胞，其轴突在视神经盘（乳头）处集合向后穿巩膜形成视神经。视神经向后经视神经管入颅腔，形成视交叉后，延为视束。在视交叉中，只有一部分纤维交叉，即来自两眼视网膜鼻侧半的纤维交叉，走在对侧视束中；颞侧半的不交叉，走在同侧视束中。因此，左侧视束含有来自两眼视网膜左侧半的纤维，右侧视束含有来自两眼视网膜右侧半的纤维。视束行向后外，绕大脑脚，多数纤维止于外侧膝状体。第 3 级神经元的胞体在外侧膝状体内，它们发出的轴突组成视辐射，经内囊后肢，终止于大脑距状沟周围的枕叶皮质（视区）。还有少数纤维经上丘臂终止于上丘和顶盖前区。如图 4-2 所示。

枕叶损害主要引起视觉障碍：

（1）视觉中枢病变刺激性病变可出现闪光、暗影、色彩等幻视现象，破坏性病变可出现视野缺损。视野缺损的类型取决于视皮质损害范围的大小：①双侧视觉中枢病变产生皮质盲，表现为全盲，视物不见，但对光反射存在。②一侧视中枢病变可产生偏盲，特点为对侧视野同向性偏盲，而中心视力不受影响，称黄斑回避（macular sparing）。③距状裂以下舌回损害可产生对侧同向性上象限盲；距状裂以上楔回损害可产生对侧同向性下象限盲。

（2）优势侧纹状区周围病变患者并非失明，但对图形、面容或颜色等都失去辨别能力，有时需借助于触觉方可辨认。如给患者看钥匙不能认识，放在手上触摸一下即能辨认，称之为视觉失认。

（3）顶枕颞交界区病变可出现视物变形。患者对所看物体发生变大、变小、形状歪斜及颜色改变等现象，这些症状有时是癫痫的先兆。

　2. 枕叶梗死常见病因、症状及分析

枕叶梗死是同侧大脑后动脉血栓形成或栓塞的结果。由于枕叶是视觉皮质中枢，因此，单纯单侧枕叶梗死患者可以不出现运动、躯体感觉异常，仅表现为对侧视野缺损，患者常诉对侧视野的东西不存在，行走可能向同侧斜行，生活中常忽略对侧物体、障碍物，有跌倒风险，须注意安全。

　3. 枕叶梗死的康复评定特点

枕叶梗死患者须进行轴周视野检查以明确视野缺损，亦须进行日常生活活动能力评定和平衡功能评定。

　4. 枕叶梗死的康复治疗

早期的康复治疗在急性期药物治疗同时，对患者进行日常生活活动能力训练，让患者适应偏侧视野缺损状态，通过头眼配合活动代偿视野缺失，提高安全防范。恢复期进一步加强日常生活活动能力训练，尽可能减少生活帮助，训练独立步行能力，参与集体活动，以回归家庭、回归社会。

六、思考题

1. 通过本案例分析枕叶梗死患者的眼部检查特点有哪些？
2. 通过本案例分析如何进行视野缺损的康复评定？
3. 目前有哪些偏盲康复方法？

七、推荐阅读文献

1. 王茂斌，Bryan J. O'Young，Christopher D. Ward. 神经康复医学［M］. 北京：人民卫生出版社，2009：555-590.

2. 贾建平，陈生弟，崔丽英. 神经病学［M］. 7版. 北京：人民卫生出版社，2013：77-78，175-188.

3. 陈洁，魏世辉，李琳，等. 枕叶梗死眼部临床特点与影像学分析［J］. 中国中医眼科杂志，2010，20（5）：258-261.

（杨　坚　吴芳玲　王　伟）

案例 5

胼胝体梗死

一、病例资料

1. 现病史

患者,男性,71 岁,因"右侧肢体乏力 3 月"入院。3 个月前某晚 10 时许,患者休息中出现右侧肢体乏力,当时未予重视,数小时后肢体乏力逐渐加重,以至无法站立,右手不能持物,被急送外院就诊,急查头颅 CT 排除脑出血,考虑脑梗死收入院。次日晨患者右侧肢体完全不能自主活动,头颅 MRI 提示左侧额顶叶中线旁、左侧胼胝体急性脑梗死,给予抗血小板聚集、改善微循环、营养神经等治疗,患者病情渐平稳。后曾在外院行康复治疗,现患者无法独站,日常生活自理能力受限,为进一步康复治疗收入院。患者目前精神尚可,二便控制可,胃纳、夜眠可,近期体重无明显减轻。

2. 既往史

高血压病史 10 余年,血压最高达 180 mmHg/100 mmHg,现口服络活喜,血压控制可;否认其他慢性疾病病史;否认传染病史;否认外伤或手术史。

3. 个人史

已婚已育,子女体健,否认冶游史;否认毒物接触史,否认烟酒嗜好,右利手,患者父有高血压病史。

4. 体格检查(含康复评定)

(1)查体:T 36.5℃,P 74 次/min,R 18 次/min,BP 120 mmHg/70 mmHg,神清,气平,构音不良,对答切题,查体配合,平车推入病房。两肺呼吸音稍粗,未闻及干、湿啰音。心浊音界未明显扩大,HR:74 次/min,律齐,腹软,无压痛或反跳痛,双下肢无浮肿。

(2)康复评定:神志清楚,构音不良,交替发音不协调,记忆力、定向力可,计算力减退。右侧鼻唇沟浅,伸舌右偏,咽反射存在,饮水试验 2 级,反复唾液吞咽实验(+),摄食吞咽评定 7 级:三餐均可经口腔摄取吞咽食品。Brunnstrom 分级右上臂 5 级,右手 5 级,右下肢 3 级,双侧深、浅感觉存在且基本对称,四肢肌张力无异常,右上肢腱反射(+++),右膝反射(+++),右侧巴氏征(+)。坐位平衡 3 级,立位平衡 1 级,Bartherl 指数:进食 10+洗澡 0+修饰 0+穿衣 5+大便控制 10+小便控制 10+用厕 0+体位转移 10+行动 10+上下楼梯 0=55 分。

5. 实验室和影像学检查

(1)实验室检查:血常规、肝肾功能基本正常范围,甘油三酯 1.89 mmol,高密度脂蛋白 0.7 nmol/L,内皮素 58.85 pg/ml,余检查未见异常。

(2)影像学检查:头颅 MRI(发病后 3 月),左侧额叶及胼胝体左侧脑梗死后改变;两侧基底节、放射冠、半卵圆中心多发脑腔梗;脑白质变性,如图 5-1 所示。

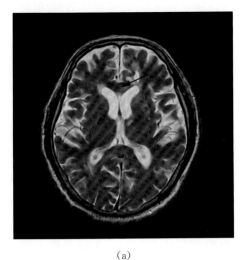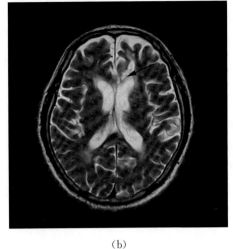

（a）　　　　　　　　　　　　（b）

图 5-1　左额叶及胼胝体梗死（MRI）

二、诊疗经过

1. 初步诊断

脑梗死（左侧胼胝体及额顶叶），右侧肢体运动功能障碍，吞咽、构音功能障碍，认知功能障碍，日常生活自理能力障碍；高血压病 3 级（极高危）。

2. 诊治经过

（1）一般治疗：入院后开展相关检查：如血生化检查等；予药物治疗控制基础疾病：如控制血压（氨氯地平）、抗血小板聚集（氯吡格雷）、改善微循环（前列地尔）。

（2）康复治疗：偏瘫肢体综合训练提高患肢运动功能；平衡功能训练改善立位平衡能力；运动疗法改善下肢负重及步行能力；作业疗法改善患上肢精细协调功能及计算能力；吞咽训练改善摄食吞咽能力；构音训练改善言语功能；物理治疗改善局部循环等。

（3）现在情况：经过三周康复治疗，患者计算力较前略有好转，吞咽摄食能力提升至 8 级：除特别难咽食物外，三餐均可经口腔摄取，平衡能力较前好转，立位平衡达 2 级，Barthel 指数提升至 65 分。

三、病例分析

1. 病史特点

（1）患者老年男性，71 岁，突发右侧肢体活动不利 3 个月入院。

（2）静止状态起病，病情 1～2 日内进展达到高峰，表现为右侧肢体偏瘫，平衡能力减退，吞咽、构音功能减退，日常生活自理能力受限。

（3）查体：神志清楚，构音不良，交替发音不协调，记忆力、定向力可，计算力减退。右侧鼻唇沟浅，伸舌右偏，咽反射存在，饮水试验 2 级，反复唾液吞咽实验（＋），摄食吞咽评定 7 级：三餐均可经口腔摄取吞咽食品，Brunnstrom 分级右上臂 5 级，右手 5 级，右下肢 3 级，双侧深、浅感觉存在且基本对称，四肢肌张力无异常，右上肢腱反射（＋＋＋），右膝反射（＋＋＋），右侧巴氏征（＋）。坐位平衡 3 级，立位平衡 1 级，Barthel 指数：进食 10＋洗澡 0＋修饰 0＋穿衣 5＋大便控制 10＋小便控制 10＋用厕 0＋体位转移 10＋行动 10＋上下楼梯 0＝55 分。

（4）辅助检查：头颅 MRI：左侧额叶及胼胝体左侧脑梗死后改变；两侧基底节、放射冠、半卵圆中心多发脑腔梗；脑白质变性。

2. 诊断及诊断依据

诊断：脑梗死（左侧胼胝体及额顶叶），右侧肢体运动功能障碍，吞咽、构音功能障碍，日常生活障碍。

诊断依据：

（1）患者老年男性，有高血压病史。

（2）静止起病，病情于 1～2 日内进展至高峰，表现为右侧肢体偏瘫，平衡能力减退，吞咽、构音功能减退，日常生活自理能力受限。

（3）神志清楚，构音不良，交替发音不协调，记忆力、定向力可，计算力减退。右侧鼻唇沟浅，伸舌右偏，咽反射存在，饮水试验 2 级，反复唾液吞咽实验（＋），摄食吞咽评定 7 级：三餐均可经口腔摄取吞咽食品，Brunnstrom 分级右上臂 5 级，右手 5 级，右下肢 3 级，双侧深、浅感觉存在且基本对称，四肢肌张力无异常，右上肢腱反射（＋＋＋），右膝反射（＋＋＋），右侧巴氏征（＋）。坐位平衡 3 级，立位平衡 1级，Barthel 指数 55 分。

（4）头颅 MRI 证实：左侧额叶及胼胝体左侧脑梗死后改变。

3. 鉴别诊断

（1）短暂性脑缺血发作：好发于中老年人，患者突然出现头晕、一侧肢体偏瘫，一过性黑矇，症状持续 10～20 min，多在 1 h 内缓解，最长不超过 24 h，不留后遗症，查体：无明显阳性体征，头颅 CT/MRI无阳性表现。

（2）脑出血：本病好发于中老年有高血压的患者，发病急，活动中起病，进展快，多有头痛、呕吐等颅内压升高症状，常有意识障碍，头颅 CT 可见脑实质内有高密度病灶，可鉴别。

4. 康复目标和计划

（1）康复目标：①近期目标，改善患上肢及患手协调能力，诱发及完善患侧下肢分离运动，改善吞咽、构音功能。②远期目标，提高立位平衡及步行稳定性，改善计算能力，提高日常生活自理能力，控制脑血管病危险因素，稳定基础疾病，预防再发脑血管病。

（2）康复计划：①药物治疗控制基础疾病，干预脑卒中的高危因子，预防再次脑卒中；②偏瘫肢体综合训练提高患肢运动功能，完善运动模式；③平衡功能训练改善立位平衡能力；④运动疗法提高下肢负重能力及步行能力；⑤吞咽训练改善吞咽摄食能力；⑥构音训练改善言语功能；⑦认知训练改善记忆力；⑧作业治疗提高日常生活能力。

四、处理方法及依据

（1）药物治疗：氯吡格雷抗血小板聚集、氨氯地平控制血压，奥拉西坦改善脑代谢。

（2）综合康复治疗：偏瘫肢体综合训练完善患肢协调，平衡能力训练提高立位平衡及步行稳定性，吞咽训练改善吞咽摄食能力，作业治疗改善计算能力等。

五、要点与讨论

1. 胼胝体梗死常见病因、症状及分析

胼胝体位于大脑纵裂的底部，由连接左右两侧大脑半球的横行神经纤维束组成，是大脑半球中最大的联合纤维。组成胼胝体的纤维向两半球内部的前、后、左、右辐射，联系额、顶、枕、颞叶，是脑白质纤维的组成部分。胼胝体对双侧运动、感觉的协调功能有重要作用，一侧皮质的学习活动可以通过胼胝体向

另一侧转送。由于胼胝体纤维联系广泛,其各部位的供血血管不同,因此,临床上单纯胼胝体梗死罕见,一般为其联系的脑叶梗死所累及,而其受损出现的症状,也常因同时受损的脑叶症状较明显而被掩盖,或因患者认知、语言功能受损而无法表述。如该患者症状表现为偏侧肢体运动功能障碍、吞咽、构音功能障碍,而无法检查双侧肢体感觉、运动的协调配合功能。

2. 胼胝体梗死的康复评定

胼胝体梗死往往并不独立发生,常作为脑叶或皮质下结构梗死的伴随损害,因此,胼胝体梗死患者的康复评定,跟随脑叶或皮质下梗死的康复评定,在无认知、言语功能障碍的情况下,可进行高级皮质活动的左右协作检查,如左手学会搭积木后,右手是否也能自行完成相似动作,左眼识别某种图案后,右眼是否能自行识别。

3. 胼胝体梗死的康复治疗

胼胝体梗死的康复治疗,须以主要受损的脑叶或皮质下结构的康复治疗为基础,在无认知、言语、偏侧运动、感觉功能障碍的前提下,可进行双侧肢体运动的协调性训练,并进行单侧学习、对侧模拟的训练,亦可通过单侧感觉刺激后、训练对侧躯体反馈以达到促进大脑左右联络的作用。

六、思考题

1. 胼胝体的结构特点有哪些?
2. 胼胝体梗死的临床特点有哪些?
3. 胼胝体梗死康复评定时应注意哪些?

七、推荐阅读文献

1. 柏树令,应大君,丁文龙. 系统解剖学[M]. 8 版. 北京:人民卫生出版社,2013:273-340.
2. 贾建平,陈生弟,崔丽英. 神经病[M]. 7 版. 北京:人民卫生出版社,2013:4-27.
3. 南登崑,黄晓琳,燕铁斌. 康复医学[M]. 5 版. 北京:人民卫生出版社,2013:38-55,151-160.

（杨　坚　吴芳玲　王彦旻）

案例 6

脑干梗死

一、病例资料

1. 现病史

患者,男性,49 岁,因"左侧肢体活动不利 1 月余"入院。患者 1 个月前无明显诱因下出现头晕不适,继而神志丧失,歪倒在座位上,当时无呕吐,无口吐白沫,无四肢抽搐,遂由 120 送至当地医院,进一步检查,诊断考虑为"脑梗死"。予以降低颅内压、调脂、抗血小板聚集等处理后,患者神志转醒。病情平稳后转入康复医院行康复治疗,肢体功能有所好转。目前患者口齿不清,左上肢可抬起,不能平举过头,左手可抓握,不能独站,不能独立行走,为进一步康复治疗,以"脑梗死"收住入院。

自发病以来,患者精神可,胃纳一般,偶有饮水呛咳,夜眠可,二便无殊。否认近期进行性体重下降。

2. 既往史

患者发现血压升高 1 年余,最高血压达 180 mmHg/90 mmHg,平时口服药物治疗(具体用药不详),血压控制在(130~140)mmHg/(80~90)mmHg。

3. 体格检查(康复评定)

(1)查体:T 36.8℃,P 76 次/min,R 18 次/min,BP 140 mmHg/70 mmHg。神志清,查体合作,口齿不清,双侧额纹对称,右侧眼睑下垂,左侧瞳孔直径 3 mm,右侧瞳孔直径 4.5 mm,直接对光反射:左侧灵敏、右侧迟钝;间接对光反射:双侧消失;左侧眼球外展受限,右侧眼球向上向内受限。双侧鼻唇沟对称,咽反射(+),伸舌偏左。四肢肌张力正常,左侧肢体肌力 3⁺级,右侧肢体肌力 4⁺级,双侧腱反射(++),踝阵挛(−),双侧 Babinski 征(+),双侧 Oppenheim 征和 Gordon 征(−),双侧 Hoffman 征(−),克氏征和布氏征(−)。左侧肢体针刺觉减退。左侧指鼻试验不能完成和右侧欠稳准。

(2)康复评定。左侧肢体 Brunnstrom 分级:左上肢 4 级,左手 5 级,左下肢 4 级。洼田饮水试验 1 级。坐位平衡 2 级,不能独站。Berg 平衡评定量表 4 分。日常生活活动能力评定(Barthel 指数)25 分,严重功能缺陷。

4. 实验室和影像学检查

(1)实验室检查:血、尿、便常规:基本正常。血脂:甘油三酯 2.97 mmol/L,低密度脂蛋白 3.20 mmol/L。其余检查未见明显异常。

(2)头颅 MRI:桥脑、中脑、大脑脚梗死后遗片状脑软化灶,如图 6-1 所示。

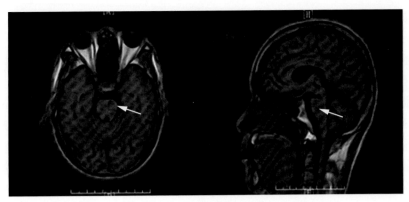

图 6-1　头颅 MRI T1 像示桥脑、中脑、大脑脚软化灶

二、诊治经过

1. 初步诊断

(1) 脑干梗死：左侧肢体运动、感觉功能障碍、平衡功能障碍、眼球运动障碍、构音障碍、日常生活活动能力障碍。

(2) 高血压病(3级,极高危组)。

2. 诊治经过

(1) 一般治疗：监测血压及其他生命体征,低盐饮食,降压治疗(氨氯地平片)、调脂(阿托伐他汀)、抗血小板聚集(阿司匹林)等药物治疗。

(2) 康复治疗：针对患者肢体运动功能障碍、平衡功能障碍,经康复评估后行患侧肢体功能电刺激治疗,预防废用性肌萎缩,增强肌力;空气压力波治疗改善偏瘫侧肢体血液循环,预防水肿及静脉血栓形成;电动起立床治疗提高患者立位适应能力,增强下肢本体感觉输入及平衡能力,同时预防并发症发生;偏瘫肢体综合训练促进偏瘫侧肢体运动功能恢复,提高患者日常活动能力;针对患者日常生活活动能力障碍,加强作业疗法(左上肢治疗性练习及日常生活活动能力训练)及手功能训练(感觉及运动功能),改善患侧上肢及手的主动活动,提高上肢活动的协调性,增强日常生活能力。构音训练改善患者的语言能力。

(3) 目前状况：经过 3 周左右康复治疗后,患者目前一般情况稳定,自觉患侧肢体活动较前改善,Brunnstrom 分级：左上肢 4 级,左手 5 级,左下肢 5 级。坐位平衡 2 级,站立平衡 1 级。Berg 平衡评定量表 10 分。Barthel 指数 40 分。

三、病例分析

1. 病史特点

(1) 患者,男性,49 岁,左侧肢体活动不利 1 月。

(2) 既往有高血压病史 1 年,平素规律口服降压药物控制,不监测血压。

(3) 查体：入院时测血压 140 mmHg/70 mmHg,口齿不清,右侧眼睑下垂,左侧瞳孔直径 3 mm,右侧瞳孔直径 4.5 mm,直接对光反射：左侧灵敏、右侧迟钝;间接对光反射：双侧消失;左侧眼球外展受限,右侧眼球向上向内受限。咽反射(+),伸舌偏左。双侧 Babinski 征(+),左侧肢体针刺觉减退。左侧指鼻试验不能完成,右侧欠稳准。左侧肢体 Brunnstrom 分级：左上肢 4 级,左手 5 级,左下肢 4 级。坐位平衡 2 级,不能独站。Berg 平衡评定量表 4 分。Barthel 指数 25 分,严重功能缺陷。

（4）辅助检查阳性结果：头颅 MRI 示桥脑、中脑、大脑脚梗死后遗片状脑软化灶。

2. 诊断及诊断依据

（1）诊断：脑干梗死，左侧肢体运动、感觉功能障碍、平衡功能障碍、眼球运动障碍、构音障碍、日常生活活动能力障碍；高血压病（3 级，极高危组）。

（2）诊断依据：①患者为中老年男性，发现高血压病史 1 年；最高血压达 180 mmHg/90 mmHg。本次有急性脑梗死发作，故定义为极高危组。②1 月前无明显诱因下出现意识不清，无呕吐；随后患者表现为左上肢不能充分上举，左手无力握持，左下肢不能站立负重。③查体：口齿不清，右侧眼睑下垂，左侧瞳孔直径 3 mm，右侧瞳孔直径 4.5 mm，直接对光反射：左侧灵敏、右侧迟钝；间接对光反射：双侧消失；左侧眼球外展受限，右侧眼球向上向内受限。咽反射（＋），伸舌偏左。双侧 Babinski 征（＋），左侧肢体针刺觉减退。左侧指鼻试验不能完成，右侧欠稳准。左侧肢体 Brunnstrom 分级：上肢 4 级，手 5 级，下肢 4 级。坐位平衡 2 级，不能独站。Berg 平衡评定量表 4 分。Barthel 指数 25 分，严重功能缺陷。④辅助检查头颅 MRI 提示桥脑、中脑、大脑脚梗死后遗片状脑软化灶。

3. 鉴别诊断

（1）大脑半球梗死，如基底节区等，通常以肢体乏力为首发症状，症状可逐渐加重，脑神经损伤为核团上病变，如中枢性面舌瘫，假性球麻痹，面部感觉障碍与肢体感觉障碍在同侧。头颅 MRI 检查可明确梗死部位，较容易鉴别。

（2）脑出血患者多在活动时或情绪激动时发病，多数有高血压病史且血压波动大，该病起病急，头痛、呕吐，意识障碍多见，疾病过程中常出现呼之不应；影像学检查可明确鉴别出血及梗死灶，一般发病后 12 h，头颅 CT 即可明确区分病灶密度高低。

（3）颅脑肿瘤患者肿瘤破裂出血或瘤栓栓塞血管，也可出现类似于脑出血或脑梗死表现。颅脑肿瘤患者多起病隐匿，病程较长，发病时多无明显诱因，发病时颅压增高症状体征明显，可与脑出血相混淆，头颅 CT 可鉴别出血及占位性病变。

4. 康复目标和计划

（1）积极康复教育，提高康复治疗的配合度，预防并发症。

（2）通过康复治疗最大限度地恢复生活自理能力，最大限度改善患者的平衡功能、肢体运动功能、言语功能等。

（3）提高患者日常生活活动能力，逐步回归家庭，回归社会。

四、处理方案及依据

（1）脑梗死二级预防：患者血压控制尚可，继续予以监测血压，低盐饮食，口服药物降压，抗血小板聚集、调脂等药物治疗。

（2）综合康复治疗：①神经肌肉电刺激治疗其主要治疗作用为刺激肌肉收缩，补偿肢体丧失的运动功能，从而预防肌肉的萎缩，增强肌肉力量及肢体功能；②空气压力波治疗其治疗作用主要为促进下肢静脉的回流，减轻水肿，加快血液循环。③电动起立床治疗可提高患者立位适应能力，增强下肢本体感觉输入，同时促进肠胃蠕动、减少坠积性肺炎等卧床并发症的发生；④偏瘫肢体综合训练加强偏瘫侧肢体助动及主动活动，提高患者日常活动能力；⑤作业疗法及手功能训练通过一部分治疗性练习，以及训练患者完成日常生活常用活动、增强感觉刺激等方式加强患侧上肢及手的主动活动，促进精细运动功能的恢复，增加上肢活动时的稳定性与协调性，从而提高日常生活能力。⑥构音训练改善患者的语言能力。

（3）加强护理：患者平衡功能差，跌倒风险高，加强看护和保护。

五、要点与讨论

1. 脑干梗死的临床表现

脑干是中枢神经系统中重要的部分,是调节呼吸、循环及维持体温、意识的重要生命中枢,虽然脑干梗死在脑梗死中并不多见,约占脑梗死的 10% 左右,但是该病情极严重、死亡率较高,且临床表现较为复杂多样,预后不一。造成该疾病的原因主要是由于基底动脉及分支的粥样硬化和血栓的形成导致了动脉血管管腔变狭窄甚至闭塞,引起脑干供血障碍使得局部脑干组织坏死,引发了极其严重的临床病症。该疾病的临床表现多取决于脑干受累的部位,常见的临床症状有:有偏瘫、平衡功能障碍、肢体感觉障碍、吞咽障碍、构音障碍、眼球运动障碍等,脑干梗死的典型表现是交叉性神经征,即同侧脑神经核性或核下性损害及对侧肢体感觉或运动障碍同时存在。

2. 脑干病变引起的眼球运动障碍

脑干的相关神经核团或神经损伤,可引起眼球运动障碍。根据临床检查的眼球运动障碍的特点,可协助定位诊断。司眼球运动的神经有动眼神经、滑车神经和外展神经。其核团分别位于中脑、桥脑。滑车神经支配上斜肌,外展神经支配外直肌,而动眼神经除支配上睑提肌、上直肌、下直肌、内直肌、下斜肌(统称眼外肌),使眼球向上、下、内运动以外,还发出副交感神经纤维分布于瞳孔括约肌和睫状肌(眼内肌),司瞳孔缩小和晶体变厚。

六、思考题

1. 有眼球运动障碍的脑干梗死患者,如何通过眼球运动检查来行定位诊断?
2. 为何脑干梗死患者病情较其他部位病变的患者更为严重?
3. 脑干梗死的临床表现和体征有何特点?

七、推荐阅读文献

1. 南登崑,黄晓琳,燕铁斌.康复医学[M].5 版.北京:人民卫生出版社,2013:70 - 72,133 - 134,151 - 160.

2. 吴江,贾建平,崔丽英.神经病学[M].2 版.北京:人民卫生出版社,2014:158 - 170.

3. 刘瑛,高阳,程志兴.神经眼科国内外文献分析[J].中华眼底病杂志,2008,24(2):99 - 102.

(毕　霞　刘志浩)

案例 7

丘脑出血

一、病例资料

1. 现病史

患者,男性,62岁,因"突发右侧肢体活动不利伴麻木1月余"入院,患者于入院前1月余某晚间家中活动时,无明显诱因下出现右侧肢体乏力,站立不能,口齿不清,无意识障碍,无二便失禁,被急送至我院,头颅CT提示"左侧丘脑出血",遂入住医院神经科,予脱水降颅压、保护脑功能、止血等内科综合治疗后,患者病情趋于平稳并出院,遗留右侧肢体活动不利,伴右侧肢体麻木,目前可在辅助下室内短距离步行,为进一步康复治疗来医院就诊,拟"脑出血"收治入院,患者目前精神尚可,二便控制可,睡眠一般,胃纳一般,近期体重无明显减轻。

2. 既往史

高血压病史20余年,血压最高达160 mmHg/110 mmHg,近4年开始服用降压药物,自述血压控制可;此次发病后发现2型糖尿病,开始口服降糖药物,自述血糖控制不佳。否认冠心病等慢性疾病病史。否认传染病史,否认外伤、手术及输血史。

3. 个人史

已婚已育,家人体健。出生且久居于沪,否认毒物接触史,有吸烟史,已戒1年余,否认酗酒史,右利手,患者父母均有高血压病史。

4. 体格检查(含康复评定)

(1) 查体: T 36.5℃, P 78次/min, R 18次/min, BP 130 mmHg/80 mmHg,神清,气平,口齿尚清,对答切题,查体配合,搀扶下步入病房。两肺呼吸音稍粗,未闻及干湿啰音。心浊音界未明显扩大,HR: 78次/min,律齐,腹软,无压痛或反跳痛,双下肢无浮肿。

(2) 康复评定:神志清楚,口齿尚清,记忆力、定向力、计算力可。右侧鼻唇沟变浅,伸舌右偏,咽反射存在。Brunnstrom分级:右上臂5级,右手5级,右下肢5级,右侧浅感觉较左侧减退,右侧位置觉消失;四肢肌张力无异常,双侧腱反射存在且基本对称,右侧巴氏征(+)。坐位平衡2级,立位平衡2级,Barthel指数:进食10+洗澡0+修饰0+穿衣5+大便10+小便10+用厕5+转移10+行动10+楼梯0=60分。

5. 实验室和影像学检查

(1) 实验室检查:血常规、肝肾功能正常范围,甘油三酯1.93 mmol,内皮素68.91 pg/ml,余检查未见异常。

(2) 影像学检查:

头颅CT(发病当日):左侧丘脑-基底节脑出血,如图7-1所示。

头颅CT(1个月后复查):左侧丘脑-基底节脑出血,较前片吸收减小,如图7-2所示。

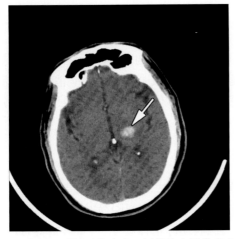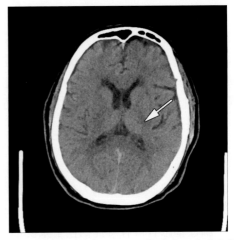

图 7-1　头颅 CT 平扫(发病当日)(箭头表示为病变部位)　　图 7-2　头颅 CT(发病一月后)(箭头表示为病变部位)

二、诊疗经过

1. 初步诊断

(1) 脑出血(定位:左侧丘脑,定性:脑出血),右侧肢体运动、感觉功能障碍,日常生活能力障碍。

(2) 高血压病 3 级(极高危)。

(3) 2 型糖尿病。

2. 诊治经过

(1) 一般治疗:入院后开展相关检查:如血生化检查等;予药物治疗控制基础疾病:如控制血压(硝苯地平控释片、奥美沙坦酯和比索洛尔)、控制血糖(拜糖平)、改善感觉(加巴喷丁和牛痘疫苗致炎兔皮提取物)、营养神经(鼠神经生长因子)、改善脑代谢(奥拉西坦)、补充电解质及对症处理等。

(2) 康复治疗:偏瘫肢体综合训练提高患肢运动功能;平衡功能训练改善坐、立位平衡能力;运动疗法改善下肢负重及步行能力;作业疗法改善患侧上肢精细协调功能及日常生活能力;物理治疗加强感觉输入及改善局部循环等。

(3) 目前情况:经过 3 周康复治疗,患者患侧下肢麻木有所好转,坐位平衡达 3 级,立位平衡 2 级,可独自室内短距离步行约 10 m,Barthel 指数提升至 75 分。

三、病例分析

1. 病史特点

(1) 患者老年男性,62 岁,突发右侧肢体活动不利伴麻木 1 月余入院。

(2) 有高血压及糖尿病病史,目前上述疾病控制平稳。

(3) 查体:神志清楚,口齿尚清,记忆力、定向力、计算力可。右侧鼻唇沟变浅,伸舌右偏,咽反射存在,Brunnstrom 分级:右上臂 5 级,右手 5 级,右下肢 5 级,右侧浅感觉较左侧减退,右侧位置觉消失;四肢肌张力无异常,双侧腱反射存在且基本对称,右侧巴氏征(+)。坐位平衡 2 级,立位平衡 2 级,Barthel 指数 60 分。

(4) 辅助检查:头颅 CT 提示左侧丘脑出血。

2. 诊断及诊断依据

诊断:脑出血(定位:左侧丘脑,定性:脑出血),右侧肢体运动、感觉功能障碍,日常生活能力障碍;高血压病 3 级(极高危);2 型糖尿病。

诊断依据:

(1) 患者老年男性,有高血压和糖尿病病史。

（2）本次急性起病，突发右侧肢体活动不利。

（3）查体：神志清楚，口齿尚清，记忆力、定向力、计算力可。右侧鼻唇沟变浅，伸舌右偏，咽反射存在，Brunnstrom 分级：右上臂 5 级，右手 5 级，右下肢 5 级，右侧浅感觉较左侧减退，右侧位置觉消失；四肢肌张力无异常，双侧腱反射存在且基本对称，右侧巴氏征（＋）。坐位平衡 2 级，立位平衡 2 级，Barthel 指数 60 分。

（4）头颅 CT 提示：左侧丘脑出血。

3. 鉴别诊断

脑出血应该与脑栓塞、短暂脑缺血发作相鉴别：

（1）短暂脑缺血发作表现为突然出现头晕，一侧肢体偏瘫，一过性黑矇，症状持续 10～20 min，多在 1 h 内缓解，最长不超过 24 h，不留后遗症，查体无明显阳性体征，头颅 CT/MRI 无阳性表现。

（2）脑栓塞患者常有可提供栓子来源的基础疾病如心脏病、动脉粥样硬化、严重骨折等，或合并其他脏器栓塞，影像学检查可见多部位梗死灶或伴渗血。

4. 康复目标和计划

（1）康复目标：①近期目标：改善患侧肢体运动功能，改善平衡能力、步行能力，改善肢体感觉障碍。②远期目标：提高患侧肢体协调能力，改善患侧肢体感觉障碍，提高转移及步行能力，提高日常生活自理能力，回归家庭，回归社会。

（2）康复计划：①药物治疗，控制基础疾病，预防再次脑卒中；②偏瘫肢体综合训练，提高患肢运动功能，改善运动模式；③平衡功能训练，改善坐位、立位平衡能力；④运动疗法，提高下肢肌力及步行能力；⑤物理因子治疗，加强感觉输入及改善下肢循环；⑥作业治疗，提高患侧上肢精细运动，提高日常生活自理能力。

四、处理方法及依据

（1）药物治疗：予卡托普利、奥美沙坦、比索洛尔联合用药控制血压，血压控制目标为收缩压＜150 mmHg；予以鼠神经生长因子等药物促进神经修复；予加巴喷丁及牛痘疫苗至致炎兔皮提取物改善麻木症状。

（2）综合康复治疗：偏瘫肢体综合训练，完善患肢协调能力；平衡训练，提高立位平衡及步行稳定性；患肢气压治疗、经皮神经电刺激疗法（TENS），治疗缓解麻胀感；作业治疗，改善患手精细功能及日常生活能力；运动疗法，提高双下肢肌力；物理治疗，加强感觉输入，等等。

五、要点与讨论

1. 丘脑的解剖和定位

丘脑是间脑中最大的卵圆形灰质核团，位于第三脑室的两侧，左、右丘脑借灰质团块（称中间块）相连。丘脑是最重要的感觉传导接替站。来自全身各种感觉的传导通路（除嗅觉外），均在丘脑内更换神经元，然后投射到大脑皮质。在丘脑内只对感觉进行粗略的分析与综合，丘脑与下丘脑、纹状体之间有纤维互相联系，三者成为许多复杂的非条件反射的皮层下中枢。丘脑损伤引起的对侧偏身感觉障碍特点是：所有感觉皆有障碍；深、精细触觉重于浅感觉；肢体、躯干重于面部；深感觉障碍表现为感觉性共济失调；亦可出现感觉异常。丘脑损伤致疼痛的特点：疼痛部位不准确、不固定、较弥散；疼痛性质不定；疼痛常受情绪影响；常伴自主神经功能障碍：血压、血糖升高；止痛剂无效、抗癫痫药有一定疗效。

2. 丘脑出血常见病因、症状

丘脑由丘脑穿动脉、膝状体丘脑动脉、络丛后内动脉、枕下内侧动脉、侧脑室脉络丛动脉供血。丘脑出血占全部脑卒中的 15％，发生的原因主要与脑血管的病变有关，即与高血脂、糖尿病、高血压、血管的老化、吸烟等密切相关。

3. 丘脑出血的康复评定

（1）运动功能的评定：Brunnstrom 技术，主要依据患者运动功能恢复的各个不同阶段，提出了"恢复六阶段"理论：即迟缓状态（阶段 1），出现肌张力、联合运动（阶段 2），进入肌痉挛、共同运动、原始只是反射状态（阶段 3），继而出现分离运动（阶段 4、5），最后协调运动（阶段 6），方法简便易行，应用广泛。

（2）平衡能力的评定：静态平衡，坐、立位平衡分三级，即 1 级静态平衡，2 级自动动态平衡，3 级他动动态平衡。评定包括能否完成有斜靠坐、有直靠坐、低靠直坐、无靠直坐、扶墙站立、双腿站立和单腿站立。

（3）日常生活能力（activity of daily life，ADL）评定：采用 Barthel 指数评分。

（4）感觉障碍评估：目前对于感觉的检查无统一的量表，对偏瘫患者感觉功能的检查和评定仍沿用传统的非定量的临床神经病学检查方法，检查内容包括有浅感觉（痛觉、温觉、触觉、压觉），深感觉（位置觉和运动觉，震动觉），复合感觉（皮肤定位觉、两点辨别觉、实体觉、重量觉）。患者应保持意识清楚，理解力正常，能配合检查。检查时请患者闭目或遮住检查部位，检查顺序一般从感觉障碍区至正常区，注意左右相应部位和远近端的对比等。

4. 丘脑出血的康复治疗（以丘脑出血特定的功能障碍为例）

丘脑病变时，以深部感觉障碍为主，引起对侧半身全部感觉障碍，并且伴有自发痛及痛觉过敏现象。感觉是运动的动力，正常的感觉系统对正常肌力的维持是很重要的，与运动机能直接有关的感觉障碍有偏盲、关节位置觉和运动觉的丧失以及疼痛觉。如果这些感觉障碍持续存在则影响其运动机能的恢复。目前除了药物干预外，康复治疗也是重要的干预手段。由于大脑具有可塑性，功能训练是影响脑可塑性的重要因素，也为感觉障碍的训练提供了理论依据，目前多采用：①多感觉刺激法：可加大患者的感觉输入以提高受损神经结构的兴奋或促进新的通路形成，从而恢复正常功能，比如采用经皮电刺激以促进感觉的恢复。②浅感觉训练：通过作业治疗可针对不同性质（形状、大小、质地）物体进行操作从而达到对浅感觉障碍的康复，提高 ADL 能力。③深感觉训练：早期的良姿位训练、患肢关节负重、手法挤压以及 PNF 训练、平衡训练、视觉生物反馈训练（镜前训练是关节位置觉通过视觉得到补偿）。④实体觉、单侧忽略、偏盲的训练。⑤运动训练：偏瘫肢体综合训练平衡功能训练改善坐位、立位平衡能力，运动疗法提高下肢负重能力及步行能力，感觉障碍的训练与运动训练相结合促进感觉的恢复。⑥心理疏导：因感觉功能再训练是一项需要恒心和毅力的过程，并与运动紧密相连，适时的鼓励和支持应贯穿整个康复训练过程。

偏瘫肢体感觉障碍是影响偏瘫预后的因素，因此在康复过程中不仅要考虑偏瘫本身的严重程度，也要重视感觉障碍的有无及感觉功能的训练。

六、思考题

1. 中枢神经系统损伤导致的感觉障碍有哪些类型？
2. 丘脑出血患者的感觉障碍的特点有哪些？
3. 通过本案例分析对丘脑出血偏侧感觉障碍的患者有哪些康复治疗方法？

七、推荐阅读文献

1. 王茂斌.神经康复学[M].北京：人民卫生出版社,2009：278 - 282.

2. 许琳琳,郭根平,王珏等.脑卒中后偏瘫感觉障碍的康复进展[J].中国康复理论与实践,2005,11(1)：30 - 31.

3. 王茂斌,励建安,李建军.康复医学[M].北京：人民卫生出版社,2013：393 - 428.

（杨　坚　高宁沁　王彦旻）

案例 8

小脑出血

一、病例资料

1. 现病史

患者,男性,76 岁,因"突发头晕伴肢体乏力 3 周"入院,患者于 3 周前无明显诱因下突发四肢乏力,伴头晕、头痛及恶心,无意识障碍,无四肢抽搐,被急送至外院,当时测 BP:190 mmHg/100 mmHg,且患者开始出现意识模糊,口齿不清等表现。头颅 CT 提示:左侧小脑出血。当日全麻下行颅内血肿清除＋后颅窝减压术,术中清除血肿约 20 ml,术顺。术后当晚患者自行睁眼,后意识水平及肢体功能逐渐好转。目前生命体征平稳,仍有头晕、乏力、不能久坐,无法站立等症状,为进一步康复治疗,拟"小脑出血术后"收治入院。患者目前精神尚可,小便控制可,大便干结,睡眠可,胃纳可,近期体重无明显减轻。

2. 既往史

患者发现高血压病史近 5 年,最高血压 200 mmHg/100 mmHg,平素服用"珍菊降压片",血压控制欠理想;有糖尿病十多年,"二甲双胍"治疗中,血糖控制可。

3. 个人史

已婚,育有 1 女,家人体健。出生且久居于沪,否认理化毒物接触史,否认烟酒不良嗜好,从事公司职员工作,退休多年。右利手,家族遗传史不详。

4. 体格检查(含康复评定)

(1) 查体:T 36.6℃,P 74 次/min,R 18 次/min,BP 110 mmHg/80 mmHg。神志清楚,对答切题,轮椅推入病房,查体配合,颈软,枕部正中至颈后部可见一长约 10 cm 新鲜手术瘢痕,愈合良好,两肺呼吸音清,未闻及干湿啰音。心浊音界未明显扩大,HR:74 次/min,律齐,各瓣膜区未闻及病理性杂音。腹软,无压痛或反跳痛。

(2) 康复评定:神志清楚,对答切题,口齿清晰,记忆力、定向力、计算力可,双侧鼻唇沟对称,伸舌居中,咽反射正常,双瞳孔等大等圆,对光反射存在,眼球左视时水平震颤(＋),四肢无明显异常运动模式,四肢肌力 5 级,双侧浅感觉存在且基本对称,双侧肢体深感觉减退,四肢腱反射(＋＋),左侧指鼻试验(＋),左侧跟膝胫试验(＋),Semans 平衡障碍分级:Ⅰ级,坐位平衡 1 级,立位平衡 0 级。平衡协调试验 17 分,Barthel 指数 35 分。

5. 实验室及影像学检查

(1) 实验室检查:血常规、肝肾功能正常范围,血钾 3.2 mmol/L,血钠 127 mmol/L,血氯 91 mmol/L,血糖 7.1 mmol/L,内皮素 73.10 pg/ml,余化验未见异常。

(2) 影像学检查:头颅 CT:左侧小脑术后改变,两侧基底节区及半卵圆中心脑腔隙,老年性脑改变,脑白质变性,如图 8-1 所示。

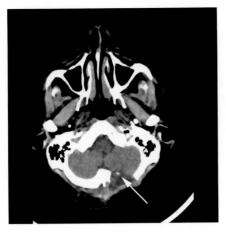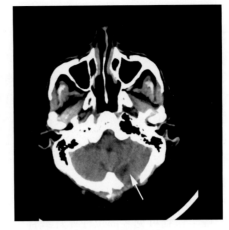

图 8-1　头颅 CT 平扫：左侧小脑术后改变(箭头表示为病变部位)

二、诊疗经过

1. 初步诊断

(1) 左侧小脑出血术后(定位：左侧小脑,定性：脑出血),共济失调(小脑性),日常生活活动障碍。

(2) 高血压病 3 级(极高危)。

(3) 2 型糖尿病。

(4) 电解质紊乱(低钾、低钠、低氯血症)。

2. 诊治经过

(1) 一般治疗：入院后开展相关检查：如血生化检查等；予药物治疗控制基础疾病：如控制血压(卡托普利和硝苯地平)、控制血糖(二甲双胍、拜糖平和达美康缓释片)、改善头晕(尼莫通、晕海宁和西比灵)、保护胃黏膜(兰索拉唑)、止吐(胃复安)、补充电解质及对症处理等。

(2) 康复治疗：针对患者的共济失调予以平衡功能训练改善坐、立位平衡能力；予以运动疗法提高双下肢活动能力并防止肌萎缩；物理因子治疗防止肌萎缩及改善下肢循环及感觉等。

(3) 目前情况：经过相关康复治疗三周后,患者目前头晕呕吐症状有好转,血糖及电解质恢复至正常范围内,眼球左视时水平震颤(一),左侧指鼻试验(一),左侧跟膝胫试验(一),Semans 平衡障碍分级由 Ⅰ 级提高到 Ⅲ 级,平衡协调试验由 17 分提高到 40 分,坐位平衡达 2 级,立位平衡达 1 级,在少量辅助下可扶站,中等量辅助下室内短距离步行约 10 m,Barthel 指数由 35 分提升至 65 分。

三、病例分析

1. 病史特点

(1) 患者老年男性,76 岁,因"突发头晕伴肢体乏力 3 周"入院。

(2) 有高血压及糖尿病病史,目前上述疾病控制平稳。

(3) 本次发病后有反复头晕、恶心、呕吐、电解质紊乱。

(4) 查体：神清,口齿清晰,眼球左视时水平震颤(十),双侧肢体深感觉减退,左侧指鼻试验(十),左侧跟膝胫试验(十),Semans 平衡障碍分级：Ⅰ 级,平衡协调试验：17 分,坐位平衡 1 级,立位平衡 0 级,Barthel 指数：35 分。

(5) 辅助检查：头颅 CT 提示左侧小脑术后改变,两侧基底节区及半卵圆中心脑腔隙,老年性脑改变,脑白质变性。

2. 诊断及诊断依据

诊断：左侧小脑出血术后,共济失调(小脑性),日常生活活动障碍。

诊断依据：

（1）患者老年男性，有高血压糖尿病等病史。

（2）本次急性起病，表现为突发站立不稳及头晕。

（3）查体：神清，口齿清晰，眼球左视时水平震颤（＋），双侧肢体深感觉减退，左侧指鼻试验（＋），左侧跟膝胫试验（＋），Semans 平衡障碍分级：Ⅰ级，平衡协调试验：17 分，坐位平衡 1 级，立位平衡 0 级，Barthel 指数：35 分。

（4）头颅 CT 提示：左侧小脑术后改变。

3. 鉴别诊断

（1）脑栓塞患者常有可提供栓子来源的基础疾病如心脏病、动脉粥样硬化、严重骨折等，或合并其他脏器栓塞，影像学检查可见多部位梗死灶或伴渗血。

（2）短暂脑缺血发作：可有一过性头晕、一侧肢体偏瘫症状，一般无意识障碍，症状持续 10～20 min，多在 1 h 内缓解，最长不超过 24 h，不留后遗症，头颅 CT/MRI 无阳性表现，可鉴别。

（3）颈椎病（椎动脉型）：发病年龄多在 50～80 岁，临床表现可有眩晕、头痛、视觉障碍及猝倒，可有不同程度运动、感觉障碍及精神症状，症状的出现与消失多与头部体位有关。查体：旋颈诱发试验阳性，X 线示椎体间关节失稳或钩椎关节骨质增生，椎动脉造影可见椎动脉迂曲、变细或有受压现象。

（4）美尼尔症：多数为中年人发病，表现为发作性眩晕，波动性、进行性和感音性听力减退，耳鸣，眩晕发作常与情绪有关，内耳前庭功能专科检查异常。

4. 康复目标和计划

（1）康复目标：①近期目标：改善平衡、协调、转移能力及步行能力。②远期目标：提高平衡、步行能力，提高日常生活自理能力。

（2）康复计划：①控制基础疾病，干预脑卒中的高危因子，预防再次脑卒中；②平衡功能训练改善坐位、立位平衡能力；③运动疗法保持下肢肌力，防止肌萎缩；④物理因子治疗防止肌萎缩及改善下肢循环及感觉；⑤步行训练提高步行能力；⑥作业治疗提高日常生活能力。

四、处理方法及依据

（1）药物治疗：控制血压血平稳：患者高血压病属于极高危组，目前血压控制目标为收缩压＜150 mmHg，予卡托普利每次 1 片，每天 3 次口服，硝苯地平每次 1 片，每天 3 次口服联合用药，控制血压。控制血糖平稳，维持水电解质平衡。鼠神经生长因子、奥拉西坦促进神经损伤修复。

（2）康复治疗：平衡能力训练提高坐、立位平衡及步行稳定性，运动疗法提高双下肢活动能力并防止肌萎缩，物理因子治疗防止肌萎缩及改善下肢循环及感觉等。

（3）加强护理，防止卧床并发症：勤翻身拍背防止肺部感染（如吸入性肺炎），防压疮。监护下站立行走训练以防跌倒。

（4）加强医患沟通及健康宣教，树立患者康复的信心。

五、要点与讨论

1. 小脑解剖、功能定位

小脑位于大脑半球后方，覆盖在桥脑及延髓之上，横跨在中脑和延髓之间。它由胚胎早期的菱脑分化而来，小脑通过它与大脑、脑干和脊髓之间丰富的传入和传出联系，参与躯体平衡和肌肉张力（肌紧张）的调节，以及随意运动的协调。小脑对于躯体平衡的调节，是由绒球小结叶，即由小脑进行的。躯体的平衡调节是一个反射性过程，绒球小结叶是这一反射活动的中枢装置。躯体平衡变化的信息由前庭器官所感知,经前庭神经和前庭核传入小脑的绒球小结叶,小脑据此发出对躯体平衡的调节冲动,经前庭脊髓束到达脊髓前角运动神经元,再经脊神经到达肌肉,协调了有关拮抗肌群的运动和张力,从而使躯体保持平衡。小脑半球损伤后,患者随意动作的力量、方向、速度和范围均不能很好地控制,同时肌张力减退、四肢乏力。患者不能完成精巧动作,肌肉在完成动作时抖动而把握不住动作的方向(称为意向性震颤),行走摇晃呈酩酊蹒跚状,如动作越迅速则协调障碍也越明显。患者不能进行拮抗肌轮替快复动作(例如上臂不断交替进行内旋与外旋),但当静止时则看不出肌肉有异常的运动。因此说明,小脑半球是对肌肉在运动过程中起协调作用的。小脑半球损伤后的动作性协调障碍,称为小脑性共济失调。

　　2. 小脑出血常见病因、症状

　　供应小脑的动脉主要有小脑上动脉,小脑下前动脉和小脑下后动脉。总体上,这 3 条动脉都起自椎-基底动脉系统。所以说椎-基底动脉系统如果发生栓塞,或者是供应小脑的血管发生破裂、出血,都可能影响小脑的正常机能。

　　小脑出血是指非外伤性颅内血管破裂引起的出血,占全部脑卒中的 7%,发生的原因主要与脑血管的病变有关,即与高血脂、糖尿病、高血压、血管的老化和吸烟等密切相关。小脑出血与高血压病有直接关系,是由小脑齿状核动脉破裂所致。吸烟、酗酒、食盐过多、体力和脑力劳动过度,都会发生小脑出血。

　　3. 小脑出血的康复评定(以平衡、协调为特点)

　　平衡能力的评定:静态平衡,坐、立位平衡分三级,即 1 级静态平衡,2 级自动动态平衡,3 级他动动态平衡,评定包括能否完成有斜靠坐、有直靠坐、低靠直坐、无靠直坐、扶墙站立、双腿站立和单腿站立。其他的评定方法包括 Semans 平衡障碍分级和平衡协调试验。

　　4. 小脑出血的康复治疗

　　小脑出血的患者多遗留肢体共济失调和构音障碍的问题,而从该病例来看,主要存在共济失调,而构音障碍不存在,由于小脑共济失调影响到患者生活的各个方面,尤其是肢体的运动功能,因而根据患者临床情况进行系统的康复治疗,对于减少患者功能障碍程度、改善和提高患者残存功能具有重要意义。小脑性躯干和肢体共济失调,早期通过稳定性训练达到患者坐位 1~3 级平衡,小脑半球损害注重早期指导患者作肢体协调性训练;小脑蚓部损害注重指导患者做躯干平衡、双腿固定转身运动等。中期以改善患者站立及步行能力,增加躯干和近端的稳定性。通过感知、负重等的训练可增加患者平衡感,有效改善肢体、躯干的共济失调症状。具体方法有运动疗法,平衡功能训练,协调能力训练,本体感觉训练,ADL 训练和辅助器具的应用。

六、思考题

　　1. 通过本案例分析对小脑出血共济失调患者有哪些康复治疗方法?

　　2. 结合该病例有哪些临床常见并发症及相应处理?

　　3. 小脑出血的特征性功能障碍有哪些?

七、推荐阅读文献

　　1. 王茂斌.神经康复学[M].北京:人民卫生出版社,2009:221-240.

　　2. 王茂斌,励建安,李建军.康复医学[M].北京:人民卫生出版社,2013:393-428.

　　3. 郭鹏,邓红琼,刘丽美.脑卒中致共济失调患者的综合康复治疗[J].中国康复,2010,25(5):343-345.

　　4. 乐琳,郭钢花,李哲.小脑性共济失调患者平衡功能障碍的康复治疗方案疗效观察[J].中国老年学杂志,2012,7(32):3043-3044.

(杨　坚　高宁沁　王彦旻)

案例 9

脑干出血

一、病例资料

1. 现病史

患者，男性，44 岁，因"突发昏迷不醒 1 周"入院。1 周前患者与家人争吵时突发昏迷不醒，站立不稳，向左侧倾斜，呼之不应，伴有小便失禁，无大便失禁，无口吐白沫，无四肢抽搐，遂由家属送至外院急诊，当时测血压 200 mmHg/100 mmHg，急查头颅 CT 提示"右侧桥脑出血"，予以监测生命体征、脱水降颅压、预防性抗感染等保守治疗后，患者生命体征平稳，但仍有神志欠清，左上肢不能抬起，不能独坐、独站，为求进一步康复诊治来我科住院。发病以来，患者神志如上述，精神软，留置胃管，夜眠一般，曾留置导尿，目前小便自解，大便自解，近期体重无进行性改变。

2. 既往史

患者否认高血压病、糖尿病、冠心病和心律失常病史。否认吸烟史，有饮酒史 15 年，平均约半斤白酒/天。无特殊药物使用及药物过敏史。患者父母亲均有高血压病史，否认家族中有脑血管疾病。

3. 体格检查(含康复评定)

T 37℃，P 80 次/min，R 18 次/min，BP 140 mmHg/80 mmHg。神志欠清，格拉斯哥昏迷量表(glascow coma scale，GCS)评分：8 分(睁眼 4 分＋肢体运动 3 分＋言语反应 1 分)，表情淡漠，查体欠配合，留置胃管。双瞳等大等圆，直径 0.3 cm，对光反射存在，双眼凝视。右侧额纹变浅，右侧鼻唇沟变浅，伸舌不配合，咽反射正常存在。颈软，无抵抗，右侧肢体肌张力正常存在，左侧肢体肌张力稍低。左侧腱反射(＋)，右侧腱反射(＋＋)。Babinski 征、Hoffman 征和 Gordon 征(－)。指鼻试验、跟膝胫试验不配合。左侧偏瘫肢体运动功能评定(Brunnstrom 分级)欠配合。双侧面部及肢体深、浅感觉欠配合。三级平衡检测法：不能独坐，不能独站。Berg 平衡量表 0 分。Barthel 指数 0 分，极严重功能缺陷。

4. 实验室和影像学检查

(1) 实验室检查：血、尿、粪常规，凝血功能，血糖，肝肾功能电解质，血脂，免疫等指标基本正常。

(2) 影像学检查：头颅 CT：右侧桥脑出血，如图 9-1 所示。颈、椎动脉及下肢血管超声无异常。头颅 MRA 未见明显异常。

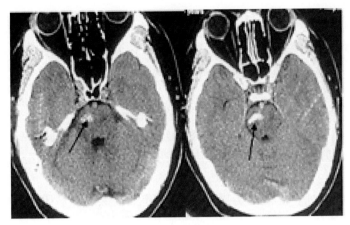

图 9-1 头颅 CT：右侧桥脑出血

二、诊治经过

1. 初步诊断

(1) 脑干出血(右侧桥脑),意识障碍,左侧肢体运动功能障碍,平衡功能障碍,日常生活能力障碍。

(2) 高血压病 3 级,极高危组。

2. 诊治经过

(1) 一般治疗:完善相关检查,监测生命体征,低盐饮食,脱水降颅压(甘油果糖)、醒脑(醒脑静)治疗,每周随访头颅 CT 观察出血吸收情况。注意鼻饲管护理,翻身、拍背等护理宣教。

(2) 康复治疗:针对肢体运动功能障碍,行神经肌肉电刺激,预防废用性肌萎缩,增强肌力;空气压力波治疗,预防水肿及下肢静脉血栓形成;偏瘫肢体综合训练促进偏瘫侧肢体运动恢复,加强偏瘫侧肢体被动及助动活动,提高患者日常活动能力。

(3) 目前状况:维持 3 周的康复治疗后,患者神志逐渐转清,GCS 评分:15 分(睁眼 4 分＋运动反应 6 分＋言语反应 5 分),生命体征平稳,查体配合,四肢肌张力对称存在,Brunnstrom 分级:左上肢 3 级,左手 2 级,左下肢 3 级。洼田饮水试验 1 级。三级平衡检测法:坐位平衡 2 级,不能独站。Berg 平衡评定量表 5 分。改良 Barthel 指数 40 分,严重功能缺陷。

三、病例分析

1. 病史特点

(1) 患者,男性,44 岁,突发昏迷不醒 1 周。

(2) 有饮酒史,父母亲均有高血压病史。

(3) 查体:血压 140 mmHg/80 mmHg,神志欠清,GCS 8 分,查体欠合作,双眼凝视,右侧额纹变浅,右侧鼻唇沟变浅,伸舌不配合,右侧肢体肌张力正常存在,左侧肢体肌张力稍低,Brunnstrom 分级欠配合;不能独坐,不能独站,Berg 量表 0 分。Barthel 指数 0 分,极严重功能缺陷。

(4) 辅助检查阳性结果:头颅 CT 示右侧桥脑出血。

2. 诊断与诊断依据

(1) 诊断:脑干出血(右侧桥脑)意识障碍、左侧肢体运动功能障碍、平衡功能障碍、日常生活能力障碍;高血压病 3 级,极高危组。

（2）诊断依据

① 脑干出血（右侧桥脑）意识障碍、左侧肢体运动功能障碍、平衡功能障碍、日常生活能力障碍：患者，男性，44 岁，既往体健，因"突发昏迷不醒 1 周"入院，查体可见神志欠清，GCS 评分：8 分，双眼凝视，右侧周围性面瘫，左侧偏瘫，不能独坐，不能独站，Berg 量表 0 分，改良 Barthel 指数 0 分，极严重功能缺陷，头颅 CT 示右侧桥脑出血。

② 高血压病 3 级，极高危组：患者为中年男性，发病后最高血压 200 mmHg/100 mmHg，后多次测血压收缩压高于 140 mmHg，未发现引起血压升高的继发性疾病，如肾动脉狭窄、原发性醛固酮增多等，故可诊断高血压病 3 级，另患者有血压升高，临床并发有脑卒中病史，故危险分层为极高危组。

3. 鉴别诊断

（1）脑梗死：发病则相对平缓，可于劳累或无明显诱因时突发一侧肢体乏力或活动不利。影像学检查可明确鉴别出血及梗死灶，一般发病后 12 h，头颅 CT 即可明确区分病灶密度高低。

（2）颅脑肿瘤：该类患者肿瘤破裂出血或瘤栓栓塞血管，也可出现类似于脑出血或脑梗死表现。颅脑肿瘤患者多起病隐匿，病程较长，发病时多无明显诱因，发病时颅压增高症状体征明显，可与脑出血相混淆，头颅 CT 可鉴别出血及占位性病变。

4. 康复目标及计划

（1）近期康复目标：提高意识水平，促进患侧肢体运动功能的恢复，避免由于长时间卧床、活动量减少所带来的各系统并发症。

（2）远期康复目标：提高肢体运动能力，平衡能力，提高生活自理能力。

（3）康复计划：神经肌肉电刺激预防肌肉萎缩，空气压力波预防下肢深静脉血栓形成，电动起立床预防体位性低血压，偏瘫肢体综合训练改善肢体运动功能。

四、处理方案及理由

（1）降低颅内压、促进血肿吸收：甘油果糖脱水降颅压，减轻脑细胞水肿，促进血肿吸收，有利于疾病本身及肢体运动功能的恢复。

（2）改善意识：予以醒脑静促醒，改善意识。

（3）综合康复治疗：①神经肌肉电刺激，预防肌肉萎缩，增强肌肉力量及肢体功能；②空气压力波治疗，促进下肢静脉回流，减轻水肿，预防下肢深静脉血栓形成；③电动起立床训练增强下肢本体感觉输入，减少坠积性肺炎、直立性低血压等卧床并发症的发生；④偏瘫肢体综合训练促进患侧共同运动恢复，加强患侧被动及助动活动，避免异常运动模式出现，提高患者日常生活活动能力。

（4）加强护理：患者早期卧床时间较长，且肢体功能差，不能自行翻身，需加强翻身，避免骨性突出循环较差部位产生压疮。注意患者大小便情况，若有便秘及时使用口服药物或外用药物改善，避免屏气致腹压升高发生意外，嘱患者加强饮水，避免由于卧床时间较长产生尿路感染。

五、要点与讨论

1. 脑干出血的病因、机制及分析

脑干出血临床上较少见，约占全部脑出血的 10%。该病发病急、病情重，预后较差，病情凶险，发病率有逐渐增高趋势。从发病原因可分为原发性脑干出血和继发性脑干出血。

高血压是原发性脑干出血的主要病因，国内有资料报道为 78.1%，脑动脉粥样硬化为脑干出血的次要原因。其他还有与颅内动脉瘤、动-静脉畸形、凝血功能障碍、口服避孕药及抗凝有关。男性发生率高于女性,其原因可能与病前个体生活习惯如抽烟、饮酒、重体力劳动及健康状况有关。

原发性脑干出血中桥脑出血约占90%以上,中脑出血少见,延髓出血罕见,一般认为旁正中动脉是桥脑出血源动脉,此动脉呈直角从基底动脉发生,并且其血流方向与基底动脉血流方向相反,故易受血压之影响而破裂出血。

继发性脑干出血的发生与脑干周围组织对脑干压迫的速度及周围组织病变的部位、大小、性质都有关系。继发性脑干出血多发生于中脑及桥脑上段。约半数患者继发于大脑半球深部出血。

脑干病变时,典型的表现时病变同侧的周围性脑神经麻痹和对侧的中枢性偏瘫及偏身感觉障碍-交叉性麻痹,主要是由于各类传导束在脑干不同部位中继、交叉。累及脑干网状系统病变的表现:①意识障碍:可丧失睡眠觉醒周期,甚至意识丧失,昏迷;②眩晕:可有各种性质的眩晕,如旋转性眩晕、摇动性眩晕和振动性幻觉;③眼球运动障碍:可出现同向性侧视麻痹、核间性眼肌麻痹、一个半综合征和Parinaud综合征等;④循环功能障碍:可引起急性神经源性高血压和心跳增快;⑤呼吸功能障碍:当延髓病变时,可引起呼吸节律改变,甚至呼吸停止;⑥幻觉:以实体性、感觉性明显的动物、人物、情景等幻觉为主体,可伴有动作的幻觉,多发生于黄昏时间,可伴有睡眠周期异常;⑦呃逆:延髓病变时,可有呃逆,常合并软腭肌阵挛。

2. 脑干出血后早期康复治疗

脑干出血早期的康复治疗一般是在神经内科常规治疗(包括原发病治疗和并发症治疗)的基础上,患者病情平稳48 h后开始进行。早期康复治疗的目的是预防可能出现的压疮、关节肿胀、下肢深静脉血栓形成、泌尿系和呼吸道的感染等。同时,配合患侧各种感觉刺激和心理疏导,以及相关的康复治疗如发音器官运动训练、呼吸功能训练等,有助于脑卒中患者受损功能的改善。

脑干出血患者早期患侧肢体主动活动不能或很弱,肌张力低,这种情况下体位与肢体的摆放尤其重要。因为正确体位的摆放可以抗痉挛、预防关节脱位、挛缩,促进分离运动的出现。为增加患侧的感觉刺激,多主张患侧卧位,患侧卧位有利于患侧肢体整体伸展,可以控制痉挛的发生,又不影响健侧的正常使用。健侧卧位是患者最舒适的体位,仰卧位是患者平时采用最多的体位。

患肢被动活动可以保持关节活动度,预防关节肿胀和僵硬,促进患侧肢体主动活动的早日出现。活动顺序为从近端关节到远端关节,一般每日2~3次,每次5 min以上,直至患肢主动活动恢复。同时,嘱患者头部转向患侧,通过视觉反馈和治疗师言语刺激,有助于患肢的主动参与。被动活动宜在无痛或少痛的范围内进行,以免造成软组织损伤。

早期床上运动是脑卒中康复的重要内容之一,应尽早做,使患者从被动运动过渡到主动运动的康复训练,包括上肢自助被动运动,翻身训练,桥式运动(仰卧屈髋屈膝挺腹运动),侧方移动。

六、思考题

1. 脑干出血常见的原因有哪些?
2. 脑干出血有哪些早期并发症的发生?
3. 脑干出血早期康复要点有哪些?

七、推荐阅读文献

1. 南登崑,黄晓琳,燕铁斌. 康复医学[M]. 5 版. 北京:人民卫生出版社,2013:70-72,151-166.

2. 贾建平主编. 神经病学[M]. 6 版. 北京:人民卫生出版社,2010:187-191.

3. 倪朝民主编. 神经康复学[M]. 北京:人民卫生出版社,2008:58-77.

(毕　霞　张　弛)

案例 10

颞顶叶出血

一、病例资料

1. 现病史

患者，男性，54岁，因"右侧肢体轻度活动不利1月余"入院。患者入院前1月余驾车过程中于他人发生碰擦，交警处理过程中发现患者言语错乱，神志欠清，无恶心、呕吐，无二便失禁，无肢体抽搐，遂联系其家属，将其送至我院急诊，急诊查头颅CT提示"左侧颞顶叶脑出血"，收入我院神经科予以脱水、降颅压和止血等内科综合治疗。4天后转入上级医院，完善相关检查，于入院第3天在全麻下行"左额颞顶开颅血肿清除术"，术后给予气管插管、抗炎、预防癫痫和营养神经等对症支持治疗，病情平稳后予以拔除气管插管，但遗留右侧肢体轻度活动不利，日常生活完全依赖，无法独坐、独站，现为进一步康复治疗来我院就诊。

此次发病后留置胃管中，留置导尿中，颈静脉穿刺置管带入，需药物辅助排大便，此次入院前患者家属诉其烦躁明显，曾请精神科会诊诊断为脑器质性精神障碍，予以奥氮平及氯硝安定镇静治疗。患者有吞咽呛咳，发热，诊断为肺部感染，经过抗感染治疗后症状有所改善。近期体重无明显减轻。

2. 既往史

高血压病史10余年，血压最高达180 mmHg/120 mmHg，降压药物服用不详。家属诉其既往有睡眠呼吸暂停综合征，此次外院发生呼吸困难后曾予以气管插管，病情平稳后顺利拔除气管插管。否认传染病病史，否认其他重大手术史，有输血史，具体不详，否认药物过敏史，预防接种史不详。有吸烟史20余年，1包/日，偶有饮酒史，不酗酒，其母高血压病史。

3. 体格检查（含康复评定）

（1）查体：T 37.2℃，P 89次/min，R 19次/min，BP 120 mmHg/70 mmHg，嗜睡，留置胃管，留置导尿管，营养中等，发育正常，左侧额颞部可见手术瘢痕，已结痂，左侧瞳孔直径2.5 mm，右侧瞳孔直径3.0 mm，双侧直接、间接对光反射迟钝。胸廓无畸形，呼吸运动对称，两肺呼吸音粗，右肺闻及湿啰音。心浊音界未明显扩大，HR 89次/min，律齐。腹软，全腹未及包块，双下肢不肿。

（2）康复评定：神清，留置导尿管，留置胃管，颈软，Kering征（一），少部分问答可，指令性动作大部分不能完成，查体不配合。计算力、定向力、认知力差。双侧鼻唇沟对称，伸舌检查不能配合。肌力检查不配合，四肢可见不自主运动，Brunnstrom分级：右上臂4级，右手4级，右下肢4级。感觉检查不配合。生理反射：双侧肱二头肌反射、肱三头肌反射、膝反射存在。病理反射：双侧巴氏征（一）。坐位平衡0级，立位平衡0级。Barthel指数：进食0+洗澡0+修饰0+穿衣0+大便0+小便0+用厕0+转移+行动+楼梯0=0分。简易智能状态检查（MMSE）量表：不配合。洛文斯顿作业疗法认知评定成套试验(LOTCA)：不配合。

4. 实验室和影像学检查

（1）头颅 CT（术前）：左侧颞顶叶脑出血，右侧基底节区腔隙灶，如图 10-1 所示。

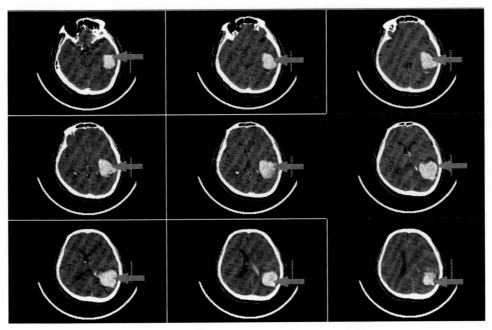

图 10-1 头颅 CT 原左侧颞顶叶大面积出血灶

（2）头颅 CT（术后）：左侧颞顶叶脑出血术后复查，对比前片，高密度影基本消失，右侧基底节区腔隙灶，如图 10-2 所示。

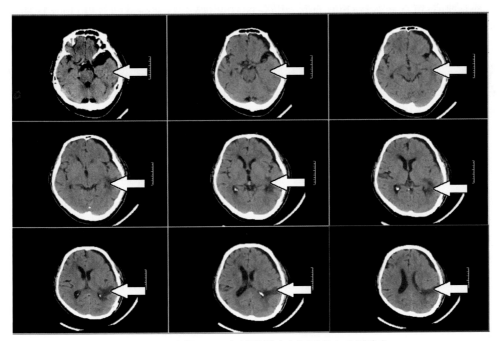

图 10-2 头颅 CT 示左侧颞顶叶大面积出血术后改变

二、诊治经过

1. 初步诊断

脑出血术后(定位:颞顶叶,定性:脑血管病变),认知功能障碍,脑器质性精神障碍,吞咽功能障碍,右侧肢体轻度运动功能障碍,生活自理能力障碍;高血压病3级(极高危);肺部感染。

2. 诊治经过

(1)一般治疗:入院后完善相关检查,控制血压(硝苯地平)、镇静(奥氮平和氯硝西泮),抗炎(舒普深和多西环素)、化痰(沐舒坦)和保护胃黏膜(奥美拉唑)。

(2)康复治疗:偏瘫肢体训练,提高肢体功能,改善患侧分离运动及协调能力;平衡训练,提高转移及步行能力;运动疗法,提高患侧肢体肌力;作业治疗,改善认知功能及生活自理能力;言语训练,提高言语交流能力及理解能力;吞咽训练,提高吞咽能力。

(3)目前状况:经过3周的康复治疗后,烦躁情况进一步改善,口齿清,部分对答切题,指令性动作基本配合,顺利拔除胃管及导尿管,可完全经口进食,两便自控可,Brunnstrum分级:右上臂5级,右手6级,右下肢4级。坐位平衡2级,立位平衡1级,Barthel指数:吃饭5+修饰0+洗澡0+穿衣5+大便10+小便10+如厕5+转移10+步行5+台阶0=50分。洛文斯顿作业疗法认知评定成套试验(LOTCA)得分:40分(其中:定向2分;知觉12分;视运动组织16分;思维运作7分;注意和集中4分)。

三、病例分析

1. 病史特点

(1)患者,男性,54岁,右侧肢体轻度活动不利1月余。

(2)高血压病史10余年,血压最高达180 mmHg/120 mmHg,降压药物服用不详。

(3)查体:神清,留置导尿管,留置胃管,颈软,Kering征(一),少部分问答可,指令性动作大部分不能完成,查体不配合。计算力、定向力、认知力差。双侧鼻唇沟对称,伸舌检查不能配合。肌力检查不配合,四肢可见不自主运动,Brunnstrom分级:右上臂4级,右手4级,右下肢4级。感觉检查不配合。生理反射:双侧肱二头肌反射、肱三头肌反射和膝反射存在。病理反射:双侧巴氏征(一)。坐位平衡0级,立位平衡0级。Barthel指数:进食0+洗澡0+修饰0+穿衣0+大便0+小便0+用厕0+转移+行动+楼梯0=0分。MMSE不配合。洛文斯顿作业疗法认知评定成套试验(LOTCA):不配合。

(4)辅助检查:头颅CT(术前)示左侧颞顶叶脑出血,右侧基底节区腔隙灶。

2. 诊断及诊断依据

诊断:脑出血术后(定位:颞顶叶,定性:脑血管病变),认知功能障碍,脑器质性精神障碍,吞咽功能障碍,右侧肢体轻度运动功能障碍,生活自理能力障碍;肺部感染;高血压病3级(极高危)。

诊断依据:

(1)患者有明确高血压病史。

(2)右侧肢体轻度活动不利1月余。

(3)查体:神清,留置导尿管,留置胃管,颈软,Kering征(一),少部分问答可,指令性动作大部分不能完成,查体不配合。计算力、定向力、认知力差。双侧鼻唇沟对称,伸舌检查不能配合。Brunnstrom分级:右上臂4级,右手4级,右下肢4级。感觉检查不配合。生理反射:双侧肱二头肌反射、肱三头肌反射和膝反射存在。病理反射:双侧巴氏征(一)。坐位平衡0级,立位平衡0级。Barthel指数0分。MMSE不配合。洛文斯顿作业疗法认知评定成套试验(LOTCA):不配合。

(4)头颅CT(术前):左侧颞顶叶脑出血,右侧基底节区腔隙灶。

3. 鉴别诊断

（1）脑血栓形成多为中老年高血压及动脉硬化患者,静息状态下或睡眠中起病,头晕,一侧口角歪斜,言语不利,肢体麻木、无力,呈渐进性加重,查体:可呈中枢性面瘫,一侧肢体功能降低,感觉障碍,肌张力改变,病理征阳性,影像学证实"脑实质缺血性病灶",故可鉴别。

（2）蛛网膜下腔出血为急性起病,多为中青年男性,在情绪激动中或用力情况下发生,剧烈头痛,常有意识障碍,查体:脑膜刺激征(＋),头颅 CT 可帮助诊断,脑脊液呈均匀一致出血性,故可鉴别。

4. 康复目标和计划

（1）近期目标:控制基础疾病,控制精神症状,改善认知,改善吞咽,拔除胃管,完善分离运动,提高坐位平衡能力,避免长期卧床并发症,加强膀胱管理,拔除导尿管。

（2）远期目标:继续改善认知能力,提高听理解和交流能力,完善患侧分离运动,提高坐立位平衡能力,提高患下肢负重能力,提高步行稳定性,提高生活自理能力,回归家庭,回归社会,预防再次脑卒中的危险因素等。

（3）康复计划:①药物治疗:控制血压(硝苯地平)、镇静(奥氮平和氯硝西泮)、抗炎(舒普深和多西环素)、化痰(沐舒坦)、保护胃黏膜(奥美拉唑)和促进神经修复(神经节苷脂)。②康复治疗以言语治疗提高听理解能力和言语交流能力及加强作业治疗以改善认知及提高生活自理能力为主,同时加强偏瘫肢体训练、平衡训练、吞咽训练,物理因子治疗等。③加强护理和心理疏导沟通。

四、处理方案与依据

（1）药物治疗:予硝苯地平控制血压,血压控制目标为收缩压＜150 mmHg;予以奥氮平及氯硝西泮镇静治疗;予神经节苷脂促进神经损伤修复;肺部感染,予以抗感染治疗。

（2）康复治疗:偏瘫肢体训练提高肢体功能,完善患侧分离运动及协调能力;平衡训练提高转移及步行能力;运动疗法提高患侧肢体肌力;作业治疗改善认知功能及生活自理能力;吞咽训练提高吞咽能力。

（3）加强护理,防止卧床并发症:勤翻身拍背防止肺部感染(如吸入性肺炎);防压疮;注意监护下站立行走训练以防跌倒;加强膀胱管理防治尿路感染等。

（4）加强医患沟通及健康宣教,树立患者康复的信心。

五、要点与讨论

1. 颞顶叶脑出血的康复评定

（1）运动功能的评定:Brunnstrom 技术是由 20 世纪 70 年代的瑞典物理治疗师 Signe Brunnstrom 创立的评定方法,主要依据患者运动功能恢复的各个不同阶段,提出了"恢复六阶段"理论,方法简便易行,应用广泛。

（2）平衡能力的评定:静态平衡,坐、立位平衡分三级,即 1 级静态平衡,2 级自动动态平衡,3 级他动动态平衡,评定包括能否完成有斜靠坐、有直靠坐、低靠直坐、无靠直坐、扶墙站立、双腿站立和单腿站立。

（3）认知功能评定:①采用中文版简易智能状态检查(MMSE)量表:满分 30 分。评分为痴呆的标准依文化程度而不同:小学文化程度＜20 分;中学文化程度＜24 分。②洛文斯顿作业疗法认知评定成套试验表(LOTCA):总分 91 分(其中:定向满分为 8 分;知觉满分为 24 分;视运动组织满分为 28 分;思维运作满分为 27 分;注意和集中满分为 4 分)。

（4）日常生活能力的评定：采用 Barthel 指数评分。

2. 颞顶叶脑出血的康复治疗（根据该病例的特点开展相关训练）

颞叶的主要功能区包括：①感觉性语言中枢（Wernicke 区）：位于优势半球颞上回后部。②听觉中枢：位于颞上回中部及颞横回。③嗅觉中枢：位于钩回和海马回前部，接受双侧嗅觉纤维的传入。④颞叶前部：与记忆、联想和比较等高级神经活动有关。⑤颞叶内侧面：此区域属边缘系统，海马是其中的重要结构，与记忆、精神、行为和内脏功能有关。

而颞叶除了参与记忆过程，还与广泛的认知功能如注意力、视觉、执行功能、决策能力等相关。越来越多的研究表明，认知功能障碍对脑卒中患者 ADL 的影响有时甚至超过对躯体运动功能的影响。该病例主要病变部位是颞叶，认知功能的训练依据其认知评定的结果来开展相应的治疗，包括：①注意力训练；②记忆力训练；③计算力训练；④思维推理训练；⑤失用和失认训练；⑥视空间认知障碍训练。

六、思考题

1. 颞叶的功能定位有哪些？
2. 认知功能障碍有哪些常用的评定量表？
3. 结合该病例如何进行认知功能障碍康复训练？

七、推荐阅读文献

1. 南登崑,黄晓琳,燕铁斌.康复医学[M].5 版.北京：人民卫生出版社,2013：129－133,160－163.
2. 李海峰,王俊华,冯金彩等.认知能力评测及训练对脑卒中早期患者疗效的影响[J].中国康复,2009,24(3)：169－171.
3. 王茂斌,励建安,李建军.康复医学[M].北京：人民卫生出版社,2013：393－428.
4. 贾建平,陈生弟,崔丽英.神经病学[M].7 版.北京：人民卫生出版社,2014：170－208.

（杨　坚　高宁沁　袁文超）

蛛网膜下腔出血

一、病例资料

1. 现病史

患者,男性,32岁,因"持续性头痛10天"入院。10天前约下午2点,患者无明显诱因下出现头痛,呈持续性发作,当时未经特殊处理,头痛进行性加重,7 h后患者头痛剧烈难忍,伴呕吐,呕吐物为胃容物,伴大小便失禁,意识不清,家属立即送至医院急诊,DSA示:"蛛网膜下腔出血,前交通动脉瘤"。遂行脑血管造影+动脉栓塞术,术后复查CT未见颅内新鲜出血。术后予止血、护胃、止吐、抗感染、抗血管痉挛、抗血小板聚集、脱水、祛痰、改善循环、神经营养、脑保护和营养补液等对症支持治疗,现患者意识清楚,头痛较前明显缓解,卧床,无呕吐、大小便失禁,日常生活无法自理。现为进一步康复治疗来我院,门诊拟"蛛网膜下腔出血"收入我科。病程中患者精神差,饮食欠佳,睡眠差,大小便正常,体重无明显变化。

2. 既往史

有青霉素过敏史,手术史见现病史,否认肝炎和结核等传染病病史,否认输血史,预防接种史不详。

3. 体格查体(含康复评定)

(1) 查体:T 36.6℃, P 80次/min, R 18次/min, BP 126 mmHg/85 mmHg,神志清楚,营养一般,发育正常,平车推入病房,卧位,查体欠合作。头颅大小正常,无压痛及包块。双侧额纹对称,伸舌居中,下颌对称,肺部、心脏和腹部检查均正常。

(2) 康复评定:神清,精神差,颈略抵抗,眼球运动正常,双侧瞳孔等大等圆,对光反射正常。双侧额纹对称,双侧鼻唇沟对称,伸舌居中。咽反射正常,悬雍垂抬举正常。四肢肌张力正常,徒手肌力:四肢肌力4级。Brudziski征(一),Kerning征(一)。大小便能控制,进食、如厕和穿衣需部分辅助,余修饰、转移、活动、上下楼和洗澡需依赖他人,Barthel指数35分,重度功能缺陷。

4. 实验室和影像学检查

(1) 实验室检查:血常规、电解质、肝肾功能等未见明显异常。

(2) 影像学检查:头颅CT示蛛网膜下腔出血,如图11-1所示。DSA示蛛网膜下腔出血,前交通动脉瘤,如图11-2所示。

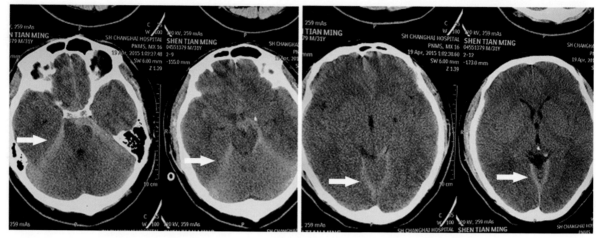

图 11 - 1   头颅 CT 平扫示蛛网膜下腔出血

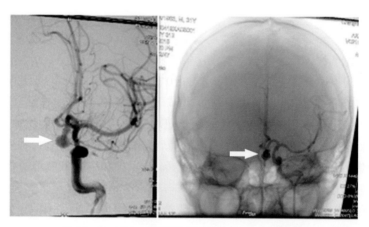

图 11 - 2   DSA：蛛网膜下腔出血，前交通动脉瘤

二、诊治经过

1. 初步诊断

蛛网膜下腔出血，前交通动脉瘤动脉栓塞术后，日常生活活动障碍。

2. 诊治经过

（1）一般治疗：入院后完善相关检查，监测生命体征，嘱患者卧床休息，予甘露醇、甘油果糖脱水降颅压，依达拉奉清除自由基等补液支持对症治疗。

（2）康复治疗：患者病程仅 10 天，出血暂未吸收完全，嘱绝对卧床休息，观察患者头痛等症状；定期复查头颅 CT，了解出血吸收情况。加强护理，预防并发症。待患者病情稳定，逐步开展康复治疗。

三、病例分析

1. 病史特点

（1）患者，男性，32 岁，持续性头痛 10 天。

（2）行脑血管造影＋动脉栓塞术手术史。

（3）目前出血未吸收，卧床，日常生活不能自理。

（4）体征：神清，精神差，颈略抵抗，四肢肌力 4 级，Brudziski 征（－），Kerning 征（－）。Barthel 指数 35 分。

（5）辅助检查：DSA 示蛛网膜下腔出血，前交通动脉瘤。头颅 CT 示蛛网膜下腔出血。

2. 诊断及诊断依据

诊断：蛛网膜下腔出血，前交通动脉瘤动脉栓塞术后，日常生活活动障碍。

诊断依据：

（1）患者年轻男性。

（2）有"持续性头痛，伴呕吐，大小便失禁，意识不清"病史。

（3）查体：BP 130 mmHg/85 mmHg，神清，精神差，颈略抵抗，四肢肌力 4 级，Brudziski 征（－），Kerning 征（－）。Barthel 指数 35 分。

（4）DSA 示蛛网膜下腔出血，前交通动脉瘤。头颅 CT 示蛛网膜下腔出血。

3. 鉴别诊断

（1）脑炎：该病多呈急性或亚急性起病，先有感染发热史，后出现精神异常、抽搐、昏迷、偏瘫，脑膜刺激征阳性，脑脊液异常，脑电图见弥漫性慢波。该患者病史与之不符，可排除。

（2）颅内占位：病程渐进性，可表现有头痛、恶心、呕吐等颅高压症状或者肢体功能障碍等，药物治疗效果较差，头颅 CT 或 MRI 等可见占位病变，可排除。

4. 康复目标和计划

（1）监测生命体征，对症治疗，预防再次出血。

（2）加强护理，防止卧床引起的并发症发生。

（3）逐步达到日常生活完全自理。

（4）保持情绪舒畅，回归家庭，回归社会。

四、处理方案及依据

（1）药物治疗：患者处于蛛网膜下腔出血早期，出血未吸收完全，予以甘露醇、甘油果糖脱水，降低颅内压，减少其他严重并发症的发生。兰索拉唑抑酸、护胃，预防应激性溃疡的发生。依达拉奉清除氧自由基，保护脑细胞。

（2）综合康复治疗：待患者病情稳定后，可进行相应康复治疗如：气压治疗，防止长期卧床引起的下肢静脉血栓，逐步展开被动、辅助、主动的关节活动及肌力训练，出血吸收后练习坐位及站立平衡等。

（3）加强护理：防止压疮、肺部感染等卧床并发症发生。

五、要点与讨论

1. 蛛网膜下腔出血常见病因、症状及常见并发症

蛛网膜下腔出血（subarachnoid hemorrhage，SAH）通常为脑底部动脉瘤或脑动静脉畸形破裂，血液直接流入蛛网膜下腔所致。主要表现为发病急骤，剧烈头痛、呕吐，可有意识障碍，多有脑膜刺激征，少数可伴轻偏瘫。颅内动脉瘤是最常见的病因，约占 50%～80%，动脉瘤主要位于 Willis 环及其主要分支血管，尤其是动脉的分叉处，80%～90% 位于脑底动脉环前部，特别是后交通动脉和颈内动脉的连接处（约 40%），前交通动脉与大脑前动脉分叉处（约 30%）、大脑中动脉在外侧裂第一个主要分支处（约 20%）。SAH 常见的并发症有再出血、脑血管痉挛、急性或亚急性脑水肿，少部分患者还可并发癫痫及低钠血症等。

2. 蛛网膜下腔出血的影像学检查

临床上疑似 SAH 首选头颅 CT 平扫检查。出血早期敏感性高,可检查出 90% 以上的 SAH,显示大脑外侧裂池、前纵裂池、鞍上池、桥脑小脑角池、环池和后纵裂池高密度出血征象,但出血量较少时,CT 扫描显示不清。根据 CT 结果可以初步判读或提示颅内动脉瘤的位置。动态 CT 有助于了解出血的吸收情况,有无再出血、继发脑梗死、脑积水及其程度。

当 SAH 发病数天后 CT 检查的敏感性降低,MRI 可发挥较大的作用,对于亚急性期出血,尤其是当出血位于大脑表面时,MRI 比 CT 敏感,通过 T2 加权像可显示出血部位。条件具备、病情许可时应尽早行全脑 DSA 检查,以确定有无动脉瘤、出血原因、决定治疗方法和判断预后。DSA 仍是临床明确有无动脉瘤的诊断金标准,可明确动脉瘤的大小、位置、与载瘤动脉的关系、有无血管痉挛等解剖学特点。

3. 蛛网膜下腔出血的康复评定及治疗

蛛网膜下腔出血的患者急性期多有意识障碍、脑膜刺激征阳性等特征,可进行格拉斯哥昏迷评分 (GCS) 及肌力、肌张力等方面的评定。患者此时应绝对卧床 4~6 周,是否进行相关康复治疗,应根据情况慎重考虑。待 4~6 周后,患者病情稳定,出血吸收,未出现其他并发症时,可逐步开展康复治疗。SAH 患者后期四肢严重的运动功能障碍与关节屈曲挛缩、异位骨化、肌肉痉挛等废用综合征有密切关系。其中四肢关节挛缩、肌肉萎缩和痉挛与长期意识障碍、肢体长期制动、未进行关节被动活动有关,所以积极加入康复治疗,减少制动时间,提高患者全面康复的可能。

4. 蛛网膜下腔出血的预后

据统计,80% 的蛛网膜下腔出血由脑动脉瘤破裂引起,是一种高致病率和高致死率疾病。10%~15% 的患者来不及送到医院就已经死亡,40% 住院患者死于出血后一个月内。如果得不到神经外科及时正确治疗,70% 动脉瘤破裂患者还可因再次破裂出血而死亡,1/3 的患者遗有神经功能缺陷,只有少部分预后较好。因此,对患有蛛网膜下腔出血的患者必须迅速进行全面检查,特别是全脑血管造影,一旦明确动脉瘤的部位,积极进行介入栓塞或外科手术治疗是预防再出血及降低高病死率的关键。动脉瘤性 SAH 因颅内动脉瘤首次出血病死率为 20%,其中死于发病 48 h 内占 10%,死于并发症占 10%。其余 80% 存活患者中,出血后 1 年存活率为 75%。35% 的患者可在病后数天至数年复发。存活 1 年者 7% 不能工作或需护理。预后不良的征象有:①昏迷 24 h 无恢复;②呕吐频发,意识障碍逐渐加重;③急性梗阻性脑积水;④去脑强直发作转向弛缓性麻痹;⑤再发患者;⑥眼底玻璃体下出血;⑦出现脑疝。伴有抽搐、血压过高、瞳孔改变及白细胞明显升高者均预后不良。

六、思考题

1. 蛛网膜下腔出血患者的病因及主要症状有哪些?
2. 蛛网膜下腔出血患者有哪些并发症及康复治疗时机?
3. 蛛网膜下腔出血患者预后如何?

七、推荐阅读文献

1. 贾建平,陈生弟,崔丽英. 神经病[M]. 7 版. 北京:人民卫生出版社,2014:193-199.

2. 金征宇,冯敢生,冯晓源. 医学影像学[M]. 2 版. 北京:人民卫生出版社,2013:60-61.

3. 杨光福,任平伟,任雪梅. 动脉瘤性蛛网膜下腔出血介入栓塞术后脑梗死分期分时段分型辨证治疗[J]. 医学研究与教育,2009,26(4):77-82.

(吴　毅　张　婷)

基底节区脑出血

一、病例资料

1. 现病史

患者,女性,55岁,因"左侧肢体活动不利1月"入院。1月前患者情绪激动后突发头痛,呈持续性胀痛,性质剧烈不能忍受,伴恶心感,无呕吐。伴有明显的左侧肢体乏力,活动不利,口角歪斜、流涎,但患者意识尚清,呼之能应,无头晕,无视物模糊、视物旋转,无胸闷胸痛,无黑矇,无呕血黑便,无四肢抽动,无大小便失禁。送医院急诊就诊,测血压210 mmHg/100 mmHg,急查头颅CT提示右侧基底节区脑出血。因出血量小,予以监测生命体征、降压止血、脱水降颅压、促神经恢复等保守治疗。经治疗后患者一般情况平稳,头颅CT提示血肿较前部分吸收,仍有左侧肢体活动不利,左上肢不能上举,左手不能握持,左下肢不能负重,不能独自保持坐立位。为进一步康复治疗收入院。患者本次发病以来,胃纳好,精神欠佳,夜眠差,二便基本正常,体重较前减轻2 kg。

2. 既往史

患者既往有高血压病史10年,最高测得180 mmHg/110 mmHg,平时未规律口服降压药物及监测血压。否认冠心病、心律失常病史。否认吸烟饮酒史。无特殊药物使用及药物过敏史。患者父亲明确有高血压病史,曾患有脑血管疾病,具体情况不详。

3. 体格检查(含康复评定)

(1) 查体:T 37℃,P 86次/min,R 20次/min,BP 145 mmHg/80 mmHg。神清,对答切题,查体合作。双瞳等大等圆,对光反射灵敏,双眼无凝视,眼球各向活动好,眼震(一),双侧无视野缺损。左侧鼻唇沟变浅,伸舌偏左,咽反射正常存在。颈软,无抵抗,四肢肌张力正常存在。左侧肱二头、肱三头肌、桡骨膜、膝、踝反射亢进,右侧生理反射正常。左侧 Babinski 征(+)。左面部及肢体深、浅感觉较对侧减退。

(2) 康复评定:左侧偏瘫肢体运动功能评定(Brunnstrom分级):左上肢2级,左手2级,左下肢3级。三级平衡检测法:坐位平衡2级,不能独站。Berg平衡评定量表4分。日常生活活动能力评定(Barthel指数):45分,严重功能缺陷。

4. 实验室和影像学检查

(1) 实验室检查:血、尿、粪常规,凝血功能、血糖、肝肾功能电解质、血脂基本正常。

(2) 影像学检查:头颅CT示右侧基底节区脑出血,如图12-1所示。颈、椎动脉及下肢血管超声无异常。

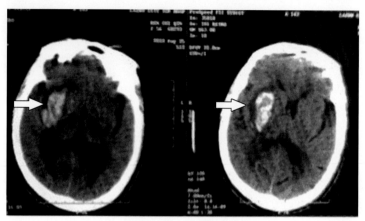

图 12-1   头颅 CT：右侧基底节区脑出血

二、诊治经过

1. 初步诊断

（1）脑出血恢复期（右侧基底节区），左侧肢体运动功能障碍，平衡功能障碍，日常生活活动能力障碍。

（2）高血压病 3 级，极高危组。

2. 诊治经过

（1）一般治疗：监测血压及其他生命体征，低盐饮食，降压治疗（硝苯地平和厄贝沙坦氢氯噻嗪）；随访头颅 CT 观察出血吸收情况。

（2）康复治疗：针对肢体运动功能、平衡功能障碍，经康复评估后行功能电刺激治疗、空气压力波治疗、偏瘫肢体综合训练（包括床上与床边运动训练、坐位活动训练、站立活动训练等）；针对患者日常生活活动能力障碍，另加强作业疗法（左上肢治疗性练习及日常生活活动能力训练）及手功能训练（感觉及运动功能）。

（3）目前状况：维持 3 周左右康复治疗后，患者目前一般情况稳定，自觉患侧肢体活动较前改善，Brunnstrom 分级：左上肢 2 级，左手 2 级，左下肢 3 级。坐位平衡 2 级，站立平衡 1 级。Berg 平衡评定量表 11 分。Barthel 指数 55 分，中度功能缺陷。

三、病例分析

1. 病史特点

（1）患者，女性，55 岁，左侧肢体活动不利 1 月。

（2）既往有高血压病史 10 年，平素未规律口服降压药物控制，不监测。患者父亲有高血压及脑血管疾病史。

（3）查体：入院时测血压 210 mmHg/100 mmHg。左侧肢体 Brunnstrom 分级：左上肢 2 级，左手 2 级，左下肢 3 级。坐位平衡 2 级，不能独站。Berg 平衡评定量表 4 分。Barthel 指数 45 分，严重功能缺陷。

（4）辅助检查阳性结果：头颅 CT 示右侧基底节区脑出血。

2. 诊断及诊断依据

（1）诊断：脑出血恢复期（右侧基底节区），左侧肢体运动功能障碍、平衡功能障碍、日常生活活动能力障碍；高血压病 3 级，极高危组。

（2）诊断依据：①患者为中老年女性，左侧肢体活动不利 1 月。②既往高血压病史明确；父亲明确有高血压病史，本次发作时急诊测血压 210 mmHg/100 mmHg。本次有急性脑出血发作，故定义为极高危组。③查体有左侧肢体偏瘫，Brunnstrom 分级：左上肢 2 级，左手 2 级，左下肢 3 级。坐位平衡 2 级，不能独站。Berg 平衡评定量表 4 分。Barthel 指数 45 分，严重功能缺陷。④辅助检查头颅 CT 提示右侧基底节区脑出血。

3. 鉴别诊断

脑出血疾病需要与脑梗死、颅脑肿瘤等相鉴别。

（1）脑梗死患者发病则相对平缓，可于劳累或无明显诱因时突发一侧肢体乏力或活动不利。影像学检查可明确鉴别出血及梗死灶。

（2）颅脑肿瘤：肿瘤破裂出血或瘤栓栓塞血管，也可出现类似于脑出血或脑梗死表现。颅脑肿瘤患者多起病隐匿，病程较长，发病时多无明显诱因，发病时颅压增高症状体征明显，可与脑出血相混淆，头颅 CT 出血表现为高密度灶，而肿瘤可表现为稍高密度或等、低密度灶，CT 难以明确时还可通过增强CT 或 MRI 进一步鉴别。

4. 康复目标和计划

（1）康复目标：现阶段主要目的为促进偏瘫侧肢体分离运动的恢复，加强患侧的主动活动能力，结合日常生活，提高日常生活自理能力，同时注意避免由于长时间卧床、活动量减少所带来的各系统并发症。

（2）康复计划：①维持一般生命体征平稳，进一步促进血肿吸收，加强血压监测；②积极康复治疗，尽可能地恢复肢体运动功能及日常生活能力，减少后遗症发生率；③鼓励日常生活自理，提高独立能力，回归家庭生活。

四、处理方案及依据

（1）控制血压、降低颅内压、促进血肿吸收：患者血压控制不佳，脑出血尚有部分未完全吸收，故予以监测血压，低盐饮食，口服药物降压，保持情绪平稳，促进血肿吸收。

（2）综合康复治疗：①神经肌肉电刺激治疗，补偿肢体丧失的运动功能，预防肌肉的萎缩；②空气压力波治疗，促进下肢静脉的回流，减轻水肿；③电动起立床治疗，增强下肢本体感觉输入，减少坠积性肺炎等卧床并发症的发生；但对于脑出血早期患者，治疗过程中必须密切监测生命体征及血压波动情况，若有病情变化，应及时暂停治疗；④偏瘫肢体综合训练，促进偏瘫侧肢体分离运动恢复，加强偏瘫侧肢体助动及主动活动，避免异常运动模式出现，提高患者日常活动能力；⑤作业疗法及手功能训练，通过治疗性练习，以及训练患者完成日常生活常用活动、增强感觉刺激等方式加强患侧上肢及手的主动活动，促进精细运动功能的恢复，增加上肢活动时的稳定性与协调性，从而提高日常生活能力。

（3）加强护理：患者卧床时间较长，且肢体功能差，不能自行翻身，需加强翻身，避免骨性突出和循环较差部位产生压疮。注意患者大小便情况，若有便秘及时使用口服药物或外用药物改善，避免屏气致腹压升高发生意外，嘱患者加强饮水保持小便清洁，避免由于卧床时间较长产生尿路感染。

五、要点与讨论

1. 基底节区脑出血运动障碍的机制及分析

中央前回中、上部和中央旁小叶前部以及其他一些皮质区域锥体细胞的轴突集合组成皮质脊髓束，经内囊后肢(基底节区)下行,经中脑的大脑脚底,至桥脑基底部,分散成大小不等的纤维束下行至延髓锥体。在锥体的下端,大部分皮质脊髓束纤维左右交叉,交叉后的纤维至对侧脊髓外侧索的后外侧部下行,形成皮质脊髓侧束。皮质脊髓侧束的纤维在下行过程中陆续止于同侧脊髓各节的前角运动细胞。根据上述的传导通路,基底节区的出血部位一般在内囊附近,出血破坏了锥体交叉以上的皮质脊髓束纤维下行,导致了对侧肢体运动功能受损。

2. 脑卒中后康复运动功能评定

目前脑卒中后运动功能障碍的评定方法多种多样,一类是以肌力变化为标准的评价方法,如徒手肌力测定。另一类是以运动模式改变为标准的评定体系,目前临床上常用的有 Brunnstrom 法、Bobath法、上田敏法及 Fugl-Meyer 评定法、Rivermead 法、Lindmark 评定法等。前三者属于未量化的等级评测法,后三者则为量化评测法。以上评定方法均已成为国内外学术界公认的脑卒中运动功能评定方法。目前 Brunnstrom 运动功能评定法在神经内科与康复医学科病房均比较常用,因为其内容精简、省时,易为患者所接受,也有较高可重复性,对于患者目前的运动功能状况及脑卒中所处的恢复阶段一目了然,具体内容参见推荐文献。

Brunnstrom 运动功能评定的前身是一种康复治疗技术,由 20 世纪 70 年代的瑞典物理治疗师 Signe Brunnstrom 所创立,是针对中枢神经系统损伤后运动障碍的治疗方法。该技术主要依据患者运动功能恢复的不同阶段,提出了"恢复六阶段"理论:即肌张力由低逐渐增高,联合反应、共同运动、痉挛状态逐渐显著,随着共同运动的完成,出现分离运动、精细运动等,直至完全恢复正常。依据该理论后逐渐被临床应用作为中枢神经损伤后一项重要的运动功能评定方法。需注意的是,在 Brunnstrom 评定过程中有两个重要概念需要区分:①联合反应:是丧失随意运动控制的肌群出现的一种紧张性姿势反应,指偏瘫患者健侧上下肢紧张性随意收缩时,患侧上下肢也发生肌肉紧张引起的关节活动。②共同运动:中枢神经损伤后,患侧肢体不能做单关节的、随意的分离运动,只能做多关节的同时运动,形成了特有的运动模式,此种运动模式称为共同运动,是一种病理性的异常运动模式。不同时期的康复治疗侧重点均不同,Brunnstrom 评定能够提供治疗的依据,也可用以评价疗效,是康复医学科临床医师必须掌握的一种康复评定手段。

六、思考题

1. 基底节区脑出血的导致对侧肢体偏瘫的原因有哪些?
2. Brunnstrom 偏瘫肢体运动功能评定内容有哪些?
3. 请针对肢体运动功能障碍处于 Brunnstrom 分级 1-2-3 期的患者提出简要康复治疗方案。

七、推荐阅读文献

1. 吕传真,周良辅,洪震,等.实用神经病学[M].4 版.上海:上海科学技术出版社,2013:1125-1150.
2. 王安民.康复功能评定学[M].上海:复旦大学出版社,2009:138-140.
3. 南登崑.康复医学[M].5 版.北京:人民卫生出版社,2013:151-153.

(毕 霞 邵静雯)

案例 *13*

基底节区脑梗死(ADL 评定)

一、病例资料

1. 现病史

患者,女性,65 岁,因"右侧肢体活动不利 2 周"入院。患者 2 周前无明显诱因出现右侧肢体无力伴活动不利,休息后无缓解且有加重,当时无头晕头痛,无恶心呕吐,无意识丧失,无大小便失禁。至医院急诊就诊,查头部 CT 提示:右侧丘脑、基底节区梗死灶。遂以"脑梗死"收入神经内科病房后给予抗血小板聚集、活血化瘀、改善脑循环、营养脑神经等内科治疗,经规范治疗后患者一般情况平稳,右侧肢体活动不能,右上肢不能上举、右手不能持物、右下肢不能负重,为进一步行康复治疗收入院。本次发病以来,患者胃纳好,睡眠尚可,大小便基本正常,体重无减轻。

2. 既往史

患者既往有糖尿病病史 5 年,多次测得空腹血糖均高于 7.0 mmol/L,口服格列美脲降糖治疗,血糖未能规律监测。否认高血压病史。否认吸烟饮酒史。否认家族遗传疾病史。

3. 体格检查(含康复评定)

(1) 查体:T 37.2℃, HR 70 次/min, R 20 次/min, BP 120 mmHg/78 mmHg。神清,精神一般,言语清晰,对答切题,查体合作。双瞳等大等圆,对光反射灵敏,双眼无凝视,眼球各向活动好,眼震(-),双侧无视野缺损。双侧鼻唇沟对称,伸舌居中,咽反射正常存在。右侧肢体肌张力减低。右侧肢体腱反射亢进。右侧 Babinski 征(+)。左侧指鼻试验、跟膝胫试验稳准,右侧不能完成。右面部及肢体深、浅感觉较对侧轻度减退。

(2) 康复评定:右侧偏瘫肢体运动功能评定(Brunnstrom 分级):上肢 2 级,手 2 级,下肢 2 级。三级平衡检测法:坐位平衡 1 级,不能独站。Berg 平衡评定量表 4 分。日常生活活动能力评定(Barthel 指数)25 分(大便控制 10 分,小便控制 10 分,转移 5 分),严重功能缺陷。

4. 实验室和影像学检查

(1) 实验室检查:FBS 8.0 mmol/L, GSP 6.5%。血脂:TG 2.1 mmol/L, LDL-C 3 mmol/L。

(2) 影像学检查。心电图:窦性心律,正常心电图。头颅 MRI:左侧基底节区小片急性梗死;右侧基底节区、丘脑陈旧腔梗,双侧侧脑室旁缺血灶,如图 13-1 所示。颈、椎动脉超声:双侧颈、椎动脉内膜毛糙。

二、诊治经过

1. 初步诊断

(1) 脑梗死(左侧基底节区),右侧肢体运动功能障碍,平衡功能障碍,日常生活活动能力障碍。

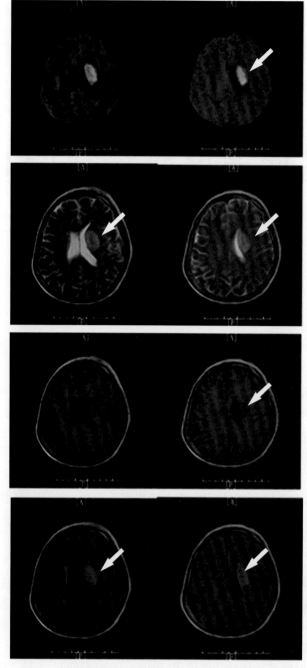

图 13-1　头颅 MRI：左侧基底节区小片急性梗死（自上而下依次是 DWI，T2WI，T1WI，FLAIR 序列）

（2）2 型糖尿病。

2. 诊治经过

（1）一般治疗：监测血糖，抗血小板聚集治疗（拜阿司匹林肠溶片）、调脂（瑞舒伐他汀）、降糖治疗（阿卡波糖和格列美脲）等药物治疗。

（2）康复治疗：行神经肌肉电刺激治疗；空气压力波治疗；偏瘫肢体综合训练（包括床上与床边运动训练、坐位活动训练、站立活动训练等）；行床边转移及负重、进食、穿衣能力的训练；作业疗法及手功能训练。

（3）目前状况：维持 3 周左右康复治疗后，右侧肢体 Brunnstrom 分级：上肢 4 级，手 3 级，下肢 4 级。坐位平衡 2 级，扶助下可站立 10 min。Berg 平衡评定量表 8 分。Barthel 指数 45 分（加分情况：用厕 5 分，进食 5 分，转移 5 分，活动 5 分）。

三、病例分析

1. 病史特点

(1) 患者,女性,65 岁,右侧肢体活动不利 2 周。

(2) 既往有糖尿病病史 5 年。

(3) 查体:右侧偏瘫肢体 Brunnstrom 分级:右上肢 2 级,右手 2 级,右下肢 2 级。坐位平衡 1 级,不能独站。Berg 平衡评定量表 4 分。Barthel 指数 25 分,严重功能缺陷。

(4) 辅助检查阳性结果:头颅 MRI 示左侧基底节区小片急性梗死。

2. 诊断及诊断依据

(1) 诊断:脑梗死(左侧基底节区),右侧肢体运动功能障碍、平衡功能障碍、日常生活活动能力障碍;2 型糖尿病。

(2) 诊断依据:

① 患者为老年女性,右侧肢体活动不利 2 周。

② 既往糖尿病病史明确。

③ 查体:右侧肢体 Brunnstrom 分级:上肢 2 级,手 2 级,下肢 2 级。坐位平衡 1 级,不能独站。Berg 平衡评定量表 4 分。Barthel 指数 25 分,严重功能缺陷。

④ 辅助检查头颅 MRI 提示左侧基底节区急性梗死。

3. 鉴别诊断

(1) 脑出血:患者多在活动时或情绪激动时发病,多数有高血压病史且血压波动大,该病起病急,头痛、呕吐,意识障碍多见,疾病过程中常出现呼之不应;影像学检查可明确鉴别出血及梗死灶,一般发病后 12 h,头颅 CT 可明确出血呈高密度灶,头颅 MRI 中 DWI 相可在超急性期明确脑梗死。

(2) 颅脑肿瘤:肿瘤破裂出血或瘤栓栓塞血管,也可出现类似于脑出血或脑梗死表现。颅脑肿瘤患者多起病隐匿,病程较长,发病时多无明显诱因,发病时肢体乏力偏瘫及中枢性面瘫等症状,可与脑梗死相混淆,头颅 MRI 可鉴别脑梗死及占位性病变。

4. 康复目标和计划

(1) 康复目标:该阶段主要目的为促进偏瘫侧肢体分离运动的恢复,加强患侧的主动活动能力,提高基本日常生活自理能力,同时注意避免由于卧床时间长、活动量减少所带来的各系统并发症。

(2) 康复计划:①控制基础疾病,规律用药,脑卒中二级预防。②积极康复治疗,避免可能出现的异常运动模式,尽可能促进肢体运动功能恢复,加强平衡能力训练,减少可能出现的并发症。③提高日常生活活动及自理能力,可回归家庭生活。

四、处理方案及依据

(1) 脑卒中二级预防:监测血糖,规律降糖治疗(阿卡波糖和格列美脲),规律口服阿司匹林抗血小板聚集、口服他汀类药物调脂。

(2) 综合康复治疗:脑梗死后早期根据偏瘫肢体运动功能评定上肢与手仅存在弱的共同运动,下肢同样仅有协同运动,无分离运动,缺乏主动运动。①神经肌肉电刺激治疗,预防肌肉的萎缩,增强肌肉力量及肢体功能;②空气压力波治疗,促进下肢静脉的回流;③电动起立床治疗,增强下肢本体感觉输入,减少坠积性肺炎等卧床并发症的发生;④偏瘫肢体综合训练,促进偏瘫侧肢体分离运动出现,加强偏瘫侧肢体助动及主动活动;⑤上肢与手的功能及日常生活活动能力训练,重点在于日常自理的一些基本功能训练,如大小便的控制、使用勺子进食、他人辅助下的转移,等等。利用神经再学习的技术进行治疗性练习。

（3）加强护理:患者由于日常生活自理能力低下,翻身少,卧床时间长,易发生压疮、坠积性肺炎、泌尿系统感染、下肢深静脉血栓及肩关节半脱位等并发症,早期护理要点是加强宣教、预防并发症。

五、要点与讨论

1. 日常生活能力定义、范围及评定的目的

日常生活活动能力(activities of daily living,ADL)是指人们在每日生活中,为了照料自己的衣、食、住、行,保持个人卫生整洁和独立的社区活动所必须的一系列基本活动,是人们为了维持生存及适应生存环境而每天必须反复进行的、最基本的、最具有共性的活动。日常生活活动包括:运动、自理、交流及家务活等。运动方面的活动能力有:床上运动、轮椅上运动、转移、室内或室外行走、公共或私人交通工具的使用。自理方面的活动能力有:更衣、进食、如厕、洗漱、修饰(梳头、刮脸、化妆)等。交流方面有打电话、阅读、书写、使用电脑、识别环境标志等。家务劳动方面的生活活动能力有:购物、备餐、洗衣、使用家具及环境控制器(电源开关、水龙头、钥匙等)。

对脑卒中患者进行日常生活活动能力评定,其主要目的是为了确定患者在日常家庭生活、社会生活中是否能独立及独立的程度、判定预后、制订和修订治疗计划、评定治疗效果、安排返家及返回就业岗位。

2. 日常生活活动能力分类、评定实施方法及注意事项

ADL评定主要可分为两大类:基本的或躯体的日常生活活动能力以及工具性日常生活活动能力。基本的或躯体的日常生活活动能力(basic or physical ADL,BADL or PADL)是指每日生活中与穿衣、进食、保持个人卫生等自理活动和坐、站、行走等身体活动有关的基本活动。工具性日常生活活动能力(instrumental ADL,IADL)是指人们在社区中独立生活所需的关键性的较高级技能,如家务杂事、炊事、采购、骑车或驾车、处理个人事务等,大多需借助工具进行。其中PADL反应较粗大的运动功能,而IADL反应较精细的功能;前者多在医疗机构内应用于疾病早期或恢复期患者的日常生活能力评价,后者则较适用于社区老年人及其他残疾人的应用;部分评定量表将两者相结合,可更全面地对病患进行评估。

ADL的评定方法多种多样,各有专长。目前临床常用的标准化的PADL评定主要有Barthel指数、Katz指数、PULESE、修订的Kenny自理评定等。常用的标准化的IADL评定有功能活动问卷(the functional activities questionry,FAQ)、快速残疾评定量表等。对于脑卒中患者,临床常用Barthel指数评价患者日常活动能力。Barthel指数评定(the Barthel index of ADL,见表13-1)评定简单、可信度高、灵敏度高、使用广泛,并可用于预测治疗效果、住院时间和预后。最高分是100分:60分以上为良好、生活基本自理;60～40分为中度残疾、有功能障碍、生活需要帮助;40～20分为重度残疾、生活依赖明显;20分以下为完全残疾、生活完全依赖。

表 13-1　Barthel 指数评定

项目	评分	标准	得分
	0	失禁或昏迷	
大便	5	偶有失禁(每周少于1次)	
	10	控制	
	0	失禁或昏迷或需要由他人导尿	
小便	5	偶有失禁(每24 h少于1次)	
	10	控制	

(续表)

项目	评分	标准	得分
修饰	0	需要帮助	
	5	自理(洗脸、梳头、刷牙、剃须)	
用厕	0	依赖他人	
	5	需部分帮助	
	10	自理(去和离开厕所、使用厕纸、穿脱裤子)	
进食	0	较大或完全依赖	
	5	需部分帮助(切面包、抹黄油、夹菜、盛饭)	
	10	全面自理(能进各种食物,但不包括取饭、做饭)	
转移	0	完全依赖他人,无坐位平衡	
	5	需大量帮助(1～2 人,身体帮助),能坐	
	10	需少量帮助(言语或身体帮助)	
	15	自理	
活动	0	不能步行	
	5	在轮椅上独立活动	
	10	需 1 人帮助步行(言语或身体帮助)	
	15	独立步行(可用辅助器,在家及附近)	
穿衣	0	依赖他人	
	5	需一半帮助	
	10	自理(自己系纽扣,开、关拉链和穿鞋)	
上下楼梯	0	不能	
	5	需帮助(言语、身体、手杖帮助)	
	10	独立上下楼梯	
洗澡	0	依赖	
	5	自理(无指导能进出浴池并自理洗澡)	

　　进行 ADL 评定前应与患者充分沟通,使其了解评定的意义,以便让患者在评估过程中合作得更好。评定前还应对患者的基本情况有所了解,如肢体运动功能情况等,并且应考虑到患者生活的社会环境、反应性、依赖性等限制因素。治疗前后进行重复评定时应尽量在同一环境下进行。而分析评定结果时需综合患者的生活习惯、文化素养、职业、社会环境、心理状态等因素。

六、思考题

1. 日常生活活动能力的含义是什么?
2. Barthel 指数评定内容及结果分析有哪些?
3. 脑卒中后早期患者针对日常生活活动能力的康复训练原则及康复计划有哪些?

七、推荐阅读文献

1. 王安民.康复功能评定学[M].上海:复旦大学出版社,2009:72 - 74.
2. 南登崑.康复医学[M].5 版.北京:人民卫生出版社,2013:94 - 96.

(毕　霞　邵静雯)

案例 14

基底节区脑梗死（痉挛）

一、病例资料

1. 现病史

患者，女性，71岁，因"右侧肢体活动不利1年半"入院。患者1年半前无明显诱因下出现头晕伴右侧肢体乏力、活动不利，当时无头痛，无恶心呕吐，无明显口齿含糊，无肢体抽搐、意识丧失等不适，患者自行休息2日后症状无明显缓解，遂至外院就诊，查头颅CT未见出血灶，以"脑梗死"收入院予活血化瘀、改善脑循环、抗血小板聚集等药物治疗，经内科正规治疗，患者肢体功能稍有好转。经康复治疗，肢体功能较疾病初期明显改善。至今遗留有右侧肢体活动不利，右肘不能伸直，行走欠稳，为进一步康复治疗，拟"脑梗死后遗症（左侧基底节区脑梗死）"收住入院。患者本次发病以来，胃纳好，夜眠一般，二便正常，体重无明显减轻。

2. 既往史

患者既往有高血压病史20年，血压最高曾测得200 mmHg/110 mmHg，自10年前起规律口服钙离子拮抗剂降压，2年前血压控制平稳心内科就诊予停药，平素监测血压基本控制在(120～150)mmHg/(75～90)mmHg。否认吸烟饮酒史。否认食物及药物过敏史。患者父亲有高血压病史，并最终卒于脑出血。

3. 体格检查（含康复评定）

（1）查体：T 37.1℃，HR 84次/min，R 20次/min，BP 128 mmHg/78 mmHg。神智清楚，查体合作，对答切题，口齿清晰。双侧瞳孔等大、等圆，对光反射正常，辐辏反射正常。双侧眼球各方向运动正常，无复视及眼球震颤，双侧额纹、眼裂对称，双侧鼻唇沟基本对称，伸舌居中。悬雍垂基本居中，咽反射正常，软腭抬升可。左侧肢体肌力、肌张力正常，右上肢肌张力升高，右下肢肌张力正常。右侧肱二头肌、肱三头肌、桡骨膜反射亢进（＋＋＋），膝、踝反射正常（＋＋）。右侧 Babinski 征（＋），右侧 Hoffmann 征（＋/－）。右面部及肢体深、浅感觉较对侧无明显减退。左侧指鼻试验、跟膝胫试验稳准，右侧指鼻试验不能完成，跟膝胫试验完成好，速度稍欠。

（2）康复评定。右侧偏瘫肢体运动功能评定（Brunnstrom 分级）：上肢4级，手4级，右下肢5级。右上肢肌张力异常升高，肌张力评定（改良 Ashworth 痉挛评定量表）：右侧屈肘肌群2级，屈腕肌群1$^+$级。三级平衡检测法：坐位平衡3级，站立平衡2级。Berg 平衡评定量表44分。日常生活活动能力评定（Barthel 指数）85分，轻度功能缺陷。

4. 实验室和影像学检查

（1）实验室检查：血常规、尿常规、粪常规＋隐血均正常。FBS 4.9 mmol/L。血脂：TC 6.2 mmol/L，TG 2.2 mmol/L，LDL - C 1.9 mmol/L。

（2）影像学检查。头颅 MRI：左侧基底节区小片软化灶；两侧半卵圆中心小缺血灶；老年性脑萎缩，如图14-1所示。心电图：窦性心律，T波改变（avL 低平）。颈、椎动脉超声：双侧颈动脉内膜毛糙伴粥样斑块形成，双侧椎动脉内膜毛糙。

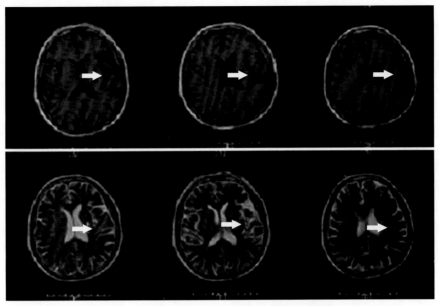

图 14-1　头颅 MRI：左侧基底节区小片软化灶

二、诊治经过

1. 初步诊断

（1）脑梗死后遗症期(左侧基底节区)，右侧肢体运动功能障碍，右上肢痉挛，平衡功能障碍，日常生活活动能力障碍。

（2）高血压病 3 级，极高危组。

（3）高脂血症。

2. 诊治经过

（1）一般治疗：监测血压，抗血小板聚集(氯吡格雷)、调脂稳定斑块(瑞舒伐他汀)等药物治疗。

（2）康复治疗：针对肢体运动功能、平衡功能障碍，经康复评估后行神经肌肉电刺激右侧肱三头肌、腕背伸肌，增强拮抗肌肌力，抑制上肢屈肌痉挛，提高肢体活动能力；运动疗法(包括起坐训练、坐位活动训练、站立活动训练等)加强偏瘫侧肢体分离运动；平衡训练，主要为步行训练，纠正异常步态，促进日常步行及上下楼梯能力恢复；作业疗法、手功能训练及日常生活能力训练加强患侧上肢及手的主动活动、协调功能及精细功能，增强日常生活能力。针对右上肢屈肌痉挛，予以功能电刺激治疗、蜡疗、右上肢抗痉挛体位摆放(右肘伸直、右腕轻度背伸)、右上肢痉挛肌群持续被动牵伸及肘关节的关节松动技术，降低肌肉张力，改善受累关节的关节活动度。

（3）目前状况：维持 3 周左右康复治疗后，患者右上肢短时间牵伸后肘可伸直，右侧偏瘫肢体 Brunnstrom 分级：上肢 5 级，手 5 级，下肢 5 级。右上肢肌张力改良 Ashworth 评定：右侧屈肘肌群 1⁺ 级，屈腕肌群 1 级。Berg 平衡评定量表 46 分。Barthel 指数 90 分，轻度功能缺陷。

三、病例分析

1. 病史特点

（1）患者，女性，71 岁，右侧肢体活动不利 1 年半。

（2）既往有高血压病史 20 年。

（3）查体：入院时测血压 128 mmHg/78 mmHg。右侧偏瘫肢体 Brunnstrom 分级：上肢 4 级，手 4 级，右下肢 5 级。右上肢肌张力改良 Ashworth 评定：右侧屈肘肌群 2 级，屈腕肌群 1⁺ 级。站立平衡 2 级。Berg 平衡评定量表 44 分。Barthel 指数 85 分，轻度功能缺陷。

（4）辅助检查阳性结果：甘油三酯、总胆固醇升高。颈椎动脉超声颈动脉斑块形成。头颅MRI：左侧基底节区小片软化灶。

2. 诊断及诊断依据

（1）诊断：脑梗死后遗症期（左侧基底节区），右侧肢体运动功能障碍、右上肢痉挛、平衡功能障碍、日常生活活动能力障碍；高血压病3级（极高危组）；高脂血症。

（2）诊断依据：①患者为老年女性，右侧肢体活动不利1年半。②既往高血压病史明确。③查体：Brunnstrom分级：右上肢4级，右手4级，右下肢5级。右上肢肌张力改良Ashworth评定：右侧屈肘肌群2级，屈腕肌群1$^+$级。Berg平衡评定量表44分。Barthel指数85分，轻度功能缺陷。④辅助检查头颅MRI提示左侧基底节区小片软化灶。血脂异常，颈动脉斑块形成。

3. 鉴别诊断

（1）脑出血：患者多在活动时或情绪激动时发病，多数有高血压病史且血压波动大，该病起病急，头痛、呕吐，意识障碍多见，疾病过程中常出现呼之不应。影像学检查可明确鉴别出血及梗死灶，一般发病后12 h，头颅CT可明确出血呈高密度灶、梗死早期则为等、低密度灶。头颅MRI中DWI相可在超急性期明确脑梗死。

（2）颅脑肿瘤：肿瘤破裂出血或瘤栓栓塞血管，也可出现类似于脑出血或脑梗死表现。颅脑肿瘤患者多起病隐匿，病程较长，发病时多无明显诱因，发病时肢体乏力偏瘫及中枢性面瘫等症状，可与脑梗死相混淆，头颅MRI可鉴别脑梗死及占位性病变。

4. 康复目标和计划

（1）康复目标：现阶段患者康复治疗的主要目的为降低异常升高的肌张力，加强主动运动，纠正不正确的姿势及步态，进一步提高日常生活活动能力。

（2）康复计划：①脑卒中二级预防，避免再次发生脑血管意外。②积极康复治疗，纠正异常运动模式，尽可能降低异常肌张力，改善后遗症所造成的肢体运动功能障碍。③提高日常生活自立能力，回归家庭，回归社会。

四、处理方案及依据

（1）脑卒中标准二级预防：严格监测血压，口服阿司匹林抗血小板聚集、瑞舒伐他汀调脂稳定斑块。

（2）综合康复治疗：①神经肌肉电刺激，刺激拮抗肌肉收缩，增强其肌肉力量从而抑制上肢屈肌痉挛，提高肢体活动能力。②运动疗法，强调患者的主动运动，包括部分关节活动度、肌力及器械的训练，纠正不正确的运动模式，诱导对患者活动及平衡更有利的模式。③平衡训练，重点是步态的异常及实用步行能力两方面。④上肢与手的功能、日常生活活动能力训练，对于后遗症期患者，训练的侧重点为患者需求的实用功能训练例如穿衣、扭纽扣、系裤带、使用筷子进食、使用厕纸等。⑤抗痉挛治疗，包括物理因子、手法牵伸、体位摆放治疗。

五、要点与讨论

1. 痉挛的定义

1980年，Lance最早提出，痉挛是指"以速度依赖性的牵张反射增强、腱反射亢进为特征的运动障碍，是上运动神经元综合征的阳性表现"。至1994年，Young等将痉挛定义为"以速度依赖的牵张反射增强为特征的运动障碍，源于异常的脊髓内原始传入冲动过程"，然而该定义相对狭义，不能以此解释痉挛所有的临床表现。2005年，Pandyan等在前人的基础上将痉挛的定义扩展并修订为"痉挛是一种感觉、运动控制障碍，是由于上运动神经元损伤所致，表现为间歇性或连续性的肌肉不随意激活"。

2. 痉挛的评定方法及康复治疗原则

根据病变部位及临床表现的差异，痉挛又可分类为脑源性痉挛、脊髓源性痉挛、混合型痉挛。痉挛的评定包括最主要的肌张力的评定、其他综合能力评定以及电生理评定。其中肌张力评定的方法多种多样,临床分级可简单分为软瘫、低张力、正常、轻中度增高、重度增高。而目前临床最常用的,较为客观的评定方法主要为改良 Ashworth 评定量表。该评定量表具有较高的信度,临床应用价值高,是一种可靠的评估肌痉挛的方法。具体评定量表如表 14-1 所示。

表 14-1　改良 Ashworth 痉挛评定量表

分级	体　征
0 级	无肌张力的增加
Ⅰ级	肌张力轻微增加:受累部分被动屈伸时,ROM 之末出现突然的卡住然后释放或出现最小的阻力
Ⅰ⁺级	肌张力轻度增加:被动屈伸时,在 ROM 后 50％ 范围内突然出现卡住,当继续把 ROM 检查进行到底时,始终有较小的阻力
Ⅱ级	肌张力较明显增加:通过 ROM 的大部分时,阻力均较明显的增加,但受累部分仍能较容易的移动
Ⅲ级	肌张力严重增高:进行 PROM 检查有困难
Ⅳ级	僵直:受累部分被动屈伸时呈现僵直状态,不能活动

从临床的角度来看,痉挛的治疗方法主要为阶梯式治疗方案,根据严重程度可有:预防伤害性刺激、病人教育;正确体位与操作、日常关节活动牵伸训练;物理治疗、矫形器;药物、神经化学阻滞;鞘内药物注射、神经根切断、脊髓半切断或 T 型切开;矫形外科手术、周围神经切除;脊髓切开、传导束切除等。从康复治疗的角度,尤其是针对脑卒中后遗肢体痉挛,早期使用手术方式治疗显然是不合适的。康复治疗肌痉挛主要利用综合性的康复手段,而非单纯阶梯式。首先预防性康复需对患者进行抗痉挛体位的教育,并且尽可能去除加重痉挛的诱因(包括心理因素等)。同时进行治疗性训练包括姿势控制、肌肉牵张(自体牵伸、姿势牵伸、被动牵伸、器具牵伸等),配合物理治疗手段(冷疗、热疗)。肌电生物反馈疗法、外周肌肉及神经电刺激等也可起到一定的辅助效果。对于经综合治疗无效,且病程长,处于恢复后期的患者可考虑给予药物(肉毒素)干预以减轻肢体畸形。

痉挛是许多脑卒中后期患者面临的一大难题,早期合理的评估及康复治疗训练可以大大提高患者日常的生活质量及自理能力,应得到重视和及早控制。

六、思考题

1. 痉挛的定义及分类是什么?
2. 痉挛的改良 Ashworth 评定量表的具体内容是什么?
3. 脑梗死后肢体痉挛的康复治疗方法有哪些?

七、推荐阅读文献

1. 王安民.康复功能评定学[M].复旦大学出版社,2009:149-150.
2. 南登崑.康复医学[M].5 版.人民卫生出版社,2013:271-274.
3. 励建安,朱晓军.肉毒素治疗成人肢体痉挛状态中国指南(2015)[J].中国康复医学杂志,2015,30:87-96.

（毕　霞　邵静雯）

案例 15

基底节区脑出血(肩关节半脱位)

一、病例资料

1. 现病史

患者,男,73岁,因"左侧肢体活动不利4个月"入院。患者4个月前无明显诱因下突感头痛,左侧肢体活动乏力,口角歪斜流涎,无意识不清,无恶心呕吐,无视物旋转,无视物模糊,无四肢抽动,无大小便失禁。患者家属立刻将其送往外院急诊就诊,头颅CT提示右侧基底节区出血。予以止血、降压、营养神经等对症支持治疗。经保守治疗后患者生命体征平稳,一般情况好转,因左侧肢体活动不能,2月前曾在康复中心行康复治疗,现患者遗留有左肩疼痛,左侧肢体活动差,为进一步行康复治疗,收入院。

患者本次发病以来,胃纳好,夜眠好,小便正常,时有便秘,平均3～4日/次,体重未见明显减轻。

2. 既往史

患者既往高血压病史10年,最高测得180 mmHg/110 mmHg,平素未规律口服降压药物及规律监测血压。有饮酒史10年,每日2两白酒,否认吸烟史。无特殊药物使用及药物过敏史。患者父亲有高血压病史,否认其他家族遗传疾病史。

3. 体格检查(含康复评定)

(1) 查体:T 37℃,P 72次/min,R 20次/min,BP 135 mmHg/75 mmHg。神清,对答切题,查体合作,口齿清晰。双瞳等大等圆,对光反射灵敏,双眼无凝视,眼球各向活动好,眼震(一),双侧视野无缺损。双侧额纹基本对称,左侧鼻唇沟稍浅,伸舌尚居中,咽反射正常。颈软,四肢肌张力正常。左侧肱二头肌、肱三头肌、桡骨膜反射、膝反射、踝反射亢进。左侧Babinski征(+)。左侧面部和肢体深浅感觉较右侧无减退。右侧指鼻试验、跟膝胫试验稳准,左侧不能完成。

(2) 康复评定。左侧偏瘫肢体运动功能评定(Brunnstrom分级):左上肢2级,左手2级,左下肢4级。三级平衡检测法:坐位平衡2级,站立平衡1级。Berg平衡评定量表11分。日常生活活动能力评定(Barthel指数)50分,中度功能缺陷。肩关节疼痛评定,视觉模拟评分法(Visual Analogue Scale,VAS):6分,中度疼痛。肩关节半脱位评定:坐位时患侧肩峰下可触及明显凹陷。肩关节被动关节活动度检查:前屈90°,外展60°,内收30°,后伸20°,内旋30°,外旋30°。

4. 实验室和影像学检查

(1) 实验室检查:血常规、尿常规、粪常规、凝血功能、肝肾功能、电解质基本正常。糖化血红蛋白4.5%。

(2) 影像学检查:头颅CT示右侧基底节区及右侧放射冠区脑出血后吸收期改变,部分形成软化灶;左枕叶极低密度病灶,考虑软化灶;双侧基底节区腔梗灶;老年性脑萎缩,如图 15-1 所示。

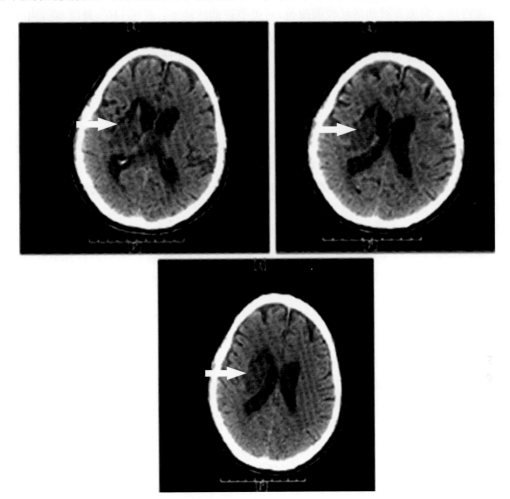

图 15-1　头颅 CT:右侧基底节区及右侧放射冠区脑出血吸收期表现

二、诊治经过

1. 初步诊断

(1) 脑出血恢复期(右侧基底节区),左侧肢体运动功能障碍,平衡功能障碍,日常生活活动能力障碍,左侧肩关节半脱位。

(2) 高血压病 3 级(极高危组)。

2. 诊治经过

(1) 一般治疗:监测血压,降压治疗(硝苯地平控释片),镇痛治疗(西乐葆)。

(2) 康复治疗:针对肢体运动功能、平衡功能障碍,行肢体功能电刺激治疗;坐立位平衡能力训练,重心转移训练;偏瘫肢体综合训练(左侧肢体,包括床上与床边运动训练、坐位活动训练、站立活动训练等);作业疗法(左上肢治疗性练习及日常生活活动能力训练)及手功能训练(感觉及运动功能)。针对左侧肩关节半脱位,首先正确摆放患肢,患者仰卧位时在肩关节下方垫一薄垫,预防肩胛骨进一步后缩;佩戴 Bobath 肩托,于坐位及站立位时保护肩关节,避免肩关节半脱位加重;加强肩关节周围肌群肌力,行功能电刺激治疗;对肩关节行轻柔缓慢的关节被动活动,以改善肩关节活动度;除适当给予口服药物镇痛外,肩关节局部给予在进行关节被动活动后给予冷疗以镇痛。

（3）目前状况：维持3周左右康复治疗后，患者病情较入院时好转，肩关节疼痛有所缓解，VAS评分：2分，轻度疼痛。肩关节被动活动较前改善，肩关节被动活动度：前屈110°，外展80°，内收35°，后伸25°，内旋35°，外旋35°。左侧Brunnstrom分级：左上肢3级，左手2级，左下肢4级。坐位平衡3级，站立平衡2级。Berg平衡评定量表18分。Barthel指数60分，中度功能缺陷。

三、病例分析

1. 病史特点

（1）患者，男性，73岁，左侧肢体活动不利4月。

（2）既往高血压病史10年，平素未规律口服降压药物及规律监测血压。有饮酒史10年，患者父亲有高血压病史。

（3）查体。左侧偏瘫肢体Brunnstrom分级：左上肢2级，左手2级，左下肢4级。坐位平衡2级，站立平衡1级。Berg平衡评定量表11分。Barthel指数50分，中度功能缺陷。肩关节VAS：6分，中度疼痛。坐位时患侧肩峰下可触及明显凹陷。肩关节被动关节活动度检查：前屈90°，外展60°，内收30°，后伸20°，内旋30°，外旋30°。

（4）头颅CT：右侧基底节区及右侧放射冠区脑出血后吸收期改变，部分形成软化灶。

2. 诊断及诊断依据

（1）诊断：脑出血恢复期（右侧基底节区），左侧肢体运动功能障碍、平衡功能障碍、日常生活活动能力障碍，左侧肩关节半脱位；高血压病3级（极高危组）。

（2）诊断依据：①患者为老年男性，左侧肢体活动不利4月。②既往高血压病史明确；父亲明确有高血压病史，血压最高测得180 mmHg/110 mmHg。本次有脑出血发作病史，故定义为极高危组。③查体：左侧肢体Brunnstrom分级：左上肢2级，左手2级，左下肢4级。坐位平衡2级，站立平衡1级。Berg平衡评定量表11分。Barthel指数50分，中度功能缺陷。肩关节VAS评分：6分，中度疼痛。坐位时患侧肩峰下可触及明显凹陷。肩关节被动关节活动度受限。④辅助检查头颅CT提示右侧基底节区及右侧放射冠区脑出血后吸收期改变，部分形成软化灶。

3. 鉴别诊断

脑出血疾病需要与脑梗死、颅脑肿瘤等相鉴别。

（1）脑梗死患者发病则相对平缓，可于劳累或无明显诱因时突发一侧肢体乏力或活动不利。影像学检查可明确鉴别出血及梗死灶，一般发病后12 h，头颅CT即可明确区分病灶密度高低。

（2）颅脑肿瘤：肿瘤破裂出血或瘤栓栓塞血管，也可出现类似于脑出血或脑梗死表现。颅脑肿瘤患者多起病隐匿，病程较长，发病时多无明显诱因，发病时颅压增高症状体征明显，可与脑出血相混淆，可进一步行增强MRI检查以鉴别。

偏瘫后肩关节半脱位需与肩关节外伤引起的脱位鉴别。肩关节半脱位并非于偏瘫后马上出现，多于开始坐位活动后才发现。外伤性肩关节前脱位有明显的外伤史，肩部疼痛、肿胀和功能障碍，伤肢呈弹性固定于轻度外展内旋位，肘屈曲，用健侧手托住患侧前臂。外观呈"方肩"畸形，肩峰明显突出，肩峰下空虚。在腋下、喙突下或锁骨下可摸到肱骨头。

4. 康复目标和计划

（1）康复目标：现阶段患者康复治疗的主要目的为促进偏瘫侧上肢分离运动的恢复，加强下肢分离运动的控制，加强患侧的主动活动能力，结合日常生活，提高日常生活自理能力。

（2）康复计划：①控制血压平稳，减轻患肩关节疼痛，改善关节活动度，避免肩关节半脱位进一步加重。②康复治疗促进患侧上肢分离运动恢复，改善平衡功能，提高日常生活能力。

四、处理方案及依据

（1）控制血压、镇痛：需给予低盐饮食，密切监测血压，同时给予规律口服降压药物。适当给予口服消炎镇痛药物改善症状有利于患者休息及更好地进行功能训练。

（2）综合康复治疗：①神经肌肉电刺激治疗，补偿肢体丧失的运动功能；②坐立位平衡训练，重心转移训练；③偏瘫肢体综合训练，促进偏瘫侧上肢分离运动恢复，加强偏瘫侧下肢主动活动及分离运动的控制，提高患者日常活动能力；④作业疗法及手功能训练，加强患侧上肢及手的主动活动；⑤肩关节周围使用肩托、肩关节周围肌肉功能电刺激、肩关节的被动活动以及训练后肩关节冷疗，改善肩痛，在此基础上考虑进一步通过改善肩周肌群的力量以及关节的活动度从而促进半脱位的恢复及上肢功能的好转。

（3）加强护理：患者现阶段坐立位平衡尚可，但其平衡能力尚不足以支持其活动自如，尤须谨防跌倒，以避免加重现有病情影响康复训练的效果及进度。另外患者由于肩关节半脱位，疼痛，加强宣教，与之接触的人员尽量减少对于患肢的不适当牵拉，患者翻身时也需首先考虑保护该侧肩关节。

五、要点与讨论

1. 脑卒中后肩关节半脱位的原因及诱发因素

偏瘫患者肩周肌群的肌力及肌张力在早期可有明显下降。另外，肩关节囊的松弛与破坏，肩胛周围稳定结构的张力下降、主动肌与拮抗肌之间的张力失衡也使得肩胛骨位置异常，进一步破坏了肩关节的锁定机制。上述原因均可能导致偏瘫侧上肢置于体侧或下垂时肩关节的半脱位。有文献报道，肩关节半脱位在偏瘫患者中起发病率在 30%～50%，而迟缓型瘫痪者发生概率可高达 80% 左右。肩关节半脱位是偏瘫患者康复治疗过程中较难处理的问题，严重影响了患侧上肢运动功能的恢复，易造成患侧上肢的肿痛及关节活动障碍。

2. 肩关节半脱位的评定及康复治疗原则

肩关节半脱位的确诊应有赖于影像学的评定。首先摄 X 线片时有严格要求，需患者坐位，当出现以下影像学表现时可明确有肩关节半脱位：患侧肩正位片提示肩峰与肱骨头之间的缝隙大于 14 mm；双侧肩正位片对比提示上述缝隙患侧与健侧差值大于 10 mm。

肩关节半脱位后最显著的问题就是肩痛及关节活动受限。故康复评定的重心是疼痛及关节活动度的评定。疼痛评定临床常用的主要为视觉模拟评分法，即 VAS(Visual Analog Scale)评分，如图 15 - 2 所示。肩关节作为人体活动度最大的关节，其主要活动有前屈、后伸、内收、外展、内旋、外旋和上举活动，肩关节的被动活动度检查主要测定的就是上述活动可达到的角度。

肩关节半脱位的康复治疗原则主要有以下几个方面：纠正肩胛骨的位置，刺激肩关节周围起稳定作用的肌群，维持全关节活动范围；其他还有辅助的物理因子治疗及传统治疗方法帮助改善脱位后的疼痛症状。部分患者肩关节半脱位同时可伴发肩袖损伤，或由于早期运动及体位摆放时缺乏科学性导致继发肩袖损伤，一旦患者在治疗过程中出现疼痛及活动障碍加重，或是口服药物及物理因子治疗后疼痛持续不能缓解，需注意是否存在有肩袖损伤，必要时可行肩部 MRI 以明确。

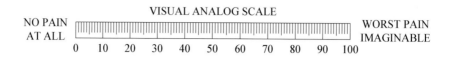

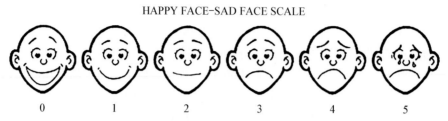

图 15－2　视觉模拟评分

六、思考题

1. 基底节区脑梗死患者出现肩关节半脱位的原因是什么？
2. 肩关节半脱位的康复评定方法及具体内容有哪些？
3. 脑卒中后肩关节半脱位的康复治疗原则有哪些？

七、推荐阅读文献

1. 王安民.康复功能评定学[M].上海：复旦大学出版社,2009：121－122.
2. 南登崑.康复医学[M].5版.北京：人民卫生出版社,2013：52、158－159.

（毕　霞　邵静雯）

案例 16
脑干梗死(桥脑)

一、病例资料

1. 现病史

患者,男性,82岁,因"行走不稳伴饮水呛咳1月"入院。患者于1月前晨起时无明显诱因下出现四肢乏力,不能坐起、站立,伴有口齿含糊不清,无口吐白沫,无四肢抽搐,无神志丧失,无头痛、头晕,无恶心、呕吐,无胸闷、心悸等不适,遂由家属送至外院,急查头颅 CT 提示"脑干、双侧基底节区及放射冠区多发腔梗及缺血灶,部分较陈旧",考虑诊断为"脑梗死",收入神经内科病房予抗血小板聚集、调脂稳定斑块、营养神经等对症支持处理。住院期间行头颅 MRI 检查提示"桥脑小片梗死灶",患者经治疗病情稳定后出院。目前该患者仍有行走不稳,饮水呛咳,近期有咳嗽、咳痰,2天前曾有一过性体温升高,最高温度 38.4℃,后自行缓解。患者今为求进一步康复治疗入院,门诊拟"桥脑梗死"收入病房。自发病以来,患者神志清,精神可,自主经口进食,但呛咳明显,夜眠欠佳,二便控制可。否认近期进行性体重下降。

2. 既往史

患者既往有高血压病史 40 余年,血压最高 180 mmHg/100 mmHg,长期口服氨氯地平等药物,平时不监测血压。20 年前曾有脑梗 2 次,未有明显后遗症。否认糖尿病、冠心病等其他慢性病病史,否认传染病病史,否认重大手术及外伤史,否认输血史,否认食物及药物过敏史。预防接种史不详。否认家族遗传病史。

3. 体格检查(含康复评定)

(1)查体:T 36.6℃,P 84 次/min,R 19 次/min,BP 160 mmHg/80 mmHg。神志清楚,发育正常,营养中等,轮椅推入病房。查体合作,对答切题,口齿含糊。全身一般检查无异常,两肺呼吸音增粗,双下肺可闻及少量湿啰音,右侧稍明显;心脏检查、腹部检查无异常。

(2)康复评定:神志清楚,对答切题,口齿含糊,洼田饮水试验 3 级。双侧鼻唇沟对称存在,伸舌基本居中,悬雍垂基本居中,咽反射减弱,软腭抬升较差。四肢肌力、肌张力未见明显异常。双侧肢体针刺觉对称存在。四肢腱反射正常存在,病理征阴性。双侧指鼻试验及跟膝胫试验完成尚可。坐位平衡 3 级,立位平衡 2 级。Berg 平衡量表:39 分。日常生活活动能力评定(改良 Barthel 指数):75 分,轻度功能缺陷。

4. 实验室和影像学检查

(1)实验室检查。血常规:WBC 11.24×10^9/L,GR 79.6%,超敏 C-反应蛋白 119.1 mg/L。降钙素原 1.59 ng/ml。肝肾功能、电解质、血脂和血糖等指标基本正常。

(2)影像学检查。头颅 MRI:桥脑小片梗死灶,如图 16-1 所示。胸部 CT:两肺感染,右肺下叶炎症、部分实变,如图 16-2 所示。吞咽造影检查:吞咽功能障碍(咽期);环咽肌开放不完全,如图 16-3 所示。

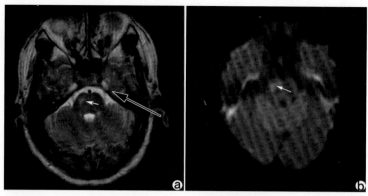

图 16-1　头颅 MRI：右侧桥脑梗死

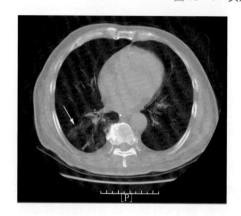

图 16-2　胸部 CT：两肺感染，右肺下叶炎症、部分实变

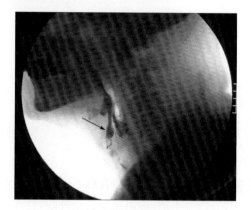

图 16-3　吞咽造影检查：进食时较多食物误吸入气道，咳嗽反射较弱。环咽肌开放不完全，会厌谷、梨状窦有部分食物残留

二、诊治经过

1. 初步诊断

（1）脑干梗死恢复期（桥脑）：吞咽功能障碍、构音障碍、平衡功能障碍、日常生活活动障碍。

（2）卒中相关性肺炎。

（3）高血压病 3 级，极高危组。

2. 诊治经过

（1）一般治疗：入院后完善相关检查（三大常规，血生化及心电图、胸部 CT，痰培养及药敏等），并行吞咽造影检查（videofluoroscopic swallowing study，VFSS），监测血压，降脂（阿托伐他汀钙）、抗血小板（氯吡格雷）、降压（氨氯地平和氯沙坦钾氢氯噻嗪）、促进神经修复（胞磷胆碱钠和腺苷钴胺）、化痰（氨溴索）和抗炎（头孢曲松）等治疗，行吞咽造影检查后发现患者存在较严重的隐匿性误吸，不宜经口进食，遂予留置胃管，鼻饲流质饮食。

（2）康复治疗：针对肢体运动功能障碍及吞咽功能障碍，经康复评估后行吞咽功能障碍训练改善患者吞咽功能；构音障碍训练改善构音肌群的协调性，提高构音器官功能；电动起立床训练以提高患者体位改变适应能力，增强下肢本体感觉输入及平衡能力，同时预防并发症发生；运动疗法及平衡功能训练提高四肢运动及协调能力，改善平衡功能；作业治疗改善患者协调能力及精细功能，提高日常生活活动能力。

（3）目前状况：维持近 3 周的康复治疗后，患者吞咽功能部分改善，洼田饮水试验 3 级，复查 VFSS 仍存在隐匿性误吸，暂时不予拔除胃管，但患者基本掌握了安全吞咽技巧，可以较好地把握一口进食量，日常进食时误吸风险大大降低。Berg 平衡量表：42 分。可在家属看护下短距离步行。改良 Barthel 指数：80 分，轻度功能缺陷。

三、病例分析

1. 病史特点

(1) 患者,男性,82 岁,行走不稳伴饮水呛咳 1 月。

(2) 近期有咳嗽、咳痰,曾有体温升高,听诊肺部可闻及湿啰音。

(3) 患者既往有高血压病史 40 余年,血压最高 180 mmHg/100 mmHg,长期口服氨氯地平等药物,平时不监测血压。

(4) 查体:两肺呼吸音增粗,双下肺可闻及少量湿啰音,右侧稍明显。口齿含糊,洼田饮水试验 3 级。咽反射减弱,软腭抬升较差。坐位平衡 3 级,立位平衡 2 级。Berg 平衡量表:39 分。改良 Barthel 指数:75 分,轻度功能缺陷。

(5) 辅助检查。血常规:WBC 11.24×10^9/L, GR 79.6%,超敏 C-反应蛋白 119.1 mg/L。降钙素原 1.59 ng/ml。头颅 MRI:桥脑小片梗死灶。胸部 CT:两肺感染,右肺下叶炎症、部分实变。吞咽造影检查:吞咽功能障碍(咽期);环咽肌开放不完全。

2. 诊断及诊断依据

(1) 诊断:脑干梗死恢复期(桥脑):吞咽功能障碍、构音障碍、平衡功能障碍、日常生活活动障碍;卒中相关性肺炎;高血压病 3 级,极高危组。

(2) 诊断依据:①患者有明确高血压病史,为脑血管疾病高危人群。②患者以走路不稳起病,后出现吞咽、构音障碍,有咳嗽、咳痰及发热。③查体:两肺呼吸音增粗,双下肺可闻及少量湿啰音,右侧稍明显。口齿含糊,洼田饮水试验 3 级。咽反射减弱,软腭抬升较差。坐位平衡 3 级,立位平衡 2 级。Berg 平衡量表:39 分。改良 Barthel 指数:75 分,轻度功能缺陷。④血常规:白细胞计数 11.24×10^9/L,中性粒细胞 79.6%,超敏 C-反应蛋白 119.1 mg/L。降钙素原 1.59 ng/ml。头颅 MRI:桥脑小片梗死灶。胸部 CT:两肺感染,右肺下叶炎症、部分实变。吞咽造影检查:吞咽功能障碍(咽期);环咽肌开放不完全。

3. 鉴别诊断

(1) 大脑梗死,如基底节区等,通常以肢体乏力为首发症状,症状可逐渐加重,也可伴有吞咽障碍,通常为假性球麻痹,一般咽反射存在。头颅 MRI 检查可明确梗死部位,较容易鉴别。

(2) 脑干出血:发病通常较急且重,一般较早出现昏迷,大部分患者病情危重,病死率极高。头颅 CT 上可在脑干部位见到明显出血灶,影像学上可明确鉴别。

4. 康复目标和计划

(1) 近期目标:可少量经口进食糊状食物,无呛咳及误吸;独立步行。

(2) 远期目标:拔除胃管,正常经口进食,生活基本自理。

(3) 康复计划:①吞咽功能障碍训练;②构音障碍训练;③平衡及协调性训练;④日常生活活动能力训练。

四、处理方案及依据

(1) 促进神经修复:患者存在神经功能缺损,有吞咽、构音及平衡等功能障碍,予以胞磷胆碱钠片、奥拉西坦等药物,改善大脑的代谢,促进神经的修复。

(2) 化痰、抗感染:患者卒中后存在吞咽功能障碍,经吞咽造影检查明确有隐匿性误吸,入院前有咳嗽咳痰及发热,血常规及胸部 CT 检查均支持肺炎诊断,考虑诊断为卒中相关性肺炎,完善痰培养,血培养,根据药敏结果合理使用抗生素,给予氨溴索化痰等对症治疗。

(3) 综合康复治疗:患者存在吞咽功能障碍、构音功能障碍、平衡功能障碍及日常生活活动障碍,所以康复治疗主要针对上述功能障碍展开。吞咽功能障碍训练改善患者吞咽功能,减少食物误吸概率,增强进食安全性;构音障碍训练改善构音肌群的协调性,提高构音器官功能;电动起立床训练以提高患者体位改变适应能力,增强下肢本体感觉输入及平衡能力;运动疗法及平衡功能训练提高四肢运动及协调能力,改善平衡功能;作业治疗改善患者协调能力及精细功能,提高日常生活活动能力。

（4）加强护理:患者存在隐匿性误吸,经评估后给予留置胃管,平时需在吞咽功能训练的基础上加强进食管理,确保患者安全进食、避免误吸。因患者有咳嗽、咳痰,需加强翻身、拍背等排痰护理,必要时给予吸痰。患者平衡功能稍差,康复训练及日常转移时存在跌倒风险,护理中需加强安全宣教及监护,避免跌倒等意外发生。

五、要点与讨论

1. 卒中相关性肺炎

2003 年,德国 Hilker 等人首次提出了卒中相关性肺炎(stroke associated pneumonia,SAP)的概念。2010 年,我国专家对 SAP 的定义和诊断达成共识,将其定义为原无肺部感染的卒中患者罹患感染性肺实质(含肺泡壁,即广义上的肺间质)炎症。其临床诊断标准为:卒中发病后胸部影像学检查发现新出现或进展性肺部感染性病变,同时合并 2 个以上临床感染症状:①发热≥38℃;②新出现的咳嗽、咳痰或原有呼吸道疾病症状加重,伴或不伴胸痛;③肺实变体征和(或)湿啰音;④外周血白细胞计数≥$10×10^9$/L 或≤$4×10^9$/L,伴或不伴核左移。同时,排除某些与肺炎临床表现相近的疾病,如肺结核、肺部肿瘤、非感染性肺间质病、肺水肿、肺不张和肺栓塞等。SAP 发病的机制主要包括误吸(显性误吸和隐形误吸)及卒中诱导的免疫抑制状态。临床治疗方面与其他肺炎并无很大区别,需要注意的是,SAP 的预防工作的重要性要远远大于治疗。

2. 吞咽功能障碍患者的营养支持

营养是吞咽障碍患者需要首先解决的问题,应根据患者的吞咽功能状况选择经口进食,经鼻胃管喂食,也可间歇性经口及胃管喂食。胃食管反流严重者可经鼻肠管喂食、经胃造瘘术喂养(经皮内镜胃造瘘术),空肠造口术喂养或全肠道外营养等。由于患者可能会误吸反流的肠内喂养食物,替代的喂养方式并不能杜绝误吸的发生。根据国内外的报道,结合中国的实际情况,停留鼻胃管超过 4 周的患者,建议给予胃造瘘术,给予胃管喂养。医务人员要帮助患者理解自身病情,告知其自身健康(呼吸、营养、补液等方面)可能因此受到的影响和预后。

六、思考题

1. 通过本案例分析隐匿性误吸对卒中患者的危害有哪些?
2. 卒中相关性肺炎的发病机制及诊断标准是什么?
3. 通过本案例分析吞咽障碍患者的营养支持策略有哪些?

七、推荐阅读文献

1. 南登崑,黄晓琳,燕铁斌.康复医学[M].5 版.北京:人民卫生出版社,2013:70 - 72,133 - 134,151 - 160.

2. 吴江,贾建平,崔丽英.神经病学[M].2 版.北京:人民卫生出版社,2014:158 - 170.

3. 窦祖林.吞咽障碍评估与治疗[M].北京:人民卫生出版社,2009:282 - 285.

4. 中国吞咽障碍康复评估与治疗专家共识组.中国吞咽障碍康复评估与治疗专家共识(2013 年版)[J].中华物理医学与康复杂志,2013:916 - 929.

（毕　霞　张金明）

案例 17
脑干梗死(延髓)

一、病例资料

1. 现病史

患者,女性,56岁,因"吞咽困难、站立不稳20天"入院。患者20天前夜间突发头晕,伴站立不稳,当时无意识丧失,无恶心呕吐等不适,家属急送至X医院,当时测血压210 mmHg/100 mmHg,遂予降压处理,患者无明显不适后回家休养。次日上午患者头晕症状再次出现,且伴随恶心呕吐、全身乏力、站立不稳等,遂拨打120至Y医院就诊,行头颅CT后未见出血灶,考虑诊断"脑梗死",收入神经内科病房后予活血、改善微循环、抗血小板、调脂、护胃、脱水降颅压等对症治疗后病情平稳。住院期间行头颅MRI检查提示延髓右侧梗死。住院期间曾发生肺部感染,考虑吸入性肺炎,予留置胃管及抗感染治疗后好转。目前仍有头晕不适,存在吞咽困难及站立不稳等功能障碍,今为进一步康复治疗来我院,门诊以"延髓梗死"收住入院。发病以来,患者神志清醒,留置胃管鼻饲流质饮食,睡眠一般,大小便未见异常,体重无明显消瘦。

2. 既往史

既往有高血压病史5年,最高血压210 mmHg/100 mmHg,平时不规律服用氨氯地平等药物,血压不常规监测,自诉平时控制可。否认糖尿病、冠心病等其他慢性病病史,否认传染病病史,否认重大手术及外伤史,否认输血史,否认食物及药物过敏史。预防接种史不详。已绝经5年,阴道未见不规则流血、流液。否认家族遗传病史。

3. 体格检查(含康复评定)

(1) 查体:T 36.2℃,P 76次/min,R 19次/min,BP 150 mmHg/90 mmHg。神志清楚,发育正常,营养中等,轮椅推入病房,查体合作,对答切题,口齿含糊。全身一般检查无异常,心肺检查、腹部检查无异常。

(2) 康复评定:神志清楚,鼻饲饮食,口齿含糊,洼田饮水试验5级。双侧鼻唇沟基本对称,伸舌基本居中,悬雍垂基本居中,咽反射减弱,软腭抬升差,右侧明显。四肢肌力、肌张力未见明显异常。双侧肢体针刺觉对称存在。四肢腱反射正常存在,病理征阴性。双侧指鼻试验及跟膝胫试验完成尚可,右侧稍差。平衡检查不配合(头晕拒绝)。日常生活活动能力评定(改良Barthel指数):45分,严重功能缺陷。

4. 实验室和影像学检查

(1) 实验室检查:血、尿、粪常规,凝血功能,血糖,肝肾功能电解质,血脂等指标基本正常。

(2) 影像学检查:头颅MRI示延髓右侧急性梗死灶,如图17-1所示。吞咽造影检查:吞咽功能障碍(咽期);环咽肌开放不完全,如图17-2所示。

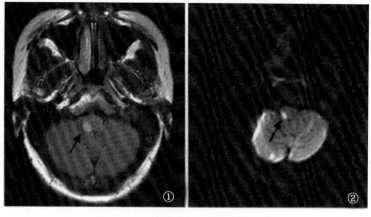

图 17-1　头颅 MRI：延髓右侧梗死

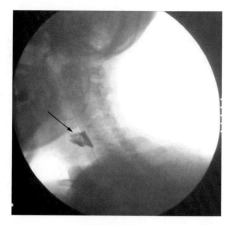

图 17-2　吞咽造影检查：环咽肌开放不全，会厌谷、梨状窦有较多食物残留

二、诊治经过

1. 初步诊断

（1）脑干梗死恢复期（右侧延髓）：吞咽功能障碍、构音障碍、平衡功能障碍、日常生活活动障碍。

（2）高血压病 3 级，极高危组。

2. 诊治经过

（1）一般治疗：入院后完善相关检查（三大常规，血生化及心电图等，并择期行吞咽造影检查（videofluoroscopic swallowing study，VFSS）），监测血压，鼻饲流质饮食，行降压（氨氯地平）、降脂（阿托伐他汀钙）、抗血小板（阿司匹林）、抗眩晕（倍他司汀）、促进神经修复（胞磷胆碱钠和奥拉西坦）等治疗，并加强康复宣教（包括如何预防误吸、合理进食体位等）。

（2）康复治疗：针对肢体平衡功能障碍及吞咽功能障碍，经康复评估后，行吞咽功能障碍训练，改善患者吞咽功能，减少食物误吸概率，增强进食安全性；构音障碍训练以改善构音肌群的协调性，提高构音器官功能；电动起立床训练以提高患者体位改变适应能力，增强下肢本体感觉输入及平衡能力，同时预防并发症发生；运动疗法及平衡功能训练以提高四肢运动及协调能力，改善平衡功能；作业治疗以改善患者协调能力及精细功能，提高日常生活活动能力。

（3）目前状况：维持近 1 个月的康复治疗后，患者吞咽功能明显改善，洼田饮水试验 2 级，已拔胃管，经口进食良好。坐位平衡 3 级，站立平衡 2 级。Berg 量表：31 分。可在家属辅助下短距离步行。改良 Barthel 指数：75 分，轻度功能缺陷。

三、病例分析

1. 病史特点

（1）患者，女性，56 岁，吞咽困难、站立不稳 20 天。

（2）有高血压病史 5 年，最高血压 210 mmHg/100 mmHg，平时不规律服药，血压不常规监测。

（3）查体：神志清楚，鼻饲饮食，口齿含糊，洼田饮水试验 5 级。咽反射减弱，软腭抬升差，右侧明显。双侧指鼻试验及跟膝胫试验完成尚可，右侧稍差。改良 Barthel 指数：45 分，严重功能缺陷。

（4）辅助检查：头颅 MRI 示延髓右侧急性梗死灶。吞咽造影检查：吞咽功能障碍（咽期）；环咽肌开放不完全。

2. 诊断及诊断依据

（1）诊断：①脑干梗死恢复期（右侧延髓）：吞咽功能障碍、构音障碍、平衡功能障碍、日常生活活动障碍；②高血压病 3 级，极高危组。

(2) 诊断依据:①患者有明确高血压病史,为脑血管疾病高危人群。②患者以头晕起病,后出现吞咽、构音障碍,伴站立不稳。③查体:神志清楚,鼻饲饮食,口齿含糊,洼田饮水试验5级。咽反射减弱,软腭抬升差,右侧明显。双侧指鼻试验及跟膝胫试验完成尚可,右侧稍差。改良 Barthel 指数:45分,严重功能缺陷。④头颅 MRI 示:延髓右侧急性梗死灶。吞咽造影检查:吞咽功能障碍(咽期);环咽肌开放不完全。

3. 鉴别诊断

(1) 脑干出血发病通常较急且重,一般较早出现昏迷,大部分患者病情危重,病死率极高。头颅 CT 上可在脑干部位见到明显出血灶,影像学上可明确鉴别。

(2) 大脑半球梗死,如基底节区等,通常以肢体乏力为首发症状,症状可逐渐加重,也可伴有吞咽障碍,通常为假性球麻痹,一般咽反射存在。头颅 MRI 检查可明确梗死部位,较容易鉴别。

4. 康复目标和计划

(1) 近期目标:进食合理性状及一口量食物时无呛咳及误吸,尝试拔除胃管;独立步行。

(2) 远期目标:正常经口进食,生活完全自理。

(3) 康复计划:①吞咽功能障碍训练;②构音障碍训练;③平衡及协调性训练;④日常生活活动能力训练。

四、处理方案及依据

(1) 促进神经修复:予以胞磷胆碱钠片、奥拉西坦等药物,改善大脑的代谢,促进神经的修复。

(2) 综合康复治疗:吞咽功能障碍训练改善患者吞咽功能,减少食物误吸概率,增强进食安全性;构音障碍训练改善构音肌群的协调性,提高构音器官功能;电动起立床训练以提高患者体位改变适应能力,增强下肢本体感觉输入及平衡能力;运动疗法及平衡功能训练提高四肢运动及协调能力,改善平衡功能;作业治疗改善患者协调能力及精细功能,提高日常生活活动能力。

(3) 加强护理:患者有吞咽功能障碍,留置胃管中,加强胃管及进食管理、预防误吸发生是日常护理中非常重要的工作。平时需定期拍背及排痰,如痰量较多或有较多误吸发生,可考虑给予吸痰处理。患者平衡功能较差,康复训练及日常转移时存在跌倒风险,护理中需加强安全宣教及监护,避免跌倒等意外发生。

五、要点与讨论

1. 延髓背外侧综合征(Wallenberg syndrome)

病变位于延髓上段的背外侧区,是脑干梗死最常见的类型,常见的原因为小脑后下动脉或椎动脉供应延髓外侧的分支闭塞。临床表现为眩晕、恶心、呕吐及眼震(前庭神经核损害);病灶侧软腭、咽喉肌瘫痪,表现为吞咽困难、构音障碍、同侧软腭低垂及咽反射消失(疑核及舌咽、迷走神经损害);病灶侧共济失调(绳状体损害);Horner 综合征(交感神经下行纤维损害);交叉性偏身感觉障碍,即同侧面部痛、温觉缺失(三叉神经脊束及脊束核损害),对侧偏身痛、温觉减退或丧失(脊髓丘脑侧束损害)。

2. 吞咽功能障碍的康复评定

(1) 吞咽功能筛查:目前临床上最常用的吞咽功能筛查工具就是洼田饮水试验。它由日本学者洼田俊夫提出的,分级明确清楚,操作简单,利于选择有治疗适应证的患者,如表 17 - 1 所示。

表 17 - 1 洼田饮水试验

试验方法:患者端坐,喝下30毫升温开水,观察所需时间和呛咳情况。

分级	描述
1级	能顺利地1次将水咽下
2级	分2次以上,能不呛咳地咽下

（续表）

分级	描述
3 级	能 1 次咽下,但有呛咳
4 级	分 2 次以上咽下,但有呛咳
5 级	频繁呛咳,不能全部咽下

吞咽功能判断标准　正常:1 级,5 s 之内;可疑:1 级,5 秒以上或 2 级;异常:3～5 级。
疗效判断标准　治愈:吞咽障碍消失,饮水试验评定 1 级;有效:吞咽障碍明显改善,饮水试验评定 2 级;无效:吞咽障碍改善不显著,饮水试验评定 3 级以上。

（2）吞咽造影检查:吞咽造影检查被认为是诊断吞咽障碍首选的和理想的方法,称为评价吞咽障碍的"金标准"。它不仅可以发现吞咽障碍的结构性或功能性异常的病因及其部位、程度和代偿情况,有无误吸等,而且是选择有效治疗措施和观察治疗效果的依据。通常做法是将不同性状的食物混入造影剂,在透视下观察食物自口咽至食管上段的吞咽过程,在 X 线透视下可直观、清晰地了解到患者吞咽过程中存在的问题。

3. 吞咽功能障碍的康复治疗

吞咽障碍的治疗主要是恢复或提高患者的吞咽功能,改善身体的营养状况;改善因不能经口进食所产生的心理恐惧与抑郁;增加进食的安全,减少食物误吸导致肺炎的机会。一般针对吞咽功能障碍患者的训练主要有基础训练、间接吞咽训练和摄食训练。基础训练包括感官刺激（包括触觉、温度及味觉刺激）及口、颌面部的肌肉训练。间接吞咽训练是在不进食的条件下,训练患者吞咽相关分解动作,可以借助一些特定手法和动作达到安全有效吞咽的目的。摄食训练进行时须选择合适的体位,并根据患者实际的吞咽功能情况选择合适的一口进食量,训练过程中根据患者反应酌情增加。训练时需密切注意患者治疗反应,防止误吸发生。利用低频电刺激咽部肌肉来改善脑损伤引起的吞咽障碍近年来应用逐渐广泛,临床应用表明有效。对于环咽肌失弛缓（开放不全）的患者,食管无法完全打开导致食物大量残留,可给予导尿管球囊扩张术治疗,此项技术相当安全可靠,成本低廉,操作简单,患者依从性高,大量临床实践表明疗效肯定。

六、思考题

1. 延髓背外侧综合征可有哪些临床表现?
2. 通过本案例分析针对吞咽功能障碍的筛查及评估工作如何进行?
3. 针对脑干梗死后吞咽功能障碍的患者有哪些康复治疗方法?

七、推荐阅读文献

1. 南登崑,黄晓琳,燕铁斌.康复医学[M].5 版.北京:人民卫生出版社,2013:70－72,133－134,151－160.

2. 吴江,贾建平,崔丽英.神经病学[M].2 版.北京:人民卫生出版社,2014:158－170.

3. 窦祖林.吞咽障碍评估与治疗[M].北京:人民卫生出版社,2009:282－285.

4. 中国吞咽障碍康复评估与治疗专家共识组.中国吞咽障碍康复评估与治疗专家共识(2013 年版)[J].中华物理医学与康复杂志,2013:916－929.

（毕　霞　张金明）

案例 18

脑梗死伴患侧视空间忽略

一、病例资料

1. 现病史

患者,女性,70岁,因"左侧肢体活动障碍半月"入院。患者于半月前午休后无明显诱因下出现精神不振、全身乏力,当时无明显头晕、头痛,无四肢活动障碍,无肢体抽搐,无意识丧失等,休息后无缓解,遂被家属送至当地医院就诊,入院后开始出现左侧肢体乏力,神经内科诊治后考虑"脑梗死",遂收入神经内科病房治疗。入院后患者病情继续加重,出现左侧肢体活动不能。予抗血小板聚集、改善微循环、保护脑细胞、清除自由基等治疗,经治疗后病情逐步平稳。患者目前存在左侧肢体活动不能等功能障碍,为求进一步康复治疗来我院就诊,门诊以"偏瘫"收住入院。

患者自诉既往喜欢玩 ipad 游戏,发病后常看不见屏幕左侧图像,而目前不愿继续该爱好。家属指出患者用餐时常剩下盘子的左下部分。

发病以来,患者神志清醒,食欲、睡眠一般,大小便尚可,体重无明显变化。

2. 既往史

发现高血压病史 5 月余,最高血压 190 mmHg/100 mmHg,后规律服用"厄贝沙坦"控制血压,本次发病后未予降压治疗,近期血压平稳,波动于 130 mmHg/75 mmHg 左右。有糖尿病病史 3 年余,起初未行降糖治疗,最高空腹血糖 11 mmol/L 左右,去年 11 月起口服"阿卡波糖"治疗,近期血糖水平较稳。

3. 体格检查(含康复评定)

(1) 体格检查:T 36.9℃,P 74 次/min,R 18 次/min,BP 130 mmHg/70 mmHg,神志清楚,查体合作,对答切题,口齿稍含糊。时间、地点定向可。记忆力、计算力好,左侧空间事物注意力欠佳。双侧眼球各方向运动正常,无复视及眼球震颤,双眼视野无明显异常,双侧瞳孔等大、等圆,光反射正常,辐辏反射正常。双侧额纹、眼裂对称,左侧鼻唇沟稍浅,伸舌稍左偏。悬雍垂基本居中,咽反射正常,软腭抬升可。右侧肢体肌力、肌张力无异常。左侧肢体肌张力偏低,左上肢肌力 0 级,左下肢肌力 1 级。坐位平衡 2 级,无法站立。左侧肢体针刺觉减退。腹壁反射双侧对称。双侧肱二头肌反射、肱三头肌反射、桡骨膜反射、膝反射和跟腱反射(++),左侧 Babinski 征(+)。颈软无抵抗,双侧 Kerning 征(-),Brudzinski 征(-)。

(2) 康复评定:神志清,言语饮食可。左侧肢体 Brunnstrom 分期:左上肢 1 级,左手 1 级,左下肢 1 级。格拉斯哥昏迷评分:15。二等分线段测试、划消试验均提示左侧视空间忽略。Berg 平衡评定量表 0 分。日常生活活动能力评定(Barthel 指数)35 分,严重功能缺陷。

4. 实验室和影像学检查

（1）实验室检查。血常规：基本正常。血脂：TC 3.57 mmol/L，LDL - C 3.01 mmol/L。FBS 7.36 mmol/L。心电图：正常窦性心律。心脏超声：左室顺应性稍差，未见明显血流动力学异常。其余检查未见明显异常。

（2）头颅 MRI：右侧基底节、颞顶叶急性梗死灶。左侧基底节区及侧脑室后角旁腔梗，较陈旧，如图 18-1 所示。

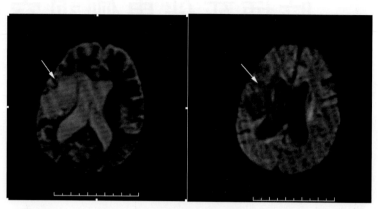

图 18-1　头颅 MRI T2 DWI 像示右侧基底节、颞顶叶急性梗死灶

二、诊治经过

1. 初步诊断

（1）脑梗死恢复期：偏瘫（左侧）、视空间忽略（左）、平衡功能障碍、感觉功能障碍（左）。

（2）高血压病 3 级，极高危。

（3）2 型糖尿病。

2. 诊治经过

入院后予完善相关检查，监测血压、血糖，行降脂稳定斑块（阿托伐他汀）、抗血小板（阿司匹林）、降糖（阿卡波糖）等基础药物治疗；康复治疗：①偏瘫肢体综合训练、运动疗法、平衡功能训练、作业及手功能训练、患侧肢体气压治疗、直立床、电刺激等物理治疗以改善左侧肢体功能，预防并发症。②针对左侧视空间忽略康复：视扫描训练、左侧肢体的作业活动训练、左侧肢体感觉输入训练、阅读训练。

3. 目前状况

经过 3 周左右康复治疗后，患者目前一般情况稳定，自觉患侧肢体活动较前改善，Brunnstrom 分级：左上肢 1 级，左手 1 级，左下肢 3 级。坐位平衡 3 级，站立平衡 1 级。Berg 平衡评定量表 4 分。Barthel 指数 40 分，患者目前能独立完成一定量的阅读，基本能独立吃饭，能玩 ipad 游戏。

三、病例分析

1. 病史特点

（1）患者，女性，70 岁，左侧肢体活动障碍半月，患者常忽略视野内左侧事物。

（2）有高血压、糖尿病病史多年，无药物过敏史。

（3）查体及康复评估：神志清楚，查体合作，对答切题，口齿稍含糊。定时、定向可。注意力、记忆力、计算力好。左侧鼻唇沟稍浅，伸舌稍左偏。左侧肢体 Brunnstrom 分级：左上肢 1 级，左手 1 级，左肢 1 级。左侧肢体肌张力不高。坐位平衡 2 级,无法站立。左侧肢体针刺觉减退。双侧腱反射(++),左侧 Babinski 征(+)。二等分线段测试、划消试验均提示左侧视空间忽略。Berg 平衡评定量表 0 分。Barthel 指数 35 分,严重功能缺陷。

（4）辅检：头颅 MRI 示右侧基底节、颞顶叶急性梗死灶。

2. 诊断及诊断依据

诊断：脑梗死恢复期：偏瘫（左侧）、视空间忽略（左）、平衡功能障碍、感觉功能障碍（左）；高血压病 3 级,极高危;2 型糖尿病。

诊断依据：

（1）左侧肢体活动障碍半月,患者常忽略视野内左侧事物。

（2）入院前患者有明确脑梗死病史。

（3）查体及康复评估：神志清楚,查体合作,对答切题,口齿稍含糊。左侧鼻唇沟稍浅,伸舌稍左偏。左侧肢体 Brunnstrom 分级：左上肢 1 级,左手 1 级,左下肢 1 级。左侧肢体针刺觉减退。二等分线段测试、划消试验均提示左侧视空间忽略。Berg 平衡评定量表 0 分。Barthel 指数 35 分,严重功能缺陷。

（4）辅检：头颅 MRI 示右侧基底节、颞顶叶急性梗死灶。

3. 鉴别诊断

脑卒中后患侧忽略需与偏盲鉴别：偏盲是由多种原因引起的视觉通路部位的脑损伤,而导致视野的部分缺损。临床有多种视野缺损的检查方法,如视野计,可检查出视野缺损的类型。本患者视野检查无明显异常,故排除该诊断。

脑梗死需与以下疾病鉴别：①脑出血：脑出血是指非外伤性脑实质内血管破裂引起的出血,脑出血的患者往往由于情绪激动、费劲用力时突然发病。临床表现可见偏瘫、失语、吞咽困难等。脑部影像学检查可见出血灶。本患者影像学检查未见出血灶,故不考虑该诊断。②脑肿瘤卒中：脑肿瘤以卒中样发病者叫做脑瘤性卒中。脑瘤性卒中和脑卒中很相似,同样都是以偏瘫、失语、口眼歪斜等为主要临床表现。但脑部影像学检查可见占位病灶,本病例与此不符。

4. 康复目标和计划

（1）继续抗血小板聚集等脑梗死的常规治疗,积极控制高血压、糖尿病。

（2）给予患者康复教育,提高康复治疗的配合度。

（3）积极预防关节损伤、肩手综合征、肌肉萎缩等并发症。

（4）通过相关康复治疗最大限度地恢复感觉、运动、认知和生活自理能力。

（5）提高生活质量,回归家庭,回归社会。

四、处理方案及依据

（1）基础疾病治疗：患者有高血压病及糖尿病病史,需积极治疗基础疾病,监测血糖、血压,维持其平稳。患者脑梗死后需抗血小板治疗（肠溶阿司匹林）,降脂、稳定斑块治疗（阿托伐他汀钙片）。

（2）综合康复治疗：患者左侧肢体偏瘫,存在感觉运动障碍,目前患者 Brunnstrom 分级为左侧肢体 1 期,行肢体综合康复训练。①神经肌肉电刺激治疗主要作用为刺激肌肉收缩,补偿肢体丧失的运动功能,从而预防肌肉的萎缩,增强肌肉力量及肢体功能;需要注意的是,在恢复后期患者易出现上肢屈肌痉挛及下肢伸肌痉挛模式,所以电刺激需根据病情将电极片置于其拮抗肌,主要为肱三头肌、腕背伸肌、股二头肌、胫前肌。②空气压力波治疗其治疗作用主要为促进下肢静脉的回流,减轻水肿,加快血液循环。③电动起立床治疗可提高患者立位适应能力,增强下肢本体感觉输入,同时促进肠胃蠕动、减少坠积性肺炎等卧床并发症的发生;初次使用电动起立床需注意患者有无不良反应,极少患者可能出现直立性低血压反应,故对于长期卧床患者起立床训练应注意起始站立角度,循序渐进。④偏瘫肢体综合训练的核心在于根据不同时间患者偏瘫肢体的功能情况进行不同的针对性训练,对于本病例中的患者,其主要作用为促进神经功能恢复,预防肌肉萎缩,关节畸形,提高患者日常活动能力;训练过程中需密切注意患者病情,根据其训练时的完成情况以及耐受度,及时调整训练的项目及强度。⑤作业疗法及手功能训练,通过一部分治疗性练习,以及训练患者完成日常生活常用活动、增强感觉刺激等方式加强患侧上肢及手的主动活动,增加上肢活动时的稳定性与协调性,从而提高日常生活活动能力。

(3)患侧忽略康复训练:视扫描训练是临床中最常采用的方法,是指双眼在视野范围内不断地变换注视点、寻找并追踪目标的能力训练。①视扫描训练其目是通过增加眼动范围来加强对被忽略侧的注意,使患者逐渐意识到被忽略侧的存在,最终能够自己主动地注意被忽略侧。②忽略侧肢体的作业活动训练,鼓励左侧肢体在左侧空间参与活动可以明显地减轻左侧忽略的症状。③忽略侧肢体的感觉输入训练,包括深浅感觉的训练,可以改善患侧忽略。④阅读训练,鼓励患者进行符合其兴趣的阅读,包括鼓励患者继续玩 ipad 游戏。

五、要点与讨论

患侧忽略是脑卒中后常见的认知功能障碍,是一种高级神经功能缺失综合征,是以视觉形式来表现的,对身体一侧的刺激和一侧周围空间内的刺激不能察觉、定向和反应。它是一种残缺不全的空间表象、觉醒和注意性的缺陷。某些研究报道,非优势半球的脑损伤,患侧忽略的发生率可达46%,可见其发生率相当高,但临床治疗上未给予足够的重视。目前对患侧忽略的机理尚无统一解释。感觉假说认为患侧忽略与偏盲均为视感觉信息输入障碍,偏盲损伤的是信息的输入过程,患侧忽略损害的是信息的转化及整合。运动假说认为患侧忽略发生是由于患侧运动机能减退,常见左侧肢体位于左侧空间自发运动减少所致。因此,对于患侧忽略的康复治疗,应同时行感觉和运动方面的训练。目前有研究证实:积极针对患侧忽略的康复治疗,可以明显改善患侧肢体功能,提高患者日常生活活动能力。

六、思考题

1. 患侧视空间忽略与偏盲的临床鉴别是什么?
2. 视空间忽略的康复治疗方法有哪些?
3. 偏盲的形成机理及患侧忽略的机理假说各是什么?

七、推荐阅读文献

1. 燕铁斌,窦祖林.实用瘫痪康复[M].北京:人民卫生出版社,1999:422.
2. 王茂斌.脑卒中的康复医疗[M].北京:中国科学技术出版社,2006:297-306.
3. 刘建新,王永慧,杨广军.运动再学习方法对脑卒中后单侧空间忽略患者运动功能恢复的研究[J].中国中医药科技,2014,z1.

(毕　霞　刘志浩)

案例 19

脑干梗死恢复期平衡功能及训练

一、病例资料

1. 现病史

患者,男性,66岁,因"右侧肢体活动不利1月"入院。1月前凌晨4点多患者上厕所时突发右侧肢体乏力,主要表现为右上肢抬举困难,右下肢行走困难,能听懂他人意思,但无法表达,当时无明显头晕和头痛;无胸闷、心悸和胸痛等不适。家属遂送医,途中患者症状持续10 min即缓解,反复如上述发作共计有6次,5:30左右至×院急诊,6:00查头颅CT未见明显病灶,7:20再次出现类似发作,持续时间超过2 h,症状虽有缓解,但无法恢复至正常,考虑患者频繁短暂性脑缺血发作,有溶栓指征,神经内科行静脉溶栓(阿替普酶注射液)、清除自由基、预防应激性溃疡、心电监护,监测生命体征和营养神经等治疗后,患者生命体征平稳,言语功能有明显进步,但仍有右侧肢体活动不利,行走不稳,为进一步康复治疗至我科住院。发病以来,患者神志清,精神可,胃纳可,夜眠一般,大小便自解,体重无明显改变。

2. 既往史

患者否认高血压病、糖尿病、冠心病、心律失常病史。有吸烟史20余年,平素约20支/天,否认酗酒史。无特殊药物使用及药物过敏史。否认家族中遗传病史,否认家族中有类似疾病史。

3. 体格检查(含康复评定)

T 36.8℃,P 57次/min,R 18次/min,BP 120 mmHg/80 mmHg。神清,精神可,对答切题,查体合作。双瞳等大等圆,直径3 mm,对光反射灵敏,双眼无凝视,眼球各向活动好,眼震(一),双侧无视野缺损。双侧鼻唇沟对称,伸舌居中,咽反射正常存在。颈软,无抵抗,四肢肌张力正常。双侧腱反射(++)。Babinski征、Hoffman征、Gordon征(一)。左侧指鼻试验、跟膝胫试验稳准,右侧欠稳准。右侧偏瘫肢体运动功能评定(Brunnstrom分级):右上肢5级,右手6级,右下肢5级。双侧面部及肢体深、浅感觉较对称存在。三级平衡检测法:坐位平衡3级,立位平衡2级。Berg平衡量表44分。日常生活活动能力评定(Barthel指数)80分,轻度功能缺陷。洼田饮水试验1级。

4. 实验室和影像学检查

(1)实验室检查:血、尿、粪常规,凝血功能,血糖,肝肾功能电解质基本正常。血脂:LDL-C 3.46 mmol/L,余各项基本正常。

(2)影像学检查:头颅MRI示桥脑左侧新鲜腔隙性梗死,如图19-1所示。颈、椎动脉及下肢血管超声无异常。

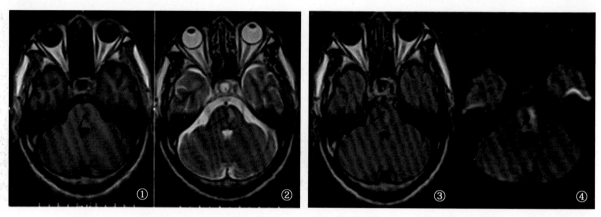

图 19-1　头颅 MRI：①T1 像示桥脑左侧斑点状低信号/等信号灶，②T2 像示桥脑左侧斑点状高信号灶，③FLAIR 示桥脑左侧斑点状高信号灶，④DWI 示桥脑左侧斑点状高信号灶

二、诊治经过

1. 初步诊断

（1）脑干梗死恢复期（桥脑左侧）：右侧肢体运动功能障碍，平衡功能障碍，协调功能障碍，日常生活活动能力障碍。

（2）脂代谢异常。

2. 诊治经过

（1）一般治疗：完善相关检查，调脂（阿托伐他汀钙片），营养神经（腺苷钴胺），注意随访肝功能、血脂，健康宣教（戒烟、低脂饮食）。

（2）康复治疗：偏瘫肢体综合训练（右侧肢体，包括平地行走、上下楼梯训练等）促进偏瘫侧肢体分离运动进一步恢复，加强患侧肢体主动活动；针对患者平衡、协调能力功能障碍，加强动态平衡及协调功能的训练；针对患者日常生活活动能力障碍，除上述治疗中对于患者步行、平衡等能力的训练外，另加强作业疗法（右上肢治疗性练习及日常生活活动能力训练）及手功能训练（感觉及运动功能）加强患侧上肢及手的主动活动，促进精细运动功能恢复，改善上肢活动的协调控制和速度，提高日常生活能力。

（3）目前状况：维持 3 周左康复治疗后，患者目前一般情况稳定，自觉患侧肢体活动较前改善。Brunnstrom 分级：右上肢 6 级，右手 6 级，右下肢 6 级（上肢运动协调近于正常，手指指鼻无明显辨距不良，但速度比健侧慢（5 s），手所有抓握均能完成，但速度和准确性比健侧差，下肢在站立位可使髋外展超出抬起该侧骨盆所能达到的范围）。坐位平衡 3 级，站立平衡 3 级。Berg 平衡量表 54 分。Barthel 指数 100 分，日常生活自理。

三、病例分析

1. 病史特点

（1）患者，男性，66 岁，右侧肢体活动不利 1 月。

（2）有吸烟史。

（3）查体：入院时血压 120 mmHg/80 mmHg。Brunnstrom 分级：右上肢 5 级，右手 6 级，右下肢 5 级。双侧面部及肢体深、浅感觉较对称存在。左侧指鼻试验、跟膝胫试验稳准，右侧欠稳准。坐位平衡 3 级，立位平衡 2 级。Berg 平衡量表 44 分。Barthel 指数 80 分，轻度功能缺陷。

（4）辅助检查阳性结果：LDL－C 3.46 mmol/L。头颅 MRI：桥脑左侧新鲜腔隙性梗死。

2. 诊断与诊断依据

（1）诊断：①脑干梗死恢复期（桥脑左侧）右侧肢体运动功能障碍、平衡功能障碍、协调功能障碍、日常生活活动能力障碍；②脂代谢异常。

（2）诊断依据：①脑干梗死恢复期（桥脑左侧）右侧肢体运动功能障碍、平衡功能障碍、协调功能障碍、日常生活活动能力障碍：患者，男性，66 岁，既往有长期大量吸烟史，因"右侧肢体活动不利 1 月"入院，查体 Brunnstrom 分级：左上肢 5 级，左手 6 级，左下肢 5 级。双侧面部及肢体深、浅感觉较对称存在。左侧指鼻试验、跟膝胫试验稳准，右侧欠稳准。坐位平衡 3 级，立位平衡 2 级。Berg 平衡量表 44 分。Barthel 指数 80 分，轻度功能缺陷。头颅 MRI 证实。②脂代谢异常：血脂提示 LDL－C 3.46 mmol/L。

3. 鉴别诊断

（1）脑出血：发病比较急，多在活动时或情绪激动时发病，多数有高血压病史且血压波动大，头痛、呕吐，意识障碍多见，疾病过程中常出现呼之不应，头颅 CT 提示高密度阴影。

（2）短暂性脑缺血发作：多表现为短暂性、局限性脑功能缺失或视网膜功能障碍，临床症状一般持续 10～20 min，多在 1 h 内缓解，最长不超过 24 h，不遗留神经功能缺损症状，影像学（CT、MRI）检查多无责任病灶。

4. 康复目标及计划

（1）近期康复目标：Brunnstrom 分级：右上肢 6 级，右手 6 级，右下肢 6 级。站立平衡 3 级。Berg 平衡量表提高 10 分。Barthel 指数提高 20 分。

（2）远期康复目标：日常生活自理，回归家庭及社区。

（3）康复计划：偏瘫肢体综合训练改善右侧肢体运动功能，手功能训练、作业疗法改善患者肢体协调控制能力。

四、处理方案及依据

（1）一般治疗：高脂血症及脂代谢异常为脑卒中发生的重要危险因素，控制血脂、戒烟为脑卒中二级预防的重要措施，可减少脑卒中再次复发的风险；腺苷钴胺促进神经的修复，有利于肢体运动功能的恢复。

（2）综合康复治疗：该患者为右侧肢体偏瘫，有一定的运动功能，表现为平衡功能、协调能力的功能障碍，所以现阶段康复治疗的主要目的为促进偏瘫侧肢体运动功能的恢复，从而有利于平衡功能及患侧协调能力的恢复，加强患侧的主动活动能力，提高日常生活自理能力，同时训练过程注意预防跌倒。予以：①偏瘫肢体综合训练：促进患侧肢体协调能力恢复，加强患侧肢体主动活动。②作业疗法及手功能训练：通过一部分治疗性练习，以及训练患者完成日常生活常用活动、增强感觉刺激等方式加强患侧上肢及手的主动活动，促进精细运动功能的恢复，增加上肢活动时的稳定性与协调性，从而提高日常生活能力。

（3）加强护理：跌倒宣教，预防跌倒，注意行走安全。

五、要点与讨论

1. 桥脑梗死的病因、机制及分析

目前认为桥脑梗死的病因主要有 3 个，分别为基底动脉穿支病、小动脉闭塞及大动脉闭塞。桥脑梗死主要是由于供应桥脑血液的动脉发生粥样硬化和形成血栓，导致供血不足或血液循环障碍而引起的。

因此引起动脉粥样硬化的危险因素也是导致桥脑梗死的危险因素,如性别、年龄、吸烟、高血糖、高血压、高血脂、高尿酸血症、高黏血症等。动脉粥样硬化不但可影响大中血管如椎-基底动脉的起始端或分叉处,还可使旁正中动脉,甚至短旋动脉或长旋动脉这样的细小动脉发生脂质透明样变性,从而引起桥脑梗死。

桥脑梗死典型的表现为同侧脑神经核或核上性损害及对侧肢体中枢性偏瘫、偏身感觉障碍,即交叉征。其中对侧中枢性偏瘫在肢体运动功能保留较好或恢复较好的情况下,可有肢体平衡功能、协调功能障碍。

2. 桥脑梗死后平衡、协调功能评定

脑卒中后平衡功能的评定包括定性、半定量和定量评定。定性评定即三级平衡检测法,在临床上经常使用,1 级平衡是指在静态下不借助外力,患者可以保持坐位或站立位平衡;2 级平衡是指在支撑面不动(坐位或站立位)进行某些功能活动时可以保持平衡;3 级平衡是指在外力作用下仍能保持坐位或站立平衡。半定量评定主要包括 Fugl-Meryer 平衡反应测试、Lindemark 平衡反应测试、Berg 平衡量表、MAS 平衡功能评测、Semasns 平衡障碍分级法以及日本东京大学康复部的平衡评定。Berg 平衡量表是脑卒中康复临床与研究中最常用的量表,一共有 14 项检测内容,每项评分为 0～4 分,满分 56 分,得分高表明平衡功能好,得分低表示平衡功能差。定量评定主要是指平衡测试分析检测,通过检测了解患者动态和静态时身体重心分布情况来判断其平衡能力。一般正常人身体重心分布是两侧肢体分别承担体重 50%,脑卒中患者健侧大于患侧。

协调是指人体产生平滑、准确、有控制的运动能力。协调运动的产生需要有功能完整的深感觉、前庭、小脑和锥体外系的参与,其中小脑对协调运动起着重要的制动作用。当脑卒中后损伤肢体运动功能、感觉功能时,四肢协调动作和行走时的身体平衡发生障碍,此种协调功能障碍又称为共济失调。临床上常用的共济失调的康复评定主要有指鼻试验、指指试验、对指试验、前臂旋转试验、跟膝胫试验等。

六、思考题

1. 常见的平衡功能的评定有哪些方法?
2. 脑卒中后协调功能的评定包括哪些内容?
3. 脑卒中恢复期平衡功能训练的康复要点?

七、推荐阅读文献

1. 王玉龙. 康复功能评定学[M]. 北京:人民卫生出版社,2010:207-230.
2. 贾建平,崔丽英,王伟. 神经病学[M]. 6 版. 北京:人民卫生出版社,2010:175-186.
3. 倪朝民. 神经康复学[M]. 北京:人民卫生出版社,2008:58-77.

(毕 霞 张 弛)

案例 20

脑梗死合并高血压康复

一、病例资料

1. 现病史

患者,男性,60岁,因"左侧肢体活动不利近1月"入院。患者于1月前早晨突然出现左侧肢体活动困难,伴口齿不清,立即就诊,急诊头颅 MRI 示右侧基底节区超急性脑梗死。神经内科立即予以降纤及其他对症等处理,病情逐渐稳定,但遗有左侧肢体活动不利,站立及行走困难,生活不能自理。追问病史,患者发现血压升高10多年,平时服用降压药物(近期服用厄贝沙坦每日一次,每次 150 mg),自述血压控制尚可。

2. 既往史

既往有高血压病史(详见现病史),否认糖尿病、心脏病等其他慢性病病史,否认传染病病史,否认其他重大手术史,有输血史,具体不详,无药物过敏史,预防接种史不详。

3. 体格检查(含康复评定)

(1) 查体:T 37℃,P 76 次/min,R 16 次/min,BP 136 mmHg/80 mmHg。神清,定时定向可。叩诊心界不大,HR 76 次/min,心音可,无杂音。双肺呼吸音清,未闻及干湿性啰音。双下肢无浮肿。

(2) 康复评定:左侧肢体偏瘫。Brunnstrom 分级:左上肢4级,左手1级,左下肢4级。主动关节活动度(active range of motion,AROM):左肩外展80°,前屈100°,屈肘100°,完全伸肘,腕手关节无主动活动,屈髋屈膝90°,踝背屈10°(屈髋屈膝位)。改良 Ashworth 分级:左上肢屈肌张力1级。左下肢伸肌张力0级。左侧肢体针刺觉、本体感觉减退。独立站立,2级平衡。左肱二头肌反射和膝腱反射亢进。左 Hoffman 征(+),左巴氏征(+)。日常生活活动能力评分(Barthel 指数)55分,简化 Fugl-Meyer 运动功能评分:32分。

4. 实验室和影像学检查

(1) 实验室检查。BUN 6.8 mmol/L、Cr 70 μmol/L、BUA 310 μmol/L、TC 3.34 mmol/L、TG 0.93 mmol/L、LDL-C 2.34 mmol/L、HDL-C 1.09 mmol/L、FBS 5.6 mmol/L,电解质、血尿常规等均正常。

(2) 心脏超声检查:各房室大小正常,左室壁不增厚,静息状态下左室收缩功能未见明显减弱;二尖瓣不增厚,开放未受限,CDFI 二尖瓣轻微反流;主动脉根部未增宽,CDFI 主动脉瓣轻微反流;肺动脉未增宽,肺动脉瓣未见增厚;三尖瓣未见明显异常。LVEF:66%。

(3) 血管彩超:双侧颈动脉内膜增厚,斑块形成。双侧椎动脉走行正常;双下肢动脉内膜增厚伴斑块形成。

(4) 24 h 动态血压监测：收缩压最高值 168 mmHg(见于 14:58)，收缩压最低值 88 mmHg(见于 22:08)；舒张压最高值 104 mmHg(见于 7:16)，舒张压最低值 50 mmHg(见于 22:08)；白天平均血压 133 mmHg/83 mmHg，夜晚平均血压 118 mmHg/75 mmHg，全天平均血压 128 mmHg/81 mmHg。

二、诊治经过

1. 初步诊断

(1) 脑梗死(左侧肢体运动、感觉功能障碍、平衡功能障碍、日常生活活动功能障碍)。

(2) 高血压病 3 级，极高危组。

2. 诊治经过

(1) 一般治疗：控制血压，厄贝沙坦(安博维)每日一次，每次 150 mg。1 周后出现头昏、头晕，监测血压示血压波动且与症状相关，合用氨氯地平(络活喜)每日一次，每次 5 mg。同时服用地西泮改善睡眠，血压逐渐控制在正常范围。其他治疗：阿司匹林、尼莫地平、立普妥等。

(2) 康复治疗：患者起病后未接受系统康复治疗，以家中卧床休息为主。故针对肢体运动功能障碍，入院 1 周内主要在训练床上进行卧坐训练、床-轮椅相互转移训练、坐站训练等，并采用电动起立床协助站立训练，以促进神经功能恢复、促进患者肢体感觉和运动功能恢复，减少因长期卧床而导致的体位性低血压等并发症。一周后，采用功率自行车训练以及坐站训练以进一步改善下肢运动功能。行空气压力波治疗改善肢体血液循环，预防水肿及静脉血栓形成；关节松动训练提高肢体关节活动度，防止软组织粘连。运动疗法提高四肢运动功能，主要以被动活动为主，防止因长期卧床引起的肌肉萎缩的发生，增加对大脑的刺激，维持和恢复关节活动范围。平衡功能训练(静态为主)改善其平衡功能。

(3) 目前状况：左侧肢体偏瘫，Brunnstrom 分级：左上肢 4 级，左手 4 级，左下肢 4 级。AROM：左肩外展 80°，前屈 120°，屈肘 100°，完全伸肘，腕背伸困难，手指部分抓握及伸展，屈髋屈膝 90°，踝背屈 10°(屈髋屈膝位)。改良 Ashworth 分级：左上肢屈肌张力 1 级。左下肢伸肌张力不高。左侧肢体针刺觉、本体感觉减退。独立站立，2 级平衡。左肱二头肌反射和膝腱反射亢进。左 Hoffman 征(＋)，左巴氏征(＋)。Barthel 指数：55 分。简化 Fugl-Meyer 运动功能评分：32 分。

三、病例分析

1. 病史特点

(1) 61 岁男性患者，高血压病史 10 多年。

(2) 因"左侧肢体活动不利近 1 月"入院。

(3) 入院时 BP：136 mmHg/80 mmHg。康复评定：左侧肢体偏瘫，Brunnstrom 分级：左上肢 4 级，左手 1 级，左下肢 4 级。AROM：左肩外展 80°，前屈 100°，屈肘 100°，完全伸肘，腕手关节无主动活动，屈髋屈膝 90°，踝背屈 10°(屈髋屈膝位)。改良 Ashworth 分级：左上肢屈肌张力 1 级。左下肢伸肌张力不高。左侧肢体针刺觉、本体感觉减退。独立站立，2 级平衡。左肱二头肌反射和膝腱反射亢进。左 Hoffman 征(＋)，左巴氏征(＋)。Barthel 指数：55 分。简化 Fugl-Meyer 运动功能评分：32 分。

(4) 急诊头颅 MRI 示右侧基底节区超急性脑梗死。

(5) 辅助检查：24 h 动态血压监测：收缩压最高值 168 mmHg(见于 14:58)，收缩压最低值 88 mmHg(见于 22:08)；舒张压最高值 104 mmHg(见于 7:16)，舒张压最低值 50 mmHg(见于 22:08)；白天平均血压 133 mmHg/83 mmHg，夜晚平均血压 118 mmHg/75 mmHg，全天平均血压 128 mmHg/81 mmHg。其他检查包括生化检查、心脏超声等未见明显异常。

2. 诊断及诊断依据

诊断：

（1）脑梗死（左侧肢体运动、感觉功能障碍、平衡功能障碍、日常生活活动功能障碍）。

（2）高血压病 3 级，极高危组。

诊断依据：

（1）脑梗死（左侧肢体运动、感觉功能障碍、平衡功能障碍、日常生活活动功能障碍）：①61 岁男性患者，高血压病史 10 多年；②左侧肢体活动不利近 1 月；③Brunnstrom 分级：左上肢 4 级，左手 1 级，左下肢 4 级。AROM：左肩外展 80°，前屈 100°，屈肘 100°，完全伸肘，腕手关节无主动活动，屈髋屈膝 90°，踝背屈 10°（屈髋屈膝位）。改良 Ashworth 分级：左上肢屈肌张力 1 级。左下肢伸肌张力不高。左侧肢体针刺觉、本体感觉减退。独立站立，Ⅱ 级平衡。左肱二头肌反射和膝腱反射亢进。左 Hoffman 征（＋），左巴氏征（＋）。ADL 评分 55 分（BI）。简化 Fugl-Meyer 运动功能评分：32 分。④急诊头颅 MRI 示右侧基底节区超急性脑梗死。

（2）高血压病 3 级，极高危组：61 岁患者，发现高血压 10 多年，入院后 24 h 动态血压监测示收缩压最高值 168 mmHg（见于 14：58），舒张压最高值 104 mmHg（见于 7：16）。诊断明确。

3. 鉴别诊断

急性脑梗死应与脑出血、一过性脑缺血发作甚至颅内占位性病变相鉴别。

（1）脑出血：一般起病较急，进展快，症状明显，多在情绪激动等情况下发病，多有高血压等病史，但脑 CT 检查为高密度灶，与梗死不同。本例可除外。

（2）一过性脑缺血发作：其特点是反复发作，偏瘫或意识改变，症状应在 24 h 内完全缓解，影像学检查未见明显异常，反复发作的一过性脑缺血发作极可能是脑梗死的前兆。

（3）对于病情进展较缓慢的脑梗死患者，有时需要与颅内占位性病变鉴别，后者主要表现为慢性症状或者无明显症状，脑神经受压的局部症状，脑 CT 或 MRI 检查是占位性病变诊断的主要手段。

4. 康复目标和计划

（1）近期康复目标：看护下室内行走，稳定血压。

（2）康复计划：综合康复训练包括偏瘫肢体综合训练、运动疗法、平衡功能训练等改善肢体运动功能。药物治疗稳定血压。

四、处理方案及依据

1. 药物治疗

厄贝沙坦（安博维）每日一次，每次 150 mg，1 周后出现头昏、头晕，夜间睡眠不佳，监测血压示血压波动且与症状相关，合用氨氯地平（络活喜）每日一次，每次 5 mg。同时服用地西泮改善睡眠，血压逐渐控制在正常范围。

2. 康复训练

针对其卧床时间较长且较少下床活动，为改善患者运动功能，促进神经功能恢复、促进患者肢体感觉和运动功能恢复，减少因长期卧床而导致的体位性低血压等并发症，入院后第 1 周内偏瘫肢体综合训练，每日一次，每次 20 min，主要在训练床上进行卧坐训练，并逐渐进行床-轮椅相互转移训练、坐站训练等；并采用电动起立床协助站立训练。一周后，患者下肢及躯干功能改善，偏瘫肢体综合训练强化下肢功能训练，包括膝关节稳定性控制，并增加运动疗法，采用功率自行车训练进一步提高下肢运动功能。行空气压力波治疗以改善肢体血液循环，预防水肿及静脉血栓形成。关节松动训练提高肢体关节活动度，防止软组织粘连。低频电刺激及生物反馈疗法刺激肌肉，防止肌肉萎缩，促进肌力恢复，特别是前臂屈侧肌肉的刺激,诱导手部的主动抓握运动的出现。随着手部出现主动抓握,遂增加作业治疗以进一步改善手及上肢功能。平衡功能训练(静态为主)改善其平衡功能。

3. 注意事项

针对其血压波动明显,在选择长效药物治疗的同时,在进行康复训练的过程中,注意避免引起血压升高的动作,如进行桥式运动的同时避免屏气等。因偏瘫的原因,我们在制订康复计划的时候,并没有按照运动疗法的要求设计康复方案,而是在康复治疗的过程中,以被动和放松活动为主,没有采用等长抗阻的运动,避免血压升高。在药物完全控制好血压后,逐步加大康复治疗的运动量。

五、要点与讨论

高血压是脑卒中患者常见的基础疾病,在康复治疗过程中不可避免地会遇到血压升高等不稳定的情况,患者出现头昏、头晕、头痛等,并因此暂停康复治疗,给患者及家属带来负面影响。研究证明,运动时心排量增多,血管阻力改变导致血压升高,一般表现为运动时收缩压升高而舒张压不变,在无氧运动、等长收缩时,因外周阻力没有相应下降而出现舒张压升高。在等长抗阻运动时,常常伴有屏气,容易出现 Valsalva 效应,外周阻力增加,血压升高,加重心脏后负荷,可能造成不良后果。因此我们在给患者的康复训练时,避免诸如上抬双上臂使肩关节前屈 70°以上,并维持 3 min 之类的动作。同时我们调整降压药物,改善患者休息状况,使患者血压控制在理想水平。

六、思考题

1. 运动的生理效应有哪些?
2. 肌力训练的基本原则是什么?
3. 脑卒中合并高血压患者在进行运动疗法时应注意哪些方面?

七、推荐阅读文献

1. 南登崑,黄晓琳,燕铁斌. 康复医学[M]. 5 版. 北京:人民卫生出版社,2013:23-24,98-99,151-160.
2. 胡永善. 新编康复医学[M]. 上海:复旦大学出版社,2005:240-243.
3. 中国高血压防治指南修订委员会. 中国高血压防治指南 2010[J]. 中华高血压杂志,2011,19(8):701-742.

（胡世红　凌　晴）

案例 21

脑梗死合并糖尿病康复

一、病例资料

1. 现病史

患者，男性，47岁，因"右侧肢体活动不利23天"入院。患者于23天前起床时发现右侧肢体活动困难，伴口齿不清，立即就诊，急诊头颅 MRI 示左侧丘脑超急性脑梗死。经急诊对症治疗后病情稳定，但遗有右侧肢体活动不利，站立行走困难，言语不流畅，并且饮水呛咳，生活不能自理。追问病史，患者发现血糖升高10多年，平时不规则服用降糖药物，从未进行饮食控制，本次发病后开始服用瑞格列奈（诺和龙，每日一次，每次 0.5 mg）治疗，血糖控制不理想。

2. 既往史

既往有糖尿病史（详见现病史），否认有高血压、心脏病等其他慢性病病史，否认传染病病史，否认其他重大手术史，有输血史，具体不详，无药物过敏史，预防接种史不详。无糖尿病家族史。

3. 体格检查（含康复评定）

（1）查体：T 37.1℃，P 76 次/min，R 20 次/min，BP 134 mmHg/78 mmHg。叩诊心界不大，HR 76 次/min，心音可，无杂音。双肺呼吸音清，未及干湿性啰音。双下肢无浮肿。

（2）康复评定：神清，听理解正常，表达欠清晰，口角不偏，伸舌左偏，洼田饮水试验2级。右侧肢体偏瘫，Brunnstrom 分级：右上肢 2 级，右手 1 级，右下肢 3 级。主动关节活动度（active range of movement，AROM）：可耸肩，上臂减重下部分内收，减重下屈肘 30°，伸肘困难，腕手关节无主动活动，伸展困难，屈髋屈膝 60°，踝背屈困难。改良 Ashworth 分级：右上肢屈肌肌张力 0 级，右下肢伸肌张力 1 级。独立坐位，静态平衡。右侧肢体针刺觉减退，本体感觉存在，右肱二头肌反射和膝腱反射亢进。右 Hoffman 征（一），右巴氏征（＋）。日常生活活动能力评定（Barthel index，BI）30 分，简化 Fugl-Meyer 运动功能评分：19 分。

4. 实验室和影像学检查

（1）实验室检查。BUN 4.5 nmol/L、Cr 68 μmol/L、BUN 234 μmol/L，TC 3.38 mmol/L，TG 2.23 mmol/L，LDL - C 1.68 mmol/L，HDL - C 0.93 mmol/L，FBS 14.2 mmol/L，GSP 9.9%，果糖胺 320 μmol/L，电解质、血尿常规等均正常。

（2）心脏超声检查：各房室大小正常，左室壁不增厚，静息状态下左室收缩功能未见明显减弱；二尖瓣不增厚，开放未受限，CDFI 未测及二尖瓣反流；主动脉根部未增宽，CDFI 未测及主动脉瓣反流；肺动脉未增宽，肺动脉瓣未见增厚；三尖瓣未见明显异常。LVEF：71%。

（3）血管彩超：双侧颈动脉内斑块形成，局部狭窄。双侧椎动脉走行正常；双下肢动脉内膜增厚伴斑块形成。

二、诊治经过

1. 初步诊断

（1）脑梗死（右侧肢体运动、感觉功能障碍、言语障碍、平衡功能障碍、吞咽障碍、ADL 功能障碍）。

（2）2 型糖尿病。

2. 诊治经过

（1）一般治疗：包括饮食控制。药物治疗：瑞格列奈，口服，每次 0.5 mg，每日三次；阿卡波糖，口服，每次 50 mg，每日三次；血糖控制不理想，1 周后将瑞格列奈调整至每次 1.0 mg，每日三次。其他治疗：抗血小板聚集：阿司匹林；调脂：立普妥；改善脑血供：尼莫地平等。

（2）康复治疗：患者起病后未接受康复治疗，基本在家卧床休息。针对其肢体运动功能障碍，入院 1 周内偏瘫肢体综合训练主要在训练床上进行卧坐训练、床-轮椅相互转移训练、坐站训练等，并采用电动起立床协助站立训练，以改善患者运动功能，促进神经功能恢复，减少因长期卧床而导致的体位性低血压等并发症；行空气压力波治疗改善肢体血液循环，预防水肿及静脉血栓形成；关节松动训练提高肢体关节活动度，防止软组织粘连；运动疗法提高四肢运动功能，主要以被动活动为主，防止因长期卧床引起的肌肉萎缩的发生，增加对大脑的刺激，维持和恢复关节活动范围。随着上肢及手功能的改善，逐步增加作业疗法、手功能训练等，进一步促进上肢及手的功能恢复，改善 ADL 能力。

（3）目前状况：Brunnstrom 分级：右上肢 3 级，右手 3 级，右下肢 4 级。AROM：右肩前屈 90°，部分伸肘，手指共同抓握，伸展困难，坐位下踝背伸 5°，屈膝 95°。改良 Ashworth 分级：右上肢伸肌张力 1^+ 级，右手屈肌张力 1^+ 级，右下肢伸肌张力 1^+ 级。他人扶持站立、短距离迈步。右侧肢体针刺觉正常，本体感觉缺失，右肱二头肌反射和膝腱反射亢进。右 Hoffman 征（－），右巴氏征（－）。ADL 评分 50 分（BI）；简化 Fugl-Meyer 运动功能评分：42 分。

三、病例分析

1. 病史特点

（1）47 岁男性患者，右侧肢体活动不利 23 天。

（2）发现糖尿病 10 多年，平时不规则服用降糖药。

（3）神清，表达欠清晰，口角不偏，伸舌左偏，洼田饮水试验 2 级。右侧肢体偏瘫，Brunnstrom 分级：右上肢 2 级，右手 1 级，右下肢 3 级。AROM：可耸肩，上臂减重下部分内收，减重下屈肘 30°，伸肘困难，腕手关节无主动活动，伸展困难，屈髋屈膝 60°，踝背屈困难。改良 Ashworth 分级：右上肢屈肌肌张力 0 级，右下肢伸肌张力 1 级。独立坐位，静态平衡。右侧肢体针刺觉减退，本体感觉存在，右肱二头肌反射和膝腱反射亢进。右 Hoffman 征（－），右巴氏征（＋）。ADL 评分 30 分（BI）。简化 Fugl-Meyer 运动功能评分：19 分。

（4）急诊头颅 MRI 示左侧丘脑超急性脑梗死。

（5）FBS 14.2 mmol/L，GSP 9.9%，果糖胺 320 μmol/L。

2. 诊断及诊断依据

诊断：

（1）脑梗死（右侧肢体运动、感觉功能障碍、言语障碍、平衡功能障碍、吞咽障碍、ADL 功能障碍）。

（2）2 型糖尿病。

诊断依据：

（1）脑梗死（右侧肢体运动、感觉功能障碍、言语障碍、平衡功能障碍、吞咽障碍、ADL 功能障碍）：

①47 岁男性患者,右侧肢体活动不利 23 天;②专科体检:表达欠清晰,口角不偏,伸舌左偏,洼田饮水试验 2 级。Brunnstrom 分级:右上肢 2 级,右手 1 级,右下肢 3 级。AROM:可耸肩,上臂减重下部分内收,减重下屈肘 30°,伸肘困难,腕手关节无主动活动,伸展困难,屈髋屈膝 60°,踝背屈困难。改良 Ashworth 分级:右侧肢体肌张力不高。独立坐位,静态平衡。右侧肢体针刺觉减退,本体感觉存在。ADL 评分 30 分(BI)。③急诊头颅 MRI 示左侧丘脑超急性脑梗死。

(2) 2 型糖尿病:成年男性患者,糖尿病史 10 多年,目前血糖升高(入院时 FBS 14.2 mmol/L, GSP 9.9%,果糖胺 320 μmol/L),诊断明确。

3. 鉴别诊断

脑梗死应与一过性脑缺血发作、脑栓塞、脑出血等鉴别。

(1) 一过性脑缺血发作:患者多有高血压、糖尿病、高脂血症等病史,可出现偏瘫、意识障碍等,症状多在 24 h 内完全缓解,且影像学检查无确切病变。上述表现可反复发作,部分病人可进展为脑梗死。

(2) 脑栓塞:患者多有心脏或血管病变,常以风心病、心律失常如心房纤颤等多见,常堵塞大脑中动脉,起病急骤,出现偏瘫等。

(3) 脑出血:患者多有高血压或动脉硬化或血管畸形等,起病急,进展快,多表现为偏瘫,影像学检查示脑相应部位高密度病变。病史、影像学检查是重要的鉴别手段。

4. 康复目标和计划

(1) 康复目标:上下肢进一步促进分离运动,手部出现抓握;控制血糖。

(2) 康复计划:综合康复训练,饮食控制,药物治疗。

四、处理方案及依据

(1) 康复治疗:因为起病后未接受康复治疗,基本在家卧床休息。针对肢体运动功能障碍,入院 1 周内偏瘫肢体综合训练主要在训练床上进行卧坐训练、床-轮椅相互转移训练、坐站训练等,并采用电动起立床协助站立训练,以改善患者运动功能,促进神经功能恢复、促进患者肢体感觉和运动功能恢复,减少因长期卧床而导致的体位性低血压等并发症;行空气压力波治疗改善肢体血液循环,预防水肿及静脉血栓形成;关节松动训练提高肢体关节活动度,防止软组织粘连;运动疗法提高四肢运动功能,主要以被动活动为主,防止因长期卧床引起的肌肉萎缩的发生,增加对大脑的刺激,维持和恢复关节活动范围。随着上肢及手功能的改善,逐步增加作业疗法、手功能训练等,进一步促进上肢及手的功能恢复,改善 ADL 能力。

(2) 糖尿病治疗:①饮食治疗:尽管糖尿病药物疗效不断提高,但饮食控制仍是糖尿病治疗的基础。根据患者的理想体重和生活工作方式,确定每日摄入的总热量,制订食谱,并按照一定比例三餐或四餐分配。本例尽管为脑卒中患者,主动活动明显减少,但由于仍可进行主动训练(有氧运动等运动疗法),该患者饮食参照轻体力劳动者的热量控制,总热卡为 1 650 kcal,并适当提高蛋白质比例。②药物治疗:本例采用瑞格列奈治疗。初期瑞格列奈,每次 0.5 mg,每日三次;阿卡波糖,每次 50 mg,每日三次,血糖控制不理想,可能与运动量相对较少有关,1 周后将瑞格列奈调整至每次 1.0 mg,每日三次,血糖基本正常。随着肢体运动功能的改善,有氧运动量增加,患者在上午 11 点及下午 4 点左右出现饥饿感,指末血糖为 3.4 mmol/L～4.5 mmol/L,遂适当增加饮食量,未再出现低血糖表现,同时血糖稳定在 7.0 mmol/L 左右。

(3) 运动疗法:糖尿病患者发生脑卒中时运动量有时难以控制,应根据患者肢体运动功能状况适当调整。本例选择低强度有氧运动,但仍难以严格按照运动处方进行有氧训练。①运动方式:低强度有氧运动,采用 Motomed 功率自行车训练,阻力为 1 级。②运动强度:本例的靶心率为 100 次/min 左右。

③运动时间：每次 20 min,包括准备活动、运动训练以及放松活动等三部分。④运动频率：每周运动
5 次。

五、要点与讨论

葡萄糖是脑细胞活动的主要能源,但脑细胞糖储量有限,每克脑组织约 2.5～3.0 μmol,仅能维持
脑细胞活动数分钟。一旦发生低血糖即可出现脑功能障碍,轻者表现为精神不振、思维迟钝,严重者可
发生昏迷甚至死亡,对于脑卒中已经有脑损害的患者造成二次打击,严重不利于这些患者的脑功能恢
复,进而影响肢体功能恢复。中国 2 型糖尿病防治指南(2013 年版)指出认知功能的损害也使患者无法
自我判断低血糖的发生,因此对于脑卒中生活不能自理患者,应根据患者情况确定个体化血糖控制目
标,HbA1 控制目标应适度放宽,维持正常水平甚至稍高于正常水平的血糖,有利于患者康复,并减少并
发症。对于早期卧床、肢体运动功能差者,在接受康复训练后,应及时调整降糖药物、适当增加能量摄
入,并及时检测血糖。

六、思考题

1. 脑卒中患者合并糖尿病时的运动疗法如何进行?
2. 脑卒中患者合并糖尿病时注意事项有哪些?
3. 糖尿病运动疗法的作用机制有哪些?

七、推荐阅读文献

1. 南登崑,黄晓琳,燕铁斌.康复医学[M].5 版.北京:人民卫生出版社,2013:151 - 160,237 - 243.
2. 中华医学会糖尿病学分会.中国 2 型糖尿病防治指南(2013 年版)[J].中华内分泌代谢杂志,
2014,30(10):893 - 942.
3. 胡永善.新编康复医学[M].上海:复旦大学出版社,2005:248 - 251.

(胡世红　凌　晴)

案例 22
多发性硬化

一、病例资料

1. 现病史

患者,女,41岁,因"反复发作性肢体麻木无力30年,视物模糊6月"入院。患者30年前无明显诱因下出现肢体无力,行走不稳,手不能捧碗,当地医院就诊后予激素治疗后症状完全缓解,具体诊治不详。10余年前患者无明显诱因下出现右侧偏身麻木无力,持续1周后缓解,继而出现左侧偏身麻木无力,伴走路不稳,但行走不需要人扶,左侧麻木无力持续约1周后缓解;后上述症状反复发作,12年前明确诊断为"多发性硬化",给予激素治疗后患者症状完全恢复正常。9年前患者再次无明显诱因下反复出现肢体麻木伴走路不稳,给予激素治疗后症状好转。后给予干扰素预防性治疗,干扰素治疗持续1年多,期间未诉类似发作。后患者因干扰素不良反应较大停用干扰素,改用中药治疗(具体不详),期间偶有发作,但发作次数较前减少,程度较前减轻。8月余前患者下飞机时突觉双眼视物模糊,6月前出现肢体无力,走路不稳,记忆力下降、反应减慢,期间发作过2次大便失禁,自述复查头颅MRI示颅内病灶较前增多。患病以来患者精神可,胃纳可,睡眠好,曾发作过2次大便失禁,长期尿失禁病史,无体重明显下降。

2. 既往史

曾行"左下肢静脉曲张结扎术",体检发现甲状腺良性结节,未处理。

3. 体格检查(含康复评定)

(1)查体:T 36.6℃,P 85次/min,R 14次/min,BP 108 mmHg/77 mmHg,Ht 156 cm,Gt:56 kg。神志清楚,发育正常,营养好,回答切题,定时定向力可,反应迟钝,计算能力减退,推理能力下降,自动体位,查体合作,步入病房。两侧瞳孔等大等圆,对光反应灵敏,双眼向左视可诱发水平眼球震颤,眼球各方向活动好,双眼视物模糊,视敏度0.1。双侧额纹对称,左侧鼻唇沟较右侧浅,露齿口角向右歪斜,伸舌偏左。咽反射(+),软腭上抬可。颈软,四肢肌力5级,肌张力正常,双侧肱二头肌反射(+),肱三头肌反射(+),桡骨膜反射(+),双下肢膝反射、踝反射(++),双侧Babinski、Chaddock(+),左侧掌颌反射(+)。深浅感觉无明显减退,双上肢快速轮替试验笨拙,双侧跟膝胫试验(+),闭目难立征可疑(±)。

(2)康复评定。临床扩展致残量表评分(expanded disability status scale,EDSS)3.5分。改良Barthel指数85分(轻度功能缺陷)。简易智能精神状态检查量表(Mini-Mental State Examination,MMSE)21分。Berg平衡量表50分。

4. 实验室和影像学检查

(1)实验室检查:淋巴细胞亚群NK细胞升高,CD4$^+$/CD8$^+$比值升高。余未见明显异常。

(2)影像学检查:①视觉诱发电位:双眼视觉诱发电位P100波未引出。②视野检查:双眼颞部视野缺损。③头颅MRI：双侧脑室旁可见多发斑片状长T1长T2信号灶，flair呈高信号，DWI呈高信号，病灶与侧脑室方向垂直。增强后可见点片状强化。脑室系统未见异常，中线结构居中。考虑：两侧脑室旁多发MS，以枕角旁为著，如图22-1所示。④颈椎MRI：颈髓未见异常信号。⑤胸椎MRI：胸椎MRI平扫胸髓未见明显异常。

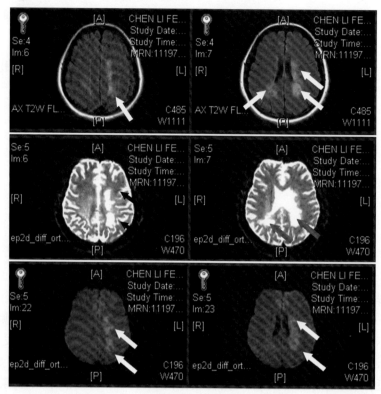

图22-1 头颅MRI-flair及DWI序列成像

二、诊治经过

1. 初步诊断

多发性硬化（复发-缓解型），左侧中枢性面舌瘫，视力障碍，认知障碍，平衡协调障碍，尿便失禁。

2. 诊治经过

入院后完善检查，予以甲强龙（500 mg＋生理氯化钠溶液250 ml，静滴，每日一次）冲击治疗5天以及氯化钾缓释片（每次2片，每日三次，口服）补钾、奥美拉唑（每次2支，静注，每日一次）保护胃黏膜、钙尔奇D（每次1片，每日一次，口服）等对症治疗。康复治疗：予以面瘫功能训练、针灸改善面肌功能；认知行为训练；平衡训练；作业治疗。予以膀胱卫生宣教，直肠管理指导。治疗2周后患者病情稳定，神经专科拟予以干扰素预防复发治疗。患者视力模糊好转，行走不稳较前改善。Berg平衡量表52分，较入院时进步。

三、病例分析

1. 病史特点

（1）患者，女，41岁，反复发作性肢体麻木无力30年，视物模糊6个月。

（2）本次发作以双眼视物模糊为首要症状，伴记忆力、反应减退，行走不稳，尿便失禁。

（3）查体：反应迟钝，计算能力减退，推理能力下降，双眼视物模糊，双眼向左视可诱发水平眼球震颤。双侧 Babinski(＋)，左侧掌颌反射(＋)，双上肢快速轮替试验笨拙，双侧跟膝胫试验(＋)，闭目难立征可疑(±)。康复评定：EDSS 评分 3.5 分，改良 Barthel 指数 85 分(轻度功能缺陷)，MMSE 21 分，Berg 平衡量表 50 分。

(4) 辅助检查：淋巴细胞亚群 NK 细胞升高，$CD4^+/CD8^+$ 比值升高。余未见明显异常。

视觉诱发电位：双眼视觉诱发电位 P100 波未引出。

视野检查：双眼颞部视野缺损。

头颅 MRI：两侧脑室旁多发 MS，以枕角旁为著。

2. 诊断与诊断依据

诊断：多发性硬化(复发-缓解型)，左侧中枢性面舌瘫，视力障碍，认知障碍，平衡协调障碍，膀胱功能障碍(尿失禁)，肠道功能障碍(便失禁)。

诊断依据：

(1) 患者为中年女性，慢性病程，多次反复发作，激素治疗有效。

(2) 本次发作以双眼视物模糊为首要症状，伴记忆力、反应减退，行走不稳，尿便失禁。

(3) 查体：反应迟钝，计算能力减退，推理能力下降，双眼视物模糊，双眼向左视可诱发水平眼球震颤。双侧 Babinski(＋)，左侧掌颌反射(＋)，双上肢快速轮替试验笨拙，双侧跟膝胫试验(＋)，闭目难立征可疑(±)。

(4) 辅助检查：头颅 MRI 可见强化病灶；视野检查提示双眼颞部视野缺损；视觉诱发电位提示双眼视传导通路受损；淋巴细胞亚群 NK 细胞升高，$CD4^+/CD8^+$ 比值升高。

3. 鉴别诊断

(1) 视神经脊髓炎：好发于青年，急性或亚急性起病，同时或先后发生视神经及脊髓受累，水通道蛋白 4 抗体(＋)，CSF 检查 IgG 指数＜0.7，脊髓 MRI 检查可见＞3 个椎体的长节段异常信号。此患者既往脊髓 MRI 可见长节段异常信号，先后出现脊髓及视神经症状，但有颅内多发病灶，可鉴别。

(2) 常染色体显性遗传病合并皮质下梗死和白质脑病(CADASIL)：由 19 号染色体上 Notch3 基因突变引起的遗传性脑小血管病，发病年龄 40～60 岁，无高血压等危险因素，临床表现为程度不同的卒中发作，偏头痛样头痛发作，以及进行性痴呆，头颅 MRI 可见深部梗死及广泛白质病变，颞极及外囊病灶为其特征。此患者临床表现为认知功能减退，非进行性，头颅 MRI 可见侧脑室旁脱髓鞘病变，可鉴别。

4. 康复目标和计划

(1) 近期康复目标：促进神经修复，改善患者面舌瘫、提高视力，改善平衡协调能力。患者有长期尿失禁病史，需评定逼尿肌、括约肌功能并进行处理；完善患者认知评定。

(2) 远期康复目标：改善患者膀胱功能，肠道功能，改善患者认知能力，降低神经功能缺损，提高日常生活自理能力，提高社会交际和参与能力。

四、处理方案及依据

(1) 药物治疗：给予激素冲击治疗及补钙、护胃、补钾等对症治疗。予以奥拉西坦改善认知、促进神经修复；银杏达莫改善脑缺血。

(2) 康复治疗：①患者左侧中枢性面舌瘫，予以面肌功能训练和针灸改善面舌瘫；②认知功能减退，完善认知评定，予以认知行为训练，改善认知功能；③平衡障碍，予以平衡训练，改善患者站立、行走时平衡能力，提高身体协调能力；④精细快复动作障碍，予以作业治疗；⑤完善尿动力学检查，了解逼尿肌，括约肌功能，予以膀胱卫生宣教和药物治疗；⑥肠道管理和宣教，饮食、排便习惯及辅助药物的使用。

五、要点与讨论

1. 多发性硬化的康复评定

大约 80% 的多发性硬化(multiple sclerosis，MS)患者为复发-缓解病程，有明确的复发，随后完全、部分或最低限度的恢复。约 20％的患者为原发进展型病程,在疾病初次发作时就出现不可逆的神经功能缺损,并不断累积进展。神经功能缺损导致常见的功能障碍表现为行走困难,认知障碍,可伴有疲劳、痉挛、疼痛、抑郁、生活质量及日常生活自理和参与能力的下降。

常规康复评定包括运动功能评定(肌力、关节活动范围、肌张力、协调与平衡能力、步行能力)、言语构音功能评定、吞咽功能评定、神经心理评定等。一般的日常生活自理能力评定如改良 Barthel 指数和功能独立性量表(function independent measure,FIM)可用。EDSS 是目前应用较广泛的 MS 专用量表,该量表包括 8 个神经功能系统评价以及行动能力和日常生活限制的评定,是随访神经缺损动态变化和结局预测指标。

2. MS 的康复干预

MS 康复治疗原则:早期开始,循序渐进,因人而异,针对性治疗。常见功能障碍的康复治疗措施如下:

(1)随意运动能力下降:四肢无力可伴或不伴痉挛,取决于神经缺损的范围。有氧运动及渐进性抗阻锻炼可提高肌力,但练习的强度和时间必须高度个体化以适应患者的体能。辅助器具和矫形器可减少运动能耗以及代替无力肌肉的作用而协助代偿肌肉无力。功能性电刺激(Functional electrical stimulation,FES)通过刺激所选择的肌肉收缩以增强肌肉的功能。关节功能训练以维持正常的关节活动范围和纠正畸形姿势。平衡和步态训练以改善和增加小脑传入信息,促进位置觉恢复和肢体近端稳定性改善。痉挛是 MS 致残的主要因素。治疗方法:牵伸训练,促通手法,物理治疗;严重者需使用抗痉挛药物如口服巴氯芬,A 型肉毒素注射,巴氯芬鞘内注射。

(2)认知障碍:有报道称 40％以上的 MS 患者至少在一定程度上存在认知障碍,如记忆减退,注意力下降,任务处理困难。对认知障碍的治疗需要有针对性的策略比如代偿和代替方式,乙酰胆碱酯酶抑制剂也可使用。

(3)疼痛:神经性疼痛,痉挛性疼痛,炎症相关性疼痛以及肌肉骨骼疼痛在 MS 患者中很常见。疼痛可导致患者不适,直接影响日常生活和功能。评定疼痛的性质和原因,可给予药物治疗,理疗,牵伸训练,运动疗法。

(4)膀胱直肠功能障碍:高达 90％的 MS 患者存在膀胱功能障碍。逼尿肌反射亢进是最常见的膀胱功能异常。治疗可使用抗胆碱能药物如托特罗定,逼尿肌内肉毒素注射。尿潴留可采取间歇导尿。MS 患者的肠道障碍最常见是便秘,便急和失禁次之。对患者和护理员的宣教是肠道管理的关键。适量运动、粗纤维饮食、便成形剂和软化剂通常有效。抗胆碱能药物可用于便急和便失禁。

(5)视力损害往往随着 MS 复发-缓解波动。遗留的视力损害,需要一些环境改造比如放大镜,放大读物字体等方法来改善或保留患者的视功能。

六、思考题

1. 多发性硬化可能出现的功能障碍有哪些?
2. 多发性硬化康复评定和康复治疗的意义以及特点是什么?
3. 通过本案例分析对多发性硬化有哪些康复治疗方法?

七、推荐阅读文献

1. 吕传真. 神经病学[M]. 2 版. 上海:上海科学技术出版社,2008:210-215.
2. (美)Walter R. Frontera 等,著. 励建安,毕胜,黄晓琳,译. DeLisa 物理医学与康复医学理论与实践[M]. 5 版. 北京:人民卫生出版社,2013:473-487.
3. 燕铁斌,梁维松,冉春风. 现代康复治疗学[M]. 2 版. 广州:广东科技出版社,2012:614-621.

(吴　毅　李丹丹)

案例 23
单纯疱疹病毒性脑炎

一、病例资料

1. 现病史

患者，男性，19 岁，因"右侧肢体无力伴失语 1 月"入院。1 月前患者无明显诱因出现发热、咳嗽，伴有口角疱疹，当时未经任何处理。2 天后出现右侧肢体乏力，意识逐渐不清，立即送往当地医院。头颅 MRI 示"左侧大脑半球及左侧岛叶多发病变，符合病毒性脑炎改变"，诊断为"单纯疱疹病毒性脑炎"。入院后完善相关检查，予以更昔洛韦抗病毒、甘露醇脱水、醒脑静促醒、甲强龙序贯治疗等对症支持治疗。住院期间有癫痫发作。现患者意识清楚，右侧肢体无力，言语障碍，为求进一步康复治疗，遂来我院，门诊以"单纯疱疹病毒性脑炎"收治入院。患者起病以来，饮食睡眠可，大小便正常，精神差，体重无明显变化。

2. 既往史

既往体健，否认其他既往史。

3. 体格检查（含康复评定）

（1）查体：T 37.3℃，P 78 次/min，R 18 次/min，BP 124 mmHg/79 mmHg。神志清楚，自发睁眼，营养中等，发育正常，步入病房，主动体位，查体配合，肺部、心脏、腹部等查体未见异常。

（2）康复评定：意识清楚，查体配合，可自行坐起，缓慢行走，可发出简单音节，表达和复述困难，感知、理解、学习、记忆、计算能力正常，右侧肢体肌力 4 级，左侧肢体肌力及肌张力正常，面部及肢体感觉正常，脑神经检查（一），颈强直（±），病理征未引出。Barthel 指数：大便 10＋小便10＋修饰 5＋用厕 10＋吃饭 10＋转移 15＋活动 15＋穿衣 10＋上楼 5＋洗澡 5＝95 分，轻度功能缺陷。

4. 实验室和影像学检查

（1）实验室检查：血常规、血脂、肝肾功能等检查未见明显异常。

（2）影像学检查：头颅 MRI 示左侧大脑半球及左侧岛叶多发病变，符合病毒性脑炎改变，如图23-1所示。脑电图示左侧大脑半球及左侧岛叶局灶性慢波及癫痫样放电。

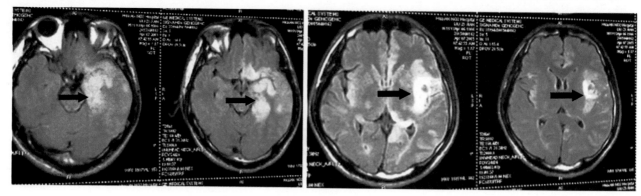

图23-1　MRI示：左侧大脑半球及左侧岛叶多发病变

二、诊治经过

1. 初步诊断

（1）单纯疱疹病毒性脑炎（定位：左侧大脑半球及左侧岛叶；定性：病毒性）　右侧肢体运动功能障碍、日常生活活动障碍、失语。

（2）继发性癫痫。

2. 诊治经过

（1）一般治疗：入院后完善相关检查，监测生命体征，营养脑细胞（奥拉西坦）；抗炎、消肿（醋酸泼尼松）；保护胃黏膜（奥美拉唑肠溶片）；抗癫痫（丙戊酸钠缓释片）。

（2）康复治疗：关节松动训练提高肢体关节活动度，防止软组织粘连；运动疗法提高患肢肌力，主要以主动运动为主，提高右侧肢体的肌力及肌耐力，维持和恢复关节活动范围；针灸及红外线促进肢体血液循环，改善运动功能；语言训练改善患者言语功能障碍。

三、病例分析

1. 病史特点

（1）患者，男性，19岁。

（2）右侧肢体无力伴失语1月，发病前有明显上呼吸道感染病史。病程中有癫痫发作。

（3）查体：意识清楚，查体配合，可自行坐起，缓慢行走，可发出简单音节，表达和复述困难，感知、理解、学习、记忆、计算能力正常，右侧肢体肌力4级，左侧肢体肌力及肌张力正常，面部及肢体感觉正常，脑神经检查（－），颈强直（±），病理征未引出。Barthel指数95分，轻度功能缺陷。

（4）头颅MRI示：左侧大脑半球及左侧岛叶多发病变，符合病毒性脑炎改变。脑电图示：左侧大脑半球及左侧岛叶局灶性慢波及癫痫样放电。

2. 诊断及诊断依据

诊断：单纯疱疹病毒性脑炎（定位：左侧大脑半球及左侧岛叶；定性：病毒性）　右侧肢运动功能障碍、日常生活活动障碍、言语障碍；继发性癫痫。

诊断依据：

（1）患者为年轻男性，右侧肢体无力伴失语1月，发病前有明确上呼吸道感染病史。

（2）病程中有癫痫发作。

（3）查体：意识清楚，查体配合，可自行坐起，缓慢行走，可发出简单音节，表达和复述困难，感知、理解、学习、记忆、计算能力正常,右侧肢体肌力 4 级,左侧肢体肌力及肌张力正常,面部及肢体感觉正常,脑神经检查(一),颈强直(±),病理征未引出。Barthel 指数 95 分,轻度功能缺陷。

(4) 头颅 MRI 示:左侧大脑半球及左侧岛叶多发病变,符合病毒性脑炎改变。脑电图示:左侧大脑半球及左侧岛叶局灶性慢波及癫痫样放电。

3. 鉴别诊断

(1) 带状疱疹病毒性脑炎:带状疱疹病毒和单纯疱疹病毒同属疱疹病毒科,带状疱疹病毒可以长期潜伏在脊神经后根以及脑和脊髓的感觉神经节,在机体免疫力低下时病毒被激活,沿感觉神经传到相应皮肤引起疱疹,另一方面沿神经上行进入中枢神经系统引起脑炎或脑膜炎。本病多见于中老年人,脑部症状多发生在疱疹后数天或数周,亦可在发病之前无任何疱疹病史。

(2) 急性播散性脑脊髓炎:多在感染或疫苗接种后急性发病,表现为脑实质、脑干、脑膜、小脑和脊髓等部位受损的症状和体征,影像学显示皮质下白质多发病变,病毒学和相关抗体检查阴性,而单纯疱疹病毒性脑炎为脑实质病变,灰质受累重,精神症状突出,智能障碍较明显,少数患者可有口唇疱疹史,一般不会出现脊髓损害的体征。

4. 康复目标和计划

(1) 近期目标:稳定病情,控制癫痫,促进神经功能的修复,促进患肢肌力的恢复,改善言语功能障碍。

(2) 远期目标:通过相关康复治疗最大限度地恢复右侧肢体的活动能力,能够与常人正常对答交流。提高生活自理能力,回归家庭,回归社会。

四、处理方案及依据

1. 促进神经修复、控制癫痫

单纯疱疹病毒侵袭脑实质,对脑细胞造成损害,故予以奥拉西坦营养脑细胞;醋酸泼尼松抗炎,减轻脑水肿;奥美拉唑肠溶片保护胃黏膜;患者住院期间有癫痫发作病史,予以丙戊酸钠缓释片抗癫痫。

2. 综合康复治疗

患者男性,年龄较轻,早期进行康复治疗对于患者的预后起非常重要的作用。予以空气压力波治疗预防肢体水肿及静脉血栓形成;关节松动训练提高肢体关节活动度;运动疗法提高肢体肌力;针灸及红外线促进肢体血液循环,促进神经传导;言语功能训练,恢复患者的言语功能。

五、要点与讨论

1. 单纯疱疹病毒性脑炎病理生理及临床表现

单纯疱疹病毒(herpes simplex virus,HSV)侵犯中枢神经系统引起相应的炎性改变,临床称为单纯疱疹病毒性脑炎(herpes simplex virus encephalitis,HSE),又称为急性坏死性脑炎,是中枢神经系统最常见的病毒感染性疾病。本病呈全球分布,一年四季均可发病,无明显性别差异,任何年龄均可发病。在中枢神经系统中,HSV 最常累及大脑颞叶、额叶及边缘系统,引起脑组织出血性坏死和(或)变态反应性脑损害。未经治疗的 HSE 病死率高达 70% 以上。病理改变主要是脑组织水肿、软化、出血、坏死,双侧大脑半球均可弥漫性受累,常呈不对称分布,以颞叶内侧、边缘系统和额叶眶面最为明显,亦可累及枕叶。脑实质中出血性坏死是一重要病理特征。镜下血管周围有大量淋巴细胞浸润形成袖套状,小胶质细胞增生,神经细胞弥漫性变性坏死。神经细胞和胶质细胞核内可见嗜酸性包涵体,包涵体内含有疱疹病毒的颗粒和抗原,是其最有特征性的病理改变。临床常见症状包括头痛、呕吐、轻微的意识和人格改变、记忆丧失、轻偏瘫、偏盲、失语、共济失调、多动(震颤、舞蹈样动作、肌阵挛)、脑膜刺激征等。约1/3的患者出现全身性或部分性癫痫发作。部分患者可因精神行为异常为首发或唯一症状而就诊于精神科,表现为注意力涣散、反应迟钝、言语减少、情感淡漠、表情呆滞、呆坐或卧床、行动懒散,甚至不能自理生活;或表现木僵、缄默;或有动作增多、行为奇特及冲动行为等。病情常在数日内快速进展,多数患者有意识障碍,表现意识模糊或谵妄,随病情加重可出现嗜睡、昏睡、昏迷或去皮质状态,部分患者在疾病早期迅即出现昏迷。重症患者可因广泛脑实质坏死和脑水肿引起颅内压增高,甚至脑疝形成而死亡。

2. 言语障碍的评定

言语障碍是指个体利用语言如口语、书面语及手势语等进行交流活动过程中出现的言语功能障碍。言语障碍包括失语症、构音障碍、儿童语言发育迟缓、发音障碍和口吃等,其中以失语症和构音障碍最常见,也最复杂。关于失语症的评定有以下几方面。失语症是指大脑言语功能区、补充区及其联系纤维的局部损伤,导致出现口语和(或)书面语的理解、表达过程的信号处理受损的一类言语障碍。临床表现为获得性言语功能减退甚至丧失。失语症评定的目的是通过系统、全面的语言评定来发现患者是否具有失语症,评定其程度,同时鉴别不同类别的失语症,评定患者残存的交流能力并制订治疗计划。听理解和口语表达是语言最重要的两方面,应视为评定的重点,各类失语症的测定主要针对听、说、读、写4个方面做出评定,包括表达、理解、复述、命名、阅读及书写6项基本内容,简述如下:①表达:包括简单答话及自发言语的表述,判断言语流畅性,有无发音、找词困难及语法障碍,有无错语、新语、杂乱语及刻板语等;②命名:令患者称呼实物、图片、颜色及身体各部分的名称;③听理解:包括听辨认、是非判断及执行口头吩咐;④复述:令患者重复检查者所述内容,包括数字序列、字词、短句和长句,注意有无错语及错语的性质,并观察患者的记忆广度;⑤阅读:包括朗读和阅读理解;⑥书写:包括自动性书写、抄写、听写、看图写字及书写短文;⑦其他:询问10种动作(如写字、持筷、刷牙等)时患者的利手,确定为右利、左利或双利等。常用的失语症的评定方法有:波士顿诊断性失语症检查、西方失语症成套测验、汉语标准失语症测查、Token测验等。

六、思考题

1. 通过本案例分析对单纯疱疹病毒性脑炎患者有哪些康复治疗方法?
2. 单纯疱疹病毒性脑炎的临床表现有哪些?
3. 通过本案例分析对言语障碍的评定。

七、推荐阅读文献

1. 吴江,贾建平,崔丽英. 神经病学[M]. 2版. 北京:人民卫生出版社,2010:194-197,498.
2. 黄晓琳,燕铁斌. 康复医学[M]. 5版. 北京:人民卫生出版社,2013:129.
3. 金征宇,冯敢生,冯晓源. 医学影像学[M]. 2版. 北京:人民卫生出版社,2010:67.

(吴 毅 张 婷)

帕金森病

一、病例资料

1. 现病史

患者,男性,40 岁,车床工人,因"行动迟缓伴双上肢不自主抖动 6 年余"入院。患者 6 年前逐渐出现右上肢不自主抖动,抖动于静止时严重,随意运动时可减轻,睡眠时消失。症状逐渐加重,持物不稳,动作减缓,写字困难。5 年前出现双下肢笨拙,行走拖步。美多芭治疗有效。1 年前出现左上肢不灵活,伴不自主抖动,自觉僵硬,一天内症状波动明显。为进一步诊治,门诊拟"帕金森病"收治入院。发病以来,患者精神可,饮食可,自觉有味觉和嗅觉减退,睡眠可,二便无特殊,体重无明显变化,情绪明显低落,有焦虑感,无法维持正常的工作和社会交往。

2. 既往史

既往一般情况可,否认高血压、糖尿病史,否认传染病病史,否认重大手术史,否认输血史,否认药物过敏史,预防接种史不详。否认除草剂、杀虫剂等有毒物质接触史。有吸烟史 20 年,10 支/日,少量饮酒,黄酒 2 两/日,否认家族遗传病史。

3. 体格检查(含康复评定)

(1) 查体:T 37.1℃,P 118 次/min,R 20 次/min,BP 120 mmHg/78 mmHg。神清,营养中等,发育正常,步入病房,主动体位,查体配合,面部皮脂分泌较多,心脏检查、肺部检查、腹部检查无异常。

(2) 专科体检及康复评定:神清,自发言语流利,口齿清晰,回答切题,定时定向力可,反应可,近时记忆力可,计算能力可,理解力可。两侧瞳孔等大等圆,对光反应灵敏,眼球各向活动可,双侧额纹对称,鼻唇沟对称,伸舌居中。咽反射(+),软腭上抬可。颈软,四肢肌力 5 级,四肢屈肌和伸肌肌张力均增高,右手指可见"搓丸样"动作。四肢腱反射(+),双侧 Babinnski 征(-)。深浅感觉无明显减退,双手快复动作完成差,闭目难立征(-),后拉试验(+)。步行缓慢。Barthel 指数 90 分,轻度功能缺陷。简易智能状态检查量表(Mini-Mental Status Examination,MMSE)30 分。统一帕金森评定量表(Unified Parkinson's Disease Rating Scale,UPDRS)"关"期 61 分,"开"期 20 分。39 项帕金森病生活质量量表(Parkinson's Disease Questionaire — 39 item version,PDQ39)97 分。Beck 抑郁自评量表(Beck Depresson Rating Scale)15 分(轻度抑郁)。

4. 实验室和影像学检查

(1) 实验室检查:血生化、风湿免疫指标、甲状腺功能:未见异常。血清铜、铜蓝蛋白:未见异常。眼科检查:未见 K-F 环。脑脊液:生化、常规未见明显异常。基因筛查:PARKIN 基因、DYT5 基因等检测未见明显异常。

（2）影像学检查：①头颅磁共振成像（Magnetic Resonance Imaging，MRI）：未见明显异常，如图24-1所示。②正电子发射断层扫描（Positron Emission Computed Tomography，PET）：^{11}C-CFT多巴胺转运体（Dopamine Transporter，DAT）-PET显像：双侧壳核及尾状核DAT分布减少，以左侧为甚，如图24-2（a）所示。^{18}F-氟脱氧葡萄糖（Fluorodeoxyglucose，FDG）-帕金森病相关脑代谢网络模式（Parkinson's Disease-related Pattern，PDRP）-PET显像：双侧壳核代谢升高，如图24-2（b）所示。

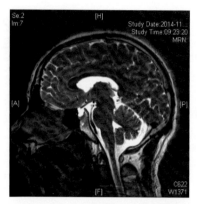
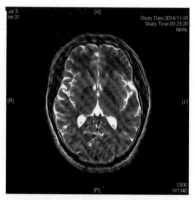

图24-1　头颅MRI：T2加权像未见明显异常

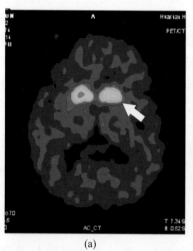
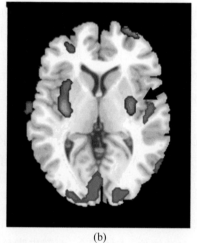

(a)　　　　　　　　　　　　　(b)

图24-2　PET显像

（a）^{11}C-CFT DAT-PET示双侧壳核及尾状核DAT分布减少，以左侧为甚；
（b）^{18}F-FDG PDRP-PET示双侧壳核代谢升高

二、诊治经过

1. 初步诊断

帕金森病，运动功能障碍，情绪障碍。

2. 诊治经过

（1）药物治疗：入院后完善相关检查，予以补充多巴胺：美多芭200 mg/50 mg＋维生素B₆，每次1片，每日三次及临睡前，口服；激动多巴胺受体：普拉克索，每次1片，每日三次，口服；抗胆碱能：金刚烷胺，每次1片，每日三次，口服。

（2）康复治疗：针对肌强直，肢体僵硬，行肌松弛训练；针对运动功能障碍，行肢体牵伸训练，保持关节活动度;针对步行困难,行步态和姿势训练。

（3）目前状况：患者入院 2 周,经药物调整后,症状波动较前好转。震颤不明显。手快复动作及步行仍慢。仍有抑郁、焦虑情绪,担心病情,对生活失去信心。

三、病例分析

1. 病史特点

（1）患者,男性,40 岁,行动迟缓伴双上肢不自主抖动 6 年余。

（2）主要以肌强直、僵硬、动作缓慢为表现,伴抑郁、焦虑情绪。

（3）否认外伤史、否认有毒物质接触史、否认家族遗传史。

（4）查体：颈软,四肢肌力 5 级,四肢屈肌和伸肌肌张力均增高,右手指可见"搓丸样"动作。四肢腱反射（＋）,双侧 Babinnski 征（－）。深浅感觉无明显减退,双手快复动作完成差,闭目难立征（－）,后拉试验（＋）。步行缓慢。Barthel 指数 90 分,轻度功能缺陷。MMSE 30 分。统一帕金森评定量表 UPDRS"关"期 61 分,"开"期 20 分。帕金森病生活质量量表 PDQ39 97 分。Beck 抑郁自评量表 15 分（轻度抑郁）。

（5）辅助检查：^{11}C－CFT DAT－PET：双侧壳核及尾状核多巴胺转运体（DAT）分布减少,以左侧为甚。^{18}F－FDG PDRP－PET：双侧壳核代谢升高。

2. 诊断及诊断依据

诊断：帕金森病,运动功能障碍,情绪障碍。

诊断依据：

（1）右上肢起病,逐渐进展,2 年内累及对侧,症状持续性不对称,左旋多巴治疗有效。

（2）存在行动迟缓、肌张力齿轮样升高、姿势不稳等表现,伴抑郁、焦虑情绪。

（3）查体：四肢肌力 5 级,四肢屈肌和伸肌肌张力均增高,右手指可见"搓丸样"动作。四肢腱反射（＋）,双侧 Babinnski 征（－）。深浅感觉无明显减退,双手快复动作完成差,闭目难立征（－）,后拉试验（＋）。步行缓慢。Barthel 指数 90 分,轻度功能缺陷。MMSE 30 分。统一帕金森评定量表 UPDRS"关"期 61 分,"开"期 20 分。帕金森病生活质量量表 PDQ39 97 分。BECK 抑郁自评量表 15 分（轻度抑郁）。

（4）^{11}C－CFT DAT－PET：双侧壳核及尾状核多巴胺转运体（DAT）分布减少,以左侧为甚。^{18}F－FDG PDRP－PET：双侧壳核代谢升高。

3. 鉴别诊断

帕金森病应与继发性帕金森综合征鉴别。和原发性帕金森病有相同的症状和体征,但存在明确中枢神经系统病因如血管性,药物性,感染性病变,病史和影像学检查有助于鉴别。帕金森叠加综合征如进行性核上性麻痹、多系统萎缩等常累及锥体外系,可有帕金森样症状和体征,但伴有其他系统症状和体征,可与之鉴别。

4. 康复目标和计划

（1）近期康复目标：保持关节活动度,维持良好的姿势和步态,改善情绪。康复治疗以松弛训练、关节活动度训练、姿势训练、步态训练为主,予以心理疏导,必要时可结合抗抑郁抗焦虑药物给予心理治疗。

（2）远期康复目标：延缓症状发展,改善情绪,延长独立生活能力。

四、处理方案与依据

（1）药物治疗减轻症状：补充多巴胺：美多芭 200 mg/50 mg＋维生素 B$_6$,每次 1 片,每日三次及临睡前,口服;激动多巴胺受体:普拉克索,每次 1 片,每日三次,口服,能较好改善"开关"现象;抗胆碱能:金刚烷胺,每次 1 片,每日三次,口服,改善震颤。

（2）综合康复治疗:以改善运动功能障碍为目标,训练包括:松弛训练改善肌强直、肌僵硬;主动或被动关节活动度训练维持正常的关节活动度,姿势训练活动伸肌加强平衡控制能力,步态训练为主。患者有轻度抑郁表现,予以心理疏导,必要时可结合抗抑郁、抗焦虑药物给予心理治疗。

（3）手术:如症状控制不佳,可考虑手术治疗,主要有丘脑腹外侧核或腹正中核立体定向破坏术和深部电刺激术。

五、要点与讨论

1. 帕金森病引起的功能障碍

帕金森病（Parkinson's disease，PD)是中老年人最常见的慢性疾病之一。PD 是一种慢性、进行性神经系统疾病,其不同阶段的表现影响着患者功能状态的各个方面。PD 的临床症状和体征可分为阳性现象和阴性现象。阳性现象包括震颤、强直、屈曲姿势;阴性现象包括运动迟缓、姿势反射消失、姿势不稳、冻结。PD 引起的功能障碍有:①运动障碍:步态异常,动作启动及执行困难,运动迟缓,震颤,强直。②感觉异常和疼痛。③自主功能紊乱:体位性低血压,便秘。④认知障碍:任务转换困难。⑤行为及情感障碍:抑郁、焦虑、精神症状如幻觉。⑥胃肠功能障碍:吞咽困难,便秘。⑦膀胱功能障碍。⑧性功能障碍。

继发性功能障碍包括:肌肉萎缩,骨质疏松,心肺功能下降,脊椎后凸,周围循环障碍,压疮等。

2. 帕金森病的康复评定

根据 PD 患者的临床表现,一般评定包括:①运动功能评定:肌张力（表现为屈肌和伸肌张力均增高,称铅管样强直,如伴震颤,又称齿轮样强直),关节活动范围,协调,平衡,步态分析。②感觉功能评定:疼痛,感觉异常。③认知功能评定。④语言功能评定,包括构音。⑤吞咽功能评定。⑥心理和知觉功能评定。⑦独立生活能力评定。⑧生活质量评定。⑨职业评定（针对需工作者)。

PD 专用评定量表有统一帕金森评定量表 UPDRS,包括 42 项,正常为 0 分,最重 147 分。UPDRS 评定内容包括精神活动、行为和情感障碍,日常生活能力,运动功能,治疗后并发症,疾病发展,"开"和"关"期活动状态,因此常用作评估患者疾病进展、药物反应和康复治疗疗效。其他专用量表有韦氏帕金森病评定法（Weber's Parkinson's disease evaluation form)可供选用。

3. 帕金森病的康复治疗

PD 早期阶段进行锻炼可以减缓病情进展。运动可以提高多巴胺水平,可能促进纹状体多巴胺神经元可塑性。在评估患者有无并发症,尤其是心血管方面后,可通过肌力、柔韧性练习以及适当的设备或必需的辅助器械进行早期干预,可以最大限度提高功能,尽力减缓功能丧失的速度。

PD 的特殊训练用以改善姿势,维持稳定。通过增强背部和颈部伸肌,臀部及腹部肌肉力量训练,强调躯干屈肌、腘绳肌和跟腱的牵伸能形成更好的姿势并维持肌肉长度的平衡。强调步态重塑和运动控制再学习能为保持姿势和步态提供好处。节律听觉刺激及视觉、触觉节奏刺激可以帮助患者有意识地迈开步子,有助于克服冻结和慌张步态。根据步态异常的情况,应用拐杖或助行器可以增加稳定性,鼓励患者以更自然流畅的步态行走。

六、思考题

1. 帕金森病的患者可有哪些功能障碍?
2. 帕金森病的康复治疗有哪些特点?

3. 通过本案例的分析对帕金森病如何改善冻结和慌张步态?

七、推荐阅读文献

1. 吕传真. 神经病学[M]. 2 版. 上海：上海科学技术出版社,2008：223 - 230.

2. （美）Walter R. Frontera 等,著. 励建安,毕胜,黄晓琳,译. DeLisa 物理医学与康复医学理论与实践[M]. 5 版. 北京：人民卫生出版社,2013：473 - 487.

3. 燕铁斌,梁维松,冉春风. 现代康复治疗学[M]. 2 版. 广州：广东科技出版社,2012：607 - 613.

（吴　毅　陈　婵）

案例 25

阿尔茨海默症

一、病例资料

1. 现病史

患者,女,84 岁,因"记忆力减退 1 年半"入院。患者家属发现患者一年半前开始出现记忆力减退,表现为不记得刚说的话、刚做的事,有时不记得回家的路,不记得见过的人,叫不出名字等,曾至外院就诊,头颅 MRI 提示"脑萎缩",外院诊断考虑"阿尔茨海默病",予药物治疗(具体不详),但患者口服后胃部不适,遂停。现为进一步康复治疗收住入院。患病以来患者精神好,胃纳可,睡眠不好,曾夜间使用助眠药物 10 余年,大小便正常,无体重明显下降。

2. 既往史

既往体健,否认慢性病病史,否认传染病病史,否认其他重大手术史,否认输血史,否认中毒史,否认药物或食物过敏史,预防接种史不详。无家族重大遗传性疾病史。

3. 体格检查(含康复评定)

T 36℃,P 63 次/min,R 20 次/min,BP 135 mmHg/75 mmHg,Ht 156 cm,Wt 48 kg。神志清楚,精神可,对答切题,定向力可,计算力欠佳,记忆下降,有反复告诉医生"我没有病,我只是睡眠不好"的表现,四肢活动自如,步行速度略慢,双侧腱反射(+),双侧病理反射未引出。简明精神状态检查法(Mini-Mental Status Examination,MMSE)9 分(教育程度小学),改良巴氏指数 100 分,日常生活活动能力基本自理。

4. 实验室检查和影像学检查

(1) 实验室检查:胆固醇略偏高;血常规、尿常规、粪常规+隐血、肝肾功能、电解质、血糖均未见明显异常。

(2) 影像学检查:胸片、心电图、腹部、泌尿系、双下肢血管 B 超均未见明显异常。头颅 MRI:大脑沟增宽增深,脑回变平变窄,脑室扩大,脑萎缩,如图 25-1 所示。

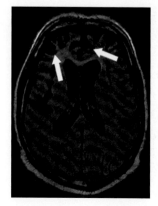 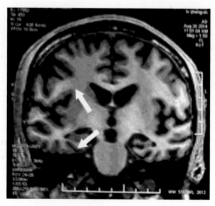

图 25-1 头颅 MRI 检查(脑萎缩)

二、诊治经过

1. 初步诊断

阿尔茨海默症,认知障碍。

2. 诊治经过

患者入院后予完善检查,监测血压,向家属做好健康宣教,防跌倒,防走失;予阿托伐他汀钙每晚一次,每次 20 mg 降脂治疗,予盐酸多奈哌齐片每晚一次,每次 5 mg 改善记忆,予奥拉西坦每天三次,每次 0.8 g 改善认知,予氟西汀每天一次,每次 10 mg 调节情绪;康复治疗:予认知训练改善认知功能,予低频电刺激(乳突部)改善睡眠。经过近 1 个月的治疗,患者出院时精神可,定向力、计算力、记忆力较前略有好转。MMSE 12 分。

三、病例分析

1. 病史特点

(1) 患者,女性,84 岁。

(2) 因"记忆力减退 1 年半"入院。

(3) 查体:神志清楚,精神可,对答切题,定向力可,计算力欠佳,记忆下降,有反复告诉医生"我没有病,我只是睡眠不好"的表现,四肢活动自如,步行速度略慢,双侧腱反射(+),双侧病理反射未引出。MMSE 9 分,改良巴氏指数 100 分,日常生活活动能力基本自理。

(4) 头颅 MRI:大脑沟增宽增深,脑回变平变窄,脑室扩大,脑萎缩。

2. 诊断及诊断依据

诊断:阿尔茨海默症,认知障碍。

诊断依据:

(1) 老年女性,慢性起病,记忆力下降,近事记忆障碍为主。

(2) 否认其他慢性疾病、中毒、感染等病史。

(3) 查体:神志清楚,精神可,对答切题,定向力可,计算力欠佳,记忆下降,有反复告诉医生"我没有病,我只是睡眠不好"的表现,四肢活动自如,步行速度略慢,双侧腱反射(+),双侧病理反射未引出。MMSE 9 分。

(4) 头颅 MRI 提示脑萎缩,未见明显梗死或出血病灶。

3. 鉴别诊断

(1) 血管性痴呆(vascular dementia, VD):是因脑血管疾病所致的认知障碍,多见于额叶、颞叶及边缘系统的血管源性损害,认知障碍多伴随脑血管事件发生,有局灶性神经功能缺损的定位体征,每次卒中后症状进一步恶化,CT 或 MRI 可见脑血管病变证据。

(2) Pick 病:女性多见,发病年龄 30~90 岁,多在 70 岁之前发病,有明显家族遗传倾向,起病缓慢,早期为性格改变及情感淡漠,主动性差,记忆障碍较轻,行为、判断和言语能力明显障碍。头颅 CT 显示脑室不对称扩大,局限性脑萎缩,主要累及额叶和(或)前颞叶。神经元胞浆内可存在噬银包涵体,称 Pick 小体,但无神经纤维缠结和老年斑。

(3) 路易体痴呆(dementia with Lewy body, DLB):一组以波动性认知功能障碍、视幻觉和帕金森病综合征为临床特点,以路易体为病理特征的神经变性疾病。主要表现为进行性痴呆、锥体外系运动障碍及精神障碍等三组症状,精神症状以视幻觉为突出特点,内容生动完整;对神经安定剂及抗精神病药物非常敏感。

4. 康复目标和计划

(1) 近期康复目标:认知功能训练改善认知功能,脑循环改善脑供血,改善睡眠,结合心理治疗,以帮助患者睡眠情况、脑代谢情况的改善,维持患者与社会正常交往能力。

(2) 远期康复目标:延缓症状发展,增加患者生活自理能力,增加与家属或人群的交流沟通能力。

四、处理方案与依据

(1) 药物治疗:奥拉西坦改善认知,多奈哌齐改善记忆障碍,氟西汀调节情绪,辅以阿托伐他汀钙等对症治疗。

(2) 康复治疗:认知功能训练改善认知功能,低频电刺激(乳突部位)改善睡眠。心理指导帮助改善情绪障碍。

(3) 家属健康宣教:积极面对阿尔茨海默症患者,注意督促患者按时服药,防患者走失,与患者进行耐心而有效的沟通,维持患者交流能力及生活自理能力。

五、要点与讨论

1. 阿尔茨海默症的诊断

阿尔茨海默症(Alzheimer disease,AD)是老年人最常见的神经系统变性疾病,随着年龄的增长,发病风险增加,散发性 AD 可能与年龄、环境、携带突变基因相关,AD 患者常表现为记忆障碍、认知障碍、精神心理障碍等,多为隐匿性起病,早期常出现近时记忆力受损,当天发生的事不能记忆等,随后远时记忆力也受损,不记得家人、住址等,日常生活受到影响;患者会出现社交能力下降、口语量下降、找词困难、命名障碍、错语等;计算功能出现障碍,时间、空间定向能力障碍,失认、失用等表现;患者可能会出现抑郁、焦虑、主动性减少、注意力涣散、妄想、失眠等精神障碍,但一般无明显的神经系统定位症状,目前确诊有赖于神经心理学检查、头颅影像学检查等,如表 25 - 1 和表 25 - 2 所示。

表 25 - 1　AD 的 DMS - Ⅳ - R 诊断标准(1994 年)

A. 多重认知缺陷,表现为以下两个方面:
　(1) 记忆障碍(学习新信息的能力受损或不能回忆以前学到的信息)
　(2) 至少具有下列一项认知功能损害:
　　　a. 失语
　　　b. 失用
　　　c. 失认
　　　d. 执行功能障碍(如组织、计划、排序及概括能力损害)
B. 上述 A(1) 和 A(2) 的认知功能障碍明显干扰了正常的职业和社交活动,并与个人以往相比明显减退
C. 缓慢起病,认知功能持续下降
D. 认知功能障碍并非由以下原因引起:
　(1) 其他能导致记忆和认知功能障碍的中枢神经系统疾病(如:脑血管病、帕金森病、亨廷顿病、硬膜下血肿、正常颅压性脑积水、脑肿瘤等)
　(2) 已知能导致痴呆的全身性疾病(如:甲状腺功能减低、维生素 B_1、B_{12} 缺乏、叶酸缺乏、烟酸缺乏、高钙血症、神经梅毒和 HIV 感染)
　(3) 某些物质所致的痴呆
E. 这些认知障碍并非由于谵妄所致
F. 上述认知障碍不能用其他的精神及情感性疾病来解释(如抑郁症、精神分裂症等)
　根据发病年龄分型:
　早发型:发病年龄小于等于 65 岁
　晚发型:发病年龄大于 65 岁

表 25-2　AD 的 NINCDS-ADRDA 标准(2007 年)

可能 AD：A＋ B、C、D、E 中至少一个

A. 早期、显著的情景记忆障碍,包括以下特点:
- 逐渐出现的进行性的记忆功能下降,超过 6 个月
- 客观检查发现显著的情景记忆损害,主要为回忆障碍,在提示或再认试验中不能显著改善或恢复正常
- 情景记忆障碍可在起病或病程中单独出现,或与其他认知改变一起出现

B. 存在内颞叶萎缩
- MRI 定性或定量测量发现海马结构、内嗅皮层、杏仁核体积缩小(参考同年龄人群的常模)

C. 脑脊液生物标记异常
- $A\beta_{1-42}$ 降低、总 tau(t-tau)或磷酸化 tau(p-tau)增高,或三者同时存在

D. PET 的特殊表现;
- 双侧颞叶糖代谢减低
- 其他有效的配体,如 FDDNP 预见 AD 病理的改变

E. 直系亲属中有已证实的常染色体显性遗传突变导致的 AD

排除标准

病史:
- 突然起病
- 早期出现下列症状:步态不稳、癫痫、行为异常

临床特点:
- 局灶性神经系统症状体征:偏瘫、感觉缺失、视野损害
- 早期的锥体外系体征

其他疾病状态严重到足以解释记忆和相关症状:
- 非 AD 痴呆
- 严重的抑郁
- 脑血管病
- 中毒或代谢异常(要求特殊检查证实)
- MRI 的 FLAIR 或 T2 加权相内颞叶信号异常与感染或血管损害一致

确定标准
- 临床和组织病理(脑活检或尸检)证实为 AD,病理须满足 NIA-Reagan 标准
- 临床和遗传学(染色体 1、14、21 突变)证实为 AD

2. 阿尔茨海默症的康复评定及治疗

AD 患者的肢体运动功能一般无明显障碍,可能出现一定的心肺功能下降、肌力下降、平衡协调能力略下降等表现,以心肺功能评定、徒手肌力测定、平衡功能评定、步态分析等评定为主,认知障碍方面主要以简明精神状态检查法(MMSE),画钟试验(CDT)、认知能力筛查量表(CASI)、长谷川痴呆量表(HDS)来评定,日常生活能力量表(ADL)、社会活动功能量表(FAQ)、痴呆残疾评估表(DAD)评估患者生活自理能力,此外有行为和精神症状(BPSD)的评估:包括阿尔茨海默病行为病理评定量表(BEHAVE-AD)、神经精神症状问卷(NPI)和 Cohen-Mansfield 激越问卷(CMAI)等。

AD 患者的康复治疗与药物治疗并驾齐驱,AD 患者多为老年人,心肺功能、肌力、平衡协调功能、认知功能等各方面均存在障碍,康复治疗主要集中在认知功能训练、增加患者心肺功能、肌力训练、平衡功能训练等方面,此外,脑循环改善脑供血、改善睡眠等治疗亦有一定的帮助,辅以综合心理治疗帮助调节患者情绪,改善交流沟通能力,增加患者与社会接触,提高生活自理能力。

六、思考题

1. 阿尔茨海默症的常见临床表现有哪些?
2. 阿尔茨海默症的常用评定量表有哪些?
3. 阿尔茨海默症的康复治疗有哪些特点?

七、推荐阅读文献

1. 吕传真. 神经病学[M]. 2 版. 上海：上海科学技术出版社，2008：315-321.

2. 南登崑，黄晓琳，燕铁斌. 康复医学[M]. 4 版. 北京：人民卫生出版社，2012：84-90，144-149.

3. （美）Walter R. Frontera 等，著. 励建安，毕胜，黄晓琳，译. 物理医学与康复医学[M]. 5 版. 北京：人民卫生出版社，2013，1183-1215.

（吴　毅　陆沈吉）

案例 26

脑震荡

一、病例资料

1. 现病史

患者,男性,30 岁,因"外伤后头晕、头痛、恶心 1 天"入院。患者 1 天前不慎跌倒,当时头着地,左侧眉弓皮肤破损出血,出现头晕头痛,恶心呕吐,呕吐物为胃内容物,无意识丧失、无四肢乏力,被送至某三级医院,急诊头颅 CT 示:未见明显异常改变。门诊拟"脑震荡"收治入院。患者自发病以来,神志淡漠,精神可,大小便正常,胃纳差,夜间睡眠差,体重无明显减轻。

2. 既往史

患者既往体健,否认有糖尿病、高血压、心脏病等慢性疾病,否认有肝炎、结核等传染病史,除本次手术外伤史外,否认其他手术外伤史,否认药物食物过敏史,预防接种随当地。

3. 体格检查(含康复评定)

(1) 查体:T 37.1℃,P 118 次/min,R 20 次/min,BP 124 mmHg/78 mmHg。神志淡漠,自发睁眼,营养中等,发育正常,推入病房,主动体位,查体合作,呼吸平稳。头颅左侧额部红肿淤青,左侧眉弓可见一长约 2 cm 的伤口,已结痂,无渗出。双肺呼吸音粗,未闻及哮鸣音及湿啰音。心脏检查、腹部检查无异常。

(2) 康复评定:神志淡漠,对答基本切题。时间定向、空间定向正常,记忆力、计算力差;头颅左侧额部红肿淤青,左侧眉弓可见一长约 2 cm 的伤口,已结痂,无渗出。双侧鼻唇沟对称,口角不歪,余脑神经检查未见明显异常。四肢肌肉肌力、肌张力正常。各关节活动度正常。双侧腱反射正常,双侧巴氏征(一)。双手的轮替试验(一)、指鼻试验(一)。Barthel 指数:大便 10+小便 10+修饰 5+用厕 10+吃饭 10+转移 15+活动 15+穿衣 10+上楼 0+洗澡 0=85 分,轻度功能缺陷。简易精神状况检查(mini-mental state examination, MMSE)26 分。

4. 实验室和影像学检查

(1) 实验室检查:血、尿、粪常规,凝血功能,血糖,肝肾功能电解质,血脂未见明显异常。

(2) 影像学检查:头颅 CT 示未见明显异常,如图 26-1 所示。

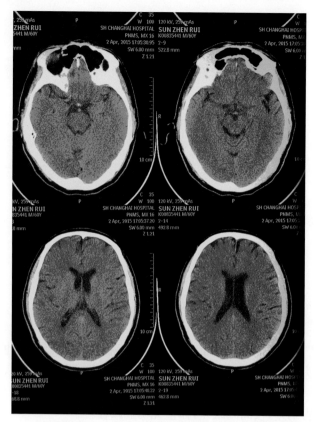

图 26 - 1　头颅 CT 平扫：未见明显异常

二、诊治经过

1. 初步诊断　脑震荡，认知障碍。

2. 诊治经过

(1) 一般治疗：入院后完善相关检查，监测生命体征，缓解头痛(散利痛)、改善睡眠(地西泮)、抑酸护胃(奥美拉唑)、营养脑细胞(胞磷胆碱钠片和腺苷钴胺)、改善认知(奥拉西坦)。

(2) 康复治疗：早期嘱静养休息，减少脑力劳动。后期针对认知障碍，进行认知障碍训练，改善记忆力。运动疗法加强核心肌力训练。

(3) 目前状况：维持 1 周的康复治疗后，患者头痛、头晕症状好转，记忆力、计算力逐渐恢复，生命体征平稳，查体配合，四肢肌力肌张力正常，病理征未引出。Barthel 指数 85 分。MMSE 26 分。

三、病例分析

1. 病史特点

(1) 患者，男性，30 岁，外伤后头晕头痛、恶心 1 天。

(2) 既往体健，无嗜酒不良嗜好。

(3) 查体：神志淡漠，对答基本切题。时间定向、空间定向正常，记忆力、计算力差；头颅左侧额部红肿淤青，左侧眉弓可见一长约 2 cm 的伤口，已结痂，无渗出。双侧鼻唇沟对称，口角不歪，余脑神经检查未见明显异常。四肢肌肉肌力、肌张力正常。各关节活动度正常。双侧腱反射正常，双侧巴氏征(—)。

双手的轮替试验(一)、指鼻试验(一)。Barthel 指数 85 分,轻度功能缺陷。MMSE 26 分。

(4) 辅助检查:头颅 CT 未见明显异常改变。

2. 诊断及诊断依据

诊断:脑震荡,认知障碍。

诊断依据:

(1) 患者有明确外伤病史。

(2) 伤后发生头痛、头晕、恶心、厌食、呕吐、注意力不集中等症状,血压,呼吸和脉搏基本正常。

(3) 查体:头颅左侧额部红肿淤青,左侧眉弓可见一长约 2 cm 的伤口,已结痂,无渗出。神经系统检查无阳性体征。Barthel 指数 85 分。MMSE 26 分。

(4) 头颅 CT 未见明显异常改变。

3. 鉴别诊断

(1) 脑梗死:多为中老年高血压及动脉硬化患者,静息状态下或睡眠中起病,表现为头晕,一侧口角歪斜,言语不利,肢体麻木、无力,呈渐进性加重,查体可呈中枢性面瘫,偏瘫,偏侧感觉障碍,病理征阳性,影像学证实"脑实质缺血性病灶",故可鉴别。

(2) 脑出血:本病好发于中老年有高血压的患者,发病急,活动中起病,进展快,多有头痛、呕吐等颅内压升高症状,常有意识障碍,头颅 CT 可见脑实质内有高密度病灶,可鉴别。

4. 康复目标和计划

(1) 基础治疗,稳定病情,嘱静养休息,减少脑力劳动;加强护理,防止跌伤。

(2) 针对认知障碍,进行认知障碍训练,改善记忆力及计算力;运动疗法加强核心肌力训练。

(3) 提高生活质量,回归家庭,回归社会。

四、处理方案及依据

(1) 促进神经修复、改善认知:患者神志淡漠,有明确脑外伤史,予以胞磷胆碱钠片、腺苷钴胺、奥拉西坦或多奈哌齐等药物,改善大脑的代谢,促进神经的修复。

(2) 对症治疗:患者头痛,予散利痛缓解疼痛。患者睡眠不佳,予地西泮改善睡眠。患者偶有恶心,予对症处理。

(3) 综合康复治疗:早期嘱静养休息,针对认知障碍,进行认知障碍训练,改善记忆力。运动疗法加强核心肌力训练。

(4) 加强护理:患者有头晕,应积极预防跌倒。

五、要点与讨论

1. 脑震荡常见临床表现及分析

脑震荡是指头部遭受外力打击后,即刻发生短暂的脑功能障碍。病理改变无明显变化。临床表现为短暂性昏迷、近事遗忘以及头痛、恶心和呕吐等症状,神经系统检查无阳性体征发现。它是最轻的一种脑损伤,经治疗后大多可以治愈。其可以单独发生,也可以与其他颅脑损伤如颅内血肿合并存在,因此,应密切观察病情,特别要注意脉搏、呼吸及神志的变化。必要时应作进一步检查,如腰椎穿刺、头颅 CT 等,以便及时作出诊断和相应治疗。

2. 颅脑损伤的康复评定

(1) 颅脑损伤严重程度评定:脑损伤的程度主要通过意识障碍程度来反映,昏迷的深度和持续时间是判断损害严重程度的指标。国际上普遍采用格拉斯哥昏迷量表(Glasgow coma scale score，GCS)来判断意识状况。检查患者的睁眼反应、言语反应和运动反应3项指标，确定这3项反应的计分后，再累积得分，作为判断伤情轻重的依据。GCS能简单、客观、定量评定昏迷及其程度，而且对预后也有估计意义。

(2)认知功能、行为障碍、言语障碍、运动障碍、日常生活活动能力评定。

3. 脑震荡的治疗原则

(1)脑震荡患者伤后应短期留院观察2～3天，定时观察意识、瞳孔和生命体征的变化，以便及时发现可能并发的颅内血肿。

(2)适当卧床休息，减少脑力和体力劳动。

(3)对症支持治疗。

(4)精神鼓励，消除顾虑。

4. 脑震荡的康复治疗

(1)对症处理：由于脑损伤较轻，治疗上主要是对症处置，例如头痛者给予镇痛剂，呕吐明显而不能进食者给予输液，而且伤后早期宜静养休息，少思考问题和阅读报刊，并注意减少对患者的不良刺激。经治疗数日或数周后，本病大多能治愈。

(2)留院观察和治疗：本病可与颅内血肿合并存在，伤后最好留院观察和治疗一段时间(5天左右)，一旦发现颅内血肿即能及时诊断和治疗。对于回家的患者，亲人亲友应在1～2天内密切观察患者的意识状态，注意头痛、呕吐和躁动不安等症状，如病情恶化应立即到医院进行CT检查，从而明确诊断。

(3)综合康复训练：头部外伤脑组织受损，即刻发生一时性的神志恍惚或意识丧失，时间持续数秒至20～30 min不等，清醒后恢复正常，部分患者恢复后有健忘、逆行性健忘、科尔撒科夫综合征、神经衰弱状态、性格变化等症状。应及早进行认知、知觉、行为障碍的治疗。包括记忆、注意、思维训练，功能、转换训练法等。脑震荡患者大多可回到社区及家庭，但部分患者仍遗留不同程度的功能障碍，应强化患者自我照料生活能力训练及职业训练，加强患者在各种环境中的独立和适应能力，回归社会。

六、思考题

1. 脑震荡有哪些临床表现？
2. 脑震荡的治疗原则是什么？
3. 通过本案例的分析对脑震荡的患者有哪些康复评定方法及治疗方法？

七、推荐阅读文献

1. 南登崑. 康复医学[M]. 4版. 北京：人民卫生出版社，2012：168-175.

2. 吴江，贾建平，崔丽英. 神经病学[M]. 2版. 北京：人民卫生出版社，2013：438-443.

3. Walter R. Frontera, Alan M. Jette, et al. 著，励建安、毕胜、黄晓琳主译. DeLisa物理医学与康复医学理论与实践[M]. 5版. 北京：人民卫生出版社，2013：435-472.

(吴　毅　周媚媚)

一、病例资料

1. 现病史

患者,女性,20 岁,因"头部外伤术后伴意识不清 2 月余"入院。3 月前患者乘坐助动车过程中不慎被汽车撞倒,头部着地,全身多处受伤,数分钟后昏迷,立即被送至当地医院,到医院时即有双侧瞳孔散大固定,四肢刺激伸直,肌张力增高,当时考虑为脑外伤伴有脑疝,予急诊行"开颅血肿清除术+去骨瓣减压术+经皮气管切开术"。术后转至重症监护病房,予头孢西丁、氨曲南抗感染,奥美拉唑保护胃黏膜、德巴金预防癫痫、纳洛酮促醒、甘露醇脱水降颅压等对症支持治疗。病程中曾出现四肢抽搐,诊断为癫痫发作,曾先后口服德巴金、左乙拉西坦控制癫痫,近期无抽搐发作。现仍有意识不清,四肢运动障碍,言语、吞咽障碍,大小便障碍。无发热,有黄痰自套管处涌出。为进一步康复训练来我院。患者发病以来意识不清,有睡眠-觉醒周期,留置胃管,鼻饲饮食,大便失禁,留置尿管,体重较前减轻 3 kg。

2. 既往史

既往体健,否认有糖尿病、高血压、心脏病等慢性疾病,否认有肝炎、结核等传染病史,除本次手术外伤史外,否认其他手术外伤史,否认药物食物过敏史,预防接种随当地。

3. 体格检查(含康复评定)

(1) 查体:T 37.1℃,P 78 次/min,R 22 次/min,BP 125 mmHg/90 mmHg。意识不清,营养中等,发育正常,平车推入病房,被动体位,查体不合作,气管切开,呼吸稍促。右颞顶部部分颅骨缺如,低张力,可见陈旧性手术瘢痕,双侧眼结膜无出血、充血、水肿,双侧巩膜无黄染,左侧瞳孔直径 5 mm,右侧瞳孔直径 6 mm,双侧对光反射迟钝。双肺呼吸粗,未闻及明显干湿性啰音。心脏检查、腹部检查无异常。

(2) 康复评定:意识不清,查体不能合作,有睡眠-觉醒周期,呼之能睁眼,有视物追踪,不能发音,不能言语,疼痛刺激可定位,格拉斯哥昏迷量表(Glasgow coma scale, GCS)评分 3+1+5=9 分。左侧瞳孔直径 5 mm,右侧瞳孔直径 6 mm,双侧对光反射迟钝,可缩小至 3 mm。双侧鼻唇沟对称,口角无明显偏斜,不能伸舌,张口、鼓腮等检查不配合。肌力、感觉检查不配合,四肢肌张力增高,Ashworth 评分:左上肢屈肌张力 2 级,伸肌张力 1 级,右上肢屈肌张力 1 级,伸肌张力 1 级;双手屈指肌肌张力 1 级;双下肢伸肌张力 2 级。坐位平衡 0 级,站位平衡 0 级。双足跖屈内翻畸形,双侧腱反射(+++),双侧巴氏征(+),左侧 Hoffman 征(+),改良 Barthel 指数 0 分,极严重功能缺陷。

4. 实验室和影像学检查

(1) 实验室检查。血常规:WBC 11.4×10⁹/L, Hb 111 g/L, PLt 266×10⁹/L, LY 14.2%,中性细胞比率 78.9%。血脂:TG 2.26 mmol/L, TC 6.02 mmol/L。凝血功能:PT 10.2 s, APTT 25.6 s,

TT 20.3 s，FDP 4.151 g/L，D-二聚体 0.2 mg/L，国际化标准值 0.87。痰培养：铜绿假单胞菌＋黏质沙雷菌感染。其余检查未见明显异常。

（2）影像学检查。头颅 CT（术前）：硬膜下出血，蛛网膜下腔出血，头皮血肿，如图 27-1 所示。头颅 CT（术后）：右侧额顶叶脑出血，右侧枕叶、双侧额叶、左侧颞叶及丘脑梗死灶考虑；蛛网膜下腔出血，如图 27-2 所示。

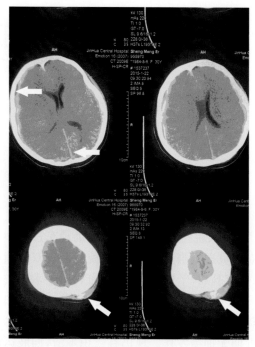

图 27-1　头颅 CT 平扫：硬膜下出血，蛛网膜下腔出血，头皮血肿

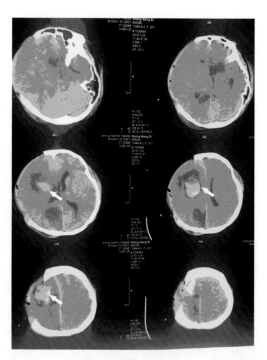

图 27-2　头颅 CT 平扫：颅脑术后，右侧额顶叶脑出血，蛛网膜下腔出血

二、诊治经过

1. 初步诊断

（1）脑外伤术后，微弱意识状态，气管造口状态，四肢运动感觉功能障碍，吞咽障碍，言语障碍，认知障碍，二便功能障碍。

（2）肺部感染。

（3）继发性癫痫。

2. 诊治经过

（1）一般治疗：入院后完善相关检查，监测生命体征，注意鼻饲管、导尿管及气管切口护理，低盐低脂饮食（粉碎后鼻饲），气垫床（患者长期卧床，防止压疮），定时翻身，体位排痰引流。

（2）药物治疗：美罗培南、阿米卡星控制感染；丙戊酸钠、左乙拉西坦片预防癫痫发作；巴氯芬降低肌张力；氨溴索化痰；胞磷胆碱钠片、腺苷钴胺营养神经。

（3）康复治疗：予以关节松动训练（大：双肩关节，左膝，右髋；小，双踝关节，双腕关节指）保持关节活动度、促进肢体功能恢复；四肢被动牵伸维持肌肉长度、降低肌张力；针灸促通经脉、促进意识恢复；正压序贯气压改善肢体循环、预防深静脉血栓、增加感觉输入；电子生物反馈提高神经肌肉兴奋性；双肺底微波改善双肺底血液循环，促进慢性炎症吸收。

三、病例分析

1. 病史特点

(1) 患者,女性,20 岁,头部外伤术后伴意识不清 2 月余。

(2) 既往体健,无嗜酒不良喜好。

(3) 查体:意识不清,查体不能合作,有睡眠-觉醒周期,呼之能睁眼,有视物追踪,不能发音,不能言语,疼痛刺激可定位,GCS 9 分。四肢肌张力增高。坐位平衡 0 级,站位平衡 0 级。双足跖屈内翻畸形,双侧腱反射(+++),双侧巴氏征(+),左侧 Hoffman 征(+),改良 Barthel 指数 0 分,极严重功能缺陷。

(4) 辅助检查:术前头颅 CT 示硬膜下出血,蛛网膜下腔出血,头皮血肿。术后头颅 CT:颅脑术后,右侧额顶叶脑出血,右侧枕叶、双侧额叶、左侧颞叶及丘脑梗死灶考虑;蛛网膜下腔出血。胸部 X线:两肺炎症。

2. 诊断及诊断依据

诊断:①脑外伤术后,微弱意识状态,气管造口状态,四肢运动感觉功能障碍,吞咽障碍,言语障碍,认知障碍,二便功能障碍。②肺部感染。③继发性癫痫。

诊断依据:

(1) 脑外伤术后:①患者有明确外伤史、昏迷病史。②查体:GCS 9 分。四肢肌张力增高。坐位平衡 0 级,站位平衡 0 级。双足跖屈内翻畸形,双侧腱反射(+++),双侧巴氏征(+),左侧 Hoffman 征(+),改良 Barthel 指数 0 分,极严重功能缺陷。③头颅 CT 示:颅脑术后,右侧额顶叶脑出血,蛛网膜下腔出血。

(2) 肺部感染:①患者脑外伤后行行气管切开,现有黄痰自气管套管涌出。②查体:双肺呼吸粗。③痰培养:铜绿假单胞菌+黏质沙雷菌感染。胸部 X 线:两肺炎症。

(3) 继发性癫痫:①患者脑部手术后有癫痫发作。②现用丙戊酸钠+左乙拉西坦控制癫痫,诊断明确。

3. 鉴别诊断

(1) 脑梗死:多以肢体乏力为首发症状,症状是逐渐加重,也可出现头痛,意识障碍,但该患者影像学检查未见新鲜梗死灶,故目前不考虑该诊断。

(2) 脑肿瘤:起病隐袭,进展极其缓慢,逐渐出现颅内高压的表现,诸如头痛、呕吐、视力障碍等。眼底检查可见视神经乳头水肿。体检或可发现轻度面瘫、偏瘫、单肢瘫、感觉障碍甚至脑膜刺激征等。影像学检查可明确诊断。

4. 康复目标和计划

(1) 近期目标:稳定病情,防治感染,促进脑组织修复,控制癫痫发作,促进患者的觉醒,保持患者四肢关节活动度,避免关节挛缩,避免长期卧床并发症,早日封管。

(2) 远期目标:促进患者意识恢复,通过相关康复治疗最大限度地恢复患者肢体的活动能力,改善言语、吞咽、认知能力,提高日常生活能力。

四、处理方案及依据

(1) 药物治疗:患者有大面积脑损害,意识不清,予以胞磷胆碱钠片、腺苷钴胺等药物,改善大脑的代谢,促进神经的修复与大脑觉醒。患者脑部手术后有癫痫发作,予以丙戊酸钠、左乙拉西坦控制癫痫;四肢肌张力较高,巴氯芬降低肌张力。肺部感染,予美罗培南、阿米卡星控制感染;氨溴索化痰。

(2) 综合康复治疗:患者长期卧床会引起一系列并发症,予以关节松动训练(大关节被动训练,双肩关节,左膝,右髋;小关节被动训练,双踝关节,双腕关节指)保持关节活动度、促进肢体功能恢复,四肢被动牵伸维持肌肉长度、降低肌张力,针灸促通经脉、促进意识恢复,正压序贯气压改善肢体循环、预防深静脉血栓、增加感觉输入,电子生物反馈提高神经肌肉兴奋性,双肺底微波改善双肺底血液循环,促进慢性炎症吸收。

（3）加强护理：患者有气管切开,易因痰液排除不畅,堵塞气管,要注意监测患者血氧饱和度,注意吸痰,气管切口护理,防止感染。加强胃管及导尿管护理。患者长期卧床,且肢体肌张力高,无法床上自主翻身,应积极防止褥疮,要定时翻身、变换体位,注意良姿位摆放避免痉挛加重。

五、要点与讨论

1. 脑外伤的康复评定

脑外伤常引起不同程度的永久性功能障碍。不同区域的脑损害可引起不同的症状,局灶性症状包括运动、感觉、言语、视觉、听觉异常等症状。而弥散性脑损害常影响记忆、睡眠或导致意识模糊和昏迷。

脑损害的程度主要通过意识障碍的程度反映,昏迷的深度和持续时间是判断损害严重程度的指标。国际上普遍采用格拉斯哥昏迷量表（GCS）来判断意识状况。检查患者的睁眼反应、言语反应和运动反应3项指标,确定这3项反应的计分后,累积得分,作为判断伤情轻重的依据。GCS能简单、客观、定量评定昏迷及其程度,而且对预后也有估计意义。

2. 脑外伤的康复治疗

脑外伤的康复治疗可以分为3个阶段：早期、恢复期和后遗症期康复治疗。早期指的是病情稳定后以急诊收治医院为主的康复治疗,患者处于恢复早期阶段;恢复期指的是经早期康复处理以后,一般1~2年以内的治疗,主要在康复医院,或综合医院康复科门诊或住院以及社区与家庭完成;后遗症期是指病程在2年以上、各器官功能障碍恢复到一定水平,以社区及家庭重新融入性训练为主的治疗。

（1）早期康复治疗：稳定病情,提高觉醒能力,促进健忘症康复,预防并发症,促进功能恢复。严重颅脑损伤的恢复,首先从自发睁眼→觉醒周期性变化→逐渐能听从命令→开始说话。可以应用各种神经肌肉促进和感觉刺激方法加速其恢复的进程。应对昏迷的患者安排适宜的环境,有计划地让患者接受自然环境发出的刺激,让家庭成员参与并对其教育和指导,定期对患者语言交流。通过患者的面部表情、脉搏、呼吸、睁眼等变化观察患者对各种刺激的反应。

（2）恢复期康复治疗：减少患者的定向障碍和言语错乱,提高记忆、注意、思维、组织和学习能力;最大限度地恢复感觉、运动、认知、语言功能、吞咽功能和生活自理能力,提高生活质量。

（3）后遗症期康复治疗：使患者学会应付功能不全状况,学会用新的方法代偿功能不全,增强患者在各种环境中的独立和适应能力,回归社会。

六、思考题

1. 通过本案例的分析对脑外伤的患者有哪些康复治疗方法?
2. 脑外伤的患者长期卧床有哪些并发症及相应康复治疗?
3. 通过本案例的分析如何促进脑外伤患者意识恢复?

七、推荐阅读文献

1. 南登崑.康复医学[M].4版.北京：人民卫生出版社,2012：168-175.

2. 吴江,贾建平,崔丽英.神经病学[M].2版.北京：人民卫生出版社,2013：438-443.

3. Tanev KS1, Pentel KZ, Kredlow MA, et al. PTSD and TBI co-morbidity：scope, clinical presentation and treatment options [J]. Brain Inj, 2014,28(3)：261-270.

（吴　毅　周媚媚）

案例 28

颅脑外伤术后

一、病例资料

1. 现病史

患者,男,41岁,因"车祸后左侧肢体活动困难伴记忆力丧失4月余"入院。患者4个多月前夜间独自驾车时与三轮车正面相撞后当即头部出血不止,呼之不应,伴剧烈呕吐,二便失禁,无肢体抽搐。1 h后送至当地医院,次日凌晨在全麻下行"去骨瓣减压血肿清除术",术后患者持续昏迷,在ICU内行脱水降颅压、预防性抗感染、促神经恢复等对症治疗。1周后患者可自主睁眼,左侧肢体无自主活动,不能言语,记忆丧失。患者在ICU内治疗42天后转入外地医院进行康复治疗。3个月后在全麻下行颅骨修补术,术后转入某市医院继续康复治疗。经治疗后患者一般情况好转,仍无自发言语、记忆力丧失、左侧肢体活动困难、不能独坐。为进一步康复治疗至我院,门诊拟"脑外伤术后"收治入院。现患者意识清,神志淡漠,大小便正常,夜眠可,体重无明显变化。

2. 既往史

既往体健,否认有高血压、糖尿病、冠心病等慢性疾病,否认有肝炎、结核等传染病,手术外伤史见现病史,术中有输血,否认其他手术外伤史,无药物过敏史。预防接种随当地。无嗜酒不良喜好,抽烟1包/日,烟龄20年。否认家族遗传病史,父母配偶及儿子均体健。

3. 体格检查(含康复评定)

(1) 查体：T 36.5℃,P 75次/min,R 18次/min,BP 110 mmHg/85 mmHg。患者自主睁眼,反应迟钝,无视物追踪,记忆力、定向力和计算力差,可发声,被动体位。头颅右侧额前可见一长约15 cm的陈旧性手术疤痕。眼结膜充血,未见明显水肿,双侧巩膜无黄染,右侧瞳孔直径4 mm,对光反射迟钝。左侧瞳孔直径2.5 mm,对光反射正常。无口角歪斜,无鼻唇沟变浅,伸舌不合作,双侧咽反射正常。

(2) 康复评定：右侧上肢可见刻板活动,右侧下肢可见自主活动。左侧屈肘肌力3级,左手可抓握,有强握表现,余肌群肌力1级。改良Ashworth痉挛评定：左上肢被动屈肘、伸肘肌张力：1级,余肌肉张力正常。左踝关节僵直,跖屈20°,余关节活动度在正常范围。左侧腱反射减弱,右侧腱反射正常。双侧掌颌反射(一),双侧Hoffmann(一),双侧踝阵挛(一),双侧巴氏征(＋)。改良Barthel指数0分,极严重功能障碍。格拉斯哥昏迷量表(Glasgow coma scale, GCS)12分。简易智力状况检查(mini-mental state examination, MMSE)0分。

4. 实验室和影像学检查

(1) 实验室检查：血、尿、粪常规、凝血功能、血糖、肝肾功能、电解质、血脂基本正常。

(2) 影像学检查：外院头颅CT示右侧额叶脑挫伤；右侧额骨骨折,如图28-1所示。

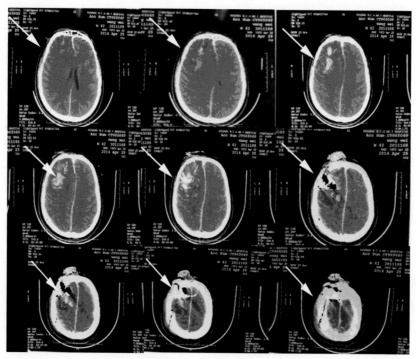

图 28-1　头颅 CT 平扫

二、诊治经过

1. 初步诊断

（1）颅脑外伤术后，认知障碍，言语障碍，左侧肢体运动障碍，日常生活活动障碍。

（2）颅骨修补术术后。

2. 诊治经过

（1）一般治疗：入院后完善相关检查，给予奥拉西坦改善认知功能，开浦兰预防癫痫，恩经复促进神经修复，多巴胺、安理申增加脑内递质，甲钴胺片营养神经，醒脑静促醒，丹参多酚改善脑部微循环，高压氧改善脑组织供氧，来士普改善情绪。

（2）康复治疗：偏瘫肢体综合训练改善患者左侧肢体活动能力；作业治疗改善日常生活自理能力，认知功能训练改善记忆、计算力、注意力；言语、构音训练促进语言功能恢复；低频脑循环改善脑部供血；针灸促进神经功能恢复；气压治疗预防 DVT；站立床改善站立功能；电子生物反馈预防肌肉萎缩。

（3）目前状况：经过 4 个月的积极康复治疗后，患者可以简单交流，对答基本切题。可以独坐，能够在辅助下自主进食，一人辅助下可以进行转移、如厕，可以在家人监护下靠墙站立 40 min。下一阶段康复目标：能够进行更为复杂的日常生活交流，提高生活自理能力。

三、病例分析

1. 病史特点

（1）男性，41 岁，车祸后左侧肢体活动困难伴记忆力丧失 4 月余。

（2）既往体健，无嗜酒不良喜好，抽烟 1 包/日，烟龄 20 年。

（3）体格检查重要阳性体征：患者自主睁眼，反应迟钝，无视物追踪，记忆力、定向力和计算力差，可发声,被动体位。眼结膜充血,右侧瞳孔直径 4 mm,对光反射迟钝。左侧瞳孔直径 2.5 mm,对光反射正常。左侧屈肘肌力 3 级,左手可抓握,有强握表现,余肌群肌力 1 级。改良 Ashworth 评定:左上肢被动屈肘、伸肘肌张力:1 级,余肌肉张力正常。左踝关节僵直,跖屈 20 度,余关节活动度在正常范围。左侧腱反射减弱,双侧巴氏征(+)。改良 Barthel 指数 0 分,极严重功能障碍。MMSE 0 分。GCS 12 分。

(4) 辅助检查:CT 示右侧额叶脑挫伤;右侧额骨骨折。

2. 诊断及诊断依据

诊断:

(1) 颅脑外伤术后,认知障碍,言语障碍,左侧肢体运动障碍,日常生活活动障碍。

(2) 颅骨修补术术后。

诊断依据:

(1) 颅脑外伤术后,认知障碍,言语障碍,左侧肢体运动障碍,日常生活活动障碍:①车祸外伤史明确,伤后次日凌晨行去骨瓣减压血肿清除术,手术史明确;②患者查体时可自主睁眼,无视物追踪,反应迟钝,可发声,记忆力、计算力和定向力差。MMSE 0 分。改良 Ashworth 痉挛评定:左上肢被动屈肘、伸肘肌张力 1 级,余肌肉张力正常。左侧屈肘肌力 3 级。左手可抓握,有强握表现。改良 Barthel 指数 0 分,极严重功能障碍;③外院头颅 CT 示:右侧额叶脑挫伤;右侧额骨骨折。

(2) 颅骨修补术后:外院手术史明确。

3. 鉴别诊断

(1) 脑出血:患者一般通常急性起病,常伴有恶心呕吐、头痛等颅内压增高症状,以及不同程度的意识障碍,血压增高明显,脑脊液呈血性,可有偏瘫、失语等临床表现,CT 可见高密度灶出血性改变。与本患者不符,可排除。

(2) 脑栓塞:多有心脏病史或其他引起动脉性栓塞的疾病,特别是年轻无高血压病史的患者,更应该考虑脑栓塞,头痛、呕吐、意识障碍少见,血压不高,脑脊液非血性。头颅 CT 可以鉴别。

(3) 脑梗死也可出现肢体功能障碍,意识障碍,但该患者影像学检查未见新鲜梗死灶,故目前不考虑该诊断。

4. 康复目标和计划

(1) 需稳定病情,促进脑组织修复,预防癫痫发作,提高患者的觉醒能力,辨认出环境中的人和物,能够达到短时间的注意力集中,提高康复治疗的配合度,预防并发症。

(2) 通过相关康复治疗最大限度地恢复患侧肢体的活动能力,教会患者使用健侧肢体或者辅助器具进行或辅助完成动作,提高语言表达交流能力、能够主动进行简单的日常生活活动,减少对照顾者的依赖、提高运动、认知、语言功能和生活自理能力。

(3) 提高生活质量,回归家庭,回归社会。

四、处理方案及依据

(1) 促进神经修复、改善认知:患者存在严重认知障碍,给予安理申(口服,每晚 5 mg)增加脑内递质、奥拉西坦(口服,每日 3 次,每次 0.8 g)改善认知功能,恩经复(注射用鼠神经生长因子)18 μg+生理盐水 2 ml(肌肉注射,每日 1 次)促进神经修复,甲钴胺片(口服,每日 3 次,每次 0.5 mg)营养神经,醒脑静 20 ml+生理盐水 250 ml(静脉注射,每日 1 次)促醒,丹参多酚 200 mg+5% 葡萄糖注射液 250 ml(静脉注射,每日 1 次)改善脑部微循环,高压氧(每日 1 次)改善脑组织供氧。

(2) 改善情绪、预防癫痫发作:患者神志淡漠,反应迟钝,予以草酸艾司西酞普兰片(口服,每日 10 mg)改善情绪。患者损伤部位为额颞叶,此处易引起癫痫发作,给予左乙拉西坦片(口服,每日 0.5 g)

预防癫痫。

（3）综合康复治疗：患者存在认知、言语障碍、左侧偏瘫、日常生活能力损害，因此给予低频脑循环改善脑部供血；针灸促进神经功能恢复；认知功能训练改善记忆、计算力和注意力；言语、构音训练促进语言功能恢复；偏瘫肢体综合训练改善患者左侧肢体活动能力；气压治疗预防下肢深静脉血栓；站立床改善站立功能；电子生物反馈预防肌肉萎缩；作业治疗改善日常生活自理能力。

五、要点与讨论

1. 颅脑外伤后常见的原发性损害

原发性损害是指颅脑外伤后直接及迅速发生的损害，常见有两种亚型：皮质损伤和弥漫性轴索损害。弥漫性轴索损害因机动车所致的加速度-减速度和旋转力造成。受力方向影响损伤的严重程度，即侧方冲击较前方或后方造成的损害更严重。有些损伤可能是微观的或者聚集成肉眼可见的局灶性损害，在中脑、桥脑、胼胝体及大脑半球白质更易发生。深部组织的弥漫性轴索损害会造成密度改变，常发生在灰质与白质交界处，或是轴索弯曲或改变方向的位置。弥漫性轴索损害主要引起最初的意识丧失，引起的功能缺损倾向于逐渐恢复，恢复速度与昏迷时间成反比。

皮质损伤即脑挫伤是原发性损害的另一种形式。这些皮质挫伤发生在脑回顶部并因受伤的严重程度延伸至不同深度。由于颅骨的内部结构存在凹凸不平，因此损伤通常是双侧性且有可能是不对称的。脑挫伤可造成局灶性的认知和感觉运动缺损，并且也是癫痫的危险因素，但不是意识丧失的直接原因。皮质损伤相关的功能缺损恢复更取决于局灶性损伤的大小和位置。

2. 颅脑外伤常用的严重障碍程度评定量表

颅脑损伤严重障碍程度评定量表常用的有 3 个，用于脑外伤后意识障碍的检查和损伤严重程度的判断。其中 GCS 是最常用的一种，主要用于评价患者的觉醒程度。第二种是根据伤后患者的昏迷时间进行判断，昏迷时间少于 30 min 者为轻型，昏迷时间在 30 min 到 6 h 者为中型，多于 6 h 者为重型。第三种是根据患者伤后逆行性遗忘（posttraumatic amnesia，PTA）持续的时间长短进行判断。逆行性遗忘持续时间的长短与脑外伤的严重程度呈正比关系。

3. 认知障碍和情绪行为是颅脑外伤后常见的功能障碍

认知障碍和情绪行为障碍是颅脑外伤后的最难治疗的，常表现为记忆力丧失或减退、注意力不集中、计划性、抽象推理和解决问题能力差、启动不足、烦躁、抑郁、激越、攻击和失控行为等行为紊乱及其他行为控制问题等，这可能与灰质（如额极和颞极）和白质（如中脑和胼胝体）部位损伤有关。认知障碍评定在初期可以使用 MMSE 进行初测和筛选。后期可根据临床需要选择有关的测试，如韦氏记忆量表（wechsler memory scale，WMS），Rivermead 行为记忆测验法（the rivermead behavioral memary test，RBMT）和 Loeweistein 作业治疗认知评定（loeweistein occupational therapy cognitive assessment，LOTCA）。

六、思考题

1. 颅脑损伤严重程度的评定方法有哪些？
2. 颅脑外伤常见的功能障碍有哪些？
3. 颅脑外伤认知障碍常用的评定量表内容有哪些？

七、推荐阅读文献

1. Walter R. Frontera，Alan M. Jette，et al 著，励建安、毕胜、黄晓琳，译. DeLisa 物理医学与康复医学理论与实践［M］. 5 版. 北京：人民卫生出版社，2013：435 - 472.

2. 缪鸿石，南登崑，吴宗耀主编. 康复医学理论与实践［M］. 上海：上海科学技术出版社，2000：1367 - 1425.

3. Tanev KS1，Pentel KZ，Kredlow MA，et al. PTSD and TBI co-morbidity：scope，clinical presentation and treatment options ［J］. Brain Inj，2014，28(3)：261 - 270.

（吴　毅　张安静）

案例 29

脑外伤合并异位骨化

一、病例资料

1. 现病史

患者,男性,34岁,因"左侧肢体活动不利伴言语困难3月"入院。3月前,患者驾车时不慎侧翻,头颅着地,当即意识不清,出现左外耳道流血,送往当地医院就诊,急查头颅CT示:"脑挫裂伤,右颞硬膜下血肿,左颞硬膜外血肿,左侧颞骨骨折,颅内积气、蛛网膜下腔出血,鼻窦炎"。当日在全麻下行"右侧颞叶去骨瓣减压术",并给予呼吸机支持、抗炎、抑酸、营养神经、营养支持等治疗(具体用药不详)。患者生命体征逐渐平稳,意识逐渐恢复,但神志混乱,言语含糊,躁动不安。半月前于当地医院行颅骨修补术,手术顺利,术后患者神志有所好转。患者目前仍有左侧肢体活动不利,言语含糊,精神错乱,为求进一步诊治,门诊以"脑外伤术后"收治入院。患者发病以来意识有所恢复,睡眠尚可,饮食尚可,大小便失禁,体重较前减轻。

2. 既往史

既往体健,否认高血压、糖尿病、冠心病等慢性病史,否认乙肝等传染病,否认食物药物过敏史,预防接种史不详。父母兄弟子女均体健。患者伤后左膝关节及左髋关节曾有外力暴力牵拉史。

3. 体格检查(含康复评定)

(1) 查体:T 36.5℃,P 70次/min,R 20次/min,BP 120 mmHg/70 mmHg。躁动不安,查体不能合作,右侧颞顶部见长约25 cm弧形手术瘢痕,愈合可,未见明显渗出,无红肿。有睡眠、觉醒周期,自动睁眼,有简单发音,胡言乱语,有疼痛反应,格拉斯哥昏迷量表(Glasgow coma scale,GCS)睁眼4+语言3+运动5=12分。右侧眼睑皮肤肿胀,双侧瞳孔直径3 mm,双侧对光反射(+)。双侧鼻唇沟对称,口角无明显偏斜,伸舌、张口、鼓腮等检查不配合。

(2) 康复评定:肌力、感觉检查不配合,左上肢屈肌张力1级,左手屈指肌张力2级,左下肢屈肌张力3级。左膝肿胀,皮温升高,关节活动受限,屈膝90°,伸膝20°。腹股沟及大腿内侧肌肉触之偏硬,局部硬块。左髋关节活动受限,屈髋90°,外展20°,外旋0°。双侧腱反射(+++),左侧巴氏征(+),改良Barthel指数0分。坐位平衡0级,站位平衡0级。

4. 实验室和影像学检查

(1) 实验室检查:血常规、凝血功能、电解质、血脂正常范围。肾功能:Cr 35 μmol/L,BUN 2.34 mmol/L,UA 158 μmol/L。肝功能:ALP 151 IU/L。

(2) 影像学检查:①术前头颅CT示脑挫裂伤,右颞硬膜下血肿,左颞硬膜外血肿,左侧颞骨骨折,颅内积气,蛛网膜下腔出血,鼻窦炎,如图29-1所示。②术后头颅CT示右颞硬膜外血肿去骨瓣术后表现,脑挫裂伤,左筛窦及双蝶窦炎症,左侧颞骨骨折,如图 29 - 2 所示。③左膝关节片示左膝关节腘窝处异位骨化可能,如图 29 - 3 所示。④髋关节片示两侧髂前上棘及左侧股骨上段考虑异位骨化,左侧股骨头密度改变(考虑骨质疏松可能),如图 29 - 4 所示。

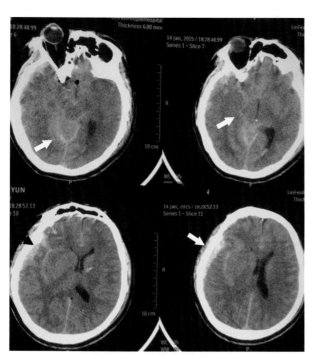

图 29 - 1 头颅 CT(术前):脑挫裂伤,右颞硬膜下血肿,蛛网膜下腔出血

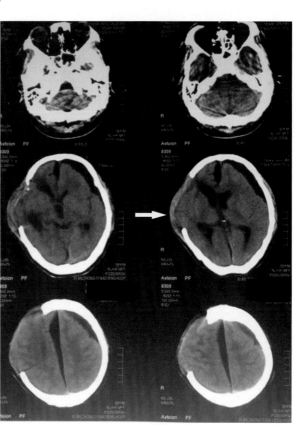

图 29 - 2 头颅 CT(术后):右颞硬膜外血肿去骨瓣术后

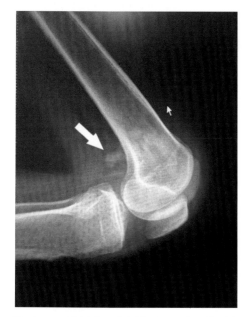

图 29 - 3 膝关节 X 线侧位片:腘窝异位骨化可能

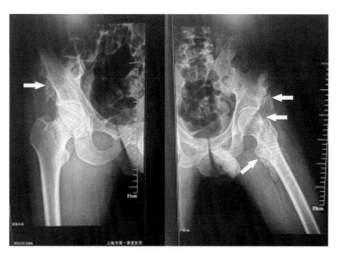

图 29 - 4 髋关节 X 线:两侧髂前上棘及左侧股骨上段异位骨化,左侧股骨头骨质疏松

二、诊治经过

1. 初步诊断

（1）脑外伤术后，左侧偏瘫，意识障碍。

（2）异位骨化（左膝、双髂前上棘、左股骨上段）。

2. 诊治经过

（1）一般治疗：入院后完善相关检查，监测生命体征。

（2）治疗药物：给予奥拉西坦改善脑代谢，恩经复、腺苷钴胺营养神经，奥氮平改善精神症状，美多芭增强多巴胺受体活性促进意识恢复；西乐葆缓解局部炎性反应；巴氯芬降低肌张力；骨化三醇促进钙质沉积，改善骨质疏松。

（3）康复治疗：予偏瘫肢体综合训练，运动疗法促进肢体功能及肌力恢复，针灸促通经脉，红外线、气压改善肢体循环，肌电生物反馈诱发肢体主动动作。激光、中医定向透药改善左膝、左髋肿胀。现患者情况平稳，肌张力下降，躁动明显减少，异位骨化情况稳定。

三、病例分析

1. 病史特点

（1）男性，34 岁，有明确外伤史，左侧肢体活动不利伴言语困难 3 月。

（2）患者伤后左膝关节及左髋关节曾有外力暴力牵拉史。

（3）体格检查：躁动不安，查体不能合作，GCS 12 分。肌力、感觉检查不配合，左上肢屈肌张力 1 级，左屈指肌张力 2 级，左下肢屈肌张力 3 级。左膝肿胀，皮温升高，关节活动受限，屈膝 90°，伸膝 20°。腹股沟及大腿内侧肌肉触之偏硬，局部硬块。左髋关节活动受限，屈髋 90°，外展 20°，外旋 0°。双侧腱反射（＋＋＋），左侧巴氏征（＋），改良 Barthel 指数 0 分。

（4）影像学检查。术前头颅 CT 示：脑挫裂伤，右颞硬膜下血肿，左颞硬膜外血肿，左侧颞骨骨折，颅内积气、蛛网膜下腔出血。左膝关节片：左膝关节腘窝处异位骨化可能。髋关节片：两侧髂前上棘及左侧股骨上段考虑异位骨化，左侧股骨头密度改变（考虑骨质疏松可能）。

2. 诊断及诊断依据

诊断：

（1）脑外伤术后，左侧偏瘫，意识障碍。

（2）异位骨化（左膝、双髂前上棘、左股骨上段）。

诊断依据：

（1）脑外伤术后，左侧偏瘫，意识障碍：①患者因"左侧肢体活动不利伴言语困难 3 月余"入院，外伤史及手术史明确。②查体：意识清，躁动不安，查体不能合作，有睡眠-觉醒周期，自动睁眼，有简单发音，胡言乱语，有疼痛反应，GCS 12 分。肌力、感觉检查不配合，左上肢屈肌张力 1 级，左屈指肌张力 2 级，左下肢屈肌张力 3 级。双侧腱反射（＋＋＋），左侧巴氏征（＋），改良 Barthel 指数 0 分。③辅助检查：CT 示脑挫裂伤，右颞硬膜下血肿，左颞硬膜外血肿，左侧颞骨骨折，颅内积气、蛛网膜下腔出血。

（2）异位骨化（左膝、双髂前上棘、左股骨上段）：①左侧膝部肿胀，皮温升高，关节活动受限。左髋部关节活动受限，腹股沟及大腿内侧肌肉触之偏硬，局部硬块。②左膝关节 X 片检查：左膝关节腘窝处异位骨化可能。髋关节片：两侧髂前上棘及左侧股骨上段考虑异位骨化，左侧股骨头密度改变（考虑骨质疏松可能）。

3. 鉴别诊断

(1)脑梗死：也可出现头痛，肢体功能障碍，意识障碍，但该患者影像学检查未见新鲜梗死灶，故目前不考虑该诊断。

(2)脑肿瘤：脑肿瘤起病隐袭，进展极其缓慢，逐渐出现颅内高压的表现，诸如头痛、呕吐、视力障碍等。眼底检查可见视神经乳头水肿。体检或可发现轻度面瘫、偏瘫、单肢瘫、感觉障碍甚至脑膜刺激征等。影像学检查可明确诊断。

4. 康复目标和计划

(1)近期目标：稳定病情，促进脑组织修复，保持患者四肢关节活动度，避免关节挛缩，避免长期卧床并发症如肺部感染、压疮、深静脉血栓。

(2)远期目标：促进患者意识恢复，通过相关康复治疗最大限度地恢复肢体的活动能力，提高日常生活能力。

四、处理方案及依据

(1)药物治疗：予以奥拉西坦改善脑代谢，鼠神经生长因子、腺苷钴胺营养神经，奥氮平改善精神症状，西乐葆消炎止痛，巴氯芬降低肌张力，骨化三醇促进钙质沉积，预防骨质疏松。

(2)综合康复治疗：康复治疗上给予偏瘫肢体综合训练，运动疗法促进肢体功能及肌力恢复，针灸促通经脉，红外线、气压改善肢体循环，肌电生物反馈诱发肢体主动动作。激光、中医定向透药改善髋膝关节肿胀及疼痛。

五、要点与讨论

1. 脑外伤患者常伴有异位骨化的原因及分析

异位骨化是指在软组织出现成骨细胞，并形成骨组织。多发生在大关节周围，例如髋关节、肘关节等。有研究表明，脑外伤合并骨折患者异位骨化发生率约为 22.5%，其中髋关节最易受累。临床上颅脑损伤伴四肢骨折常见四肢骨折处大量的骨痂过度生长，骨折愈合明显快于普通的单纯骨伤患者，甚至有异位骨化的现象，其主要作用机制尚未明确。未合并骨折的患者也容易发生异位骨化。目前已证实，脑组织和脊髓的损伤主要通过神经系统对骨代谢进行调节引起异位骨化的发生，已知的递质有谷氨酸、降钙素基因相关蛋白、儿茶酚胺、垂体腺苷酸环化酶促多肽。体液因素也是颅脑损伤引起的异位骨化原因之一。相关文献报道，其因素可能与脑外伤后血清中 bFGF 增加、TGF-β1 增加，BMP-2 表达水平升高有关或者与 IGF-1 增加有关。

2. 异位骨化诊断及病情观察

依据神经系统病变史或者创伤病史进行诊断，关节附近以及肌肉等软组织是否有硬性肿块，是否伴有疼痛或局部压痛，致使关节活动范围减小。异位骨化最初常表现为关节周围软组织和肌肉的急性炎症，即疼痛、肿胀、发热、皮肤红斑和关节活动范围减少。红、肿、胀痛时应与皮肤蜂窝织炎、血栓性静脉炎、化脓性关节炎，以及骨髓炎相鉴别。可依据 X 线片、同位素骨扫描或者 CT、肌骨 B 超等检查协助诊断。并每 2 周复查血沉、血液碱性磷酸酶、C 反应蛋白，如果这些结果异常，尤其是血沉指标高于正常，说明骨化在活动期。临床分期，如表 29-1 所示。

表 29 - 1　异位骨化的分期

分期	局部肿胀	硬性包块	X 线检查	AKP(碱性磷酸酶)	骨扫描
一期	明显	不明显	无发现	明显升高	阳性
二期	明显	可触及	云雾状影	明显升高	阳性
三期	减轻	明显	可见骨化影	可升高	可阳性
四期	减轻	明显	骨结构清晰	正常	阴性

3. 异位骨化的处理

目前,异位骨化的手术时机尚存在争议,手术的适应证也没有明确的规定,一般认为不妨碍关节活动的无需治疗。对关节活动障碍者,于骨化停止后,可手术治疗。对于成熟的骨化而影响关节功能者,手术切除骨化组织和关节松解手术被认为是唯一解决严重功能障碍的治疗手段。异位骨化形成早期通过密切监测血沉、C 反应蛋白、碱性磷酸酶的变化,进行持续牵伸和轻柔关节松动,结合冷疗,可在不增加骨化的同时,恢复关节功能。活动期应停止关节牵伸、松动等手法治疗,使用局部冰敷,禁忌热疗。

六、思考题

1. 为什么脑外伤患者更易发生异位骨化?
2. 怎样避免脑外伤患者的异位骨化?
3. 异位骨化患者怎样进行康复治疗?

七、推荐阅读文献

1. 汪学军,裴福兴,池雷霆,等.骨折合并脑外伤时骨愈合过程中 bFGF 作用的实验研究[J].中华骨科杂志,2003,23(1):54 - 56.

2. 毛玉江,王满宜,吴新宝.异位骨化[J].中华创伤骨科杂志,2004,6(8):913 - 917.

3. 王晔恺,孙伟方,刘晓光,等.脑外伤与四肢骨折患者血清 BMP - 2 与异位骨化的临床对照试验[J].中国骨伤,2011,24(5):399 - 403.

4. 高悠水,孙玉强,张长青.获得性异位骨化预防和治疗策略的研究进展[J].上海交通大学学报医学版,2014,34(6):934 - 938.

（吴　毅　张　哲）

案例 30
缺血缺氧脑病

一、病例资料

1. 现病史

患者,女性,30岁,因"咯血后意识障碍3月余"入院。3月前(孕期38周)患者无明显诱因下突发胸闷,无胸痛,咯出大量鲜红色血,约200 mL,血中夹有泡沫,无头晕、头痛、恶心、呕吐等症状,急送医院后,患者突然昏迷,予以气管插管,呼吸机辅助呼吸,急诊行剖腹产,此期间患者缺氧约有7 min,术后患者仍处于昏迷状态,予以吸氧、促醒、护脑、清除自由基等治疗。5日后患者再次出现下呼吸道出血,急诊行DSA引导下支气管动脉介入栓塞止血术,手术中行气管切开,手术顺利。介入治疗后咯血渐止,患者喉中有痰,体温38.5℃,加强吸痰,物理降温,并做痰培养,痰培养提示肺炎克雷伯杆菌,替加环素抗感染,控制可。现患者意识模糊,偶遵嘱运动,偶有言语,四肢活动不利,四肢有抖动,为进一步诊治,门诊拟"缺血缺氧脑病"收治入院。现患者意识模糊,神志淡漠,鼻饲饮食,气管切开,留置导尿,大便可,夜眠差,体重无明显变化。

2. 既往史

此次发病期间行DSA引导下支气管动脉介入栓塞止血术,有输血史,具体不详,有头孢类药物过敏史,否认其他慢性病史、外伤史、传染病史、免疫接种史不详。

3. 体格检查(含康复评定)

(1)查体:T 37.1℃,P 118次/min,R 20次/min,BP 124 mmHg/78 mmHg。神志淡漠,自发睁眼,营养中等,发育正常,推入病房,被动体位,查体偶配合,气管切开,金属套管留置中,呼吸稍促。右眼眼睑浮肿,巩膜红染,双肺呼吸音粗,可闻及湿啰音。心脏检查、腹部检查无异常。

(2)康复评定:神志淡漠,上肢呈屈肘、屈腕、屈指畸形,双侧肢体改良的Ashworth痉挛评定:上肢屈肌张力2级,手屈肌张力2级,下肢伸肌张力1级,下肢屈髋肌力3级,其余肌力检查不配合,四肢腱反射减退,巴氏征可疑(+),Chaddock征可疑(+),格拉斯哥昏迷量表GCS评分8分(睁眼4分+运动反应3分+言语反应1分),改良Barthel指数0分,极严重功能缺陷。

4. 实验室和影像学检查

(1)实验室检查:血常规:Hb 106 g/L,Hct 34.2,GR 81.5%,LY 18.5%。血脂:TG 2.21 mmol/L,其余检查未见明显异常。

(2)影像学检查:肺部X片示双肺炎症,如图30-1所示。头颅MRI示双侧大脑颞叶、枕叶、顶叶及基底节区多发性软化灶,如图30-2、图30-3所示。

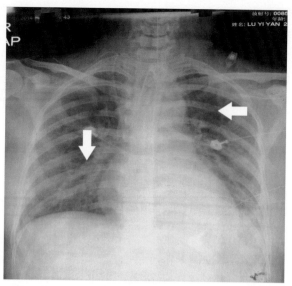

图 30-1　患者胸部平片(床旁)

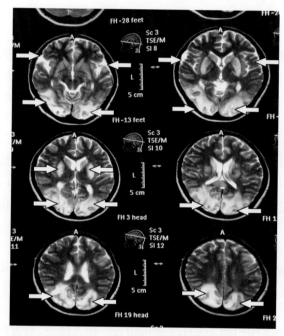

图 30-2　MRI T2WI 示双侧大脑颞叶、枕叶及基底节区多发性软化灶

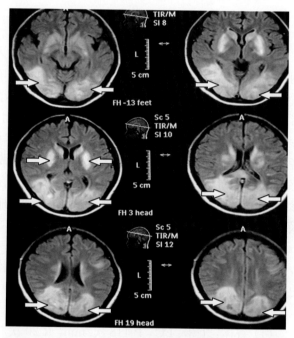

图 30-3　MRI T1WI 示双侧大脑枕叶及基底节区多发性软化灶

二、诊治经过

1. 初步诊断

缺血缺氧脑病(恢复期)、意识障碍、四肢运动及感觉障碍、言语障碍、吞咽障碍、构音障碍、日常生活活动障碍。

2. 诊治经过

(1) 一般治疗:入院后完善相关检查,监测生命体征,鼻饲管、导尿管及气管切口护理,予以抗癫痫(丙戊酸钠、卡马西平)、降低肌张力(巴氯芬、氯硝西泮)、保护胃黏膜(奥美拉唑)、营养脑细胞(胞磷胆碱钠片、腺苷钴胺)、改善认知(奥拉西坦)等药物治疗。

（2）康复治疗：针对肢体运动感觉功能障碍，行空气压力波治疗改善肢体血液循环，预防水肿及静脉血栓形成；关节松动训练维持肢体关节活动度，防止软组织粘连；电动站立床减少因长期卧床而导致的体位性低血压等并发症；运动疗法主要以被动活动为主，防止因长期卧床引起的肌肉萎缩的发生，增加对大脑的刺激，维持关节活动范围，降低痉挛肌肉张力；针灸及红外线促进肢体血液循环，改善运动功能。

（3）目前状况：维持近 1 个月的康复治疗后，患者神志逐步转清。GCS 10 分（睁眼 4 分＋运动反应 5 分＋言语反应 1 分），生命体征平稳，已拔除气管插管，肢体抖动减轻，查体配合，改良的 Ashworth 痉挛评定：上肢屈肌肌张力 1$^+$ 级，手屈肌肌张力 1$^+$ 级，下肢伸肌肌张力 1 级，四肢腱反射减退，巴氏征可疑（＋），Chaddock 征可疑（＋），改良 Barthel 指数 10 分，极严重功能缺陷。因患者目前已拔除气管插管，有自发言语，康复治疗中增加言语训练、构音训练、吞咽障碍训练。下一阶段康复目标：尽早拔除胃管及导尿管，提高生活自理能力。

三、病例分析

1. 病史特点

（1）患者，女性，30 岁，咯血后意识障碍 3 月余。

（2）有输血史，有头孢过敏史。

（3）阳性体征：改良的 Ashworth 痉挛评定：上肢屈肌张力 2 级，手屈肌张力 2 级，下肢伸肌张力 1 级，下肢屈髋肌力 3 级，其余肌肌力检查不配合，四肢腱反射减退，巴氏征、Chaddock 征可疑（＋），GCS 8 分（睁眼 4 分＋运动反应 3 分＋言语反应 1 分），如表 30 - 1 所示，改良 Barthel 指数 0 分。

表 30 - 1 格拉斯哥昏迷量表（GCS）

项目	试验	患者反映	评分
睁眼反应	自发	自己睁眼	4
	言语刺激	大声向患者提问时患者睁眼	3
	疼痛刺激	捏患者时患者能睁眼	2
	疼痛刺激	捏患者时不能睁眼	1
运动反应	口令	能执行简单口令	6
	疼痛刺激	捏痛时患者拨开医生的手	5
	疼痛刺激	捏痛时患者撤出被捏的手	4
	疼痛刺激	捏痛时患者身体呈去皮质强直（上肢屈曲，内收内旋；下肢伸直，内收内旋，踝屈曲）	3
	疼痛刺激	捏痛时患者身体呈去大脑强直（上肢伸直，内收内旋；腕指屈曲；下肢去皮质强直）	2
	疼痛刺激	捏痛时患者毫无反应	1
言语反应	言语	能正确会话，并回答医生他在哪、他是谁及年和月	5
	言语	言语错乱，定向障碍	4
	言语	说话能被理解，但无意义	3
	言语	能发出声音但不能被理解	2
	言语	不发声	1

(4) 辅助检查：头颅 MRI 示双侧大脑颞叶、枕叶、顶叶及基底节区多发性软化灶。

2. 诊断及诊断依据

诊断：缺血缺氧脑病（恢复期），意识障碍，四肢肢体运动及感觉障碍，言语障碍，吞咽障碍，构音障碍，日常生活活动能力障碍。

诊断依据：

(1) 患者有明确咯血后昏迷病史。

(2) 神志淡漠，患者上肢呈屈肘、屈腕、屈指畸形，四肢偶抖动。

(3) 查体：改良的 Ashworth 痉挛评定：上肢屈肌张力 2 级，手屈肌张力 2 级，下肢伸肌张力 1 级，下肢屈髋肌力 3 级，其余肌肌力检查不配合，四肢腱反射减退，巴氏征、Chaddock 征可疑（＋），GCS 8 分。

(4) 头颅 MRI 示：双侧大脑颞叶、枕叶、顶叶及基底节区多发性软化灶。

3. 鉴别诊断

(1) 脑梗死：多以肢体乏力为首发症状，症状是逐渐加重，影像学表现多为单侧局限性病变，多符合血管分布区域病变。

(2) 脑出血：多以肢体乏力或者意识障碍为首发，伴有颅内压增高的表现，功能障碍方面均可发生。影像学上多为单侧局限性病变。

4. 康复目标和计划

(1) 需稳定病情，控制并发疾病，提高患者的觉醒能力，提高康复治疗的配合度，预防并发症。

(2) 加强护理，气管插管封管，尽早拔除胃管及导尿管。

(3) 通过相关康复治疗最大限度地恢复感觉、运动、认知、语言功能和生活自理能力。

(4) 提高生活质量，回归家庭，回归社会。

四、处理方案及依据

(1) 促进神经修复、改善认知：予以胞磷胆碱钠片、腺苷钴胺、奥拉西坦等药物，改善大脑的代谢，促进神经的修复。

(2) 抗癫痫、降低肌张力：患者四肢有抖动，类似癫痫样发作，四肢肌张力较高，予以丙戊酸钠、卡马西平、巴氯芬、氯硝西泮等药物治疗，降低肌张力，改善肢体抖动。

(3) 综合康复治疗：患者长期卧床会引起一系统并发症，例如：下肢深静脉血栓、肌肉萎缩、关节活动度降低、坠积性肺炎、体位性低血压等。空气压力波治疗预防水肿及静脉血栓形成；关节松动训练提高肢体关节活动度；电动站立床预防体位性低血压；运动疗法提高四肢肌力；针灸及红外线促进肢体血液循环。

(4) 加强护理：患者有气管切开，易因痰液排除不畅堵塞气管，所以要注意监测患者血氧饱和度，注意吸痰，切管切口护理，防止感染。加强胃管及导尿管护理。患者长期卧床，且肢体肌张力高，无法床上自主翻身，是压疮的高危人群，需定期给患者翻身。

五、要点与讨论

1. 缺血缺氧脑病常见病因、症状及分析

缺血缺氧脑病是指由于循环或呼吸系统病变，导致脑部供血供氧不足，使脑内动脉 PO_2 低于 3.32 kPa，从而导致脑组织的弥漫性损害。研究发现，脑血流量减少超过正常血量的 80％，就会对脑组

织造成损害,造成缺血缺氧性脑病变,缺氧 6~8 min,脑组织损害将为不可逆性,甚至造成少突胶质细胞的凋亡,神经胶质细胞增生,神经纤维坏死和脱髓鞘改变。

因缺血缺氧脑病常为双侧大脑的弥漫性损害,所以临床症状较复杂。恢复期锥体外系症状最常见,例如帕金森样肢体强直痉挛,伴震颤,手足徐动。同时可能有认知功能障碍、言语障碍、吞咽功能障碍。小脑受损表现为肌张力增高、共济失调。有时会有精神症状表现为抑郁、焦虑以及继发性癫痫。

　　2. 缺血缺氧脑病的康复评定

　　(1) 颅脑损害严重程度的评定:脑损害的程度主要通过意识障碍的程度反映,昏迷的深度和持续时间是判断损害严重程度的指标。国际上普遍采用格拉斯哥昏迷量表(GCS)来判断意识状况。该方法检查颅脑损害患者的睁眼反应、言语反应和运动反应这 3 项指标,通过累积得分,作为判断伤情轻重的依据。GCS 能简单、客观、定量评定昏迷及其程度,而且对预后也有估计意义。

　　(2) 其他评定:包括认知功能、言语障碍、吞咽障碍、构音障碍、运动障碍、日常生活活动能力评定。

　　3. 缺血缺氧脑病的康复治疗

缺血缺氧性脑病对大脑的损害常常是弥漫性、多部位的,因损失范围和严重程度的差异而有很多不同。

缺血缺氧脑病的患者因长期卧床会导致一系列并发症。针对留置导尿、泌尿系感染问题,应该注意会阴部护理,保持清洁卫生,局部干燥,多饮水,勤放尿。待患者意识清醒后,制订饮水计划,规律放尿,刺激扩充膀胱,增加感觉的输入,争取做到早日拔除导尿管。空气压力波治疗作用于四肢,给四肢一个外在压力,类似肌肉泵的作用,将血液由肢体的远端推送至近端,促进肢体血液循环,增加回心血量,下肢静脉血减少从而避免肢体水肿和血栓的形成。长期卧床的患者,运动量急剧降低,基础代谢率减慢,心功能降低,当患者突然起床时,心功能代偿不足,会出现体位性低血压,电动起立床可以根据患者的适应情况慢慢加大角度,让心脏有足够长的时间代偿,同时下肢可以负重部分力量,增加肌肉的神经刺激。关节松动训练和运动疗法可以改善因长期卧床产生的肌肉软组织的粘连,提高关节活动范围,四肢以被动运动为主,增加肌肉活动量,防止肌肉萎缩,增加肌肉运动产生的刺激,激发主动运动,提高肌力。

六、思考题

　　1. 缺血缺氧脑病的患者有哪些康复评定及康复治疗?
　　2. 缺血缺氧脑病的患者长期卧床有哪些并发症及相应康复治疗?
　　3. 缺血缺氧脑病病因有哪些?

七、推荐阅读文献

　　1. 南登崑,黄晓琳,燕铁斌. 康复医学[M]. 5 版. 北京:人民卫生出版社,2013:129 - 133,160 - 163.
　　2. 贾建平,陈生弟,崔丽英. 神经病[M]. 7 版. 北京:人民卫生出版社,2014:170 - 208.
　　3. 王良,余丹. 成人重症缺血缺氧性脑病 34 例 CT、MRI 分析[J]. 中国现代医学杂志,2008,18(13):1890 - 1893.

（吴　毅　张　婷）

案例 31
幻肢痛

一、病例资料

1. 现病史

患者,女性,47岁,因"右手拇指外伤术后末端疼痛2年余"至门诊就诊。患者2年前因工伤意外发生右手拇指离断伤,行"右拇指末端皮瓣移植术",术后患者逐渐出现右拇指末端疼痛,疼痛逐渐向上发展至右颈肩部疼痛,疼痛为烧灼痛,呈阵发性发作,以夜间为重。天气寒冷、情绪激动、触摸肢体残端等外界刺激可诱发疼痛发作。外院就诊后予以药物治疗,口服加巴喷丁及帕罗西汀后有所缓解。目前右手尺侧3个手指也出现疼痛,为进一步诊治,门诊拟"右手幻肢痛"收治入院。发病以来,患者神清,大小便正常,饮食正常,睡眠差,无明显体重变化。

2. 既往史

既往体健,否认慢性病病史,否认传染病病史,否认其他重大手术史,否认输血史,无药物过敏史,预防接种史不详。家族史:无。

3. 体格检查(含康复评定)

右手拇指远端指节部分缺如,拇指指甲甲床部分保留,右拇指末端皮瓣移植术后改变,右侧掌指关节可见瘢痕,右拇指末端软组织中可及黄豆大小肿块,拇指末端皮肤极度敏感,触之即有放射痛,重度压痛,轻度按压时有退缩反应,如图31-1所示。右拇指远端及近端关节活动度好,肌力正常。疼痛视觉模拟评分法(visual analogue scale,VAS)评定7分。

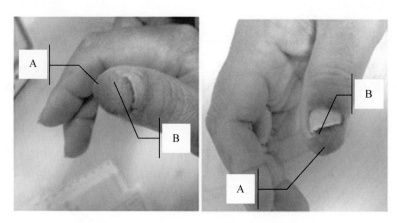

图31-1　右手拇指照片,A右拇指末端软组织中可及黄豆大小肿块,B右拇指
末端皮瓣移植术后改变

4. 实验室和影像学检查

超声示：拇指末端神经瘤 0.4 cm×0.8 cm(未见图像)。

二、诊治经过

1. 初步诊断

(1) 右侧拇指幻肢痛。

(2) 神经瘤。

2. 诊治经过

(1) 康复治疗：予以超声、激光治疗消炎、镇痛、改善血液循环、促进瘢痕软化。

(2) 药物治疗：针对疼痛症状，予以盐酸曲马多及加巴喷丁改善神经疼痛；另外予以阿米替林调理情绪、改善睡眠。

(3) 心理康复：帮助患者联系精神心理科门诊，克服沮丧、焦虑等情绪，积极投入到治疗中。

三、病例分析

1. 病史特点

(1) 患者，女性，47 岁，右手拇指外伤术后末端疼痛 2 年余。

(2) 查体：右手拇指远端指节部分缺如，拇指指甲甲床部分保留，右拇指末端皮瓣移植术后改变，右侧掌指关节可见瘢痕，右拇指末端软组织中可及黄豆大小肿块，拇指末端皮肤极度敏感，触之即有放射痛，重度压痛，轻度按压时有退缩反应。右拇指远端及近端关节活动度好，肌力正常。疼痛 VAS 评定 7 分，如表 31 - 1 所示。

表 31 - 1　视觉模拟量表(VAS)

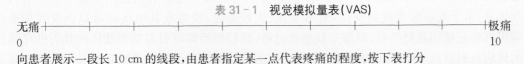

向患者展示一段长 10 cm 的线段，由患者指定某一点代表疼痛的程度，按下表打分

距离	得分	疼痛程度
0 cm	0 分	无痛，无任何疼痛感觉
1～3 cm	1～3 分	轻度疼痛，不影响工作，生活
4～6 cm	4～6 分	中度疼痛，影响工作，不影响生活
7～10 cm	7～10 分	重度疼痛，疼痛剧烈，影响工作及生活

(3) 超声示：拇指末端神经瘤 0.4 cm×0.8 cm。

2. 诊断及诊断依据

诊断：

(1) 右侧拇指幻肢痛。

(2) 神经瘤。

诊断依据：①右手拇指外伤术后逐渐出现末端疼痛，为烧灼痛，呈阵发性发作，以夜间为重。天气寒冷、情绪激动、触摸肢体残端等外界刺激可诱发疼痛发作。服用抗抑郁药及镇痛药后症状有好转。②查体：右拇指末端软组织中可及黄豆大小肿块，拇指末端皮肤极度敏感，触之即有放射痛，重度压痛，轻度按压时有退缩反应。疼痛 VAS 评定 7 分。超声示：拇指末端神经瘤 0.4 cm×0.8 cm。

3. 鉴别诊断

主观感觉障碍：主观感觉障碍是指在没有任何外界刺激的情况下，躯体内部自发产生的不正常的感觉,包括感觉异常、自发性疼痛。

　　4. 康复目标和计划

（1）运用镇痛药物手段短期内控制改善患者疼痛症状。

（2）采用综合康复治疗结合心理指导以获得长期治疗效果。

四、处理方案与依据

　　（1）改善疼痛：予以盐酸曲马多及加巴喷丁改善神经疼痛。三环类抗抑郁药阿米替林,通过阻断脑内去甲肾上腺素和五羟色氨的再摄取,增加中枢神经系统内源性疼痛的抑制,降低其兴奋性,从而达到减轻或缓解疼痛的作用。

　　（2）综合康复治疗：局部予以超声波、激光,以消炎、镇痛、改善血液循环、促进瘢痕软化。

　　（3）心理疏导：耐心倾听患者的痛苦,讲授截肢后幻肢痛的基本知识,让患者了解其影响因素,鼓励患者以积极的心态面对疾病,生活中多培养其他兴趣,进行注意力转移。催眠疗法、行为疗法及精神疗法等常用于治疗幻肢痛,故帮助患者联系精神心理科门诊,以求进一步完善治疗方案。

五、要点与讨论

　　1. 幻肢痛病因、症状及分析

　　幻肢痛（phantom limb pain）是神经痛的一种类型,是主观感觉已切除的肢体仍然存在,并有不同程度、不同性质疼痛的幻觉现象,该幻肢发生的疼痛称为幻肢痛,是截肢后常见并发症之一,常伴有幻肢觉和残肢痛。疼痛通常在截肢后就出现,部位主要在截除的肢体远端,实际上这一部分肢体已被截除。疼痛的程度和性质变化很大,可为搏动性痛、烧灼样痛、针刺样痛、钻孔样痛或压迫感、强直感、痒感等。疼痛大多阵发性出现或加重,常于安静时或夜间发作,情绪变化、气候变化、疲劳或其他疾病可以诱发或加重疼痛。截肢残端可有瘢痕硬结或神经瘤,局部皮肤感觉过敏,轻轻触摸即可引起整个肢体的放射性疼痛。

　　幻肢痛的致病机制目前不明,较明确的是,截肢部位的神经损害是由首先发生在神经切断部位外周的一系列变化引起的,然后导致中枢神经系统内部结构及化学变化,其中心理机制也可能包括在内。幻肢痛所涉及的外周机制包括外周致敏因素即细胞损伤后的化学物质和酶等致痛物质的释放,常见的有组胺、缓激肽、磷脂酶等。幻肢痛所涉及的中枢机制包括后角疼痛感受神经元活动性或冲动增加,接着重复刺激 c 纤维,引起中枢过高的兴奋性和感受性,这种阈值的降低和对有害刺激的敏感性增加,产生了一种在幻肢痛患者中常见的激惹现象,伴随有谷氨酸和 NMDA 受体复合物的增加及大脑皮质功能重组等。在正常情况下,当外周或中枢刺激传入神经信息被加工后,可相当准确地获取刺激的部位,但幻肢痛患者疼痛定位出现了问题。尽管机体失去了部分肢体,但大脑仍有着原始的固定布局,从而使大脑觉得所接受的冲动依旧来源于缺如的断肢。

　　2. 幻肢痛的康复评定

（1）疼痛严重程度的评定可采用视觉模拟评分法（VAS）评定疼痛强度。

（2）抑郁状态评定可采用抑郁状态自评量表评定患者抑郁情况。

　　3. 幻肢痛的治疗

（1）药物治疗。实验证明对幻肢痛有明显疗效的药物有：阿米替林、加巴喷丁、曲马朵和吗啡。个案报道中对幻肢痛有明显疗效的药物有：米氮平、度洛西汀、米那普伦、美金刚、巴氯芬、丁丙诺啡和美沙酮。现今人们认为幻肢痛是神经性疼痛的一个类型,所以在幻肢痛的药物选择时,除了选择那些对幻肢痛有明显疗效的药物外,也可选择那些对其他神经性疼痛类型有效的药物。

（2）物理治疗。在国内,对幻肢痛的物理治疗多采用经皮神经电刺激（transcuataneous electrical

nerve stimulation，TENS)、中频电疗法、超声波治疗法、激光治疗、水疗、蜡疗、主被动运动疗法等方法。TENS 主要是通过减少引起疼痛的感觉系统内细胞的自发性激动;干扰已受到伤害性刺激影响的感觉系统的信息传入;增加正常的抑制性机制的活动;以较强的可接受的感觉刺激来抑制异常感觉"兴奋灶"等机制发挥作用。中频电疗法可以消散硬结、软化瘢痕、改善局部血液循环,促进炎症改善吸收,从而起到镇痛效果。低强度激光对组织产生刺激、激活、光化作用,可改善血液循环,加快代谢产物和致痛物质的排除,抑制痛觉,有镇痛效应。另外,伴有幻肢痛的截肢患者,其残肢的温度显著低于健侧肢体,且幻肢痛的发生与残肢的皮肤温度降低显著相关。温水浴和热水浴可使血管扩张充血,促进血液循环和新陈代谢,使神经兴奋性降低,肌张力低下,疼痛减轻。石蜡疗法和各种主被动运动疗法可改善残肢的血液循环,提高其皮肤温度,且石蜡疗法还可软化残肢端的手术瘢痕,故可起到镇痛作用。

（3）心理、行为治疗。截肢后的患者多有沮丧、悲观、消沉、逃避等心理反应,以至于难以回归社会。与疼痛相比,残疾本身对截肢患者的影响可能更为消极。因此,生物、心理、社会因素对幻肢痛有重要的调节作用。截肢患者对待疾病的心态不同,对疼痛的耐受性也存在差异,应对患者进行不同时期的心理评定,并根据疼痛测试和评定结果制订个体化心理治疗方案,建立良好的医患关系,注意倾听患者的痛苦。宣教截肢后幻肢痛的基本知识,让患者了解其影响因素。指导和调动患者内在的积极性,共同对存在的问题进行分析,让患者认识到截肢已是存在的事实,幻肢痛乃是一种虚幻的感受,以建立新的认知。采取心理疏导、认识、松弛等心理治疗方法,消除患者的悲观恐惧情绪,学会分散注意力,放松自己。

（4）手术治疗。以往认为外科手术是治疗幻肢痛的最后方法,然而近年研究表明其疗效欠佳。残肢端修整术或神经瘤切除术对残端神经瘤引起幻肢痛的患者可能有效。脊神经根入口损毁术可缓解幻肢痛,但对残肢痛无效。颅内刺激术也常用于治疗幻肢痛。其他手术如脊髓前外侧切断术、丘脑切开术、交感神经切除术等虽能在短时间内使幻肢痛缓解,但易复发,且无长期疗效的随访报道,因此有些手术已被弃用。

（5）其他。另外,对幻肢痛患者可以在截肢后早期对大脑起生物反馈作用的行为进行干预,从而改变大脑皮质对疼痛的记忆。例如术后安装即时假肢,并有针对性地进行假肢功能训练,可减少幻肢痛的发生率。有学者认为假肢与减少幻肢痛和大脑皮层功能重组呈正相关。对一些无法安装假肢的患者可采用行为相关的刺激。

六、思考题

1. 通过本案例的分析对幻肢痛的患者有哪些康复治疗方法?
2. 如何预防幻肢痛的发生?
3. 幻肢痛常用的康复评定有哪些?

七、推荐阅读文献

1. 南登崑,黄晓琳,燕铁斌.康复医学[M].5 版.北京:人民卫生出版社,2013:203-205.

2. 孙凤,曾利川,肖应权.幻肢痛的治疗现状及展望[J].中华临床医师杂志(电子版),2013,7(10):4439-4441.

3. 陈舜喜,陈述荣,陈昕.幻肢痛的病因和治疗进展[J].中国现代医药杂志,2008,10(5):135-137.

（吴　毅　刘莎莎）

案例 32

右侧桥小脑角区肿瘤术后

一、病例资料

1. 现病史

患者，男性，40 岁，因"言语含糊、吞咽困难、右侧面瘫半年余"入院。患者半年前乘飞机时自觉听力下降，遂至医院就诊，头颅 MRI 提示"右侧桥小脑角区肿瘤"，于全麻下行右侧桥小脑角区肿瘤切除术，手术顺利。术后第 2 日患者意识清楚，言语含糊，吞咽困难，右侧面瘫，予置鼻饲管、抗感染、脱水等对症支持治疗。目前患者生命体征平稳，遗留言语含糊、轻度吞咽困难、右侧面瘫。鼻饲管拔除，可经口进食及饮水，饮水无呛咳，现患者为进一步康复治疗，拟"右侧桥小脑角区肿瘤术后"收入病房。发病以来患者精神可，睡眠可，胃纳可，大小便正常，体重无明显变化。

2. 既往史

有高脂血症，青霉素过敏史，手术史见现病史。

3. 体格检查（含康复评定）

（1）查体：T 36.4℃，P 81 次/min，R 19 次/min，BP 123 mmHg/71 mmHg，神志清楚，发音嘶哑，言语尚流畅，说话右侧口角稍有漏气。右侧耳后有一长约 15 cm 的创口，愈合情况良好。抬额、皱眉右侧完成差，右侧额纹变浅，右眼外展差，右侧眼裂闭合不全。右侧咀嚼动作弱，张口下颌左偏，露齿口角左斜，鼓腮、吹气右侧口角漏气，右侧鼻唇沟变浅，右侧咽后壁感觉迟钝，右侧腭咽弓较对侧低，悬雍垂居中，伸舌右偏，舌肌无萎缩及震颤，右耳听力减退。肺部检查、心脏检查、腹部检查等均正常。生理反应存在，病理反射未引出。

（2）康复评定。洼田试验：3 级，如表 32-1 所示。Frenchay 构音障碍评定：中度构音障碍。四肢肌力及肌张力正常，双侧病理征（－），双侧腱反射（＋＋）。

表 32-1　洼田饮水试验评定量表

项目	评分标准	评定时间(年/月/日)
1 级（优）	能顺利地 1 次将水咽下，时间<5 s	
2 级（良）	分 2 次以上，能不呛咳地咽下，时间>5 s	
3 级（中）	能 1 次咽下，但有呛咳	
4 级（可）	分 2 次以上咽下，但有呛咳	
5 级（差）	频繁呛咳，不能全部咽下	

患者端坐，喝下 30 ml 温开水，观察所需时间和呛咳情况。注：正常：1 级，5 s 之内；可疑：1 级，5 s 以上或 2 级；异常：3～5 级。

4. 实验室和影像学检查

（1）实验室检查：血常规、肝肾功能、电解质等未见明显异常。

（2）影像学检查：MRI 检查提示右 CPA 肿瘤，如图 32 - 1 所示。

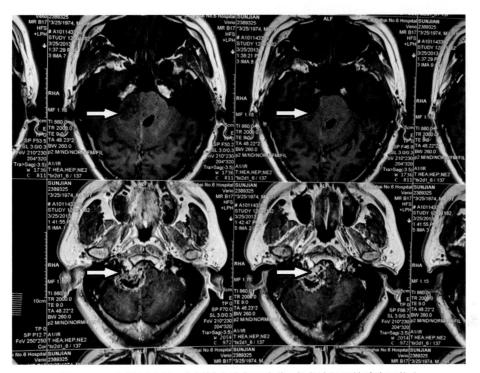

图 32 - 1　头颅 MRI 示：右侧桥小脑角区占位，考虑神经源性肿瘤可能大

二、诊治经过

1. 初步诊断

（1）右侧桥小脑角区肿瘤术后，吞咽功能障碍，构音功能障碍，周围性面瘫。

（2）高脂血症。

2. 诊治经过

（1）一般治疗：康复科护理常规，低脂饮食，饮食避免呛咳；完善三大常规及肝肾功能、电解质、血脂等指标，了解机体代谢情况；药物治疗：奥拉西坦促进脑细胞代谢，非诺贝特调节血脂代谢。

（2）康复治疗：心理疗法改善患者的情绪，提高对良好预后的信心，运动疗法提高患者活动耐力及呼吸肌肌力；言语训练改善发音、言语表达能力；功能性电刺激促进吞咽肌群功能；中频脉冲电刺激改善面瘫；激光改善面部循环；针灸治疗促通经脉。

三、病例分析

1. 病史特点

（1）患者，男性，40 岁，言语含糊、吞咽不畅、右侧面瘫半年余。

（2）症状及体征：发音嘶哑，言语尚流畅，说话右侧口角稍有漏气，右侧额纹变浅，右眼外展差，右侧眼裂闭合不全，右侧咀嚼动作弱，张口下颌左偏，露齿口角左斜，鼓腮、吹气右侧口角漏气，右侧鼻唇沟变浅,右侧咽后壁感觉迟钝,右侧颚咽弓较对侧低,伸舌右偏,右耳听力减退。

(3)康复评定:洼田试验:3级。Frenchay构音障碍评定:中度构音障碍。

(4)辅检:头颅MRI示右侧桥小脑角区肿瘤。

2. 诊断及依据

诊断:右侧桥小脑角区肿瘤术后,吞咽功能障碍,构音功能障碍,周围性面瘫;高脂血症。

诊断依据:

(1)右侧桥小脑角区肿瘤术后,吞咽功能障碍,构音功能障碍,周围性面瘫,诊断依据:①因"言语含糊、吞咽不畅、右侧面瘫半年余"入院。有明确的听力下降、肿瘤切除史,遗留有吞咽、构音困难。②查体:发音声嘶,言语尚流畅,说话右侧口角稍有漏气,抬额、皱眉右侧完成差,右侧额纹变浅,右侧眼裂闭合不全,右眼外展差,咀嚼肌动作不对称,右侧咀嚼动作弱,张口下颌左偏,露齿口角左斜,鼓腮、吹气右侧口角漏气,右侧鼻唇沟变浅,右耳听力减退,构音欠清,洼田试验:3级,右侧咽后壁感觉迟钝,右侧颚咽弓较对侧低,伸舌右偏。③辅检:头颅MRI提示右侧桥小脑角区肿瘤。

(2)高脂血症:患者有高脂血症病史,服用相关降脂药物,血脂控制尚可。

3. 鉴别诊断

(1)上皮样囊肿:首发症状多为三叉神经刺激症状,听力下降多不明显,前庭功能多属正常,CT、MRI可协助鉴别。目前结合患者既往检查排除此诊断。

(2)脑膜瘤:耳鸣与听力下降不明显,内耳道不扩大。结合患者既往脑MRI检查,此诊断可排除。

4. 康复目标和计划

治疗基础疾病(高脂血症),通过积极有效的康复治疗,改善患者吞咽功能障碍,提高语言表达的准确性、清晰度、流畅度,改善面瘫症状,改善患者的精神面貌,最终回归家庭,重返社会。

四、处理方案及依据

(1)药物治疗:奥拉西坦可以促进磷酰胆碱和磷酰乙醇胺的合成,提高大脑中ATP/ADP的比值,使大脑中蛋白质和核酸的合成增加,从而改善脑细胞的损害和神经功能的缺损。患者有高脂血症病史,服用非诺贝特控制尚可,继续服用该药调节血脂代谢,定期复查血脂,根据检查结果调整用药。

(2)综合康复治疗:肿瘤患者多有一定的心理压力,进行相应的心理治疗对于改善患者的情绪有一定的作用;运动疗法提高患者活动耐力及呼吸肌肌力;言语训练改善发音、言语表达能力;功能性电刺激促进吞咽肌群功能;中频脉冲电刺激改善面瘫;激光改善面部循环;针灸治疗促通经脉。

五、要点与讨论

1. MRI对于桥小脑角区肿瘤定位定性诊断的意义

桥脑与小脑交界处为桥小脑角区(cerebellopontine angle,CPA),内耳道和三叉神经是其重要的解剖结构。CPA是中枢神经系统肿瘤的好发部位之一,肿瘤种类较多,可分为实质性肿瘤(听神经瘤、三叉神经瘤、脑膜瘤等)和囊性病变(表皮样囊肿、蛛网膜囊肿等)。CPA肿瘤临床表现多为头痛、耳鸣、听力下降、面神经麻痹、行走不稳等症状。听神经瘤为桥小脑角最常见的肿瘤,约占80%,绝大多数的听神经瘤一侧听力下降,伴或不伴有耳鸣起病,少数以头痛、面部麻木或行走不稳起病。肿瘤开始多局限于内耳道内,累及第Ⅷ对脑神经的一部分,以后会沿着神经生长,长至外口及桥小脑角处,MRI上表现为肿瘤沿着内耳道生长或者患者听神经增粗,这一点是听神经瘤与其他类型的桥小脑角肿瘤的鉴别要点。听神经瘤在MRI T1WI图像上多为低信号,少数可为等信号,T2WI上呈高信号,肿瘤较大时多伴有囊变。通过 MRI 的检查不难对 CPA 占位进行定性定位的诊断。

2. CPA 肿瘤引起的功能障碍

以听神经瘤为主来论述,首先出现的症状是耳鸣、听力减退。听神经为第Ⅷ对脑神经,周围许多对脑神经,当肿瘤继续生长压迫到相应的脑神经就会出现其他临床症状,患者右眼外展受限表明压迫到第Ⅵ对脑神经——外展神经,使神经的右侧神经的传出通路异常中断,致使右眼外展受限;患者出现周围性面瘫是因为肿瘤压迫右侧面神经所致,面神经为第Ⅶ对脑神经,与听神经位置很近,极易受到影响;患者还有吞咽困难和言语含糊等症状,这是肿瘤压迫第Ⅸ对脑神经(舌咽神经)、第Ⅹ对脑神经(迷走神经)和第Ⅺ对脑神经(舌下神经)所致。所以患者不仅出现右耳听力减退,而且还有右眼外展受限、周围性面瘫、吞咽功能障碍、构音功能障碍等一系临床表现。

3. CPA 肿瘤术后的康复评定

主要对构音障碍和吞咽障碍进行康复评定。构音是指将已经组成的词语转变成声音的过程,构音障碍是指由于发音器官神经肌肉的器质性病变而引起发音器官的肌肉无力、肌张力异常以及运动不协调等,产生发音、共鸣、韵律等言语运动控制障碍。患者通常听理解正常并能正确地选择词汇以及按语法排列词句,但不能很好地控制重音、音量和音调。构音障碍分为运动性构音障碍、器质性构音障碍和功能性构音障碍,运动性构音障碍是由于参与构音的组织和器官(肺、声带、软腭、舌、下唇、口唇)的肌肉系统及神经系统疾病所致运动功能障碍,及言语肌肉麻痹、收缩力减弱和运动不协调所致的言语障碍。该患者右 CPA 肿瘤压迫舌咽神经、迷走神经、舌下神经,导致肌肉失去神经的正常支配,属于运动性构音障碍。我国修订的中文版 Frenchay 评定法能为临床动态观察病情变化、诊断分型和评定疗效提供客观依据,并对治疗有较肯定的指导作用。

由于下颌、唇、舌、软腭、咽喉、食管括约肌或食管功能障碍,不能安全有效地把食物由口送到胃内以取得足够营养和水分的进食困难,称为吞咽困难。表现为饮水呛咳,液体或固体食物滞留口腔,吞下过程障碍。吞咽功能评定对于预防并发症,为制订治疗方案、评定康复治疗效果、指导安全喂食和健康宣教提供客观依据。对于吞咽功能障碍的评定方法主要有触摸吞咽动作、反复唾液吞咽试验、饮水试验和摄食-吞咽过程评定,临床上主要采用饮水试验,如表 32 - 1 所示。目前公认的最全面、可靠、有价值的吞咽功能检查方法为吞钡造影检查,可以在 X 线透视下,针对口、咽、喉、食管的吞咽动作进行直观的观察,以准确了解患者吞咽有无吞咽障碍及障碍的部位和程度等。

六、思考题

1. CPA 肿瘤术后的患者遗留的功能障碍有哪些?
2. CPA 肿瘤术后的患者有哪些康复治疗?
3. MRI 对 CPA 肿瘤患者诊断的意义是什么?

七、推荐阅读文献

1. 南登崑,黄晓琳,燕铁斌.康复医学[M].5 版.北京:人民卫生出版社,2013:69 - 72.
2. 金征宇,冯敢生,冯晓源.医学影像学[M].2 版.北京:人民卫生出版社,2013:97 - 98.
3. 贾建平,陈生弟,崔丽英.神经病学[M].7 版.北京:人民卫生出版社,2014:32 - 47.

(吴　毅　张　婷)

案例 33

急性吉兰-巴雷综合征

一、病例资料

1. 现病史

患者,男,50岁,因"四肢活动无力18天"入院。18天前,无明显诱因患者出现双下肢活动无力,双足麻木,搀扶下尚可行走,无肢体抽搐,无大小便失禁,无意识丧失。于当地医院就诊,头颅 CT 未见明显异常,腰椎 MRI 轻度退行性变。予以活血化瘀治疗后症状无好转,双下肢无力仍持续加重,5天后已不能行走,并出现双上肢乏力,四肢远端麻木及肢体疼痛不适明显,伴站立位头晕不适,后至上级医院就诊,考虑"急性吉兰-巴雷综合征",经丙种球蛋白治疗后病情逐渐稳定,无进一步恶化。现患者仍存在肢体活动不利及感觉异常,为进一步康复治疗来我院。患者发病以来神志清,精神可,饮食二便基本正常,夜间睡眠尚可,体重无明显改变。

2. 既往史

发病两周前曾有腹泻低热史,自服药控制,2天后好转。否认高血压、糖尿病、心脏病史,否认肝炎、结核等传染病史,否认食物药物过敏史。否认手术、外伤史。

3. 体格检查(含康复评定)

站立位血压 85 mmHg/55 mmHg,卧位血压 110 mmHg/70 mmHg,心率 102 次/min,神清,语晰,颈软,对答切题,查体合作。脑神经(一),双上肢肌力4级,双侧肱二头肌反射、肱三头肌反射(+),双下肢肌力近端2级,远端3级,肌张力低,双膝反射(+),踝反射未引出,双侧巴氏征阴性。双小腿肌肉压痛,双侧直腿抬高试验阳性。四肢末端感觉减退。视觉疼痛评分(visual analog scale,VAS)5分,Barthel 指数 80 分,轻度功能缺陷。

4. 实验室及影像学检查

(1)脑脊液生化:脑脊液糖 3.68 mmol/L,脑脊液蛋白 0.94 g/L,脑脊液氯化物 121 mmol/L,脑脊液常规白细胞 4×10^6/L;FBS 4.83 mmol/L;GSP 5.9 HbA1c%。肝功能:ALT 44 IU/L,AST 23 IU/L。肾功能:BUN 4.46 mmol/L,Cr 91 μmol/L,UA 393.0 μmol/L。电解质:钾 4.6 mmol/L,钠 143 mmol/L,氯 106 mmol/L,二氧化碳 25.3 mmol/L,钙 2.56 mmol/L,镁 0.84 mmol/L,无机磷 1.08 mmol/L。血常规:WBC 6.18×10^9/L,GR 2.97×10^9/L,Hb 166 g/L,RBC 5.54×10^{12}/L,中性细胞 48.0%,淋巴细胞 41.7%;凝血全套:FDP 1.0 μg/mL,PT 12.3,APTT 46.0 s,FIB 3.6 g/L,TT 136.6 s,D-D 二聚体 0.120。

(2)肌电图提示:双侧正中神经、尺神经、胫神经、腓总神经 F 波延迟,远端运动神经传导潜伏期延长,传导速度减慢,非嵌压部位节段性多灶性传导阻滞,波形离散,H 反射消失,四肢所检肌募集相减少。

二、诊治经过

1. 初步诊断

急性吉兰-巴雷综合征,四肢运动感觉功能障碍,体位性低血压。

2. 诊治经过

入院后监测血压,完善相关检查,脑脊液有蛋白细胞分离,肌电图提示 F 波延迟,神经传导速度减慢,考虑吉兰-巴雷综合征,四肢运动感觉功能障碍,体位性低血压。予健康宣教,继续予以丹参多酚酸盐、前列地尔改善循环,硫辛酸抗氧化应激,鼠神经营养因子、甲钴胺营养神经,加巴喷丁改善疼痛不适,丙种球蛋白和激素对抗免疫治疗。穿弹力袜改善体位性低血压,并予以运动疗法、气压治疗、针灸等康复治疗保持关节活动度、维持并增强肌肉力量、改善运动功能和日常生活能力。经治疗患者症状逐渐好转,上肢肌力 4⁺ 级,下肢肌力 4 级,头晕症状减轻,肢体疼痛减轻,VAS 3 分,可独立行走,Barthel 指数 95 分,病情稳定,予出院,门诊随访。出院后用药:甲钴胺营养神经,加巴喷丁改善疼痛。

三、病例分析

1. 病史特点

(1) 男,50 岁,四肢活动无力 18 天。

(2) 既往无特殊,本次发病前 2 周有胃肠道感染史。

(3) 体格检查:站立位血压 85 mmHg/55 mmHg,卧位血压 110 mmHg/70 mmHg,心率 102 次/min,神清,语晰,颈软,对答切题,查体合作。双上肢肌力 4 级,肱二头肌反射、肱三头肌反射(+),双下肢肌力近端 2 级,远端 3 级,肌张力低,双膝反射(+),踝反射未引出,双侧巴氏征阴性。双小腿肌肉压痛,双侧直腿抬高试验阳性。四肢末端感觉减退。VAS 5 分,Barthel 指数 80 分,轻度功能缺陷。

(4) 实验室和影像学检查:腰穿脑脊液检查存在蛋白细胞分离,肌电图提示非嵌压部位多发性脱髓鞘性周围神经病,累及神经根。

(5) 丙种球蛋白治疗有效。

2. 诊断与诊断依据

诊断:急性吉兰-巴雷综合征,四肢运动感觉功能障碍,体位性低血压。

诊断依据:

(1) 定位诊断:患者对称性四肢肌力减退,手套袜套样感觉减退,肌张力低,四肢腱反射减退,双侧直腿抬高试验阳性,有体位性低血压,肌电图提示多发性脱髓鞘性神经根神经病,可定位于下运动神经元损害,累及神经根。

(2) 定性诊断:患者急性起病,1 周左右达到高峰,发病前 2 周胃肠道感染史,发病后 3 周脑脊液存在蛋白细胞分离,应用丙球后好转,考虑炎性可能大。

3. 鉴别诊断

(1) 低钾性周期性瘫痪:迅速出现的四肢弛缓性瘫,无感觉障碍,呼吸肌、脑神经一般不受累,脑脊液检查正常,血清钾离子低,可有相应的心电图表现,可反复发作史。患者血清钾正常,暂不考虑。

(2) 重症肌无力:可出现四肢无力,但多有晨轻暮重,或劳累后发作,休息后缓解。脑脊液一般无蛋白细胞分离,肌电图重复电刺激多阳性,新斯的明试验阳性。与该患者病情不符。

(3) 中毒性周围神经炎:有重金属等接触史,常有突出的感觉症状及体征,如疼痛、感觉过敏、感觉过度、肌压痛,以及明显的植物营养性障碍,如皮肤干燥、脱皮、指甲脆裂等,运动障碍不重。与该患者病情不符。

4. 康复目标和计划

（1）近期目标：改善体位性低血压，维持关节活动度，促进肌力恢复。

（2）远期目标：改善肢体运动功能和日常生活能力。

（3）康复计划：气压治疗改善肢体淋巴及静脉血液回流，运动疗法、等速肌力训练、神经肌肉电刺激、站立床、平衡训练、作业治疗、针灸等治疗保持关节活动度、增加肌肉力量、改善肢体运动功能和日常生活能力。

四、处理方案及依据

（1）一般治疗：监测血压，穿弹力袜改善体位性低血压，患者及家属宣教，注意营养，监测电解质，避免过度劳累，加强翻身体位变化，保证适量肢体主被动活动，循序渐进，避免关节挛缩，避免下肢静脉血栓、褥疮等并发症。

（2）药物治疗：丙种球蛋白和激素对抗免疫治疗，丹参多酚酸盐、前列地尔改善循环，硫辛酸等抗氧化应激，鼠神经营养因子、甲钴胺营养神经，加巴喷丁改善疼痛不适。

（3）康复治疗：良肢位摆放避免关节挛缩功能受限，气压治疗改善肢体淋巴及静脉血液回流，避免患肢水肿，运动疗法、等速肌力训练、神经肌肉电刺激、站立床、平衡训练、作业治疗、针灸等治疗保持关节活动度、增加肌肉力量、改善肢体运动功能和日常生活能力。

五、要点与讨论

吉兰-巴雷综合征（Guillain-Barre syndrome，GBS）是一类免疫介导的急性炎性周围神经病。急性起病，临床症状多在 2 周左右达到高峰，表现为多发神经根及周围神经损害，常有脑脊液蛋白-细胞分离现象，多呈单时相自限性病程，静脉注射免疫球蛋白和血浆交换治疗有效。病理上主要表现为多灶性节段性脱髓鞘和继发轴索变性。

1. 临床特点

（1）任何年龄、季节均可能发病。

（2）前驱事件：常有腹泻和上呼吸道感染，包括空肠弯曲菌、巨细胞病毒、肺炎支原体或其他病原菌感染，疫苗接种，手术，器官移植等。

（3）急性起病，病情多在 2 周左右达到高峰。

（4）弛缓性肢体肌肉无力是核心症状。多数患者肌无力从双下肢向上肢发展，数日内逐渐加重，少数患者病初呈非对称性；肌张力可正常或降低，腱反射减低或消失，而且经常在肌力仍保留较好的情况下，腱反射已明显减低或消失，无病理反射。部分患者可有不同程度的脑神经运动功能障碍，并且可能作为首发症状就诊；严重者可出现颈肌和呼吸肌无力，导致呼吸困难。部分患者有四肢远端感觉障碍，下肢疼痛或酸痛，神经干压痛和牵拉痛。部分患者有自主神经功能障碍，如心动过速、心律失常、体位性低血压等。

2. 神经电生理检查的价值

主要根据运动神经传导测定，提示周围神经存在脱髓鞘性病变，在非嵌压部位出现传导阻滞或异常波形离散对诊断脱髓鞘病变更有价值。通常选择正中神经、尺神经、胫神经和腓总神经进行测定。神经电生理检测结果必须与临床相结合进行解释。电生理改变的程度与疾病严重程度相关，在病程的不同阶段电生理改变特点也会有所不同。

神经电生理诊断标准：

（1）运动神经传导：至少有 2 根运动神经存在下述参数中的至少 1 项异常：①远端潜伏期较正常值延长 25％以上；②运动神经传导速度较正常值减慢 20％以上；③F 波潜伏期较正常值延长 20％以上和（或）出现率下降等；④运动神经部分传导阻滞：周围神经近端与远端比较，复合肌肉动作电位（compound muscle action potential，CMAP）负相波波幅下降 20％以上，时限增宽＜15％；⑤异常波形离散：周围神经近端与远端比较，CMAP 负相波时限增宽 15％以上。当 CAMP 负相波波幅不足正常值下限的 20％时，检测传导阻滞的可靠性下降。

（2）感觉神经传导：一般正常，但异常时不能排除诊断。

（3）针电极肌电图：单纯脱髓鞘病变肌电图通常正常，如果继发轴索损害，在发病 10 天至 2 周后肌电图可出现异常自发电位。随着神经再生则出现运动单位电位时限增宽、高波幅、多相波增多及运动单位丢失。

3. 康复治疗

除前文病例中所述治疗措施外，对有吞咽、构音障碍者需防呛咳及饮食宣教，可予吞咽电刺激、吞咽功能训练、构音训练、呼吸训练等改善功能；对未能及时康复介入，因长时间卧床关节挛缩者可加关节松动术并辅以中频电疗、超声波、激光等理疗改善关节活动度。对遗留足下垂患者可予支具改善步行。

六、思考题

1. 吉兰-巴雷综合征的临床特点是什么？
2. 吉兰-巴雷综合征随病情进展有哪些典型的肌电图表现？
3. 吉兰-巴雷综合征的康复治疗方案是什么？

七、推荐阅读文献

1. 中华医学会神经病学分会神经肌肉病学组. 中国吉兰-巴雷综合征诊治指南[J]. 中华神经科杂志,2010,43：583－586.

2. 党静霞. 肌电图诊断与临床应用[M]. 2 版. 北京：人民卫生出版社,2013：281－285.

3. Van Doom PA, Ruts L, Jacobs BC. Clinical features, pathogenesis, and treatment of Guillain-Barre syndrome [J]. Lancet Neurol, 2008,7：939－950.

4. 南登崑,黄晓琳,燕铁斌. 康复医学[M]. 5 版. 北京：人民卫生出版社,2013：181－185.

（白玉龙 堵 翠）

案例 34

慢性炎症性脱髓鞘性多发性神经根神经病

一、病例资料

1. 现病史

患者,男,55岁,因"四肢麻木无力1年余,头晕2月"入院。1年多前患者无明显诱因出现四肢麻木、无力,开始为足趾、双手麻木,有时疼痛,逐渐加重,写字时手抖,双手及小腿以下麻木明显,行走不稳,踩棉花感,上楼梯需借助拐杖,具体诊疗不详。2月前患者出现头晕并逐渐明显,晕厥发作4~5次,外院考虑体位性低血压,予补液等对症治疗,头晕症状减轻,但仍感四肢麻木、无力,行走不稳。后至神经内科就诊,脑脊液检查存在蛋白细胞分离,肌电图示提示多发周围神经变性,结合病史考虑"慢性炎症性脱髓鞘性多发性神经病",予甲泼尼龙冲击治疗,并予钙尔奇D补钙,奥美拉唑护胃,前列地尔、丹参多酚酸盐改善循环,硫辛酸、甲钴胺、B族维生素、鼠神经生长因子营养神经等对症支持治疗。经治疗患者症状较前好转,病情稳定,口服激素出院。1月前患者原有症状较前次出院时加重,再次入院,予激素及丙种球蛋白抗免疫治疗,并予盐酸米多君改善体位性低血压。目前患者存在四肢运动感觉功能障碍,平衡协调障碍,体位性低血压,为进一步康复治疗来我科。自发病以来,患者精神及饮食尚可,小便正常,反复腹泻,近期尚可,夜间睡眠可,体重无明显改变。

2. 既往史

4年前患者在非洲工作时患热带口炎性腹泻,每日大便4~5次,为稀水样至糊状便,于外院治疗,口服抗炎药物后好转,近年来仍有反复腹泻,治疗后好转。否认高血压、糖尿病史。

3. 体格检查(含康复评定)

立位血压80 mmHg/53 mmHg,卧位血压120 mmHg/75 mmHg,神清,精神尚可,轻度共济失调步态,言语流利,双瞳等大等圆,直径约3 mm,对光反应灵敏,两侧鼻唇沟对称,伸舌居中,四肢肌张力低,四肢肌力近端4级,远端3级,四肢腱反射未引出,双侧病理征阴性,手套袜套样痛温觉减退,双踝以下深感觉减退,闭眼双侧指鼻及跟膝胫速度及准确性欠佳。Romberg征(+)。双手骨间肌轻度萎缩,四肢关节活动度正常。站位平衡2级。Barthel指数85分。

4. 实验室及影像学检查

(1)肝功能:GLDH 10 IU/L,ALT 18 IU/L,AST 32 IU/L,总胆红素8.9 μmol/L,结合胆红素3.6 μmol/L,TBA 7.4 μmol/L,ALP 66 IU/L,GGT 27 IU/L,总蛋白60.1 g/L,白蛋白34.8 g/L,前白蛋白191 mg/L。

（2）肾功能：BUN 6.95 mmol/L，Cr 72 μmol/L，UA 202.1 μmol/L。

（3）电解质：钾 4.5 mmol/L，钠 142 mmol/L，氯 101 mmol/L，二氧化碳 30.5 mmol/L，钙 2.22 mmol/L，镁 0.89 mmol/L，无机磷 1.32 mmol/L。

（4）血常规：WBC 10.92×10^9/L，GR# 7.67×10^9/L，Hb 134 g/L，RBC 4.34×10^{12}/L，Hct 40.1%，PLt 197×10^9/L，GR 70.2%，LY 23.4%，MO 5.9%，E 0.4%，B 0.1%。

（5）脑脊液生化：脑脊液糖 3.02 mmol/L，脑脊液蛋白 1.95 g/L，脑脊液氯化物 124 mmol/L。脑脊液常规：WBC 4×10^6/L。

（6）肌电图：慢性感觉运动性脱髓鞘性多发性神经病，非对称性传导阻滞提示为获得性髓鞘损害。

二、诊治经过

1. 初步诊断

慢性炎症性脱髓鞘性多发性神经病，四肢运动感觉功能障碍，体位性低血压。

2. 诊治经过

予激素及丙种球蛋白抗免疫治疗，辅以营养神经等对症处理，盐酸米多君改善体位性低血压，予以康复宣教及护理，穿弹力袜，予运动疗法、平衡训练、作业治疗等康复治疗。经治疗后，肌力及平衡协调能力改善，可独立行走，Barthel 指数 95 分，病情稳定出院，门诊随访。

三、病例分析

1. 病史特点

（1）男，55 岁，四肢麻木无力 1 年余，头晕 2 月。

（2）4 年前患者在非洲工作时患热带口炎性腹泻。近年来反复炎性腹泻。

（3）体格检查：立位血压 80 mmHg/53 mmHg，卧位血压 120 mmHg/75 mmHg，神清语晰，轻度共济失调步态，脑神经（－）。四肢肌力近端 4 级，远端 3 级，四肢肌张力低，腱反射未引出，双侧病理征阴性。双侧手套袜套样痛温觉减退，双踝以下深感觉减退，闭眼双侧指鼻及跟膝胫速度及准确性欠佳。Romberg 征（＋）。双手骨间肌轻度萎缩，四肢关节活动度正常。站位平衡 2 级。Barthel 指数 85 分。

（4）实验室和影像学检查：①脑脊液：存在蛋白细胞分离。②肌电图：慢性感觉运动性脱髓鞘性多发性神经病，非对称性传导阻滞提示为获得性髓鞘损害。

2. 诊断与诊断依据

诊断：慢性炎症性脱髓鞘性多发性神经病，四肢运动感觉功能障碍，平衡协调障碍，体位性低血压。

诊断依据：

（1）定位：四肢肌力近端 4 级，远端 3 级，四肢腱反射未引出，病理征阴性，双小腿以下及双手手套袜套样痛温觉减退，双踝以下深感觉减退，闭眼指鼻及跟膝胫速度及准确性欠佳，双手骨间肌萎缩，定位在周围神经，伴有体位性低血压，定位在自主神经。

（2）定性：患者有慢性炎性腹泻，四肢麻木、无力 1 年余，结合肌电图等考虑慢性炎症性脱髓鞘性多发性神经病。

（3）康复评定：四肢肌力近端 4 级，远端 3 级。轻度共济失调步态，闭眼双侧指鼻及跟膝胫速度及准确性欠佳，Romberg 征（＋），站位平衡 2 级。双手骨间肌轻度萎缩，四肢关节活动度正常。Barthel 指数 85 分。

3. 鉴别诊断

（1）Miller-Fisher 综合征：表现为眼外肌麻痹、共济失调及腱反射消失三联征，伴脑脊液蛋白-细胞分离。几乎所有患者均可检出 GQ1b 抗体。良性病程,可完全恢复。

（2）多灶性运动神经病:慢性进行性肌无力,肌萎缩,左右不对称,上肢首先受累,远端为主,无或很轻的感觉症状,局部反射减低或消失,通常激素治疗无效,免疫球蛋白有效,神经电生理检查有助于鉴别。

（3）POEMS 综合征:大部分合并浆细胞增生性疾病。还伴有肝、脾、淋巴结肿大,糖尿病、甲状腺功能低下,M 蛋白和肤色变深,水肿,心力衰竭等症状。

4. 康复目标和计划

（1）近期目标:改善体位性低血压,维持关节活动度,促进肌力恢复。

（2）远期目标:改善肢体运动功能、平衡能力和日常生活能力。

（3）康复计划:电动起立床、站立架增加本体刺激、改善下肢功能和血压调节能力;主被动活动维持关节活动度、避免关节挛缩等并发症;运动疗法、等速肌力训练等改善肢体力量及耐力;作业治疗、手功能训练改善手功能、提高日常生活能力;气压治疗改善患侧肢体静脉回流。

四、处理方案及依据

（1）一般治疗及宣教:患者慢性腹泻,体位性低血压,口服激素,应避免刺激性食物,适当补充富钾食物并稍咸饮食,监测电解质变化,保证营养和休息;患者体位性低血压,予监测血压,穿弹力袜,改变体位时动作从缓,注意保护,避免跌倒。患者存在感觉减退,避免烫伤等意外;患者四肢肌力感觉减退,肌肉萎缩,避免长时间卧床,避免关节挛缩,保护下逐渐增加活动量。

（2）药物治疗:继续口服激素并遵神经内科方案缓慢减量,盐酸米多君改善体位性低血压,继续补钙、护胃及营养神经等对症支持。

（3）康复治疗:电动起立床、站立架增加本体刺激、改善下肢功能和血压调节能力;主被动活动维持关节活动度、避免关节挛缩等并发症;运动疗法、等速肌力训练等改善肢体力量及耐力;作业治疗、手功能训练改善手功能、提高日常生活能力;气压治疗改善患肢体静脉回流。

五、要点与讨论

1. 疾病概述

慢性炎症性脱髓鞘性多发性神经根神经病(chronic inflammatory demyelinating polyradiculoneuropathy, CIDP)是一类由免疫介导的运动感觉周围神经病,见于各年龄段,男女发病比率相近,较少有明确的前驱感染史。病程呈慢性进展或缓解复发,多伴有脑脊液蛋白-细胞分离,病理显示有髓纤维多灶性脱髓鞘、神经内膜水肿、炎细胞浸润等特点。

患者常出现四肢进行性肌无力,可远端重,也可近端重,多数对称。大部分患者可有四肢麻木,部分伴疼痛。可有手套、袜套样针刺觉减退,还可有深感觉减退,严重者出现感觉性共济失调。腱反射减弱或消失。累及自主神经系统则表现为体位性低血压、括约肌功能障碍及心律失常等。

治疗主要是糖皮质激素,静脉注射免疫球蛋白和血浆置换治疗,通常临床反应较好。可以应用 B 族维生素营养神经治疗。

2. 神经电生理检查的价值

运动神经传导测定提示周围神经存在脱髓鞘性病变,在非嵌压部位出现传导阻滞或异常波形离散对诊断脱髓鞘病变更有价值。通常选择一侧的正中神经、尺神经、胫神经和腓总神经进行测定。神经电生理检测结果必须与临床表现相一致。

电生理诊断标准：

（1）运动神经传导：至少要有 2 根神经均存在下述参数中的至少 1 项异常：①远端潜伏期较正常值上限延长 50％以上；②远端神经传导速度较正常值下限下降 30％以上；③F 波潜伏期较正常值上限延长 20％以上，但当远端复合肌肉动作电位（compound muscle action potential，CMAP）负相波波幅较正常值下限下降 20％以上时，则要求 F 波潜伏期延长 50％以上或无法引出 F 波；④运动神经部分传导阻滞：周围神经常规节段近端与远端比较，CMAP 负相波波幅下降 50％以上；⑤异常波形离散：周围神经常规节段近端与远端比较 CAMP 负相波时限增宽 30％以上。当 CAMP 负相波波幅不足正常值下限 20％时，检测传导阻滞的可靠性下降。

（2）感觉神经传导：可以有感觉神经传导速度减慢和（或）波幅下降。

（3）针电极肌电图：通常正常，继发轴索损害时可出现异常自发电位、运动单位电位时限增宽和波幅增高，以及运动单位丢失。

电生理检查可对神经损伤程度及范围进行评定，随访是否继发轴突损害，提示治疗效果及预后。

3. 康复评定和治疗

CIDP 造成肢体无力及感觉异常，患者可能存在肢体疼痛、麻木等不适，长时间失神经支配及运动缺乏可造成肌肉萎缩和关节挛缩，因此应对患者的肌力、肌耐力、肌肉体积、关节活动度、感觉包括疼痛程度进行评定；由于关节位置觉受累及体位性低血压存在，患者的平衡协调能力及跌倒风险需被注意并进行评估；应早期宣教，加强护理和配合，减少并发症的发生。

综合康复治疗除了前述的治疗方法，对存在关节挛缩的可予关节松动辅以局部超声波、中频等理疗改善关节活动度；亦可采用矫形器、石膏托等维持受累肢体各关节在功能位。

CIDP 呈慢性病程，可能反复缓解加重，因此早期康复介入，全面持续的宣教随访，循序渐进、个体化的康复方案及患方的理解配合是使患者获得理想的功能改善及生活质量的保证。

六、思考题

1. CIDP 的康复评定应包括哪些方面？
2. 对 CIDP 患方的康复宣教应包括哪些内容？
3. CIDP 的电生理特点有哪些？

七、推荐阅读文献

1. 中华医学会神经病学分会神经肌肉病学组，中华医学会神经病学分会肌电图及临床神经电生理学，中华医学会神经病学分会神经免疫学组. 中国慢性炎性脱髓鞘性多发性神经根神经病诊疗指南[J]. 中华神经科杂志，2010，43：586－588.

2. 党静霞. 肌电图诊断与临床应用[M]. 2 版. 北京：人民卫生出版社，2013：286－290.

3. 南登崑，黄晓琳，燕铁斌. 康复医学[M]. 5 版. 北京：人民卫生出版社，2013：181－185.

（白玉龙　堵　翠）

案例 35

急性脊髓炎

一、病例资料

1. 现病史

患者,男性,63 岁,因"突发双下肢无力 11 天"入院。患者于 11 天前晨上班途中突发双下肢无力,患者自行坐于路旁,无跌倒,后患者发现无法站起,但仍可自主活动肢体,双下肢胀痛感,伴大小便障碍。当天下午 16:00 许至当地医院,予以甲强龙冲击治疗,患者自觉症状有所缓解,双下肢远端可有自主活动。后患者症状逐渐缓解,下肢肌力逐渐好转。2 天后患者在家属陪同下可扶站。当日 10 时许,患者突发后背部疼痛,伴双下肢麻木、无力,后背部肌肉痉挛,酸痛,患者自诉麻木平面位于脐下 3 横指处。再次予以激素治疗,患者未觉症状明显好转。为进一步诊治至我院急诊就诊,考虑"急性脊髓炎",继续甲强龙 500 mg 冲击治疗 4 天,后减至甲强龙 240 mg。追问病史,患者否认前驱感冒、发热、咳嗽、腹泻等病史。今为进一步诊治收住我科。自发病以来,患者胃纳欠佳,睡眠可,留置导尿,大便不畅,体重无明显变化。

2. 既往史

既往体健,否认慢性病病史,否认传染病病史,否认其他重大手术史,有输血史,具体不详,有头孢类药物过敏史,预防接种史不详。否认家族性遗传病史。

3. 体格检查(含康复评定)

(1) 查体:T 37.0℃,P 78 次/min,R 19 次/min,BP 126 mmHg/76 mmHg。神志清,自发睁眼,营养中等,发育正常,推入病房,查体配合,呼吸平稳。双肺呼吸音粗,未闻及明显干湿啰音。心脏检查、腹部检查无异常。

(2) 康复评定:神清,精神可,对答切题,双侧瞳孔等大等圆,对光反射灵敏,眼球运动及边,示齿、伸舌无偏。双上肢肌力 5 级,腱反射亢进,对称,右侧掌颌反射阳性,双侧 Hoffman 征阴性。双下肢肌力 0 - 0 - 0 - 0 - 0 级,肌张力低下,腱反射未引出。双侧病理征未引出。双侧大腿前部针刺觉减退位于腹股沟下一横掌,后背部针刺觉平面右侧臀中部,左侧第四腰椎水平。膝部及踝部振动觉消失。骶部感觉消失,肛门外括约肌自主收缩消失。美国脊髓损伤学会分级法(American spinal injury association impairment scale,ASIA):A 级,截瘫,感觉平面左侧 T_{10},右侧 T_{12}。改良 Barthel 指数:35 分,严重功能缺陷。

4. 实验室和影像学检查

(1) 实验室检查。电解质:钾 4.7 mmol/L,钠 135 mmol/L,氯 96 mmol/L,二氧化碳 23.1 mmol/L,钙 2.03 mmol/L。凝血全套:FDP 6.9 μg/mL,PT 10.0,APTT 17.6 s,FIB 1.6 g/L,PT 21.5 s,D-D 二聚体 2.270。

(2) 腰椎穿刺,脑脊液检查:脑脊液糖 5.18 mmol/L,脑脊液蛋白 0.73 g/L,脑脊液氯化物

117 mmol/L。革兰氏染色涂片：革兰染色涂片结果未见细菌。浓缩抗酸染色涂片未见细菌。脑脊液常规：WBC $7×10^6/L$，RBC $2×10^6/L$，潘氏试验（＋）。

（3）影像学检查：①心电图：窦性心律，ST 抬高（可能是早期复极）。②胸椎 MRI：T_9—L_1 脊髓及圆锥肿胀、信号异常，脊髓炎并出血可能，如图 35-1 所示；胸椎略向后突，T_9—T_{12} 椎体变扁，T_{12} 轻度楔形变；胸椎体信号欠均匀，脂肪信号可能；胸椎退行性改变。腰骶椎 MRI：下胸段脊髓及脊髓圆锥肿胀伴信号异常，脊髓炎并出血可能，如图 35-2 所示；L_4—L_5 椎间盘膨出；L_5—S_1 椎间盘突出；腰椎退行性改变，椎体信号不均匀，L_4—L_5 终板炎。

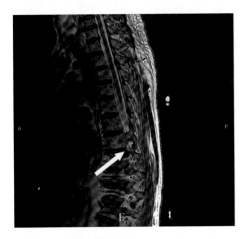

图 35-1　胸椎 MRI：T_9—L_1 脊髓及圆锥肿胀、信号异常

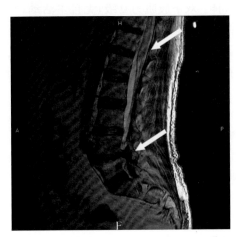

图 35-2　腰骶椎 MRI：下胸段脊髓及脊髓圆锥肿胀伴信号异常，$L_{4～5}$ 椎间盘膨出；L_5—S_1 椎间盘突出

二、诊治经过

1. 初步诊断

急性脊髓炎（肿瘤？ 血管性？ 炎症？）截瘫，ASIA 分级：A 级，神经平面 T_{10}，神经源性膀胱，神经源性直肠。

2. 诊治经过

（1）一般治疗：入院后完善相关检查，监测生命体征，激素冲击治疗：甲泼尼龙 240 mg＋生理盐水 500 ml 静脉滴注，每日 1 次，持续 3 天；后续激素维持治疗：强的松，口服，每日 30 mg，顿服；5 天后减为 15 mg/d，维持一周；减为 5 mg/d，维持一周后停用；补钾、补钙、保护胃黏膜（奥美拉唑）、营养神经（甲钴胺）。

（2）康复治疗：气压治疗改善肢体运动感觉功能障碍及肢体血液循环，预防水肿、静脉血栓形成；关节松动训练提高肢体关节活动度，防止软组织粘连；电动站立床促进神经功能恢复、促进患者肢体感觉和运动功能恢复，减少因长期卧床而导致的体位性低血压等并发症；运动疗法（患肢以被动活动为主）提高四肢运动功能，防止长期卧床引起的肌肉萎缩，维持和恢复关节活动范围；针灸及红外线促进肢体血液循环，改善运动功能。加强健康宣教，嘱翻身、拍背、患肢保持功能位、骨隆起处放置气圈。

（3）目前状况：患者生命体征平稳，肢体麻木较前减轻。

三、病例分析

1. 病史特点

（1）患者，男性，63 岁，突发双下肢无力 11 天。

（2）否认前驱感冒、发热、咳嗽、腹泻等病史。激素治疗可缓解。

（3）查体：双下肢肌力 0 级，肌张力低下，腱反射未引出。双侧病理征未引出。双侧大腿前部针刺觉减退位于腹股沟下一横掌,后背部针刺觉平面右侧臀中部,左侧第四腰椎水平。膝部及踝部振动觉消失。骶部感觉消失,肛门外括约肌自主收缩消失。改良 Barthel 指数:35 分,严重功能缺陷。

(4)辅助检查:胸椎 MRI:T_9—L_1 脊髓及圆锥肿胀、信号异常,脊髓炎并出血可能。

2. 诊断及诊断依据

(1)诊断:急性脊髓炎(肿瘤? 血管性? 炎症?)截瘫,ASIA 分级,A 级,神经感觉平面 T_{10},神经源性膀胱,神经源性直肠,日常生活活动能力障碍。

(2)诊断依据:①患者老年男性,突发双下肢无力,留置导尿,大便不畅。②激素冲击治疗可缓解症状。③查体:双下肢肌力 0 级,无自主活动,肌张力低下,腱反射未引出。双侧病理征未引出。双侧大腿前部针刺觉减退位于腹股沟下一横掌,后背部针刺觉平面右侧臀中部,左侧第四腰椎水平。膝部及踝部振动觉消失。骶部感觉消失,肛门外括约肌自主收缩消失。改良 Barthel 指数:35 分,严重功能缺陷。④胸腰椎 MRI 示:T_9—L_1 脊髓及圆锥肿胀、信号异常,脊髓炎并出血可能。

3. 鉴别诊断

(1)脊髓动静脉畸形:患者老年男性,突发起病,脊髓横贯性损害,起病数天后再次加重,考虑脊髓动静脉畸形不能除外,建议脊髓 MRA 检查。

(2)急性横贯性脊髓炎:患者突发起病,病程迅速达峰,伴进展,激素治疗患者病情有所缓解,目前考虑急性横贯性脊髓炎不能除外。

(3)脊髓梗死:呈卒中样发病,脊髓症状常在数分钟或数小时达到高峰,表现为脊髓前动脉综合征、脊髓后动脉综合征。脊髓 MRI 可明确。

(4)出血性脊髓血管病:包括硬脊膜外出血、硬膜下出血、髓内出血和脊髓蛛网膜下腔出血。目前脊柱 MRI 未见明显出血病灶,暂不考虑。

4. 康复目标和计划

(1)近期目标:维持肢体关节活动度,促进肌肉力量恢复,防止肌肉萎缩。

(2)远期目标:改善肢体运动功能,改善膀胱和肠道功能,提高日常生活能力。

(3)康复计划:空气压力波治疗预防水肿及静脉血栓形成;关节松动训练提高肢体关节活动度;电动站立床预防体位性低血压;运动疗法提高四肢肌力;针灸及红外线促进肢体血液循环。膀胱和肠道管理。

四、处理方案及依据

1. 药物治疗

(1)皮质类固醇激素:首选甲泼尼龙冲击治疗,剂量 20 mg/(千克体重·日),连续 3～5 天静脉滴注,之后改为口服泼尼松,1.0～1.5 mg/(千克体重·日),用药 2 周后每周减量 1 次,每次减 0.25 mg/千克体重,依次减完后停用,总疗程 1～2 个月。同时予钙剂预防骨质疏松。甲泼尼龙治疗能缩短疗程,改善预后,用药安全且方法简便。激素使用期间补钾、补钙、保护胃黏膜(奥美拉唑)。

(2)选用神经营养药物:维生素 B 族、维生素 C、ATP、辅酶 A、胞二磷胆碱、辅酶 Q10 等药物口服、肌肉注射或静脉滴注。也可试用鼠神经生长因子治疗。

2. 康复治疗

患者长期卧床会引起一系统并发症,例如:下肢深静脉血栓、肌肉萎缩、关节活动度降低、坠积性肺炎、体位性低血压等。空气压力波治疗预防水肿及静脉血栓形成;关节松动训练提高肢体关节活动度;电动站立床预防体位性低血压;运动疗法提高四肢肌力;针灸及红外线促进肢体血液循环。

3. 康复护理

(1)翻身、拍背,防止坠积性肺炎,患肢保持功能位。

(2) 骨隆起处放置气圈,轻柔按摩皮肤,活动患侧肢体。

(3) 留置导尿管,每 2～4 h 放尿 1 次,鼓励患者多饮水,及时清洗尿道口分泌物和保持尿道口清洁。

(4) 鼓励患者多吃含粗纤维的食物,便秘可服用缓泻剂,必要时灌肠。

五、要点与讨论

1. 急性脊髓炎常见病因、症状及分析

急性脊髓炎是非特异性炎症引起脊髓急性进行性炎性脱髓鞘病变或坏死,病变常局限于脊髓的数个节段,主要病理改变为髓鞘肿胀、脱失、周围淋巴细胞显著增生、轴索变性、血管周围炎症细胞浸润。胸髓最常受累,以病损水平以下肢体瘫痪、传导束性感觉障碍和尿便障碍为临床特征。病前数天或 1～2 周可有上呼吸道感染症状或疫苗接种史,受凉、过劳、外伤常为诱发因素。本病的病因目前尚不清楚,有研究认为可能是病毒感染后所诱发的一种自身免疫性疾病。

2. 急性脊髓炎的康复评定

(1) 脊髓损伤严重程度的评定：根据 2001 年世界卫生组织的国际功能残疾和健康分类标准 (international classification of functioning, disability and health, ICF),脊髓损伤可造成患者身体神经结构功能损伤、生活自理能力受限和参与社会活动的限制这 3 个层次的障碍。因此康复评定必须从"损伤"-"活动"-"参与"3 个不同的水平分别使用国际统一的评定标准进行评定。

(2) 脊髓损伤分类目前普遍采用 ASIA 分级,该分级包括双侧上下肢共 20 块关键肌肌力、双侧共 28 对皮区关键点(轻触觉和针刺觉)。需要补充检查的是本体觉,肌张力,日常生活活动能力评定。

3. 急性脊髓炎的康复治疗

急性脊髓炎的康复治疗可以分为 2 个阶段：休克期和恢复期的康复治疗。休克期多是指急性脊髓炎性疾病早期,表现为出现肢体瘫痪、肌张力减低、腱反射消失、病理反射阴性。一般持续 2～4 周则进入恢复期,肌张力逐渐增高,腱反射活跃,出现病理反射,肢体肌力的恢复常始于下肢远端,然后逐步上移。

脊髓休克期加强患者的关节活动度训练尤为重要。当肌肉维持在缩短状态下 5～7 天就会出现肌腹变短,3 周后肌肉和关节周围疏松,结缔组织被致密组织取代,致使关节囊收缩、关节挛缩。同时肌肉亦会出现废用性萎缩。早期介入康复护理,有利于患者肢体功能和日常生活能力的恢复。

六、思考题

1. 通过本案例的分析对急性脊髓炎的患者有哪些康复治疗方法?
2. 急性脊髓炎的患者脊髓休克期有哪些并发症及相应康复治疗?
3. 通过本案例的分析对急性脊髓炎患者如何进行康复评定?

七、推荐阅读文献

1. 贾建平,陈生弟,崔丽英. 神经病学[M]. 7 版. 北京：人民卫生出版社,2014：170 - 208.

2. 杜磊,郭雪冰,张小宁. 63 例急性脊髓炎临床特征与激素治疗疗效分析[J]. 新疆医科大学学报,2010,33(7).

3. Sato N, Watanabe K, Ohta K. Acute transverse myelitis and acute motor axonal neuropathy developed after vaccinations against seasonal and 2009 A/H1 N1 influenza [J]. Internal Medicine, 2011,5：503 - 507.

(白玉龙　张昕雨)

案例 36

慢性脊髓炎

一、病例资料

1. 现病史

患者，男性，35 岁，因"双下肢活动不利 1 年，加重伴尿便失控 2 月"入院。患者 1 年前开始出现双腿发麻无力，休息数分钟可缓解，当时未予重视。随后 2 个月开始出现尿频、排便不易控制，至当地医院查腹部 B 超、尿常规、粪常规未见明显异常。近 2 个月来双足踏地如踩弹簧感。1 个月前作腰穿后下肢无力加重，二便逐渐不能控制。追问病史，患者否认前驱感冒、发热、咳嗽、腹泻等病史。今为进一步诊治收住我科。自发病以来，患者胃纳欠佳，睡眠可，留置导尿，大便不畅，体重无明显变化。

2. 既往史

既往体健，否认慢性病病史，否认传染病病史，否认重大手术史，否认输血史，具体不详，否认药物过敏史，预防接种史不详。否认家族性遗传病史。

3. 体格检查（含康复评定）

（1）查体：T 36.9℃，P 72 次/min，R 18 次/min，BP 130 mmHg/80 mmHg。神清，自发睁眼，营养中等，发育正常，轮椅推入病房，查体配合，呼吸平稳。双肺呼吸音粗，未闻及明显干湿啰音。心脏检查、腹部检查无异常。

（2）康复评定：神清，精神可，对答切题，双侧瞳孔等大等圆，对光反射灵敏，眼球运动及边，示齿、伸舌无偏，双侧上肢肌力 4-4-3-3-3 级，双下肢肌力 3-3-3-3-3 级。四肢伸肌张力增高，腱反射亢进，对称。两侧踝阵挛（＋）。右侧 Babinski 征（＋）。C_6—C_7 水平以下深、浅感觉减退，肛门外括约肌自主收缩（＋）。Lhermitte 征阳性。美国脊髓损伤学会分级法（ASIA）：C 级，截瘫，感觉平面左侧 C_6，右侧 C_7。改良 Barthel 指数 70 分。

4. 实验室和影像学检查

（1）实验室检查。电解质：钾 3.2 mmol/L，氯 95 mmol/L，钙 2.03 mmol/L。血常规：中性细胞 87.9%，淋巴细胞 6.7%，单核细胞 5.3%。凝血功能：FD 0.9 μg/mL，PT 10.0，APTT 17.6 s，FIB 1.6 g/L，TT 21.5 s，D-D 二聚体：2.270。

（2）腰椎穿刺，脑脊液检查：生化：糖 4.96 mmol/L，蛋白 0.83 g/L，氯化物 113 mmol/L。革兰氏染色涂片：革兰染色涂片结果未见细菌。浓缩抗酸染色涂片：未见细菌。脑脊液常规：WBC 6×10^6/L，RBC 2.2×10^6/L，潘氏试验（＋）。

（3）影像学检查：颈椎 MRI 示 C_6—T1 椎体水平脊髓局限性增粗，髓内可见纵形条状等 T1 长 T2 信号，如图 36-1 所示。椎管碘油及空气造影：C_6—T1 处脊髓肿胀增粗。

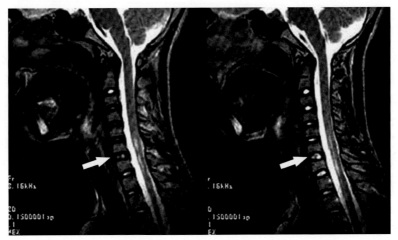

图 36-1　颈椎 MRI：C_6—T1 椎体水平脊髓局限性增粗

二、诊治经过

1. 初步诊断

慢性脊髓炎，截瘫。ASIA 分级：C 级，神经平面：C_6，神经源性膀胱，神经源性直肠。

2. 诊治经过

（1）一般治疗：入院后完善相关检查，监测生命体征（血压、血氧饱和度），激素维持治疗：强的松，口服，每日 30 mg，顿服；5 天后减为 15 mg/d，维持一周，减为 5 mg/d；补钾、补钙、营养神经（甲钴胺）、抗病毒（更昔洛韦）。

（2）康复治疗：呼吸和排痰训练预防肺部感染；电动站立床促进神经功能恢复、促进患者肢体感觉和运动功能恢复，减少因长期卧床而导致的体位性低血压等并发症；关节松动训练提高肢体关节活动度，防止软组织粘连；气压治疗改善肢体运动感觉功能障碍及肢体血液循环，预防水肿、静脉血栓形成；运动疗法提高四肢运动功能，防止肌肉萎缩，维持和恢复关节活动范围；针灸促进肢体血液循环，改善运动功能。膀胱和肠道管理及护理。

（3）目前状况：患者生命体征平稳，1 个月后两侧手指麻木改善，2 个月后感觉障碍水平下降至 T_3—T_5，能自行控制大小便，2.5 个月后能辅助下行走。改良 Barthel 指数：85 分。

三、病例分析

1. 病史特点

（1）患者，男性，35 岁，双下肢活动不利 1 年，加重伴尿便失控 2 月。

（2）否认前驱感冒、发热、咳嗽、腹泻等病史。

（3）查体：神清，精神可，对答切题，双侧瞳孔等大等圆，对光反射灵敏，眼球运动及边，示齿、伸舌无偏，双侧上肢肌力 4-4-3-3-3 级，双下肢肌力 3-3-3-3-3 级。四肢伸肌张力增高，腱反射亢进，对称。两侧踝阵挛（＋）。右侧 Babinski 征（＋）。颈 6～7 水平以下深、浅感觉减退，肛门外括约肌自主收缩（＋）。Lhermitte 征阳性。ASIA：C 级，截瘫，感觉平面左侧 C_6，右侧 C_7。改良 Barthel 指数 70 分。

（4）辅助检查：脑脊液生化：糖 4.96 mmol/L，蛋白 0.83 g/L，氯化物 113 mmol/L。革兰氏染色涂片：革兰染色涂片结果未见细菌。浓缩抗酸染色涂片：未见细菌。WBC $6×10^6$/L，RBC $2.2×10^6$/L，潘氏试验（＋）。颈椎 MRI：C_6—T1 椎体水平脊髓局限性增粗，髓内可见纵形条状等 T1 长 T2 信号。

2. 诊断及诊断依据

（1）诊断：慢性脊髓炎，截瘫。ASIA 分级：C 级。神经平面：C_6，神经源性膀胱，神经源性直肠。

（2）诊断依据：①患者 1 年前开始出现双腿发麻无力。2 个月后出现尿频、排便不易控制。②双下肢无力缓慢进展，伴大小便障碍，慢性病程。③查体：神清，精神可，对答切题，双侧瞳孔等大等圆，对光反射灵敏，眼球运动及边，示齿、伸舌无偏，双侧上肢肌力 4 - 4 - 3 - 3 - 3 级，双下肢肌力 3 - 3 - 3 - 3 - 3 级。四肢伸肌张力增高，腱反射亢进，对称。两侧踝阵挛（＋）。右侧 Babinski 征（＋）。C_6—C_7 水平以下深、浅感觉减退，肛门外括约肌自主收缩（＋）。Lhermitte 征阳性。美国脊髓损伤学会分级法（ASIA）：C 级，截瘫，感觉平面左侧 C_6，右侧 C_7。改良 Barthel 指数 70 分。④颈椎 MRI：C_6—T1 椎体水平脊髓局限性增粗，髓内可见纵形条状等 T1 长 T2 信号。

3. 鉴别诊断

多发性硬化、视神经脊髓炎和亚急性坏死性脊髓炎都可能表现为慢性进展的脊髓损害，甚至椎管造影也可显示脊髓肿胀而与脊髓肿瘤难以鉴别。某些慢性脊髓炎患者的表现虽然与脊髓型多发性硬化有相似之处，但病情轻和预后好则与脊髓型多发性硬化不符。在疾病逐渐发展的阶段主要需与脊髓肿瘤相鉴别。

4. 康复目标和计划

（1）近期目标：维持肢体关节活动度，促进肌肉力量恢复，防止肌肉萎缩，降低肌张力。

（2）远期目标：改善肢体运动功能，改善膀胱和肠道功能，提高日常生活能力。

（3）康复计划：呼吸和排痰训练预防肺部感染，关节松动训练提高肢体关节活动度；电动站立床预防体位性低血压；运动疗法提高四肢肌力；针灸及红外线促进肢体血液循环；空气压力波治疗预防水肿及静脉血栓形成。膀胱和肠道管理及护理。

四、处理方案及依据

1. 一般治疗

（1）卧床休息、给予富含热量和维生素的饮食。或给予 ATP、辅酶 A、腺苷、胞二磷胆碱等药物，以促进神经功能的恢复。

（2）勤翻身，保持皮肤清洁、干燥，注意按摩受压部位，防止褥疮的发生。适当拍背，促进排痰，防止长期卧床引起的坠积性肺炎。

（3）尿潴留严重者需留置无菌导尿管，每 3～4 h 放尿 1 次，以防膀胱挛缩。留置导尿期间要注意预防泌尿系感染。对排便困难者，应及时清洁灌肠，或选用缓泻剂。

（4）并发感染者，合理应用抗菌药物。

2. 康复治疗

（1）尽早开始功能锻炼，注意保持肢体处于功能位，以防患肢挛缩或畸形。

（2）综合康复治疗：呼吸和排痰训练预防肺部感染，空气压力波治疗预防水肿及静脉血栓形成；关节松动训练提高肢体关节活动度；电动站立床预防体位性低血压；运动疗法提高四肢肌力；针灸及红外线促进肢体血液循环。

五、要点与讨论

1. 慢性脊髓炎常见病因、症状及分析

脊髓炎是指由病毒、细菌、螺旋体、立克次体、寄生虫、原虫、支原体等生物原性感染，或由感染所致

的脊髓灰质或(和)白质的炎性病变,以病变水平以下肢体瘫痪、感觉障碍和植物神经功能障碍为其临床特征。临床上虽有急性、亚急性和慢性等不同的表现形式,但在病理学上均有病变部位神经细胞变性、坏死、缺失;白质中髓鞘脱失、炎性细胞浸润、胶质细胞增生等改变。慢性脊髓炎多见于脱髓鞘脊髓炎,属免疫性特异性病毒侵袭神经所引起脱髓鞘疾病,治疗越早恢复越好。

2. 慢性脊髓炎的康复评定

同案例 35 急性脊髓炎的康复评定。

3. 慢性脊髓炎的康复治疗

脊髓炎的康复治疗可以分为两个阶段:休克期和恢复期的康复治疗。休克期多是指急性脊髓炎性疾病早期,表现为出现肢体瘫痪、肌张力减低、腱反射消失、病理反射阴性。一般持续 2～4 周则进入恢复期,肌张力逐渐增高,腱反射活跃,出现病理反射,肢体肌力的恢复常始于下肢远端,然后逐步上移。在整个治疗过程中为了使患者处于最佳心理状态,故要以心理治疗的方法对患者进行心理调节和情绪疏导。

主要的康复治疗包括:电动站立床促进神经功能恢复、促进患者肢体感觉和运动功能恢复,减少因长期卧床而导致的体位性低血压等并发症;关节松动训练提高肢体关节活动度,防止软组织粘连;气压治疗改善肢体运动感觉功能障碍及肢体血液循环,预防水肿、静脉血栓形成;运动疗法提高四肢运动功能,防止长期卧床引起的肌肉萎缩,维持和恢复关节活动范围;针灸促进肢体血液循环,改善运动功能。

六、思考题

1. 通过本案例的分析对慢性脊髓炎的患者有哪些康复治疗方法?
2. 慢性脊髓炎通常需要与哪些疾病相鉴别?
3. 慢性脊髓炎的患者常见的并发症有哪些? 如何选择相应的康复治疗?

七、推荐阅读文献

1. 贾建平,陈生弟,崔丽英. 神经病学[M]. 7 版. 北京:人民卫生出版社,2014:170-208.
2. 胡永善. 新编康复医学[M]. 上海:复旦大学出版社,2012:186-193.
3. 励建安,毕胜,黄晓琳译. 原著作者 Walter R. Frontera. DeLisa 物理医学与康复医学理论与实践[M]. 5 版. 北京:人民卫生出版社,2013:503-541.

(白玉龙　张听雨)

案例 37

脊髓损伤(颈髓)

一、病例资料

1. 现病史

患者,男,29岁。因"外伤后四肢无力半年"入院。患者半年前遭遇车祸,当时即感四肢无力,送往就近医院就诊,颈椎 MRI 示 C_5、C_6 椎体骨折,行减压清创植骨内固定术,手术顺利。术后给予常规康复治疗及其他营养神经药物等支持治疗。待病情稳定后,转康复医院行康复治疗,予以截瘫肢体功能训练、关节松动训练、电子生物反馈、站立床、针灸、气压治疗等。患者病程中无呼吸困难,无黑矇,无昏迷。现存在问题:四肢功能障碍,二便功能障碍,双上肢感觉痛觉过敏,T_3 节段束带感。为进一步治疗,门诊拟"颈椎骨折、脊髓损伤"收治入院。发病以来神清,精神可,留置导尿,排便困难需开塞露,体重无明显减轻。

2. 既往史

患者既往有双侧泌尿系结石史。否认药物过敏史,否认疫水疫区接触史,否认糖尿病、高血压病种冠心病史,否认传染病史。否认外伤史。手术史见现病史。

3. 体格检查(含康复评定)

T 37.0℃,P 78 次/min,R 19 次/min,BP 120 mmHg/80 mmHg。神清,口齿清晰,对答切题,定时定向力可,计算记忆力可。眼球活动可,面部感觉对称,咽反射对称,伸舌居中。双上肢肌力 4-3-1-1-0 级。双下肢肌力 0-0-0-0-0 级。双侧 C_7 以下感觉减退。双侧 T_3 以下感觉消失。肛周区感觉无保留。双下肢肌张力低下。膝反射、踝反射(+)。双侧巴氏征(+),双侧霍夫曼症(+)。双侧跟腱略紧张。美国脊髓损伤学会分级法(ASIA):A 级,四肢瘫,感觉平面 C_7,运动平面 C_6。感觉评分:左16分,右16分。运动评分:左9分,右9分。球肛门反射(+)。无法独立维持坐位。导尿管留置。Barthel 指数 20 分。

4. 实验室和影像学检查

(1) 尿常规:WBC 100/HP。

(2) 颈椎平片:C_4—C_7 内固定术后,如图 37-1 所示。

(3) B超:肝胆胰脾形态正常。双侧肾结石。

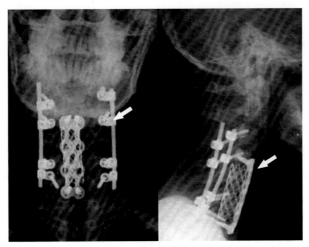

图 37-1　颈椎(术后)X线片

二、诊疗经过

1. 初步诊断

(1) 颈椎骨折术后,脊髓损伤 ASIA(A 级),四肢瘫,神经平面 C_6,神经源性膀胱、神经源性直肠。

(2) 尿路结石。

(3) 尿路感染。

2. 诊治经过

患者入院后完善相关检查:血、粪常规、肝肾功能电解质正常。尿常规:白细胞 100/HP。D-D 二聚体正常范围。颈椎 CT 未见新发病灶。明确患者一般情况后,予健康宣教,给予甲钴胺肌注营养神经,穿弹力袜改善下肢循环。同时给予截瘫肢体功能训练,关节松动训练、运动疗法、坐位平衡训练、呼吸训练、电子生物反馈、气压治疗(双下肢)、电动起立床、针灸、红外线(双侧跟腱)、中频(膀胱区)。留置导尿,饮水及膀胱管理。经治疗患者上肢肌力 4-3-2-1-0 级,能撑扶手保持坐位。

三、病例分析

1. 病史特点

(1) 患者,男,29 岁,因"外伤后四肢无力半年"入院。

(2) 患者半年前遭遇车祸致四肢无力,C_5—C_6 骨折,行减压清创植骨内固定术,术后常规给予康复治疗及其他营养神经药物等支持治疗。现仍有四肢功能障碍,二便功能障碍,双上肢感觉过敏,胸部束带感。

(3) 查体:双上肢肌力 4-3-1-1-0 级。双下肢肌力 0-0-0-0-0 级。双侧 C_7 以下感觉减退。双侧 T_3 以下感觉消失。肛周区感觉无保留。双下肢肌张力低下。膝反射、踝反射(+)。双侧巴氏征(+),双侧霍夫曼症(+)。双侧跟腱略紧张。ASIA:A 级,四肢瘫,感觉平面 C_7,运动平面 C_6。感觉评分:左 16 分,右 16 分;运动评分:左 9 分,右 9 分。球肛门反射(+)。无法独立维持坐位。导尿管留置。Barthel 指数 20 分。

(4) 辅助检查。颈椎平片:C_4—C_7 内固定术后。B 超:肝胆胰脾形态正常。双侧肾结石。尿常规:WBC 100/HP。D-D 二聚体:正常范围。

2. 诊断及诊断依据

诊断：

(1) 颈椎骨折术后，脊髓损伤 ASIA(A 级)，四肢瘫，神经平面 C_6，神经源性膀胱、神经源性直肠。

(2) 尿路结石。

(3) 尿路感染。

诊断依据：

(1) 患者年轻男性，外伤后四肢无力半年。行颈椎减压清创植骨内固定术。

(2) 查体：双上肢肌力 4-3-1-1-0 级。双下肢肌力 0-0-0-0-0 级。双侧 C_7 以下感觉减退。双侧 T_3 以下感觉消失。肛周区感觉无保留。双下肢肌张力低下。膝反射、踝反射(＋)。双侧巴氏征(＋)，双侧霍夫曼症(＋)。双侧跟腱略紧张。ASIA：A 级，四肢瘫，感觉平面 C_7，运动平面 C_6。感觉评分：左 16 分，右 16 分；运动评分：左 9 分，右 9 分。球肛门反射(＋)。无法独立维持坐位。导尿管留置。Barthel 指数 20 分。

(3) 颈椎 MRI：C_5、C_6 椎体骨折。颈椎平片：$C_{4\sim7}$ 内固定术后。颈椎术后改变。

(4) 尿路结石：B 超见尿路结石，诊断明确。

(5) 尿路感染：留置导尿，尿检见白细胞 100 个/视野，诊断明确。

3. 鉴别诊断

(1) 脊髓与椎管内肿瘤：慢性起病，可因肿瘤逐渐增大压迫周围组织引起相应症状如：神经根性疼痛，下肢远端发麻、感觉异常，逐渐向上发展而达到病变平面，同时出现截瘫或四肢瘫。脊柱 CT 或 MRI 检查有助于诊断。该患者急性起病，影像学不符，排除。

(2) 急性脊髓炎：多见于青壮年，起病急骤，有一般感染及脊髓横贯性损害的症状和体征，脑脊液中蛋白及细胞增加。肢体瘫痪先呈弛缓性瘫痪，肌张力减低，腱反射减弱或消失，无病理反射(脊髓休克现象)。数周后脊髓休克现象逐渐减退，肌张力与腱反射恢复增高，并出现病理反射。大小便潴留变为失禁，出现反射性排尿。患者发病前无发热，感染症状。暂排除。

4. 康复目标及康复计划

(1) 近期目标：上肢支撑下保持坐位。重建膀胱节律。

(2) 远期目标：躯干稳定，能操控轮椅。间歇导尿。

(3) 康复计划：截瘫肢体功能训练促进神经肌肉恢复。关节松动训练保持关节活动。平衡训练改善平衡协调能力提高生活自理能力。手功能训练、作业训练关注精细动作，提高生活自理能力。气压治疗预防下肢深静脉血栓。神经肌肉电刺激预防肌肉萎缩、站立床改善本体感觉。针灸调节身体内环境。呼吸训练改善患者呼吸肌功能，预防肺功能减低等。膀胱和肠道管理。

四、处理方案及依据

(1) 加强护理：气垫床，每 2 h 翻身一次，防止压疮，会阴护理防感染。监测血压，穿弹力袜改善体位性低血压及预防下肢深静脉血栓。健康宣教。

(2) 药物治疗：营养神经药物(甲钴胺)；疼痛控制：加巴喷丁改善上肢感觉过敏及胸部平面束带感。

(3) 综合康复治疗：截瘫肢体功能训练包括：主要包括肌力训练，肌耐力训练，协调训练及关节牵伸等促进神经肌肉恢复。关节松动训练保持关节活动。平衡训练改善平衡协调能力提高生活自理能力。手功能训练、作业训练关注精细动作，提高生活自理能力。气压治疗预防下肢深静脉血栓。神经肌肉电刺激预防肌肉萎缩、站立床改善本体感觉。针灸调节身体内环境等康复治疗。呼吸训练如：扩胸训练、缩唇呼吸训练、Airsuck 方法等,改善患者呼吸肌功能,预防肺功能减低等。排尿处理:留置导尿在无尿路感染的情况下每 2 h 或患者诉腹胀时放管一次,每次排尿量基本控制在 400 ml 左右。每日饮水量需达到 2 500～3 000 ml,防止膀胱内细菌的滋生。

五、要点讨论

脊髓损伤(spinal cord injury,SCI)是由于外界直接或间接因素致脊髓损伤,在损害的相应节段出现各种运动、感觉和括约肌功能障碍,肌张力异常及病理反射等相应改变。

1. 病因

(1)直接或间接外伤,脊髓受到严重牵拉损伤或椎体骨折局部压迫损伤脊髓,该类最常见。

(2)脊髓动脉畸形或动脉瘤等破裂出血形成血肿,压迫脊髓致血肿节段以下脊髓血供中断,引起脊髓损伤,较少见。

2. 临床诊断及评定

(1)脊髓震荡:脊髓损伤后出现短暂性功能抑制状态。显微镜下仅有少许水肿,神经细胞和神经纤维未见破坏现象。临床表现为受伤后损伤平面以下立即出现迟缓性瘫痪,经过数小时至两天,脊髓功能即开始恢复,并且日后不留任何神经系统的后遗症。

(2)脊髓休克:脊髓遭受严重创伤时即可发生功能暂时性完全抑制,临床表现以迟缓性瘫痪为特征。还可有低血压或心排出量降低,心动过缓,体温降低及呼吸功能障碍等。脊髓休克在伤后立即发生,可持续数小时至数周。成人多为 3～6 周,极少可持续半年以上。

(3)各损伤平面累及的运动感觉功能障碍目前常用 ASIA 分级。该分级包括双侧上下肢共 20 块关键肌肌力、双侧共 28 对皮区关键点(轻触觉和针刺觉),如表 37-1 所示。需要补充检查的是本体觉,肌张力,平衡觉和日常生活活动能力评定。

表 37-1　运动神经平面的关键肌以及感觉神经平面的关键点

感　觉		运　动	
C_2	枕骨粗隆		
C_3	锁骨上窝		
C_4	肩锁关节的顶部		
C_5	肘前窝的外侧面	C_5	屈肘肌(肱二头肌、肱肌)
C_6	拇指近节背侧皮肤	C_6	伸腕肌(桡侧伸腕长和短肌)
C_7	中指近节背侧皮肤	C_7	伸肘肌(肱三头肌)
C_8	小指近节背侧皮肤	C_8	中指屈指肌(指深屈肌)
T1	肘前窝的尺侧	T1	小指外展肌(小指外展肌)
T2	腋窝		
T_4	乳头平面		
T_6	剑突水平		
T8	季肋平面		
T_{10}	脐平面		
T_{12}	腹股沟韧带中点		
L_2	大腿前中部	L_2	髋屈肌(髂腰肌)

（续表）

感　觉		运　动	
L_3	股骨内髁	L_3	膝伸肌（股四头肌）
L_4	内踝	L_4	踝背屈肌（胫前肌）
L_5	足背第五跖骨关节	L_5	拇长伸肌
S_1	足跟外侧面	S_1	踝跖屈肌（腓肠肌与比目鱼肌）
S_2	腘窝中点		
S_3	坐骨结节		
$S_{4\sim5}$	肛门周围		

3. 注意事项

（1）可疑交感神经损伤的患者需监测血压，及时调整降压药物，保持血压稳定。忌快速改变体位，避免体位性低血压的发生。

（2）对高位颈髓损伤可能累及呼吸中枢的患者需监测氧饱和度及定期监测血气分析，避免呼吸肌无力引起呼吸衰竭及各种酸碱平衡紊乱。如发现患者出现胸闷、呼吸浅快、氧饱和降低等，排除异物窒息可能后，应保持患者呼吸道通畅，吸氧，打开静脉通道促进血液循环，如症状无明显缓解，需请专科会诊，必要时插管。

（3）对于脊髓手术后存在电解质紊乱的患者，怀疑存在抗利尿激素不适当分泌或脑盐耗综合征时及时请内分泌科会诊（因两者治疗原则相反，需明确诊断后再行治疗），明确诊断，对症治疗。

（4）若颈髓完全损伤患者存在严重感染高热不退时，在合适的足量抗生素应用后，主要通过物理降温手段降低体温，而非药物降温，因患者损伤节段以下散热功能受损，无法通过出汗散热。正确措施为冰袋、酒精擦浴、静脉补液、饮水。

六、思考题

1. 如何判定脊髓休克期，如何给脊髓损伤分级？
2. 颈髓损伤合并高热的处理原则是什么？
3. 颈髓损伤患者诊断为：ASIA（A），双侧感觉运动平面均为 C_8。请为该患者制订康复计划。

七、推荐阅读文献

1. 胡永善. 新编康复医学[M]. 上海：复旦大学出版社，2012：186-193.

2. 贾建平，崔丽英，王伟. 神经病学[M]. 6版. 北京：人民卫生出版社，2008：316-332.

3. 励建安，毕胜，黄晓琳译. 原著作者 Walter R. Frontera. DeLisa. 物理医学与康复医学理论与实践[M]. 5版. 北京：人民卫生出版社，2013：503-541.

（白玉龙　　陆蓉蓉）

脊髓损伤(胸髓)

一、病例资料

1. 现病史

患者,男性,20岁。因"外伤后双下肢活动不利伴感觉和二便障碍6月余"入院。患者于6月前车祸致胸腰部明显疼痛、活动受限伴疼痛、不能站立,急送外院就诊查CT示"T_{12}椎体骨折,L_1—L_2左侧横突骨折,T_{10}—T_{12}肋骨骨折,脾脏挫裂伤、腹腔盆腔积血",诊断为"脾脏挫裂伤,腹腔盆腔积血,多发骨折"收住入院,当日在全麻下行"脾脏切除术",术后转ICU治疗。4周后病情稳定转入骨科,全麻下行"T_{12}骨折切开复位后路减压+内固定术",术后待病情稳定后行康复训练。现患者腹股沟以下感觉、运动障碍,可独坐,站立、行走不能,二便障碍,现为求进一步治疗,门诊拟"胸椎骨折术后,脊髓损伤"收治入院。

病程中,患者反复出现尿液混浊,尿常规白细胞明显升高。患病以来患者神志清,精神可,胃纳、睡眠正常,大小便失禁,无体重明显下降。

2. 既往史

反复尿路感染。否认药物过敏史,否认疫水疫区接触史,否认糖尿病、高血压病、冠心病史,否认传染病史。否认外伤史。手术史见现病史。

3. 体格检查(含康复评定)

T 37.0℃,P 82次/min,R 19次/min,BP 110 mmHg/80 mmHg。神清,精神可,对答流利。眼球活动可,面部感觉对称,咽反射对称,伸舌居中。腰背部见手术瘢痕。骶尾部可见一2 cm×1 cm皮肤坏死伴水泡。双上肢肌力、肌张力、感觉、反射正常。双下肢肌力0-0-0-0-0级。双侧T_{12}平面以下感觉减退,L_1平面及以下感觉消失,肛周区感觉无保留。双下肢肌张力改良Ashworth分级:双侧内收肌张力3级,双侧股四头肌3级,双侧屈膝肌肌张力3级。双侧跟腱紧张。双侧膝反射(+++),踝反射(+++)。双侧巴氏征(+)。美国脊髓损伤学会分级法(ASIA):A级,截瘫,双侧感觉平面T_{12},运动平面同感觉平面。感觉评分:左37分、右37分;运动评分左25分、右25分。球肛门反射(+)。无法独立维持坐位。导尿管留置。Barthel指数:30分。

4. 实验室和影像学检查

胸椎CT:T_{12}骨折,如图38-1所示。

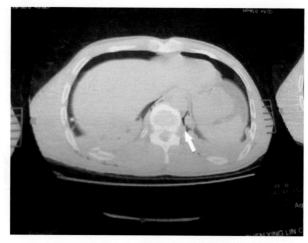

图 38-1 胸椎 CT：T_{12} 骨折

二、诊治经过

1. 初步诊断

（1）胸 12 椎体骨折伴脱位术后，脊髓损伤 ASIA：A 级，截瘫，神经平面 T_{12}、神经源性膀胱、神经源性直肠。

（2）压疮。

2. 诊治经过

患者入院后完善相关检查，予巴氯芬、乙哌立松降低肌张力，甲钴胺、维生素 B_1 营养神经。同时予截瘫肢体功能训练，关节松动训练，运动疗法，电子生物反馈改善肢体功能，气压治疗预防下肢静脉血栓，针灸改善身体内环境，激光＋红外线促进压疮部位愈合。并每天压疮部位换药，预防感染。因患者双下肢肌张力极高，影响患者日常护理和下肢功能恢复，告知患者肉毒素注射风险及益处后，患者表示理解，愿意行电刺激引导下靶肌肉肉毒素注射，共 500 IU，双侧长收肌 75 IU、大收肌 75 IU、内侧腘绳肌50 IU、外侧腘绳肌 50 IU，注射后患者无特殊不适，治疗后加强下肢髋关节外展及伸膝的牵伸。

三、病例分析

1. 病史特点

（1）患者男性，20 岁，既往体健。因"外伤后双下肢活动不利伴感觉和二便障碍 6 月余"入院。

（2）患者半年前车祸致胸椎骨折。外院行 T_{12} 骨折切开复位后路减压＋内固定术。术后康复治疗及其他营养神经药物等支持治疗至今。现仍有双下肢功能障碍，二便功能障碍。

（3）查体：腰背部见手术瘢痕。骶尾部可见一 2 cm×1 cm 皮肤坏死伴水泡。双上肢肌力、肌张力、感觉、反射正常。双下肢肌力 0-0-0-0-0 级。双侧 T_{12} 平面以下感觉减退，L_1 平面及以下感觉消失，肛周区感觉无保留。双下肢肌张力改良 Ashworth 分级：双侧内收肌张力 3 级，双侧股四头肌 3 级，双侧屈膝肌肌张力 3 级。双侧跟腱紧张。双侧膝反射（＋＋＋），踝反射（＋＋＋）。双侧巴氏征（＋）。ASIA：A 级，截瘫，双侧感觉平面 T_{12}，运动平面同感觉平面。球肛门反射（＋）。无法独立维持坐位。导尿管留置。Barthel 指数：30 分。

（4）辅助检查：胸椎正侧位：T_{11}—L_1 术后改变。

2. 诊断及诊断依据

诊断：

（1）胸 12 椎体骨折伴脱位术后，脊髓损伤 ASIA，A 级，截瘫，神经平面 T_{12}、神经源性膀胱、神经源性直肠。

（2）压疮。

诊断依据：

（1）T_{12}椎体骨折伴脱位术后，脊髓损伤 ASIA, A 级，截瘫，神经平面 T_{12}、神经源性膀胱、神经源性直肠：患者，男性，既往体健，此次主要因"外伤后双下肢活动不利伴感觉和二便障碍 6 月余"入院。有明确的手术史。查体：双下肢无自主活动，双下肢肌张力明显增高，双侧 T_{12} 感觉减退，L_1 平面及以下感觉消失，肛周区感觉无保留。膝反射(＋＋＋)，踝反射(＋＋＋)。双侧巴氏征(＋)。双侧跟腱紧张。Barthel 指数 30 分。球肛门反射(＋)。无法独立维持坐位。导尿管留置。影像学证实。

（2）压疮：骶尾部可见一 2 cm×1 cm 皮肤坏死伴水泡，诊断明确。

3. 鉴别诊断

（1）急性脊髓炎：可见于任何年龄，以青壮年多见，发病前 1～2 周常有感染或预防接种史，急性起病，迅速出现病损平面以下的肢体瘫痪、传导性感觉障碍和尿便障碍为特征的脊髓横贯性损害表现，脑脊液检查可正常，MRI 显示病变部位脊髓增粗，髓内多发片状或较弥散的 T2 序列高信号，强度不均，通常局限于一个节段，多节段或多灶融合相对少见。本病例病史及影像检查不符，可排除。

（2）脊髓与椎管内肿瘤：慢性起病，可因肿瘤逐渐增大压迫周围组织引起相应症状如神经根性疼痛，下肢远端发麻、感觉异常，逐渐向上发展而达到病变平面，同时出现截瘫或四肢瘫。脊柱 CT 或 MRI 检查有助于诊断。该患者急性起病，影像学不符，排除。

（3）脊柱结核：可引起椎体骨质破坏和塌陷压迫脊髓出现急性横贯性损害，脊柱结核常有低热、纳差、消瘦、萎靡乏力等全身中毒症状和其他结核病灶病变，脊柱 X 线可见椎体破坏、椎间隙变窄和椎旁实性脓肿阴影等。本病例无低热、纳差、消瘦等表现，影像学检查亦不支持，故排除。

4. 康复目标和计划

（1）近期目标：降低下肢非抗重力肌肌张力，坐位平衡 1 级。

（2）远期目标：站立平衡 1 级，改善膀胱功能。

（3）康复计划：截瘫肢体功能训练诱发下肢运动；关节松动训练松解关节、降低肌张力；运动疗法改善肢体功能；神经肌肉电刺激预防肌肉挛缩；气压治疗预防下肢深静脉血栓；针灸调节身体内环境；激光＋红外线促进压疮愈合；膀胱节律性训练改善膀胱功能。

四、处理方案及依据

（1）一般治疗和护理：保证营养及水分摄入，避免跌倒，避免过度劳累，预防并发症。

（2）压疮护理：保持床褥平整，气垫床，每 2 h 翻身 1 次，保持皮肤清洁干燥，会阴护理防感染。每日酒精或生理盐水清理伤口，并用压疮敷贴保护伤口。

（3）药物治疗：营养神经药物(甲钴胺)；降低肌张力：巴氯芬＋乙哌立松降低肌张力；肉毒素电刺激引导下靶肌肉注射。

（4）综合康复治疗：截瘫肢体功能训练诱发下肢运动；关节松动训练松解组织粘连、降低肌张力；运动疗法改善肢体功能；神经肌肉电刺激预防肌肉挛缩；气压治疗预防下肢深静脉血栓；针灸调节身体内环境；激光＋红外线促进压疮愈合；膀胱节律性训练改善膀胱功能。

五、要点讨论

1. 压疮

压疮是截瘫常见并发症。由于患者长期卧床，皮肤感觉丧失，骨隆突部位的皮肤长期受压于床褥与隆突之间而发生神经营养性改变,皮肤出现坏死。压疮分 4 度:1 度,皮肤发红,周围水肿;2 度,皮肤水泡,色泽紫黑,有浅层皮肤坏死;3 度,皮肤全层坏死;4 度,坏死范围深达韧带骨骼。较大的压疮有蛋白质的消耗,水分的流失,还能引发细菌感染,患者可因消耗衰竭或脓毒血症而致死,所以压疮的护理及治疗十分重要。

压疮处理:①首选气垫床,次选平整柔软的床褥;必须保证压创及周围皮肤的清洁干燥。②每 2 h 翻身 1 次,日夜坚持。③隆突部位酒精擦洗。④浅表压疮可用激光及红外线辅助治疗保持伤口干燥,促进伤口愈合(红外线治疗时,需有陪护人员随时观察皮肤变化及局部温度,避免烫伤)。⑤深度压疮应剪除坏死组织,勤换敷料,必要时,可应用表皮生长因子等帮助皮肤生长,促进伤口愈合。⑥如有其他并发症如感染,低蛋白血症等需及时对症处理。

2. 痉挛

痉挛是一种由牵张反射高兴奋性所致的、速度依赖的紧张性牵张反射增强伴腱反射亢进为特征的运动障碍。脊髓损伤患者常出现肢体肌痉挛,影响日常护理及肢体功能。痉挛的评定常用改良 Ashworth 分级。

临床常用降低肌张力药物有:①巴氯芬:口服,每次 5 mg,每日 3 次起始量,一般可加量至每次 20 mg,每日 3 次。②乙哌立松:常规剂量为每次 50 mg,每日 2～3 次,若患者出现肝功能异常、嗜睡、全身无力等不良反应建议减量。③替扎尼丁:开始剂量每次 2～4 mg,6～8 h 1 次,最大剂量 36 mg/日。④A 型肉毒毒素靶肌肉注射:最大剂量不超过 600 IU,每个注射点注射剂量不超过 50 IU,常通过电刺激或者肌电图引导下靶肌肉注射。对于肌张力增高,口服药物效果不佳或不良反应较重者,建议肉毒毒素注射治疗。

3. 脊髓休克期的判定

脊髓休克期多是指急性脊髓炎性疾病早期,表现为肢体瘫痪、肌张力减低、腱反射消失、病理反射阴性。一般持续 2～4 周则进入恢复期,肌张力逐渐增高,腱反射活跃,出现病理反射,肢体肌力的恢复常始于下肢远端,然后逐步上移。

休克期的判定常用球海绵体反射,指挤压龟头或者牵拉尿管所引起的肛门括约肌收缩反应;这一反射弧的传入和传出神经纤维均来自阴部神经,其反射中枢位于骶髓的第 1、2、3 节段。它表现为球海绵体肌和肛门外括约肌的收缩,由于球海绵体肌收缩有时不易察觉,可用事先插入肛门的手指来感觉肛门外括约肌的收缩,此即为球海绵体反射。球海绵体反射消失是脊髓休克期结束的重要体征。

六、思考题

1. ASIA,A 级、T_4 以下感觉运动消失患者的康复计划如何制定?
2. 胸髓损伤患者,肌张力:双侧大腿内收肌 3 级,股四头肌 2 级,腘绳肌 3 级,可行的处理方法有哪些?
3. 胸髓损伤合并压疮的处理原则是什么?

七、推荐阅读文献

1. 胡永善. 新编康复医学[M]. 上海:复旦大学出版社,2012:186-193.
2. 贾建平,崔丽英,王伟. 神经病学[M]. 6 版. 北京:人民卫生出版社,2008:316-332.
3. 陈孝平,汪建平. 外科学[M]. 8 版. 北京:人民卫生出版社,2013.

(白玉龙　高天昊)

脊髓损伤（腰髓）

一、病例资料

1. 现病史

患者，男性，70 岁。因"摔伤后双下肢活动不利伴感觉二便障碍 3 月余"入院。现病史：患者 3 月前小区散步时不慎跌倒，臀部着地，后感腰部疼痛，双下肢无力、无法站立，当时无意识丧失，无大小便失禁，无局部出血。被急送附近医院就诊，查 CT 示"L_1 椎体爆裂性骨折"，诊断为"L_1 爆裂性骨折"收住入院，在全麻下行"腰椎骨折切开减压内固定术"，手术顺利。术后常规脱水、营养神经、抗生素预防感染等治疗，病情稳定后转康复医院行康复治疗。现患者仍有双下肢活动障碍，二便障碍，为求进一步治疗，门诊拟"腰椎骨折术后、脊髓损伤"收治入院。患病以来患者神志清，精神可，胃纳、睡眠正常，大小便失禁，无体重进行性改变。

2. 既往史

无尿路感染。否认药物过敏史，否认疫水、疫区接触史，否认糖尿病、高血压病、冠心病史，否认传染病史。否认外伤史。手术史见现病史。

3. 体格检查（含康复评定）

T 37.0℃，P 78 次/min，R 19 次/min，BP 120 mmHg/76 mmHg。神清，精神可，对答流利。眼球活动可，面部感觉对称，咽反射对称，伸舌居中。双上肢肌力、肌张力，感觉，反射正常。下腰部见手术瘢痕。双下肢肌力 4-4-4-4-4 级。双下肢肌张力对称正常，双侧 L_1 以下感觉减退，肛周区感觉减退。双侧膝反射（＋＋），踝反射（＋＋）。双侧巴氏征（＋）。双侧跟腱紧张。美国脊髓损伤学会分级法（ASIA）：D 级，截瘫，感觉评分：左 47 分，右 47 分，运动评分：左 45 分，右 45 分。Barthel 指数：60 分。立位平衡 2 级。间歇导尿。

4. 实验室和影像学检查

（术前）腰椎 MRI：L_1 椎体压缩性改变，如图 39-1 所示。腰椎平片：T_{12}—L_2 内固定术后改变，如图 39-2 所示。

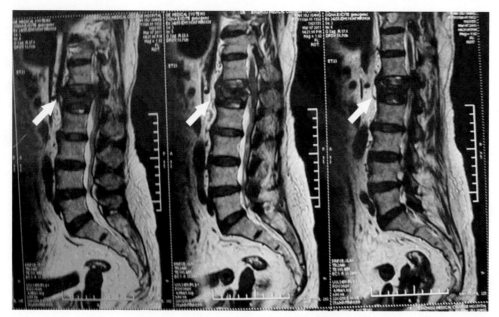

图 39 - 1　腰椎(术前)MRI：L_1 椎体压缩性改变

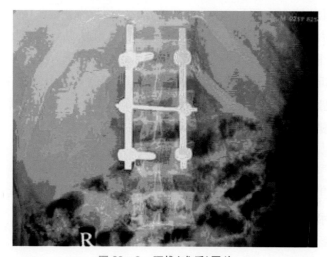

图 39 - 2　腰椎(术后)平片

二、诊疗经过

1. 初步诊断

L_1 椎体爆裂性骨折术后,脊髓损伤 ASIA D 级,截瘫,神经平面 L_1、神经源性膀胱、神经源性直肠。

2. 诊疗经过

患者入院后完善相关检查,予甲钴胺、维生素 B_1 营养神经,开塞露通便。同时予截瘫肢体功能训练、关节松动训练、运动疗法、平衡训练、步态训练、电子生物反馈改善肢体功能;气压治疗预防下肢静脉血栓;针灸改善身体内环境。间歇导尿配合饮水计划。3 周后,患者能在无搀扶下行走,步态可,生活基本自理。

三、病例分析

1. 病史特点

（1）患者，男性，70 岁，既往体健。因"摔伤后双下肢活动不利伴感觉和二便障碍 3 月余"入院。

（2）患者 3 月前不慎跌倒致腰部疼痛、双下肢无力、无法站立。附近医院就诊查腰椎 CT 示"L_1 椎体爆裂性骨折"，行"腰椎骨折切开减压内固定术"。术后康复医院行康复治疗。现患者双下肢活动障碍，二便障碍。

（3）查体：神清，下腰部见手术瘢痕。双下肢肌力 4-4-4-4-4 级。双下肢肌张力对称正常存在，双侧 L_1 以下感觉减退，肛周区感觉减退。膝反射（＋＋），踝反射（＋＋）。双侧巴氏征（＋）。双侧跟腱紧张。ASIA D 级，截瘫。神经源性膀胱、神经源性直肠。Barthel 指数：60 分。立位平衡 2 级。间歇导尿。

（4）辅助检查：腰椎平片：$T_{12}—L_2$ 内固定术后改变。

2. 诊断及诊断依据

诊断：L_1 椎体爆裂性骨折术后，脊髓损伤，ASIA，D 级，截瘫，神经平面 L_1、神经源性膀胱、神经源性直肠。

诊断依据：①患者，男性，70 岁，既往体健。②因"摔伤后双下肢活动不利伴感觉和二便障碍 3 月余"入院。有明确的"腰椎骨折切开减压内固定术"史。③查体：双下肢肌力 4-4-4-4-4 级。双下肢肌张力对称正常，双侧 L_1 以下感觉减退，肛周区感觉减退。膝反射（＋＋），踝反射（＋＋）。双侧巴氏征（＋）。双侧跟腱紧张。ASIA，D 级，截瘫。感觉评分：左 47 分、右 47 分，运动评分：左 45 分、右 45 分。神经源性膀胱、神经源性直肠。Barthel 指数 60 分。立位平衡 2 级。间歇导尿。影像学证实。

3. 鉴别诊断

（1）周期性麻痹：患者可有反复双下肢无力，血电解质可见血钾降低。该患者无相关病史，排除。

（2）周围神经病：患者多因椎间盘突出等造成神经根或马尾神经损伤，引起相应症状。该患者损伤平面较高，且病理征阳性，暂排除。

4. 康复目标和计划

（1）近期目标：改善下肢肌力，平衡能力，改善膀胱功能。

（2）远期目标：回归社会，生活完全自理，停止间歇导尿。

（3）康复计划：截瘫肢体功能训练诱发下肢运动功能，关节松动术松解关节，运动疗法改善肢体功能，平衡训练改善患者平衡功能，步态训练改善患者步态，神经肌肉电刺激预防肌肉挛缩，气压治疗预防下肢深静脉血栓，针灸调节身体内环境，膀胱功能训练：间歇导尿＋饮水计划。复查残余尿如低于 80 ml 可以停止间歇导尿。

四、处理方案及依据

（1）一般治疗和护理：保证营养及水分摄入，避免跌倒，避免过度劳累，避免并发症。三大常规、肝肾功能、电解质、凝血功能（D-D 二聚体排除静脉血栓）需定期复查，了解患者近期一般身体状况，及早发现各种并发症以便及早处理。

（2）药物治疗：营养神经药物（甲钴胺）。

（3）膀胱管理：间歇导尿＋饮水计划改善膀胱功能。

（4）综合康复治疗：截瘫肢体功能训练诱发下肢运动功能，关节松动术松解关节，运动疗法改善肢体功能，平衡训练改善患者平衡功能，步态训练改善患者步态，神经肌肉电刺激预防肌肉挛缩，气压治疗预防下肢深静脉血栓，针灸调节身体内环境。

五、要点讨论

1. 脊髓损伤的步行训练及矫形器使用

脊髓损伤平面和功能预后有密切关系。就步行能力来说，分为治疗性步行：佩戴截瘫步行器，借助双腋拐进行短暂步行，一般适用于 T_6—T_{12} 平面损伤的患者。家庭性步行：可在室内行走，但行走距离不能达到 900 m，一般见于 L_1—L_3 平面损伤患者。社区功能性步行：L_4 以下平面损伤患者穿戴踝足矫形器，能上下楼梯，能独立进行日常生活活动，能连续步行 900 m 以上。本案例患者为 L_1 平面 ASIA 分级 D 级，步行目标是家庭性步行。

矫形器的使用：通常 L_3 平面以下损伤患者建议选用踝足矫形器。L_1—L_3 平面损伤患者建议选用膝踝足步行器，T_8—T_{12} 平面损伤的患者建议选用 Walkabout，T_4 平面以下损伤患者可选用复式截瘫步行器或向心的往复式截瘫步行器。

2. 深静脉血栓处理

在脊髓损伤中，截瘫、四肢瘫患者较多，深静脉血栓发生率明显高于正常人，是常见的并发症之一，常见症状为患者一侧下肢突发肿胀，伴有胀痛，体温升高，肢体局部温度升高。未发现或未处理的深静脉可能引起血栓脱落经血流导致肺栓塞和突发死亡。故其在脊髓损伤中的处理原则尤为重要。下肢血管超声检查能有助于确诊。

早期预防：对于脊髓损伤患者，早期就开始进行肢体被动或主动活动，气压治疗、弹力袜等均有助于下肢静脉回流，预防深静脉血栓形成。

早期治疗：一旦出现深静脉血栓症状，需及时行凝血全套检查＋下肢血管超声检查，尽早确诊、尽早治疗。常用药物为低分子肝素钙 4 100 IU 皮下注射，每 12 h 1 次，同时增加口服华法林（半粒起始）抗凝，逐渐加量，每天复查 INR，待 INR 在 2～3 间稳定 24 h 后，撤下低分子肝素钙，继续口服华法林维持 INR 在 2～3 之间。对于发生 14 天内的中央型或混合型深静脉血栓，全身情况可，出血风险小，可行溶栓治疗。尿激酶首剂 4 000 IU/kg 30 min 静推，维持剂量为 60 万～120 万 IU/天，持续 48～72 h。出现股青肿应立即手术取栓。出现髂、股静脉或下腔静脉内有漂浮血栓；急性深静脉血栓可行导管溶栓或手术取栓清除血栓；具有深静脉血栓高危因素者可行下腔静脉滤器置入术。

继发性肺栓塞：如治疗期间发现患者出现胸闷不适，氧饱和度降低，下肢静脉超声提示血栓消失，强烈怀疑血栓脱落造成肺栓塞的可能，在吸氧、监护情况下，需尽快行肺部 CTA 检查明确有无肺栓塞。如病情需要转血管外科行导管溶栓术、导管碎栓术，或导管吸栓术。

六、思考题

1. 脊髓损伤合并下肢深静脉血栓如何治疗？
2. 脊髓损伤如何预防下肢深静脉血栓？
3. 什么是治疗性步行？什么是家庭功能性步行？什么是社区功能性行走？

七、推荐阅读文献

1. 胡永善. 新编康复医学[M]. 上海：复旦大学出版社，2012：186 - 193.
2. 贾建平，崔丽英，王伟. 神经病学[M]. 6 版. 北京：人民卫生出版社，2008：316 - 332.
3. 陈孝平，汪建平. 外科学[M]. 8 版. 北京：人民卫生出版社，2013.

（白玉龙   高天昊）

一、病例资料

1. 现病史

患者,男性,50 岁。因"外伤后二便失禁伴双下肢麻痛 4 月"入院。患者于 4 月前遭遇车祸,致双下肢麻痛无力及大小便无法控制,外院腰椎 CT 检查示"L_4/L_5 椎间盘突出伴 L_5 椎体轻度滑脱",诊断为"腰椎间盘突出伴 L_5 椎体滑脱",在全麻下行"L_4/L_5 椎间盘摘除＋去骨瓣减压＋内固定术",手术顺利,术后常规给予抗感染、甘露醇脱水、甲钴胺营养神经等对症支持处理后患者病情平稳。转康复医院行康复治疗。接受截瘫肢体功能训练、运动疗法、关节松动训练、针灸、气压治疗等康复治疗。现患者仍存在以下问题:双下肢麻痛,二便功能障碍。为进一步治疗,门诊拟"马尾损伤"收治入院。发病来神清,精神可,胃纳夜眠可,留置导尿,大便需开塞露辅助,近期体重无明显改变。

2. 既往史

患者既往体健。否认药物过敏史,否认疫水、疫区接触史,否认糖尿病、高血压病、冠心病史,否认传染病史。否认外伤史。手术史见现病史。

3. 体格检查(含康复评定)

T 37.0℃,P 82 次/min,R 19 次/min,BP 120 mmHg/80 mmHg。神清,对答切题流利。眼球活动可,面部感觉对称。双上肢肌力 5 级。双下肢肌力 5 级。双侧小腿、双足、鞍区浅感觉减退,余感觉双侧正常对称。双上肢腱反射(＋＋),双膝反射、踝反射(＋)。双侧巴氏征(－),霍夫曼症(－)。导尿管留置。改良 Barthel 指数评分:评分 80 分。视觉疼痛评分(visual analog scale,VAS):4 分。

4. 实验室和影像学检查

腰椎正侧位片(术前):L_5 椎体滑脱,如图 40 - 1 所示。腰椎平片(术后):L_5 椎体滑脱术后,如图 40 - 2 所示。

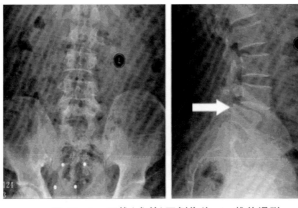

图 40 - 1　腰椎(术前)正侧位片:L_5 椎体滑脱

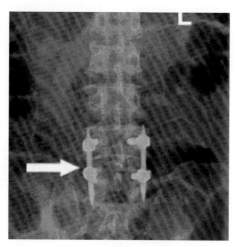

图 40 - 2　腰椎(术后)平片

二、诊疗经过

1. 初步诊断

（1）马尾损伤(神经源性膀胱,神经源性直肠)。

（2）腰椎间盘突出、腰椎滑脱术后。

2. 诊疗经过

患者入院后完善相关检查：血、粪常规、肝肾功能、电解质正常。尿常规：WBC 170/HP。凝血功能：D-D二聚体正常范围。明确患者一般情况后,予健康宣教,给予甲钴胺肌注营养神经;加巴喷丁改善麻痛;阿米替林改善情绪、改善睡眠。同时给予运动疗法(盆底肌训练)、针灸治疗。留置导尿及膀胱管理。考虑患者暂无体温,增加饮水,2 天后复查尿常规。患者入院后第三日出现体温异常升高,最高达39.5℃,伴阴囊红肿热,右侧更重明显。急查血常规示白细胞 12.5×10^9/L,中性粒细胞百分比 90%,C-反应蛋白200 mg/L。尿常规示白细胞满视野。请泌尿外科会诊,考虑急性附睾炎,给予头孢他啶静脉滴注,每次2 g,每 12 h 一次抗感染治疗;补液对症支持;消炎痛栓 50 mg 纳肛;同时给予冰袋、酒精擦浴物理降温;抬高阴囊,更换导尿管,增加生理盐水 500 ml 膀胱冲洗(每日 2 次);并嘱其多饮水,可饮用电解质饮料。其后体温逐渐恢复正常,阴囊红肿热症状明显消失。1 周后改口服头孢药物继续巩固 2 周后停抗生素。后开始进行膀胱夹管训练,1 周后拔除导尿管,因查 B 超示残余尿为 140 ml,改间歇导尿 3 次/日,配合饮水计划。

三、病例分析

1. 病史特点

（1）患者男性,50 岁,既往体健。因"外伤后二便失禁伴双下肢麻痛 4 月"入院。

（2）患者 4 月前车祸致双下肢麻痛无力、大小便障碍,外院腰椎 CT 检查示"L_4/L_5 腰椎间盘突出伴 L_5 椎体轻度滑脱"。有明确的"L_4/L_5 椎间盘摘除＋去骨瓣减压＋内固定术"史。现存在问题：双下肢麻痛,二便功能障碍。

（3）查体：神清,对答切题流利。眼球活动可,面部感觉对称。双上肢肌力 5 级。双下肢肌力 5。双侧小腿、双足、鞍区浅感觉减退,余感觉双侧正常对称。双上肢腱反射(＋＋),双膝反射、踝反射(＋)。双侧巴氏征(－),霍夫曼症(－)。导尿管留置。改良 Barthel 指数评分 80 分。VAS 评分：4 分。

（4）腰椎正侧位片：L_5 椎体滑脱术后。

2. 诊断及诊断依据

诊断：①马尾损伤(神经源性膀胱,神经源性直肠);②腰椎间盘突出、腰椎滑脱术后。

诊断依据:

(1) 马尾损伤(神经源性膀胱,神经源性直肠):患者,男性,50岁,既往体健。外伤后二便失禁伴双下肢麻痛4月。有明确的"L_4/L_5椎间盘摘除＋去骨瓣减压＋内固定术"史。其后持续康复治疗。查体可及:双上肢肌力5级。双下肢肌力5级。双侧小腿、双足、鞍区浅感觉减退,余感觉双侧正常对称。双上肢腱反射(＋＋),双膝反射、踝反射(＋)。双侧巴氏征(－),霍夫曼症(－)。导尿管留置。改良Barthel指数评分80分。VAS评分:4分。辅助检查:腰椎正侧位片:L_5椎体滑脱术后。

(2) 腰椎间盘突出、腰椎滑脱术后:腰椎CT检查提示L_4/L_5腰椎间盘突出伴L_5椎体轻度滑脱,有明确的"L_4/L_5椎间盘摘除＋去骨瓣减压＋内固定术"史及影像学证实。

3. 鉴别诊断

(1) 圆锥损伤:患者可存在二便功能障碍及性功能障碍,但双下肢感觉及运动均应保留。该患者双下肢感觉减退,且损伤当时运动功能障碍,查体双下肢腱反射减退,暂排除。

(2) 脊髓与椎管内肿瘤:慢性起病,可因肿瘤逐渐增大压迫周围组织引起相应症状如:神经根性疼痛,下肢远端发麻、感觉异常,逐渐向上发展而达到病变平面,同时出现截瘫或四肢瘫。脊柱CT或MRI检查有助于诊断。该患者急性起病,影像学不符,排除。

4. 康复目标和计划

(1) 近期目标:减轻感觉异常;拔出导尿管改间歇导尿,配合饮水计划。

(2) 远期目标:消除感觉异常;停间歇导尿;提高日常生活能力。

(3) 康复计划:功能训练:巩固双下肢平衡协调及肌力训练。并且加强盆底诸肌的肌力训练,改善二便功能。针灸调节身体内环境等康复治疗。膀胱管理。

四、处理方案及依据

(1) 一般治疗和护理:会阴护理,留置导尿,增加饮水量。

(2) 药物治疗:给予甲钴胺肌注营养神经;加巴喷丁改善麻痛;阿米替林改善情绪、改善睡眠。

(3) 综合康复训练:①功能训练:巩固双下肢平衡协调及肌力训练。并且加强盆底诸肌的肌力训练,改善二便功能。针灸调节身体内环境等康复治疗。②排尿处理:感染控制后,进行膀胱夹管训练,每2h患者自感有尿意或腹胀时放管一次。待患者出现漏尿,或有排尿感后,可根据B超报告残余尿量确定是否能够拔除导尿管,并是否需要改为间歇导尿及具体一天间歇导尿几次。间歇导尿需配合饮水计划同时进行,每次间歇导尿的尿量不能超过400 ml,如有超过,需调整饮水方案。间歇导尿时每日进水量不超过2 000 ml,每天总尿量可控制在1 000 ml左右。

五、要点讨论

1. 脊髓损伤的疼痛处理

疼痛可由感染、压疮、痉挛、膀胱、肠道问题或环境变化等因素诱发,首先去除诱因,或积极处理诱因可有效防治疼痛。在此基础上,可使用药物治疗,脊髓损伤患者常用的止痛药物包括:①抗抑郁和抗焦虑药物治疗:曾被认为是治疗脊髓损伤后或马尾损伤后疼痛的首选药物,如西酞普兰,阿米替林等。②抗癫痫药物:抗癫痫药物对于脊髓损伤的疼痛有效,比如:丙戊酸钠、卡马西平、加巴喷丁等。③阿片类药物:包括芬太尼、可待因、吗啡等。这一类药物,对于神经病理型疼痛的疗效,不如骨骼肌肉型疼痛好。④GABA激动剂:巴氯芬可以抑制神经病理型疼痛和骨骼肌肉型疼痛,可口服,可鞘内注射,鞘内注射效果更好。⑤可乐定:在治疗脊髓疼痛方面,一般采用鞘内注射或硬膜外注射,同时和其他药物混合应用,如和阿片类药物混合注射被证实可以缓解疼痛。⑥NMDA受体兴奋剂:主要是激动中枢神经的"谷氨酸受体",从而作用于中枢痛觉感受机制,代表药物为氯氨酮。⑦钾通道阻滞剂。⑧钠通道阻滞剂。其他治疗如音乐治疗、关节牵伸、针灸、推拿等,能提高痛域,适当减轻疼痛。

2. 膀胱管理

脊髓损伤患者常有排尿障碍。正常排尿机制：持续性和协调性的括约肌放松和膀胱收缩→中枢神经调节→膀胱容积到达约 400 ml→膀胱内压升高→盆神经→S_2—S_4→副交感神经→膀胱逼尿肌收缩及尿道内括约肌放松→尿道外括约肌放松→排尿动作。排尿障碍机制：当脊髓损伤或马尾损伤后，逼尿肌、尿道括约肌至大脑控制或排尿反射通路被阻断，病人无法控制排尿，引起排尿障碍。

排尿障碍类型分为：①自动膀胱：颈髓、胸髓损伤时可无意识收缩而反射性排尿。②自律膀胱：损伤水平在腰髓以下，压力可使尿排出。

膀胱管理方式：①留置导尿：急性期膀胱呈无张力状态，易导致尿潴留。留置导尿成为急性期膀胱管理的主要方式，定期更换尿管及尿袋，配合膀胱功能训练如定期夹管等。该期易引起感染，需加强护理，增加饮水，如发现感染及时处理。另外长期留置导尿可引起膀胱容量缩小，不利于其后的膀胱功能恢复。②膀胱控制训练：输出入量控制训练，膀胱括约肌控制训练，排尿反射训练，代偿性排尿方法训练（该手法易引起尿道反流，现已不推荐使用）。③间歇导尿技术：已广泛应用于脊髓损伤及其他神经瘫痪患者。能够加强膀胱功能训练防止挛缩，促进逼尿肌反射的恢复，不影响康复训练，降低感染，对尿道无长期刺激，改善患者心态等。适应于不能自主排尿或自主排尿不充分（残余尿超过 80～100 ml）的脊髓损伤或其他神经瘫痪，神清可主动配合的患者。如有严重尿路感染、压疮、意识不清不配合、大量输液、全身重度感染、有出血倾向、前列腺显著增生或肿瘤患者禁忌间歇导尿。

另外，在拔除导尿后，需观察患者排尿情况，必要时可进行尿流动力学监测，明确膀胱功能，给予合适的处方，配合药物治疗，使患者排尿功能得到最大程度的康复。具体流程如图 40-3 所示。

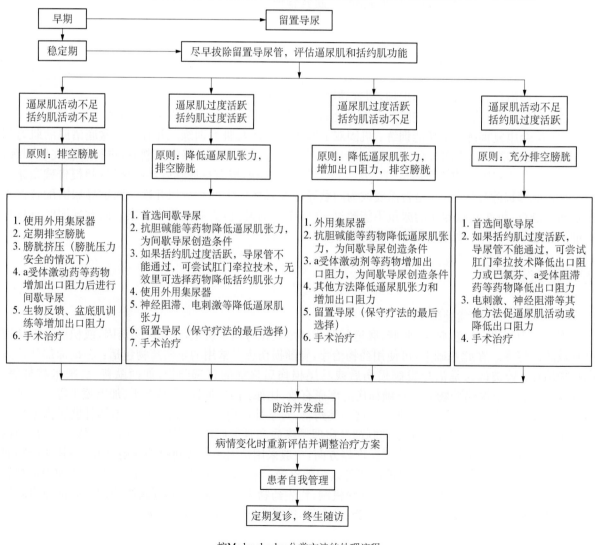

按Mader shacher分类方法的处理流程

图 40-3　膀胱管理流程

六、思考题

1. 脊髓损伤后患者因下肢疼痛常无法入眠,VAS 评分至少几分,可给予何种治疗?
2. 马尾损伤与圆锥损伤有何区别?
3. 留置导尿的不良反应及间歇导尿的禁忌证是什么?

七、推荐阅读文献

1. 胡永善. 新编康复医学[M]. 上海:复旦大学出版社,2012:186-193.

2. 贾建平,崔丽英,王伟. 神经病学[M]. 6 版. 北京:人民卫生出版社,2008:316-332.

3. 励建安,毕胜,黄晓琳译. 原著作者 Walter R. Frontera. DeLisa 物理医学与康复医学理论与实践[M]. 5 版. 北京:人民卫生出版社,2013:503-541.

(白玉龙 高天昊)

案例 41

脊髓血管瘤术后

一、病例资料

1. 现病史

患者，女性，34岁，因"双下肢活动不利伴二便困难2月余"入院。2月余前患者出现排尿不利，排便困难，至外院就诊，予通便等对症治疗。第二天，患者出现右下肢发麻、无力，继而出现左下肢无力。5天后患者双下肢完全失去运动功能，急诊至外院，胸椎MRI提示"T_8水平椎管内占位，考虑血肿，血管瘤破裂"。一周后行后路胸椎管内血肿清除＋重建内固定术，术后病理示：胸椎管内出血、渗出物，急慢性炎症细胞浸润。术后予抗感染、激素、脱水、营养神经及对症支持治疗，伤口愈合可。术后至外院进一步行康复治疗。追问病史，患者发病前1个月有背部撞伤，当时诉肩胛骨下缘附近疼痛，以"软组织挫伤"治疗无缓解。目前患者一般状况可，双下肢活动障碍，大小便不能控制，为进一步康复治疗收入院。患者发病以来，神清，留置导尿，大便尚可，睡眠欠佳，胃纳可，体重无明显变化。

2. 既往史

既往体健，否认慢性病病史，否认传染病病史，否认其他重大手术史，否认输血史，有磺胺类药物过敏史，预防接种史不详。否认家族性相关遗传病史。

3. 体格检查（含康复评定）

（1）T 37.0℃，P 82次/min，R 19次/min，BP 130 mmHg/80 mmHg。神清，精神可，平车推入病房，查体合作。心脏检查、肺部检查、腹部检查无异常。

（2）康复评定：上肢感觉、肌力、肌张力正常，双下肢肌力0-0-0-0-0级，双侧T_5以下感觉减退，骶部感觉消失，肛门外括约肌自主收缩消失。双侧下肢肢体改良的Ashworth痉挛评定：下肢伸肌张力0级，下肢屈髋肌张力0级。巴氏征阴性，Chaddock征阴性，改良Barthel指数：10分，极严重功能缺陷。美国脊髓损伤学会分级法（American Spinal Injury Association impairment scale, ASIA）：A级，感觉平面：左侧T_5，右侧T_5。运动平面：左侧T_5，右侧T_5。视觉疼痛评分（visual analog scale, VAS）6分。

4. 实验室和影像学检查

（1）实验室检查。尿常规：白细胞3＋，蛋白阴性，糖正常，酮体阴性，尿胆元正常，胆红素阴性，尿隐血2＋，镜检白细胞15～20，镜检红细胞10～20，镜检上皮细胞－，镜检管型细胞－，镜检黏液丝－。镜检其他：草酸钙结晶；其余检查未见明显异常。

尿微生物培养：大肠埃希菌（2＋）。药敏试验：呋喃妥因（S），环丙沙星（R）。

（2）影像学检查。胸腰椎MRI：T_6—T_8椎体金属物内固定术后改变，如图41－1所示；泌尿系B超（入院）：膀胱充盈好，壁光滑，延续性好，重力下方见细小沙粒样强回声，范围61 mm×47 mm，CDFI：未见异常彩色血流分布。膀胱腔内显示留置尿管及水囊回声。提示右肾肾盂少量积水；膀胱泥沙样结石。

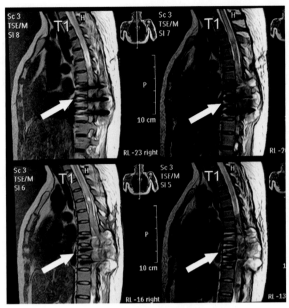

图 41-1　胸腰椎 MRI

二、诊治经过

1. 初步诊断

（1）脊髓损伤（T_6—T_8 血肿清除术后）截瘫，ASIA 分级，A 级，神经平面 T_5，感觉平面：左侧 T_5，右侧 T_5，神经源性膀胱，神经源性直肠。

（2）尿路感染，膀胱结石。

2. 诊治经过

（1）一般治疗：入院后完善相关检查及康复评定，予气垫床，监测血压，留置导尿；加巴喷丁改善背部疼痛、氯硝安定改善睡眠、杜密克通便、呋喃妥因控制尿路感染、神经节苷脂及鼠神经生长因子改善神经损伤等药物治疗。

（2）康复治疗：针对肢体运动感觉功能障碍，行空气压力波治疗改善肢体血液循环，预防水肿及静脉血栓形成；关节松动训练提高肢体关节活动度，防止软组织粘连；运动疗法提高四肢运动功能，主要以被动活动为主，防止因长期卧床引起的肌肉萎缩，增加对脊髓损伤平面以下的刺激，维持和恢复关节活动范围；针灸改善身体内环境，改善运动功能和感觉功能；高压氧治疗促进神经功能的恢复。

（3）目前状况：维持近 1 个月的康复治疗后，患者生命体征平稳，复查腹部＋泌尿系 B 超：双侧肾脏大小形态正常，肾内结构清晰，肾盂未见分离，CDFI：彩色血流分布清晰。尿常规无明显异常，尿微生物培养 5 天无细菌生长。考虑尿路感染已控制。夹闭导尿管后膀胱偶有胀感，予拔除导尿管，改为间歇导尿，同时予口服哈乐（盐酸坦索罗辛缓释胶囊）（每次 0.2 mg，每日 1 次），嗅吡斯的明（每次 60 mg，每日 1 次）改善排尿功能。改良的 Ashworth 痉挛评定：双下肢肌张力 0 级。改良 Barthel 指数：20 分。VAS 评分 5 分。随访胸腰椎 MRI 示金属内固定在位，嘱可适量行坐站训练，予电动站立床（30°起始）促进神经功能恢复、促进患者肢体感觉和运动功能恢复，减少因长期卧床而导致的体位性低血压等并发症。

三、病例分析

1. 病史特点

（1）患者，女性，34 岁。

（2）双下肢活动不利伴二便困难 2 月余。后路胸椎管内血肿清除＋重建内固定术后。

（3）查体：上肢感觉、肌力、肌张力正常，双下肢肌力 0-0-0-0-0 级，双侧 T_5 以下感觉减退，骶部感觉消失，肛门外括约肌自主收缩消失。双侧下肢肢体改良的 Ashworth 痉挛评定：下肢伸肌张力 0 级，下肢屈髋肌张力 0 级。巴氏征阴性，Chaddock 征阴性，改良 Barthel 指数：10 分，极严重功能缺陷。ASIA 分级 A 级，感觉平面：左侧 T_5，右侧 T_5。运动平面：左侧 T_5，右侧 T_5。VAS 6 分。

（4）辅助检查：胸腰椎 MRI：T_6—T_8 椎体金属物内固定术后改变。

2. 诊断及诊断依据

诊断：

（1）脊髓损伤（T_6—T_8 血肿清除术后），截瘫，ASIA 分级，A 级，神经平面 T_5，感觉平面：左侧 T_5，右侧 T_5，神经源性膀胱，神经源性直肠。

（2）尿路感染，膀胱结石。

诊断依据：

（1）脊髓损伤：①患者有明确胸背部撞击史和 T_6—T_8 血肿清除手术史。②双下肢活动不利伴二便困难 2 月余。③查体：双下肢肌力 0-0-0-0-0 级，双侧 T_5 以下感觉减退，骶部感觉消失，肛门外括约肌自主收缩消失。双侧下肢肢体改良的 Ashworth 痉挛评定：下肢伸肌张力 0 级，下肢屈髋肌张力 0 级。巴氏征阴性，Chaddock 征阴性，改良 Barthel 指数：10 分。ASIA 分级 A 级，感觉平面：左侧 T_5，右侧 T_5。运动平面：左侧 T_5，右侧 T_5。VAS 6 分。④胸腰椎 MRI：T_6—T_8 椎体金属物内固定术后改变。

（2）尿路感染：患者入院查尿常规示白细胞增加，尿微生物培养：大肠埃希菌（2＋）；药敏试验：呋喃妥因（S），环丙沙星（R）。予口服呋喃妥因治疗后复查尿常规 2 次正常，尿微生物培养 5 天无细菌生长，目前感染已控制。

3. 鉴别诊断

（1）急性脊髓炎：可见于任何年龄，以青壮年多见，发病前 1～2 周常有感染或预防接种史，急性起病，迅速出现病损平面以下的肢体瘫痪、传导性感觉障碍和尿便障碍为特征的脊髓横贯性损害表现，脑脊液检查可正常，MRI 显示病变部位脊髓增粗，髓内多发片状或较弥散的 T2 高信号，强度不均，通常局限于一个节段，多节段或多灶融合相对少见。本病例病史及影像检查不符，可排除。

（2）脊柱结核：可引起椎体骨质破坏和塌陷压迫脊髓出现急性横贯性损害，脊柱结核常有低热、纳差、消瘦、萎靡乏力等全身中毒症状和其他结核病灶病变，脊柱 X 线可见椎体破坏、椎间隙变窄和椎旁实性脓肿阴影等。本病例无低热、纳差、消瘦等表现，影像学检查亦不支持，故排除。

4. 康复目标和计划

（1）近期目标：维持肢体关节活动度，促进肌肉力量恢复，防止肌肉萎缩。

（2）远期目标：改善肢体运动功能，改善膀胱和肠道功能，提高日常生活能力。

（3）康复计划：空气压力波治疗预防水肿及静脉血栓形成；关节松动训练提高肢体关节活动度；电动站立床预防体位性低血压；运动疗法提高四肢肌力；针灸及红外线改善身体内环境。膀胱和肠道管理。

四、处理方案及依据

（1）促进神经修复：予鼠神经生长因子、神经节苷脂等药物，改善脊髓损伤节段的代谢，促进神经的修复；高压氧治疗促进神经功能的恢复。

（2）改善排尿功能：患者夹闭导尿管时膀胱偶有胀感，复查腹部＋泌尿系 B 超未见结石，尿常规无明显异常。予拔除导尿管，改为间歇导尿，口服哈乐（盐酸坦索罗辛缓释胶囊）（每次 0.2 mg，每日 1 次），嗅吡斯的明（每次 60 mg，每日 1 次）改善排尿功能。

（3）综合康复治疗：患者长期卧床会引起一系统并发症，例如：下肢深静脉血栓、肌肉萎缩、关节活动度降低、坠积性肺炎、体位性低血压等。空气压力波治疗预防水肿及静脉血栓形成；关节松动训练提高肢体关节活动度;电动站立床预防体位性低血压;运动疗法提高四肢肌力;针灸及红外线促进肢体血液循环,改善内环境。

(4) 加强护理:患者长期卧床,大便不能控制,且双下肢肌力 0 级,无法床上自主翻身,是褥疮的高危人群,应定期给患者翻身拍背。

五、要点与讨论

1. 脊髓损伤的康复评定(ASIA 分级)

脊髓损伤分类目前普遍采用美国脊髓损伤学会分级法(ASIA),如表 41-1 所示,该分级包括双侧上下肢共 20 块关键肌肌力、双侧共 28 对皮区关键点(轻触觉和针刺觉)(参见参考文献)。需要补充检查的是本体觉,肌张力,平衡觉和日常生活活动能力评定。

表 41-1　ASIA 神经功能分级等级

等级		功能状态
A	完全性损伤	骶段 S_4、S_5 无任何运动及感觉功能保留
B	不完全性损伤	神经平面以下,包括骶段 S_4、S_5 存在感觉功能,但无任何运动功能
C	不完全性损伤	神经平面以下有运动功能保留,一半以上的关键肌肌力<3 级
D	不完全性损伤	神经平面以下有运动功能保留,一半以上的关键肌肌力≥3 级
E	正常	感觉和运动功能正常

2. 脊髓损伤的康复治疗

(1) 脊髓损伤的早期康复治疗:早期康复是指损伤开始到脊柱可负重为止,其基本目的就是骨折复位,稳定病情,恢复或至少保持现有的神经功能。主要包括:①保持正确体位;②呼吸系统练习;③被动运动;④康复护理;⑤个人卫生;⑥药物治疗。

(2) 脊髓损伤恢复期的康复治疗,主要包括:①肌力训练;②肌肉牵张训练;③功能性训练;④转移训练;⑤站立及步态训练;⑥轮椅训练;⑦作业疗法;⑧功能性电刺激(FES);⑨物理治疗;⑩心理治疗。

六、思考题

1. 脊髓损伤患者神经源性膀胱和肠道应如何处理?
2. 如何评定脊髓损伤的严重程度?
3. 通过本案例分析对脊髓损伤的患者有哪些康复治疗方法?

七、推荐阅读文献

1. 南登崑,黄晓琳,燕铁斌.康复医学[M].5 版.北京:人民卫生出版社,2013:129-133,160-163.

2. 李建军,王方永译.原著作者 American Spinal Injury Association, International Spinal Cord Society. 脊髓损伤神经学分类国际标准_2011 年修订[J].中国康复理论与实践 2011,17(10):963-972.

3. 李丽,白玉龙等.康复干预时机对不同程度脊髓损伤患者神经功能恢复的影响[J].中国康复医学杂志,2010,25(7):632-635.

(白玉龙　张昕雨)

案例 42

脊髓动静脉畸形术后

一、病例资料

1. 现病史

患者,女性,23 岁,因"双下肢麻木 3 年余,脊髓动静脉畸形切除术后 13 天"入院。患者 3 年前无明显诱因开始出现背部疼痛,并伴有腰部束带感,间断发作,无加重。20 天前患者出现双侧脚趾麻木,后麻木范围逐渐扩大至大腿,同时出现胸背部绞痛,双下肢乏力,遂于当地医院就诊,考虑脊髓炎,行 MRI 示"T_3—T_4 水平脊髓血管畸形如动静脉瘘伴髓内出血可能"。行手术切除术,手术顺利,现患者遗留双下肢无力、麻木,二便失禁。现患者为求进一步治疗,遂来医院,拟以"脊髓损伤、双下肢截瘫"收治入院。

2. 既往史

既往体健,有剖腹产手术史。

3. 体格检查

(1) 查体:T 36.8℃,P 80 次/min,R 20 次/min,BP 110 mmHg/70 mmHg;神清、精神好,查体合作,平车推入病房。胸背部可见长约 15 cm 手术瘢痕,愈合可,未见明显渗出及红肿。心肺、腹部检查无异常。双下肢无浮肿。

(2) 康复评定。四肢关键肌评定:左上肢关键肌力 5 - 5 - 5 - 5 - 5 级,左下肢关键肌力 0 - 0 - 0 - 0 - 0 级,右上肢关键肌力 5 - 5 - 5 - 5 - 5 级,右下肢关键肌力 0 - 0 - 0 - 0 - 0 级。感觉评定:双侧 T_5 水平以下感觉减退。双上肢肱二头肌反射、肱三头肌反射、膝反射、双侧跟腱反射(+),双侧 Babinskin 征(+),双侧 Hoffman 征(-),右侧踝阵挛(+)。肛门括约肌无主动收缩,球肛门反射(+),肛周无感觉,美国脊髓损伤协会(American Spinal Injury Association,AISA)分级 B 级。坐位平衡 0 级,立位平衡 0 级,改良 Barthel 指数 15 分,极严重功能障碍。

4. 实验室和影像学检查

(1) 实验室检查。血常规:WBC $8.5×10^9$/L, RBC $4.03×10^{12}$/L, Hb 112 g/L, PLt $224×10^9$/L, LY 9.5%。尿常规:尿白细胞 3+,透明度浑浊,尿隐血 1+,镜检红细胞(5~8)/HP,镜检白细胞(40~50)/HP。心电图:窦律,正常范围。腹部 B 超及血管 B 超:未见明显异常。

(2) 影像学检查。胸片:未见明显异常。胸椎 MRI:T_3—T_4 水平脊髓背侧过曲流空影,T_4 水平髓内类圆形长 T2 信号,边缘低信号,临近 T2—T_6 水平脊髓水肿,考虑血管畸形如动静脉瘘伴髓内出血可能,如图 42 - 1 所示。

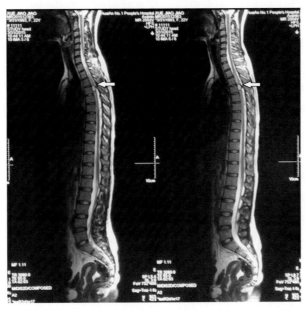

图 42-1　T_4 水平髓内类圆形长 T2 信号,边缘低信号,临近
T_2—T_6 水平脊髓水肿

二、诊治经过

1. 初步诊断

脊髓损伤(脊髓动静脉畸形术后)ASIA 分级,B 级,不完全性损伤。感觉平面:双侧 T_5,双下肢截瘫,神经源性膀胱,神经源性直肠,日常生活活动障碍。

2. 诊治经过

(1) 一般治疗:入院后完善相关检查,留置导尿、膀胱冲洗、会阴护理。

(2) 药物治疗:营养神经(胞磷胆碱钠片、腺苷钴胺、鼠神经生长因子、维生素 B_1)、润肠通便(便通片)。

(3) 康复治疗:气压治疗改善肢体血液循环,预防肢体水肿及深静脉血栓形成;关节活动度训练维持关节活动度;电动站立床训练减少因长期卧床而导致的体位性低血压等并发症;截瘫肢体综合训练、运动疗法提高四肢肌力,维持关节活动范围;肌电生物反馈诱发肢体主动运动;针灸及红外线促进肢体血液循环,改善身体内环境,改善运动功能;中频改善尿潴留;高压氧改善脊髓供氧,修复神经。

(4) 目前状况:患者精神良好,饮食可,大便通畅。拔除导尿管后可自行排尿,诉有尿不尽,B 超查残余尿 90 ml,予盐酸坦洛新促进排尿。患者诉胸部束带感,予加巴喷丁改善脊髓损伤后感觉异常症状。左下肢关键肌力 0-0-0-2-0 级,右下肢关键肌力 0-0-0-1-0 级,患者右下肢有不自主抽动,左足趾出现小范围自主活动。

三、病例分析

1. 病史特点

(1) 患者,女性,23 岁,双下肢麻木 3 年余,脊髓动静脉畸形术后 13 天。

(2) 既往体健,有剖腹产手术史。

（3）查体：胸背部可见长约 15 cm 手术瘢痕。左下肢关键肌力 0-0-0-0-0 级，右下肢关键肌力 0-0-0-0-0 级。感觉评定：双侧 T_5 水平以下感觉减退。双上肢肱二头肌反射、肱三头肌反射、膝反射、双侧跟腱反射（＋），双侧 Babinskin 征（＋），双侧 Hoffman 征（－），右侧踝阵挛（＋）。肛门括约肌无主动收缩，球肛门反射（＋），肛周无感觉，AISA 分级 B 级。坐位平衡 0 级，立位平衡 0 级，改良 Barthel 指数 15 分，极严重功能障碍。

（4）辅助检查：胸椎 MRI 示 T_4 水平脊髓血管畸形如动静脉瘘伴髓内出血可能。

2. 诊断及诊断依据

诊断：

脊髓损伤（脊髓动静脉畸形术后）ASIA 分级 B 级，不完全性损伤。感觉平面：双侧 T_5，双下肢截瘫，神经源性膀胱，神经源性直肠，日常生活活动障碍。

诊断依据：

（1）患者，女性，23 岁，双下肢麻木 3 年余，脊髓动静脉畸形术后 13 天。

（2）查体：左下肢关键肌力 0-0-0-0-0 级，右下肢关键肌力 0-0-0-0-0 级，感觉平面：双侧 T_5，双上肢肱二头肌反射、肱三头肌反射、膝反射、双侧跟腱反射（＋），双侧 Babinskin 征（＋），双侧 Hoffman 征（－），右侧踝阵挛（＋）。肛门括约肌无主动收缩，球肛门反射（＋），肛周无感觉，AISA 分级 B 级。

（3）胸椎 MRI 示：T_3—T_4 水平脊髓背侧迂曲流空影，T_4 水平髓内类圆形长 T2 信号，边缘低信号，临近 T2—T_6 水平脊髓水肿，考虑血管畸形如动静脉瘘伴髓内出血可能。

3. 鉴别诊断

（1）髓内肿瘤：进展较快，所累及脊髓病变阶段较短，膀胱直肠功能障碍出现早，锥体束征多为双侧，脑脊液蛋白含量增高，脊髓造影及 MRI 可辅助定位。

（2）急性脊髓炎：为急性起病，病前多有感染或预防接种史，数小时或数日内出现脊髓横贯性损害，急性期脑脊液动力学试验一般无梗阻，脑脊液白细胞增多，以单核和淋巴细胞为主，蛋白质含量正常或轻度增高。

（3）脊髓空洞症：起病隐匿，病程长，早期症状多见于下颈和上胸脊髓节段，亦可扩展至延髓，典型表现为病损节段支配区皮肤分离性感觉障碍，病变节段支配区肌萎缩，神经根痛少见，皮肤营养障碍改变明显，MRI 可显示脊髓内长条形空洞。

（4）亚急性联合变性：多呈缓慢起病，出现脊髓后索、侧索及周围神经损害体征，血清中维生素 B_{12} 缺乏，有恶性贫血表现。

四、处理方案及依据

（1）营养神经、促进神经修复：予以胞磷胆碱钠片、腺苷钴胺、鼠神经生长因子、维生素 B_1 等药物促进神经的修复；予加巴喷丁改善脊髓损伤后感觉异常症状。

（2）促进大小便排出：患者能自行排尿，残余尿 90 ml，予盐酸坦洛新促进排尿；患者大便干结，排解困难，予便通片润肠通便。

（3）综合康复治疗：气压治疗改善肢体血液循环，预防水肿及深静脉血栓形成；关节松动训练提高肢体关节活动度，防止软组织粘连；电动站立床训练促进神经功能恢复，减少因长期卧床而导致的体位性低血压等并发症；截瘫肢体综合训练、运动疗法提高四肢肌力，防止因长期卧床引起肌肉萎缩的发生，维持关节活动范围；肌电生物反馈诱发肢体主动运动；针灸及红外线促进肢体血液循环，改善身体内环境，改善运动功能；高压氧改善脊髓供氧，修复神经。

五、要点与讨论

1. 脊髓动静脉畸形常见临床表现

脊髓动静脉畸形可引起占位性效应,造成脊髓水肿、变性、坏死。动静脉畸形也可能发生破裂,引起局灶的或全面的出血。出血可以引起病变区域内突发的疼痛,以及出血节段以下的神经功能丧失;血液进入蛛网膜下腔可引起发热和颈项强直。对脊髓产生压迫或浸润的动静脉畸形通常引起进展性的亚急性脊髓病变,或脊髓髓内病变的体征伴分离性感觉障碍与节段性运动无力。

2. 脊髓动静脉畸形术后的康复治疗

由于脊髓损伤影响到患者生活的各个方面,因而在临床情况稳定的基础上进行系统的康复治疗对于减少患者功能障碍程度,改善和提高患者残存功能具有重要意义。康复治疗主要从以下几个方面进行:

(1) 康复教育:注意饮食,多食高纤维素食物,促进排便。强化自主训练的意识,多下床活动,减少并发症。

(2) 括约肌管理:括约肌功能障碍对患者的日常生活有较大影响,同时也直接关系到患者康复治疗效果和患者的心理状态。较好的括约肌功能管理不仅能促进患者肢体功能的恢复,而且还可增强患者信心,提高患者生活质量。括约肌功能管理包括饮食饮水的合理控制、定时排便、膀胱功能训练、药物应用、促进排尿、排便的康复治疗手段,尽早拔除留置导尿管,可采用间歇性清洁导尿。

(3) 预防长期卧床的并发症:长期卧床可引起全身各个系统的并发症,最常见的有肺部感染、压疮、泌尿道感染、深静脉血栓形成和骨质疏松等,可采用气垫床、定时翻身、序贯性气压治疗、起立床训练、呼吸训练等康复措施进行预防。一旦发生并发症,应根据具体情况积极进行治疗。

(4) 运动疗法:上肢以主动抗阻肌力训练为主,同时进行作业治疗训练,提高患者的日常生活自理能力;下肢以被动运动为主,辅以序贯性气压治疗、推拿和起立床训练,防治关节挛缩、肌肉萎缩和深静脉血栓的发生。耐力训练应针对心肺系统和残留肌肉两方面,进行有氧训练(如水中训练、上肢功率计等训练),维持患者心肺功能和运动能力。运动疗法同时也能增加患者的信心和自尊,减少抑郁等心理问题的发生率。

(5) 其他物理因子治疗及传统治疗:肌电生物反馈和功能性电刺激可提高患者肢体运动功能。术后的腰背部酸痛、局部炎症可以采用激光、红外线、超短波、离子导入等理疗及传统的针灸、推拿等治疗措施。

(6) 日常生活能力训练:应根据患者的具体情况采取相应的训练,包括梳头、剃须、穿衣。口腔卫生、洗澡等修饰和个人卫生活动。必要时使用一些自助器具,如拾物器、穿袜器、持物器、洗澡椅等,最大程度提高患者的生活自理能力。

(7) 辅助器具的应用:该患者的康复目标是能自理生活,在轮椅上能独立,并能进行治疗性步行。因此该患者可选用标准轮椅,以增大患者的活动范围,减少对他人的依赖。加强上肢的力量和耐力训练,学习轮椅操作技术。应给患者选配双腋拐杖、膝踝矫形器(KAFO)和腰背支架,以训练其站立和治疗性步行。

(8) 文体活动及职业训练:文体活动可增加患者运动系统的功能,从心理上提高患者的自信心和自尊心。如能进行职业康复,则更能提高患者的生存价值和生活质量,使其重返社会。

(9) 注意事项:①应遵循循序渐进、持之以恒的原则;间歇性清洁导尿时要注意无菌操作,防止引起尿路感染;②需特别注意,脊髓术后的患者,存在脊柱不稳定因素,在进行主动、被动关节活动度训练和抗阻力训练时应特别注意,以防止脊柱的过度运动和手术切口处过大的压力。

六、思考题

1. 通过本案例的分析对脊髓动静脉畸形术后的患者有哪些康复治疗方法？
2. 脊髓动静脉畸形会导致哪些功能障碍？
3. 通过本案例的分析对脊髓损伤患者如何促进排尿功能恢复？

七、推荐阅读文献

1. 南登崑,黄晓琳,燕铁斌.康复医学[M].5 版.北京：人民卫生出版社,2013：166－173.
2. 贾建平,陈生弟,崔丽英.神经病学[M].7 版.北京：人民卫生出版社,2013：324－328.
3. 俞晓杰,吴毅,胡永善.脊髓肿瘤患者术后的康复评定与治疗[J].中国临床康复,2003,7(17)：2485－2487.

（吴　毅　王娜娜）

一、病例资料

1. 现病史

患者,男性,23 岁,因"反复右肩疼痛 3 年余"入院。患者 3 年前运动时不慎扭伤右肩,即感右肩关节疼痛,休息后减轻,未予重视。患者 3 年来反复右肩运动后疼痛,右肩关节不稳定感,打羽毛球右肩外展外旋时疼痛明显,为进一步诊治来医院运动医学科就诊,行肩关节正侧位片提示右肩关节退变;MRI 提示右肩袖损伤,肱骨头 Hill-Sachs 损伤,Bankart 损伤,肩关节积液。门诊以"右肩关节前不稳定"收入医院运动医学科,在全麻下行关节镜下右肩关节盂唇修补术。术后右肩支具固定 2 周,冷疗、等长肌力训练及邻近关节活动度训练,感右肩活动时疼痛,疼痛不影响睡眠,无发热、肢体麻木等不适,为术后康复治疗来康复医学科门诊就诊。

患者自发病以来一般情况正常,食欲正常,大小便正常,夜间睡眠可。体重无明显变化。

2. 既往史

否认其他手术外伤病史。否认高血压、糖尿病病史,否认其他慢性病史。否认药物过敏史。

3. 体格检查(含康复评定)

(1) 查体:T 36.5℃,P 72 次/min,R 14 次/min,BP 134 mmHg/68 mmHg。神志清楚,呼吸平稳,查体合作,右肩外展支具佩戴中,手术切口愈合良好,右肩轻度肿胀,喙突下压痛(+),三角肌、肱二头肌、肱三头肌轻度萎缩;右上肢皮肤感觉正常,桡动脉搏动正常。右肘、腕及指关节活动正常,徒手肌力测试(manual muscle test,MMT):右肩前屈肌力 3 级,外展肌力 3⁻级,内旋肌力 3⁻级;主动关节活动度(active range of motion,AROM):前屈 35°,外展 30°,内旋 45°;被动关节活动度(positive range of motion,PROM):前屈 40°,外展 35°,内旋 60°。

(2) 康复评定:

视觉模拟评分法(Visual Analogue Scale,VAS)评分 4 分。

美国加州大学肩评分表(University of California at Los Angeles Shoulder Scores,UCLA):15 分,如表 43-1 所示。

表 43-1 美国加州大学肩评分(UCLA 评分)

疼痛	
持续且不能耐受,常服强烈镇痛药	1

（续表）

疼痛		
持续但能耐受,偶尔服用强烈镇痛药	2	
休息时不痛,稍微活动则疼,偶尔服用水杨酸制剂	4	4
仅剧烈活动或者特殊活动时痛,偶尔服用水杨酸制剂	6	
偶尔有轻微疼痛	8	
不疼	10	
功能		
肢体不能活动	1	
仅可轻微活动	2	2
可从事轻体力家务劳动,或者多数日常生活活动	4	
可从事多数家务劳动,购物及驾驶等;可梳头及穿脱衣服,以及系乳罩	6	
仅轻微受限;可从事肩以上水平工作	8	
正常活动	10	
主动前屈		
150°以上	5	
120°~150°	4	
90°~120°	3	
45°~90°	2	
30°~45°	1	1
30°以下	0	
前屈肌力测定(徒手)		
5级(正常)	5	
4级(好)	4	
3级(一般)	3	3
2级(差)	2	
1级(有肌肉收缩)	1	
0级(无肌肉收缩)	0	
患者满意度		
满意,感觉良好	5	5
不满意,有恶化	0	
最高分为35分		15

4. 实验室和影像学检查

（1）MRI：右肩袖损伤，肱骨头 Hill-Sachs 损伤，Bankart 损伤，关节积液，如图 43 - 1、图 43 - 2、图 43 - 3 所示。

（2）术中所见：盂唇-肩关节囊-韧带复合体与盂唇分离、向前下方移位，前关节囊和韧带组织松弛；撕裂口位于肩盂 1～5 点钟的范围，探针可插入撕裂口；伴有肱骨头后上缘凹陷性骨折征象，软骨损伤，伴有盂肱关节软骨退变；术者用手向肱骨头施以前向推力，关节镜下可见肱骨头相对于肩胛盂向前移位，直至肱骨头后缘平齐于肩胛盂前缘，呈半脱位状态。

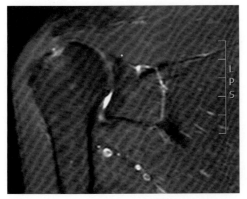

图 43-1 术前右肩关节 MRI 示右肱骨头 Hill-Sachs 骨缺损

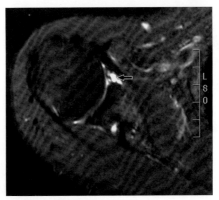

图 43-2 术前右肩关节 MRI 示 Bankart 损伤

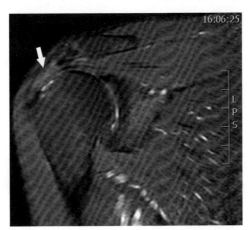

图 43-3 术前右肩关节 MRI 示右肩袖损伤

二、诊治经过

1. 初步诊断

①右肩关节前不稳定。②右肩关节镜下盂唇修补术后。③右肩袖损伤。④右肩关节功能障碍。

2. 诊治经过

(1) 术后 2~4 周：①肩关节支具佩戴,避免肩关节外旋、后伸;②术后 2 周进行右肩钟摆练习,术后 4 周,在无痛范围内右肩主动助力运动;③在术后 2~3 周,进行肩关节前屈 90°、外旋 30°范围内肩关节各向等长收缩练习,术后 4 周开始三角肌和肩袖肌在肩胛骨平面练习。④短波、半导体激光、磁疗、冷疗、音频电疗法等物理因子治疗;⑤非甾体类抗炎药(莫比可)7.5 mg,每天一次,口服。康复治疗隔日一次,经 2 周康复治疗后,VAS 评分 3 分,MMT：前屈肌力 4⁻级,外展肌力 3 级,内旋肌力 3 级;AROM：前屈 80°,外展 70°,内旋 50°;PROM：前屈 90°,外展 75°,内旋 65°;UCLA 评分 18 分。

(2) 术后 4~8 周：①继续肩关节支具佩戴;②逐步恢复肩关节前屈,在术后 8 周,逐渐开始进行肩关节外旋运动,逐步恢复至正常肩关节活动度,并完成肩胛带全范围运动;③术后 6 周开始重点训练肱二头肌力量训练,术后 8 周,开始三角肌、肩袖肌主动抗阻训练。患者经 4 周治疗后 VAS 评分 2 分,MMT：前屈 4⁺级,外展 4 级,内旋 4 级;AROM：前屈 110°,外展 95°,内旋 55°;PROM：前屈 120°,外展 100°,内旋 70°;UCLA 评分 22 分。

(3) 术后 8~12 周：加强外旋和后伸练习,肩关节各向关节活动度达到正常范围,并加强肩周肌渐进抗阻练习,通过 ADL 训练增加肩关节运动的灵活性及协调性。康复治疗持续术后 6 个月,患者右肩关节功能恢复基本正常,VAS 评分 1 分,UCLA 评分 33 分。给予患者家庭康复训练计划,重点训练肩关节活动的灵活性和三角肌、肩袖肌群的力量和耐力,门诊定期复诊。

三、病例分析

1. 病史特点

(1) 患者,男性,23 岁,反复右肩疼痛 3 年余。

(2) 有右肩外伤病史,右肩关节镜下盂唇修补术后 4 周。

(3) 查体:右肩支具佩戴中,关节轻度肿胀,右三角肌、肱二头肌、肱三头肌萎缩;喙突下压痛,MMT:右肩前屈 3 级,外展 3⁻ 级,内旋肌力 3⁻ 级;AROM:前屈 35°,外展 30°,内旋 45°;PROM:前屈 40°,外展 35°,内旋 60°;VAS 评分 4 分;UCLA 评分 15 分。

(4) 辅检:MRI:右肩袖损伤,肱骨头 Hill-Sachs 损伤,Bankart 损伤,关节积液。

2. 诊断及诊断依据

诊断:右肩关节前不稳定;右肩关节镜下盂唇修补术后;右肩袖损伤;右肩关节功能障碍。

诊断依据:

(1) 反复右肩疼痛 3 年余。

(2) 右肩外伤及"右肩关节镜下盂唇修补术"手术史明确。

(3) 查体:右肩局部肿胀,喙突下压痛,右肩关节周围肌萎缩,不同程度肌力减退,右肩 AROM 及 PROM 不同程度受限。VAS 评分 4 分;UCLA 评分 15 分。

(4) 辅检:MRI:右肩袖损伤,肱骨头 Hill-Sachs 损伤,Bankart 损伤,肩关节积液。

3. 鉴别诊断

(1) 肩关节后方不稳定:肩内收、内旋受限,可发生肩关节后脱位。后抽屉试验阳性。常伴有前方和下方不稳定。本病例前恐惧征及前抽屉试验阳性,外展、外旋时明显,影像学检查不符,故排除。

(2) 肩袖损伤:本病多见于 40 岁以上患者,特别是重体力劳动者。患者肩外展疼痛,当上臂伸直肩关节内旋、外展时,大结节与肩峰间压痛明显。肩袖完全断裂时,肩关节外展乏力。疼痛弧试验阳性。MRI 可见肩袖肌群(冈上肌最常见)不同程度纤维撕裂。本病例与此不符。

(3) 肱二头肌长头肌肌腱炎:起病缓慢,逐渐加重,疼痛、压痛以肱骨结节间沟为主,肱二头肌抗阻力屈肘部局部疼痛加重。MRI 提示肱二头肌长头肌腱腱鞘积液,但无盂唇等损伤,故本病例与此不符。

4. 康复目标和计划

(1) 减轻术后炎症反应,控制肿胀疼痛,加强对静力性稳定结构保护:肩关节支具佩戴,避免早期肩外旋及后伸;短波等物理因子治疗消肿止痛;音频治疗肩关节软组织粘连;口服非甾体类抗炎药。

(2) 恢复肩关节活动度,并增强肩关节周围肌力,增强肩关节的神经肌肉控制能力,建立肩周-肩袖-关节囊韧带的协调关系,恢复肩关节活动能力:肩关节活动度和肌力训练。

(3) 恢复本体感觉、生活自理能力。

四、处理方案与依据

(1) 制动阶段康复(术后 0～2 周) 肩关节支具固定于 10°外旋、0°屈曲位。防止肩关节黏连,在无痛范围内被动活动肩关节各个方向(避免肩外旋及后伸),肘、腕、各指主动屈伸活动维持邻近关节活动度;肩周肌群及前臂肌群等长收缩防治肌肉萎缩。

(2) 保护性阶段康复(术后 2～4 周) 肩关节支具佩戴,避免肩外旋、后伸,保护肩静力性稳定结构;术后 2 周钟摆训练,术后 4 周无痛范围内肩主动助力运动逐渐恢复肩关节活动度;术后 2～3 周,肩前屈 90°、外旋 30°范围内肩各向等长收缩练习减轻肩周肌萎缩,术后 4 周开始三角肌和肩袖肌在肩胛骨平面练习以增加三角肌和肩袖的张力,促进肩关节稳定。

(3) 功能恢复阶段康复(术后 4~8 周) 加强肩关节周围肌群的神经肌肉控制能力和本体感觉的恢复;关节活动训练时,逐渐开始恢复肩关节外旋及后伸。在术后 8 周,逐渐开始进行肩关节外旋运动,逐步恢复至正常肩关节活动度;术后 6 周开始重点训练肱二头肌力量训练;术后 8 周开始三角肌、肩袖肌主动抗阻训练,并完成肩胛带全范围运动。

(4) 运动功能恢复阶段康复(术后 8~12 周) 患者关节功能基本恢复至正常水平,需结合患者工作性质及运动习惯,加强肩周肌渐进抗阻练习,增加肩关节运动的灵活性和协调性,进一步加强肩关节周围肌的神经肌肉控制力和肌耐力练习。

五、要点与讨论

肩关节在运动与稳定性之间存在最小约束力的关节,其稳定性主要依赖于肩部静力性和动力性稳定结构相结合所产生的约束力来完成。

康复计划实施中应对静力性结构加以保护。故本病例患者早期应严格支具佩戴,在组织未充分愈合之前应避免过度肩外旋及后伸,关节活动度练习时避免对关节囊韧带的过度牵拉。当静力性稳定结构急性损伤时,有必要限制运动。并且无论手术还是非手术治疗,在关节囊韧带复合体愈合阶段,应避免牵拉性损伤。在治疗过程中,应注意的是,当肱骨的位置超出肩胛平面时,无论往前或往后活动都会增加对关节囊的牵拉,引起继发性损伤。所以治疗计划应注意相关问题并且分不同阶段进行。

动力性稳定结构包括盂肱关节周围的肌肉,是康复的重点。肩部动力性稳定结构能保持肱骨头位于肩胛盂中心,也可增加静力稳定结构的牵拉张力。建立肩动力性稳定结构的康复过程的三个重要因素:肩胛肌肌力、神经肌肉控制力和肩袖肌力。应当指出,单纯的肩胛肌的肌力或肩袖的肌力不足以完成肩部动态稳定,肩袖肌使肱骨头在关节盂中保持动态的稳定性,正常的神经肌肉控制力和肌肉耐受性可使肱骨头保持在关节盂中心来减少不稳定和对静态结构的过度牵拉。而建立肩关节动力性稳定是由肩胛肌肌力-神经肌肉控制力-肩袖肌力的过程逐渐完成。

在治疗过程中肩胛骨的稳定作用同样重要。应尽早开始肩胛骨全方位活动。肩胛带肌使肩胛骨随着肱骨运动而运动,肩胛带肌功能异常将导致关节囊韧带复合体过度压力或产生不稳定。

六、思考题

1. 肱二头肌长头腱在肩关节前不稳定中的作用是什么?
2. 简述肩关节前不稳定的主要原因?
3. 肩关节前不稳定修复手术后肩周肌肌力训练方式有哪些?

七、推荐阅读文献

1. 王予彬,王惠芳.关节镜手术与康复[M].北京:人民军医出版社,2007.
2. Leessa M. Galatz, MD. 崔国庆主译.肩肘外科学[M].第 3 版.北京:北京大学医学出版社,2012.
3. Janet B. Cahill, John T. Cavanaugh, JeMe Cioppa-Mosca[M].陆芸,等译.骨科术后康复指南[M].天津:科技翻译出版公司,2009.

(崔　芳　况春艳)

案例 44
肩关节周围炎

一、病例资料

1. 现病史

患者,女性,60岁,因"右肩关节疼痛伴活动受限7月"入院。患者7月前无明显诱因下开始出现右肩关节疼痛伴活动受限。1月前就诊于医院,肩关节X线示:"右肩关节退行性变",MRI检查:"右肩关节腋隐窝处关节囊增厚并水肿",外科行关节腔内玻璃酸钠药物注射,患者疼痛及活动受限有所改善,患者右肩疼痛及活动受限仍存在,为进一步诊治拟"右肩关节周围炎"收入院。

患者自发病来,精神可,胃纳可,夜眠可,二便如常,近期无明显体重变化。

2. 既往史

否认手术外伤史,否认高血压、糖尿病、慢性支气管炎等慢性病史,否认食物药物过敏史。

3. 体格检查及康复评定

T 36.8℃,BP 125/68 mmHg,P 65次/min,R 12次/min。神志清楚,精神尚可,查体合作,脊柱生理曲度存在,未及明显侧凸及后凸畸形,颈腰椎棘突、棘间及棘突旁压痛、叩击痛(一),活动无明显受限,双侧肢体针刺觉对称存在,四肢肌力4级,肌张力正常,双侧 Hoffmann 征(一)、Babinski 征(一)、Chaddock 征(一)、Oppenheim 征(一)。右肩关节局部无肿胀,肩峰下及结节间沟处压痛(++),右肘、腕及指关节活动正常,右上肢皮肤感觉正常,右桡动脉搏动正常。徒手肌力测试(manual muscle test,MMT):右肩前屈肌力5级,外展肌力4级,后伸肌力4级,右肩内旋肌力5级,外旋肌力5级;主动关节活动度(active range of motion,AROM):前屈80°,外展70°,后伸0°,内旋5°,外旋5°;被动关节活动度(positive range of motion,PROM):右肩前屈90°,外展90°,后伸5°,内旋15°,外旋15°;Constant-Murley 肩关节功能评分:43分,如表44-1所示。日常生活活动能力(active of daily living,ADL)评定:改良 Barthel 指数80分。视觉模拟评分(Visual Analogue Score,VAS)8分。

表 44-1 Constant-Murley 肩关节功能评分

一、疼痛(最高分15分)			
无疼痛 15分		外展31°~60° 2分	
轻度痛 10分		外展61°~90° 4分	4分

（续表）

中度痛 5分	5分	前屈 151°~180° 10分	
严重痛 0分		2. 外展:(最高分 10分)	
二、ADL(最高分 20分)		外展 0~30° 0分	
1. 日常生活活动的水平		外展 91°~120° 6分	
全日工作 4分		外展 121°~150° 8分	2分
正常的娱乐和体育活动 3分		外展 151°~180° 10分	
不影响睡眠 2分	2分	3. 外旋:(最高分 10分)	
2. 手的位置		手放在头后肘部保持向前 2分	
上抬到腰部 2分		手放在头后肘部保持向后 2分	
上抬到剑突 4分		手放在头顶肘部保持向前 2分	
上抬到颈部 6分	6分	手放在头顶肘部保持向后 2分	0分
上抬到头顶部 8分		手放在头顶再充分向上伸直上肢 2分	
举过头顶部 10分		4. 内旋:(最高分 10分)	
三、ROM:		手背可达大腿外侧 0分	
1. 前屈:(最高分 10分)		手背可达臀部 2分	
前屈 0~30° 0分		手背可达腰骶部 4分	
前屈 31°~60度° 2分		手背可达腰部(L_3 水平) 6分	
前屈 61°~90° 4分	4分	手背可达 T_{12} 椎体水平 8分	
前屈 91°~120° 6分		手背可达肩胛下角水平(T_7 水平) 10分	
前屈 121°~150° 8分		四、肌力:MMT	
0级 0分;		3级 15分;	
1级 5分;		4级 20分;	20分
2级 10分;		5级 25分	
总　分			43分

4. 辅助检查

X线提示：右肩关节退行性改变，如图 44－1 所示。MRI 提示：右肩关节腋隐窝处关节囊增厚并水肿，如图 44－2 所示。

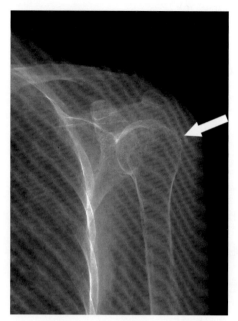

图 44－1　右肩关节退行性改变

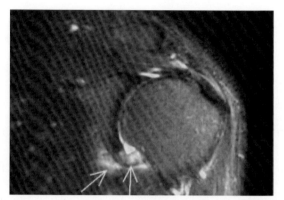

图 44－2　MRI 示：右肩关节腋隐窝处关节囊增厚并水肿

二、诊治经过

1. 初步诊断

右肩关节周围炎，右肩功能障碍。

2. 诊治经过

患者入院后给予口服美洛昔康片消炎止痛，并予短波（右肩关节对置，无热量，15 min，2 次/日），激光疗法（右肩关节，照射法，400 mw，10 min，2 次/日），红外线（右肩关节，照射法，温热量，距 30 cm，20 min，2 次/日）促进关节炎症吸收，音频电疗法（右肩关节，耐受量，20 min，2 次/日）松解粘连。1 周后患者疼痛逐渐缓解，VAS 评分 4 分，但活动仍受限。后逐渐给予关节松动术松解粘连；徒手操、体操棒、肩滑轮环改善右肩关节活动度；磨砂板等作业疗法促进 ADL 恢复。4 周后患者右肩关节活动改善明显，前屈 120°，外展 120°，内旋 45°，外旋 45°，Barthel 指数 90 分。

三、病例分析

1. 病史特点

（1）患者，女性，60 岁，右肩关节疼痛伴活动受限 7 月。

（2）查体及康复评定：右肩关节局部无肿胀，肩峰下及结节间沟处压痛（＋＋），右肘、腕及指关节活动正常，右上肢皮肤感觉正常，右桡动脉搏动正常。徒手肌力测试（manual muscle test，MMT）：右肩前屈肌力 5 级，外展肌力 4 级，后伸肌力 4 级，右肩内旋肌力 5 级，外旋肌力 5 级；AROM：前屈 80°，外展 70°，后伸 0°，内旋 5°，外旋 5°；PROM：右肩前屈 90°，外展 90°，后伸 5°，内旋 15°，外旋 15°；Constant-Murley 肩关节功能评分：43 分。Barthel 指数 80 分。VAS 评分 8 分。

（3）辅检：X提示右肩关节退行性改变。MRI提示右肩关节腋隐窝处关节囊增厚并水肿。

2. 诊断及诊断依据

诊断：

右肩关节周围炎；右肩功能障碍。

诊断依据：

（1）患者右肩关节疼痛伴活动受限7月。

（2）查体：右肩前方压痛（＋），右肩关节活动度受限。Constant-Murley肩关节功能评分：43分。ADL评定轻度功能缺陷。

（3）辅助检查：X提示右肩关节退行性改变。MRI提示右肩关节腋隐窝处关节囊增厚并水肿。

3. 鉴别诊断

（1）肱骨大结节撕脱骨折：本例患者表现为肩关节疼痛伴活动受限，需与肩部骨折相鉴别，肱骨大结节骨折可有类似表现，但常有外伤史，查体局部有压痛点，X线检查可见大结节移位，患者影像学未提示骨折表现。

（2）肩袖损伤：本病多见于40岁以上患者，特别是重体力劳动者。伤前肩部无症状，伤后肩部疼痛，以夜间痛为主，患者不能肩外展，当上臂伸直肩关节内旋、外展时，大结节与肩峰间压痛明显。肩袖完全断裂时，将严重影响肩关节外展功能。肩袖部分撕裂时，患者仍能外展上臂，但有60°～120°疼痛弧。MRI可见肩袖肌群（冈上肌最常见）不同程度纤维撕裂。本病例与此不符。

4. 康复目标和计划

（1）应用短波、超短波、微波、半导体激光、磁疗等物理因子治疗消肿止痛；关节松动术及肩关节的主被动活动训练以改善肩关节活动度。

（2）应用音频电疗法、超声波疗法、石蜡疗法及红外线等物理因子治疗，以消除肩关节周围组织炎症，防止及松解肩关节周围组织粘连；应用关节松动技术松解肩关节周围粘连组织；采用肩梯、肩滑轮、体操棒等辅助器械进行肩关节的主动助力及主动训练，恢复肩关节正常活动范围。

（3）肩袖肌群、三角肌、肱二头肌和前锯肌等肩周动力肌群的渐进性抗阻训练，肩周肌神经肌肉控制训练、姿势矫正训练、肩关节灵活性及协调性训练。

（4）提高日常生活活动能力，回归家庭，回归社会。

四、处理方案及依据

1. 早期康复

康复目标：消除肩关节周围组织炎症、缓解痛、改善肩关节活动度。

康复方案：给予口服非甾体类抗炎药（如美洛昔康7.5 mg，1～2次/日，口服），并予短波（右肩关节对置，无热量，15 min，2次/日），激光疗法（右肩关节，照射法，400 mw，10 min，2次/日），红外线（右肩关节，照射法，温热量，距30 cm，20 min，2次/日），关节松动术及肩关节主被动活动（无痛范围）。

2. 恢复期康复

康复目标：增强肩周肌力、恢复肩关节正常活动范围及运动功能、提高日常生活活动能力，回归家庭及社会。

康复方案：音频电疗法（右肩关节，耐受量，20 min，2次/日），石蜡疗法（右肩关节，温热量，30 min，每日1～2次），关节松动术（每日1～2次）。并采用徒手操、体操棒、肩滑轮环等器械进行肩关节主被动活动训练，恢复肩关节正常活动范围。进行肩袖肌群、三角肌、肱二头肌和前锯肌等肩周动力肌群的渐进性抗阻训练，肩胛骨运动控制训练，肩关节灵活性及协调性训练，每日1～2次，每次40 min。进行患者肩关节日常生活活动能力训练,提高日常生活活动能力。

五、要点与讨论

肩关节周围炎简称肩周炎,或冻结肩等。多见于中老年人,起病慢,病程长,可达数月或数年。本病致病原因较复杂,主要与肩部相关软组织退行性变化、外伤、劳损等有关。肩关节周围炎可有如下分类诊断:

(1)肱二头肌长头腱鞘炎:多发于中年人,常无明显诱因,表现为肩痛,可向上臂及前臂放射,夜间或运动后加重。查体结节间沟可及压痛,X线无异常。

(2)冈上肌腱炎和冈上肌腱钙化:好发于中年以上体力劳动者,在劳损和轻微外伤后逐渐引起肌腱退行性改变,起初表现为肩前上方疼痛、疲劳,可向斜方肌方向或上臂前臂放射,急性期疼痛剧烈,可影响睡眠和饮食,查体肩峰下间隙及大结节近侧可及压痛,肩关节活动明显受限,疼痛弧阳性,X线提示钙化影。

(3)喙突炎:好发于青壮年,表现为疼痛、被动外旋功能受限,但上举和外展功能一般正常。

(4)肩峰下滑囊炎或三角肌下滑囊炎:可表现为疼痛、活动受限和局限性压痛,查体可见肩关节、肩峰下、大结节等处压痛,X线可见冈上肌钙沉积。

(5)冻结肩:好发于50岁以后,表现为长期肩痛及活动受限,是具有自愈倾向的自限性疾病。

(6)肩撞击综合征:表现为肩痛,肩上举受限,查体疼痛弧阳性,Neer征阳性,X线可见肩峰形态异常,大结节骨赘形成等。

肩周炎早期症状为钝痛、酸沉,因炎症反应轻,仅有充血、水肿而无粘连,故无肩关节活动障碍,但大范围活动时稍加重。如未及时治疗,疼痛可加重,甚至影响工作和日常生活。查体可见肩关节活动受限,以外展、上举、内收、内旋为甚,肩峰部位、肩胛冈、冈上肌、肱二头肌长头肌腱可及压痛。少数患者完全丧失肩关节功能,称冻结肩。肩周炎常用康复评定包括肩关节活动范围评定、肩关节周围肌肉力量评定、肩关节疼痛程度及日常生活活动能力。治疗目的是止痛和恢复关节运动功能。早期以消炎止痛为主,常用口服药物、物理因子疗法等。后期为改善肩关节功能,恢复日常生活功能,主要为徒手体操、器械操、手法治疗辅以物理因子治疗、作业治疗等。本例患者因肩关节疼痛伴活动受限入院,查体右肩关节压痛明显,关节活动受限,VAS评分8分,故先以口服药物及物理因子治疗缓解消炎止痛,逐步加入徒手体操、器械操、关节松动手法及作业治疗,逐渐恢复肩关节正常活动度和运动功能,顺利回归日常生活。

六、思考题

1. 肩关节周围炎需要与哪些疾病鉴别?
2. 简述肩关节周围炎的主要原因。
3. 肩关节周围炎的主要康复治疗措施有哪些?

七、推荐阅读文献

1. 王予彬,王惠芳.关节镜手术与康复[M].北京:人民军医出版社,2007.
2. 卓大宏.中国康复医学[M].北京:华夏出版社,2003.
3. DeLiSa JA.主编.南登崑主译.康复医学理论与实践[M].世界图书出版公司,2004.

（崔　芳　王丽晶）

案例 *45*
肩袖损伤

一、病例资料

1. 现病史

患者，女性，58岁，因"左肩疼痛伴活动受限6月，加重1月"入院。患者1年前锻炼时不慎将左肩部拉伤，当时左肩部有轻微的疼痛，休息后好转，未予以重视。6个月前无明显诱因下出现左肩关节活动受限，肩关节外展90°时出现肩部疼痛，患者未予重视，口服塞来昔布0.2g，每日一次，治疗一周后，疼痛有所缓解。近一月来症状加重，口服药物不能缓解，夜间疼痛影响睡眠，到医院就诊。左肩关节MRI示：左肩袖损伤，左肩关节少量积液。门诊以"左肩袖损伤"收入医院关节外科，行"左肩关节镜下肩袖损伤修补术"。术后即给予患者肩关节支具固定，肩关节休息位指导，左手握力训练、左肘、腕、各指关节主动关节活动度训练，被动肩关节活动训练（前屈90°，外展40°）。术后3天患者出院，家中自行锻炼，现患者肩关节镜下肩袖修补术后4周，为进一步诊治，来康复医学科就诊，拟"左肩关节镜下肩袖修补术后，左肩关节功能障碍"收住入院。

患者发病以来，无发热，无消瘦，无盗汗，无体重进行性下降。精神可，饮食可，夜眠差，大小便正常。

2. 既往史

否认其他手术外伤史，否认高血压、糖尿病病史，否认其他慢性病史，否认药物过敏史。

3. 体格检查（含康复评定）

（1）查体：T 36.5℃，P 80次/min，R 20次/min，BP 120 mmHg/70 mmHg。神清，气平，查体合作。颈软，全身皮肤无黄染，全身浅表淋巴结未触及肿大。双肺呼吸音粗，未闻及干湿啰音。心率70次/min，律齐，各瓣膜区未闻及病理性杂音。腹软，无明显压痛及反跳痛。脊柱生理曲度存在，活动无明显受限，棘突及棘突旁无压痛、无叩击痛。左肩关节支具悬吊中，左肩关节伤口已拆线，伤口愈合良好。左肩关节局部无明显肿胀压痛，左三角肌轻度萎缩。左肩关节主动关节活动度（active range of motion，AROM）：前屈70°，外展30°，后伸15°，内旋20°，外旋20°；被动关节活动度（passive range of motion，PROM）：前屈90°，外展40°，后伸25°，内旋30°，外旋30°。左肘、腕、各手指活动无受限，左上肢皮肤感觉正常，双桡动脉搏动正常。右上肢及双下肢各关节活动无明显异常，肌力、肌张力正常。

（2）康复评定：

视觉模拟评分法（Visual Analogue Scale，VAS）：评分4分。

美国加州大学肩评分表（University of California at Los Angeles Shoulder Scores，UCLA）：18分。

4. 实验室和影像学检查

左肩关节MRI：肩袖损伤，关节少量积液，如图45-1所示。

关节镜下所见：可见冈上肌肌腱断裂，断裂区位于大结节止点处，全层撕裂，面积 1 cm×1.5 cm，呈新月形。盂肱关节内可见广泛滑膜增生，色红，呈片状增生。关节面软骨未见剥脱，关节间隙无狭窄。

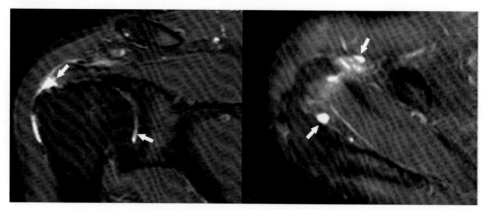

图 45-1　肩袖损伤、关节少量积液

二、诊治经过

1. 初步诊断

左肩关节镜下肩袖修补术后，左肩关节功能障碍。

2. 诊治经过

患者肩袖损伤术后 4 周，入院后给予无热量超短波、半导体激光、磁疗和冷疗以缓解左肩关节疼痛及肿胀。音频电疗法和超声波疗法预防及治疗肩关节周围软组织粘连。在无痛范围内进行钟摆练习、肩关节被动牵伸关节训练增加肩关节活动范围。在无痛范围内，逐渐增加左肩关节被动活动度（前屈 120°，外展 60°，外旋 45°）。利用弹力带开始进行肩周肌群闭链训练。入院后 3 周使用体操棒、肩梯等辅助器械进行肩关节主动助力训练，逐渐开始进行肩袖肌、三角肌、肱二头肌肌抗阻训练。入院后进行了 4 周的康复治疗后，患者左肩关节疼痛较前明显改善，关节活动度 AROM 前屈 110°，外展 80°，内旋 40°，外旋 45°，PROM 前屈 150°，外展 90°，内旋 50°，外旋 60°。左侧肱二头肌、肱三头肌和三角肌无明显萎缩，安排患者出院，给予患者家庭康复训练计划，指导患者在日常生活中正确使用左肩关节，暂时不做过肩运动，不要提重物。定期门诊复查。在家按康复训练计划继续进行康复治疗。

三、病例分析

1. 病史特点

（1）患者，女性，58 岁，左肩疼痛伴活动受限 6 月，加重 1 月。

（2）1 年前患者有左肩关节损伤病史，左肩关节镜下肩袖修补术后 4 周。

（3）查体：左肩关节支具悬吊中，左肩关节伤口愈合良好。左肩关节无明显肿胀，左三角肌轻度萎缩。左肩 PROM 前屈 100°，外展 40°，后伸 15°，内旋 20°，外旋 20°。VAS 评分 4 分，UCLA 评分 18 分。

（4）辅检：左肩 MRI：肩袖损伤，关节少量积液。

（5）关节镜下可见冈上肌肌腱断裂，断裂区位于大结节止点处，全层撕裂。

2. 诊断及诊断依据

诊断：

左肩关节镜下肩袖修补术后，左肩关节功能障碍。

诊断依据：

（1）患者，左肩疼痛伴活动受限 6 月，加重 1 月。

（2）"左肩关节镜下肩袖修补术"手术史明确。

（3）查体：左肩关节活动 AROM、PROM 受限，左肩关节三角肌轻度萎缩。

（4）辅检：肩关节 MRI 提示，左肩袖损伤，左肩关节少量积液。

（5）关节镜下可见冈上肌肌腱断裂，断裂区位于大结节止点处，全层撕裂。

3. 鉴别诊断

（1）肱骨大结节撕脱骨折：一般有肩关节外伤史，局部有压痛点，X 线检查可见大结节移位，与本病例不符。

（2）肱二头肌长头肌肌腱炎：起病缓慢，逐渐加重，疼痛、压痛以肱骨结节间沟为主，肱二头肌抗阻力屈肘部局部疼痛加重。MRI 提示肱二头肌长头肌腱腱鞘积液，但肩袖损伤，故本病例与此不符。

（3）冻结肩：又称肩周炎、黏连性肩关节炎、五十肩等，是由于肩关节周围软组织病变而引起肩关节疼痛和活动功能障碍。好发于 40 岁以上患者。其特征是肩部疼痛和肩关节活动障碍逐渐加剧，主动和被动活动均受限。无明确外伤史，MRI 无肩袖损伤，体格检查疼痛弧试验阴性，与本病例不符，可排除该诊断。

（4）神经根型颈椎病：表现颈肩部疼痛，但同时伴有手指麻木、肢冷等异常感觉。患者会出现颈部僵硬不适，但肩关节活动，尤其肩外展活动正常，与本病例不符。

4. 康复目标和计划

（1）减轻术后炎症反应，控制肿胀、减轻疼痛、促进肩袖组织修复：口服非甾体类抗炎药如美洛昔康（莫比可），7.5 mg，每日 1～2 次；给予无热量超短波、半导体激光和冷疗等物理因子治疗。患者左肩关节镜下肩袖修补术后 1 月，VAS 评分 4 分，应继续佩戴支具使左肩关节保持在休息位固定，减少组织张力，有利于肩袖组织愈合。

（2）预防肩关节及周围组织粘连，加强肩袖肌群肌肉力量：关节活动度训练和肌力训练，针对患者关节活动受限、肌力下降、结合肩袖愈合过程的组织学和生物力学变化，进行循序渐进的康复治疗。被动关节活动、主动助力关节训练逐渐恢复左肩关节正常活动范围。进行肩周肌闭链练习，逐渐开始肩袖肌群、三角肌和肱二头肌等肩周动力肌群的渐进性抗阻训练。

（3）肩关节日常生活活动能力训练，不能进行过肩运动及肩外展负荷练习，不能提重物。指导患者在无痛范围内进行肩关节的日常活动。

四、处理方案与依据

肩关节镜下肩袖损伤后康复治疗分 4 个阶段康复：

（1）0～2 周，制动阶段。该阶段以减轻肩袖修补部位组织水肿和炎症，减少肩袖修复处组织张力，缓解疼痛为主要康复目标。患者坐位、站立、步行时均需佩戴肩关节支具固定。患肩关节活动度训练以被动活动为主（无痛范围内），肌力训练以肩周肌肉等长收缩为主。

（2）2～6 周，保护阶段。该阶段以促进肩袖组织愈合，预防肩关节及周围组织粘连，防止肩周肌萎缩为目标。逐步增大肩关节被动关节活动度训练，开始肩周肌肉闭链训练。逐渐过渡到肩周肌力主动训练。加强肩关节日常生活能力的训练。

（3）6～12 周，功能恢复阶段。该阶段以加强肩袖肌主动活动和肌肉力量，促进肩关节稳定，恢复肩关节正常活动为康复目标。开始进行肩关节主动关节活动范围训练，加强盂肱关节、肩胛骨运动及肩袖稳定性训练，加强冈上肌肌力训练，逐渐开始进行抗阻训练，由闭链活动进展到开链活动。

（4）12～16周,运动功能恢复阶段。此阶段以增加肩关节周围肌肉的力量和耐力,促进神经肌肉控制能力和肩关节的本体感觉恢复,逐渐恢复肩关节的正常运动功能为目标。加强肩关节各个方向主动关节活动范围,达到正常范围,逐步恢复肩周肌肌力,进行肩关节灵活性和协调性训练。

五、要点与讨论

　　肩袖是由冈上肌、冈下肌、小圆肌、肩胛下肌的肌腱组成,成袖套样附着于肱骨上端的大小结节,其腱性部分在止点处相互交织,形成腱帽样结构。其在肩关节运动中对盂肱关节起着支持稳定作用。目前认为主要是退变外伤性机制和撞击机制两种联合对肩袖损伤起着主要作用。也可发生于上肢运动和冲撞为主的体育运动。对于60岁以上的老年人,提拉重物、摔跤是常见诱因。肩袖损伤后最主要的临床表现是肩部疼痛、肩关节活动受限,尤其不能进行肩外展运动。肩关节疼痛弧试验阳性。严重时常出现夜间痛,影响睡眠。肩关节MRI可明确肩袖损伤的诊断。肩袖损伤修复术后的早期康复治疗有助于防止肩关节及周围组织粘连、肌肉萎缩,提高手术治疗效果、促进肩关节功能恢复。术后肩关节康复计划是根据肩袖撕裂的程度、手术方式、修补质量及患者的个体情况制订的,贯穿整个康复过程。其目的在于消除疼痛、促进肩袖损伤修补局部组织愈合,增强肩袖肌肌力,稳定肩关节,恢复肩关节正常活动范围,日常生活活动能力和运动能力。术后早期康复应注意在不损伤修补肩袖基础上进行关节活动度和肌力训练,由于肩袖愈合需要6～8周,因此,根据肩袖愈合过程的组织学和生物力学变化,进行不同恢复阶段的康复治疗。

　　该患者入院时为肩袖修补术后4周,康复着重于减轻术后疼痛、改善关节活动度、进行轻柔的肩袖肌群的主动活动。在这一阶段中,疼痛症状逐渐减轻,患者可以进行一些主动活动(提拿东西)。但必须对患者进行正确的健康宣教,使其了解组织愈合过程,对其动作进行矫正,告知患者避免在日常生活中引起疼痛,如避免主动抬高手臂,以防再次损伤。康复治疗过程中,注意避免引起患者的疼痛不适感,伴有疼痛的活动范围将导致更严重的炎症反应和疼痛,从而进一步引起关节活动范围的障碍,减慢康复进展。

六、思考题

　　1. 肩袖肌的组成和功能有哪些?

　　2. 肩袖肌的稳定性训练的重要性及如何训练?

　　3. 肩袖修补术后康复有哪几个阶段,各阶段中康复目标有哪些不同?

七、推荐阅读文献

　　1. 南登崑,黄晓琳,燕铁斌. 康复医学[M]. 5版. 北京:人民卫生出版社,2013.

　　2. 王予彬,王惠芳. 关节镜手术与康复[M]. 北京:人民军医出版社,2007.

　　3. JeMe C 著,陆芸译. 骨科术后康复指南[M]. 天津翻译出版公司,2009.

　　4. Nordin M 著. 邝适存,郭霞译. 肌肉骨骼系统基础生物力学[M]. 北京:人民卫生出版社,2008.

（崔　芳　廖　华）

案例 *46*
膝关节半月板撕裂缝合术后

一、病例资料

1. 现病史

患者,男性,25 岁,因"右膝疼痛 1 周"入院。患者 1 周前打篮球时不慎扭伤右膝,即感右膝关节疼痛,休息后减轻,未予以重视。1 周来患者右膝疼痛、肿胀加剧,站立步行后加重,休息后有所减轻,无发热,无关节绞锁,无打软腿等不适,为进一步诊治来医院运动医学科就诊,右膝 MRI 提示右膝关节内侧半月板后角Ⅲ度损伤,右膝关节积液。完善术前检查后予以关节镜下右膝关节内侧半月板缝合术。术后右膝数字卡盘支具佩戴,患者目前术后第 1 天,无发热、肢体麻木等不适,为术后康复治疗来我科会诊。

患者自发病以来一般情况正常,食欲正常,大小便正常,夜间睡眠可。体重无明显变化。

2. 既往史

否认其他手术外伤病史。否认高血压、糖尿病病史,否认其他慢性病史。否认药物过敏史。

3. 体格检查(含康复评定)

查体:T 36.7℃,P 72 次/min,R 14 次/min,BP 120 mmHg/68 mmHg。意识清楚,呼吸平稳,查体合作,脊柱无畸形,各棘突无明显压痛,双下肢无凹陷性浮肿,左下肢皮肤感觉及关节活动度正常。右膝数字卡盘支具佩戴中,手术切口敷料包扎中,敷料干洁,无明显渗出,右膝关节局部肿胀,无红肿,皮温无增高,小腿三头肌挤压试验及踇趾极度背屈试验阴性,右小腿无明显浮肿,右足末梢暖,足背动脉搏动有力,右下肢皮肤针刺觉无明显减退,右踝、各趾活动无受限;右股四头肌、小腿三头肌轻度萎缩;右膝髌骨活动无明显受限,徒手肌力测试(manual muscle test,MMT):右股四头肌肌力 3 级,胫前肌 5⁻级,小腿三头肌肌力 5⁻级。主动关节活动度(active range of motion,AROM):右膝伸 0°,屈 40°;被动关节活动度(positive range of motion,PROM):右膝伸 0°,屈 50°;视觉模拟评分法(Visual Analogue Scale,VAS)评分 4 分;美国特种外科医院膝关节评分(Hospital for Special Surgery Knee Score,HSS):27 分。

4. 实验室和影像学检查

(1)术前右膝关节 MRI:右膝关节内侧半月板后角Ⅲ度损伤,右膝关节积液,如图 46-1 所示。

(2)关节镜下所见:右膝关节滑膜增生,充血水肿,内侧半月板后角Ⅲ区,半月板边缘与关节囊分离,探针试拉可将半月板体部拉向腔内,撕裂长度为 3 mm,撕裂类型为纵裂。

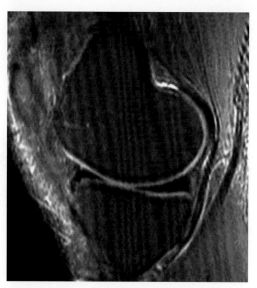

图 46-1 术前右膝关节 MRI 示右膝关节内侧半
月板后角Ⅲ损伤,右膝关节积液

二、诊治经过

初步诊断：右膝半月板撕裂缝合术后,右膝关节功能障碍。

诊治经过：

术后0~2周：①术后右膝数字卡盘支具佩戴,设定为伸/屈：0°/30°；②术后第1天扶双拐下地行走,但术肢无负重；③术后佩戴支具下进行膝关节滑板运动,活动髌骨、压膝练习,术后4周内被动关节活动度控制在伸/屈：0°/90°,主动非负重关节活动度控制在伸/屈：0°/70°；④患者术后开始行踝泵练习,术后第1天开始进行股四头肌等长收缩及直腿抬高训练,每组15~20次,每天2~3组；⑤右膝关节短波（右膝对置,辐射法,无热量,15 min,每日一次）、半导体激光（右膝,照射法,400 mw, 10 min,每日一次）、磁疗（右膝异极对置,650 Mt, 20 min,每次一次）、低频（股四头肌,耐受量,20 min,每日一次）、加压冷疗等物理因子治疗；口服非甾体类抗炎药莫比可7.5 mg,每天一次；康复评定：MMT：右股四头肌肌力4级,胫前肌5级,小腿三头肌肌力5级；AROM：右膝伸0°,屈80°；PROM：右膝伸0°,屈85°；VAS评分3分；HSS评分：55分。

术后3~5周：①术后4周可去除支具睡觉；②术后第3周行走负重25%体重（足尖点地）,第4周负重50%体重（前足踏地）；③关节活动度达到完全0°,屈曲时大于90°；④使用弹力带和沙袋增加臀肌、股四头肌、胫前肌、腘绳肌肌力,练习强度,每组20~30次,每天2组；⑤非负重下膝关节本体感觉训练。康复评定：MMT：右股四头肌肌力5⁻级,胫前肌5级,小腿三头肌肌力5级；AROM：右膝伸0°,屈100°；PROM：右膝伸0°,屈105°；VAS评分3分；HSS评分：77分。

术后6~8周：①戴支具行走,支具角度平地行走时调至0°~90°；②第5周负重75%体重（足跟离地）,第6周全体重负重。③关节活动度训练需达正常范围；④利用器械进行股四头肌及腘绳肌渐进抗阻训练,功率自行车训练；⑤逐渐开始负荷状态下本体感觉练习；⑥步态平衡功能训练；经治疗后康复评定,VAS评分为2分,HSS评分81分。继续前述基础康复治疗,关节活动度恢复至全范围。

术后9~12周：关节活动度全范围,去支具及双拐,负重100%,着重加强膝关节协调性练习,下肢闭链及开链训练,平衡功能训练,慢跑练习；患者右膝无肿胀,VAS评分1分,右下肢肌力5级,HSS评分94.5分,给予患者家庭康复计划,嘱门诊每半年复诊,不适随时就诊。

三、病例分析

1. 病史特点

（1）患者，男性，25 岁，右膝疼痛 1 周。

（2）有右膝外伤病史，右膝关节关节镜下内侧半月板术缝合术后第 1 天。

（3）查体及康复评定：右膝数字卡盘支具佩戴中，右膝手术切口敷料包扎中，敷料干洁，无明显渗出，右膝关节局部肿胀，右股四头肌、小腿三头肌轻度萎缩；MMT：右股四头肌肌力 3 级，胫前肌 5⁻级，小腿三头肌肌力 5⁻级，AROM：右膝伸 0°，屈 40°；PROM：右膝伸 0°，屈 50°；VAS 评分 4 分；右膝关节 HSS 评分：27 分。

（4）辅检：右膝 MRI 提示右膝关节内侧半月板后角Ⅲ度损伤，右膝关节积液。

关节镜下所见：右膝关节滑膜增生，充血水肿，内侧半月板后角Ⅲ区，半月板边缘与关节囊分离，探针试拉可将半月板体部拉向腔内，撕裂长度为 3 mm，撕裂类型为纵裂。

2. 诊断及诊断依据

诊断：右膝半月板撕裂缝合术后，右膝关节功能障碍。

诊断依据：

（1）右膝疼痛 1 周。

（2）右膝外伤及"右膝关节关节镜下内侧半月板术缝合术"手术史明确。

（3）查体：右膝数字卡盘支具佩戴中，右膝手术切口敷料包扎中，右膝关节局部肿胀，右股四头肌、小腿三头肌轻度萎缩，右股四头肌肌力减弱，右膝屈曲受限，VAS 评分 4 分；右膝关节 HSS 评分：27 分。

（4）辅检：右膝 MRI 提示右膝关节内侧半月板后角Ⅲ度损伤，右膝关节积液。

关节镜下所见：右膝关节滑膜增生，充血水肿，内侧半月板后角Ⅲ区，半月板边缘与关节囊分离，探针试拉可将半月板体部拉向腔内，撕裂长度为 3 mm，撕裂类型为纵裂。

3. 鉴别诊断

（1）膝前交叉韧带损伤：常见的受伤机制包括屈膝外翻伤，外旋伤，过伸伤等。临床表现为关节松弛不稳，患者在运动中有膝关节错动感或打软腿，不能急停急转，不能用患腿单腿支撑；体格检查 Lachman 检查松弛无抵抗，前抽屉试验阳性，膝 MRI 提示前交叉韧带连续性中断，本例患者症状、体检、影像学检查与之不符，故排除。

（2）膝内侧副韧带损伤：多为膝外翻暴力所致，膝部伤侧局部剧痛、肿胀、有时有瘀斑，膝关节不能完全伸直。体检压痛点常在股骨内上髁或胫骨内髁的下缘处，膝关节内侧应力试验阳性，MRI 显示膝关节内侧韧带肿胀，内侧副韧带迂曲，甚至连续性中断，本病例与此不符。

（3）膝关节滑膜皱襞综合征：主要症状表现为膝部疼痛，以膝关节髌股关节的上内侧间隙疼痛为主，多为钝痛。跳跃、上下楼梯，由蹲位骤然站起时疼痛加重，甚至蹲下后不能站起。查体髌骨内侧压痛较外侧压痛较多见，有时随膝关节活动，可在髌骨内侧缘摸到在股骨关节面上滑动的痛性条索。患者膝关节伸直，肌肉放松，由外向内推动髌骨，可诱发疼痛或摩擦感，轻轻下压髌骨可引起疼痛。X 线片无明显异常，关节造影可见皱襞异常，关节镜检查可确诊。故本病例与此不符。

4. 康复目标和计划

（1）康复目标：右膝关节无疼痛，关节活动度恢复全范围，恢复双下肢肌力 5 级，步态正常。

（2）康复计划：消肿止痛减轻疼痛；抬高患肢，冷疗等物理因子治疗；关节活动度控制性训练；渐进下肢负荷训练；阶梯性渐进肌力训练；本体感觉训练；柔韧性及灵活性训练；平衡功能训练；专项运动功能训练。

四、处理方案及基本依据

1. 消肿止痛、促进软组织修复治疗

美洛昔康能抑制炎性介质前列腺素的合成，短波、磁疗等物理因子能改善关节内微循环，促进炎性

介质的代谢,冷疗等减轻关节内充血,从而达到减少关节内滑膜炎症,减轻炎症渗出,减轻疼痛,促进关节功能恢复。

2. 支具使用

患者术后采用康复训练支具,由大腿固定架、小腿固定架、膝关节活动度调节卡盘三部分组成。该支具不仅可以保护稳定关节,而且可以随意控制关节的活动范围。该支具的应用大大减少了固定后的并发症。

3. 肢体负重

膝关节半月板缝合术后,术肢行走负荷遵循:术后 2 周内不负重,第 3 周行走负荷 25% 体重(足尖点地),第 4 周负荷 50% 体重(前足踏地),第 5 周负荷 75% 体重(足跟着地),第 6 周负荷 100% 体重(全足踩地)。

4. 关节活动度训练

术后 4 周内被动关节活动度控制在伸/屈:0°/90°,主动非负重关节活动度控制在伸/屈:0°/70°;术后 8 周恢复正常膝关节屈曲角度。术后仰卧位下滑板训练,半月板基本不承受负荷,当膝关节屈曲 90° 时半月板承受的压力增加,因此,术后膝关节活动度的恢复需与半月板愈合的阶段相协调。

5. 肌力训练、本体感觉训练及平衡功能训练

当膝关节活动度恢复到一定程度后可开始闭链及开链肌力训练。早期开始本体感觉训练、平衡功能训练可促进膝关节运动功能恢复。

五、要点与讨论

半月板损伤缝合后,由于存在半月板愈合的问题,术后需待半月板愈合,并达到一定强度时,才能进行正常的关节活动与负荷。但长期的关节制动又将引起一系列并发症。因此,必须科学地掌握手术后关节静(避免缝合的半月板负荷,牵拉、挤压吻合部,影响愈合)与动(促进滑液循环,提供半月板营养,避免关节僵直、挛缩)的关系、时机和方法。

在该患者术后回病房,抬高患肢平心脏水平,外展 15°,可使膝关节保持自然屈曲的舒适位,又可支撑腘窝部,保护膝关节活动度调节卡盘不受损,还可避免小腿过度外旋压迫腓总神经,以及足后跟因长期受压而发生褥疮。值得注意的是,在术后早期(3～7 天),配戴支具最常出现的并发症是患肢麻木和肿胀。因此在术后 1 周内应注意询问患者的主观感觉:患肢有无"膨胀感"和"麻木感",密切观察患肢足背和大部分趾背皮肤的感觉功能。

由于患者治疗期间恢复下地行走时,其关节活动度及行走负荷受到不同程度的限制,易再次损伤,故应加强此期的护理安全措施,预防患者上下床和行走时跌倒。

六、思考题

1. 膝关节伸膝装置由什么构成?
2. 简述膝关节伸膝功能障碍的康复治疗方法。
3. 简述膝关节负重练习的方法。

七、推荐阅读文献

1. 王予彬,王惠芳.关节镜手术与康复[M].北京:人民军医出版社,2007:131-167.

2. 王予彬,王惠芳.运动损伤康复治疗学[M].北京:人民军医出版社,2009:191-195.

3. 王予彬,王惠芳.膝关节半月板损伤缝合修复术后的康复治疗技术[J].中国临床康复,2002,6(6):782-783.

(王惠芳　况春艳)

案例 47
膝关节半月板切除术后

一、病例资料

1. 现病史

患者,女性,45岁,因"右膝疼痛半年加重2周"入院。患者半年前徒步后出现右膝疼痛,活血止痛膏外用后疼痛有所减轻,未予以重视。患者半年来长距离步行后、受凉后疼痛加重,休息后缓解。2周前患者打羽毛球后右膝疼痛、肿胀加剧,无发热,无关节绞锁,无打软腿等不适,为进一步诊治来医院运动医学科就诊。右膝MRI提示右膝关节内侧半月板后角Ⅲ度损伤,右膝关节积液。完善术前检查后全麻下行关节镜下右膝关节关节镜下半月板部分切除术。患者目前术后第1天,无发热、肢体麻木等不适,现为术后康复治疗请我科会诊。

患者自发病以来一般情况正常,食欲正常,大小便正常,夜间睡眠可。体重无明显变化。

2. 既往史

否认其他手术外伤病史。否认高血压、糖尿病病史,否认其他慢性病史。否认药物过敏史。

3. 体格检查(含康复评定)

查体:T 36.7℃,P 78次/min,R 16次/min,BP 136 mmHg/74 mmHg。意识清楚,呼吸平稳,查体合作,脊柱无畸形,各棘突无明显压痛,双下肢无凹陷性浮肿,左下肢皮肤感觉及关节活动度正常。意识清楚,呼吸平稳,查体合作,右膝手术切口敷料包扎中,敷料干洁,无明显渗出。右膝关节局部肿胀,无红肿,皮温无增高,右小腿三头肌挤压试验及蹋趾极度背屈试验阴性,右小腿无明显浮肿,右足末梢暖,足背动脉搏动有力,右下肢皮肤针刺觉无明显减退,右踝、各趾活动无受限;右股四头肌、小腿三头肌轻度萎缩;右膝髌骨活动无明显受限,徒手肌力测试(manual muscle test,MMT):右股四头肌肌力4级,胫前肌5⁻级,小腿三头肌肌力5⁻级。主动关节活动度(active range of motion,AROM):右膝伸0°,屈曲60°;被动关节活动度(positive range of motion,PROM):右膝伸0°,屈70°;视觉模拟评分法(visual analogue scale,VAS)3分;美国特种外科医院膝关节评分(Hospital For Special Surgery Knee Score,HSS):59分。

4. 实验室和影像学检查

(1)术前MRI:右膝关节内侧半月板后角Ⅲ度损伤,右膝关节积液,如图47-1所示。

(2)关节镜下所见:右膝关节内侧半月板后角不规则撕裂,周围滑膜增生,充血水肿。

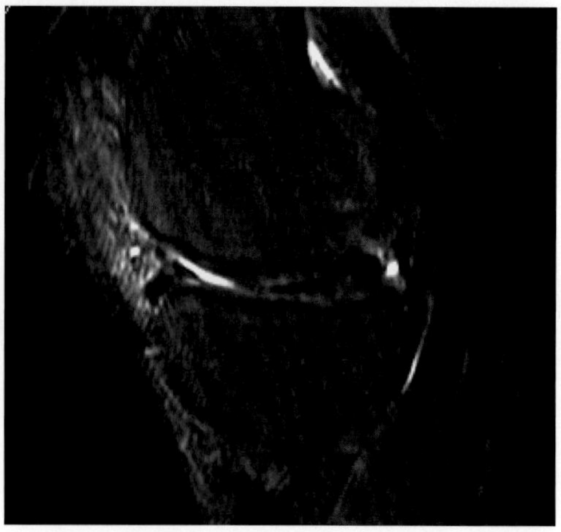

图 47－1 术前右膝关节 MRI 示右膝关节内侧半
月板后角Ⅲ度损伤，右膝关节积液

二、诊治经过

初步诊断：

右膝半月板切除术后，右膝功能障碍。

诊治经过：患者术后常规美洛昔康 7.5 mg 每天一次口服止痛，右小腿穿戴弹力袜，非训练时间患肢抬高，平心脏水平，并予以短波、激光、磁疗、冷疗、气压治疗（具体方式见半月板缝合术后病例），低频电疗法刺激股四头肌；术后第 1 天即下床负重 25％体重，术后 1 周完全负重；术后 1 周利用弹力带进行肌力训练，术后第 2 周开始利用器械进行开链训练，逐渐开始功率自行车训练；术后第 1 天即开始活动髌骨、滑板训练，术后 1 周恢复全范围关节活动度；步态平衡功能训练，以及本体感觉训练。治疗持续至术后 2 月，患者右膝肿胀及疼痛减轻，右膝关节活动度全范围恢复，右下肢肌力增强，日常生活能力恢复，HSS 评分 83 分，给予患者家庭康复计划，嘱门诊定期复诊，不适随时就诊。

三、病例分析

1. 病史特点

（1）患者，女性，45 岁，右膝疼痛半年加重 2 周。

（2）患者存在运动等诱发因素。右膝关节镜下半月板切除术后第 1 天。

（3）查体及康复评定：右膝手术切口敷料包扎中，敷料干洁。右膝局部肿胀，右股四头肌、小腿三头肌轻度萎缩；右膝髌骨活动无明显受限，右股四头肌肌力 4 级，胫前肌 5⁻级，小腿三头肌肌力 5⁻级，AROM：右膝伸 0°，屈曲 60°；PROM：右膝伸 0°，屈 70°；VAS 评分 3 分；右膝关节 HSS 评分：59 分。

（4）辅检：MRI 提示右膝关节内侧半月板后角Ⅲ度损伤，右膝关节积液。

（5）关节镜下所见：右膝关节内侧半月板后角不规则撕裂，周围滑膜增生，充血水肿。

2. 诊断及诊断依据

诊断：右膝半月板切除术后，右膝功能障碍。

诊断依据：

（1）右膝疼痛半年加重 2 周。

(2) 运动后加重,诱发因素明显,"右膝关节镜下半月板切除术"手术史明确。

(3) 查体:右膝手术切口敷料包扎中,敷料干洁。右膝局部肿胀,右股四头肌、小腿三头肌轻度萎缩;右膝髌骨活动无明显受限,右股四头肌肌力 4 级,胫前肌 5⁻级,小腿三头肌肌力 5⁻级,AROM:右膝伸 0°,屈曲 60°;PROM:右膝伸 0°,屈 70°;VAS 评分 3 分;右膝关节 HSS 评分:59 分。

(4) 辅检:右膝 MRI 提示右膝关节内侧半月板后角Ⅲ度损伤,右膝关节积液。

(5) 关节镜下所见:右膝关节内侧半月板后角不规则撕裂,周围滑膜增生,充血水肿。

3. 鉴别诊断

(1) 膝关节滑膜软骨瘤病:该病是关节内滑膜或滑膜囊、腱鞘内所发生的软骨性、纤维软骨性或骨软骨性小体。临床上以膝关节疼痛、肿胀、关节绞锁或出现捻发音为主要表现。膝关节是最常受累关节,不过任何滑膜关节包括髋、踝、肩、肘关节都可以发生该病。X 线检查可见多个较小圆形或卵圆形不透光影,有的可见分层状钙化影,MRI 检查可见多个软骨结节和关节囊扩张,病理学检查发现软骨细胞增生活跃,核肥硕或呈双核。本病例与此不符,可排除。

(2) 膝前交叉韧带损伤:常见的受伤机制包括屈膝外翻伤,外旋伤,过伸伤等。临床表现为关节松弛不稳,患者在运动中有膝关节错动感或打软腿,不能急停急转,不能用患腿单腿支撑;体格检查 Lachman 检查松弛无抵抗,前抽屉试验阳性,膝 MRI 提示前交叉韧带连续性中断,本例患者症状、体检、影像学检查与之不符,故排除。

(3) 膝关节滑膜皱襞综合征:主要症状表现为膝部疼痛,以膝关节髌股关节的上内侧间隙疼痛为主,多为钝痛。跳跃、上下楼梯,由蹲位骤然站起时疼痛加重,甚至蹲下后不能站起。查体髌骨内侧压痛较外侧压痛较多见,有时随膝关节活动,可在髌骨内侧缘摸到在股骨关节面上滑动的痛性条索。患者膝关节伸直,肌肉放松,由外向内推动髌骨,可诱发疼痛或摩擦感,轻轻下压髌骨可引起疼痛。X 线片无明显异常,关节造影可见皱襞异常,关节镜检查可确诊。故本病例与此不符。

4. 康复目标和计划

(1) 康复目标:右膝关节无疼痛,关节活动度恢复全范围,恢复双下肢肌力 5 级,步态正常。

(2) 康复计划:消肿止痛减轻疼痛;抬高患肢,冷疗等物理因子治疗;关节活动度控制性训练;渐进下肢负荷训练;阶梯性渐进肌力训练;本体感觉训练;柔韧性及灵活性训练;平衡功能训练;专项运动功能训练。

四、处理方案及基本依据

1. 减轻肿胀、缓解疼痛

口服非甾体类抗炎药美洛昔康每日一次,每次 7.5 mg;术后第 2 天给予右膝关节短波(无热量)、激光、磁疗、冷疗、气压等物理因子治疗;给予物理因子及药物治疗控制关节内滑膜炎症,减少炎症渗出,减轻疼痛,有利于早期恢复关节功能。

2. 综合康复治疗

半月板切除术后早期为保护性康复训练阶段,此阶段患者关节内炎症状态明显,术后即进行 25% 体重负重,随着肿胀及疼痛减退,逐渐过渡到完全负重,以免肿胀及疼痛加重,影响恢复进度;患者术后 1~2 周应恢复全范围关节活动度,以减少制动、创伤所带来的关节功能减退,此阶段肌力训练以等长收缩及闭链运动训练为主;康复治疗中期为强化肌力训练阶段,当关节活动度达到一定范围时,需结合器械进行开链训练,强化股四头肌及腘绳肌肌力,并开始本体感觉训练、平衡功能训练及恢复正常步态;康复治疗后期为运动功能恢复阶段,开始进行慢跑、加速向前跑等训练,增加膝关节协调性,并结合患者的运动爱好进行运动训练,使患者尽快恢复工作及运动。

五、要点与讨论

膝关节切开半月板切除术以往是膝关节半月板损伤的主要治疗手段,而随着基础研究的增加及治疗手段的提高,尤其是膝关节镜技术的临床应用,膝关节半月板修复术也多被临床医生采用。但对于膝关节半月板的磨损性撕裂,膝关节半月板滑膜附着处广泛分离同时伴有膝关节半月板体部严重损伤和撕裂,膝关节半月板白-白区体部的严重损伤和撕裂,以及老年人膝关节半月板的磨损性损伤等情况,仍应考虑行膝关节半月板切除术治疗。

在关节镜下部分切除术后康复治疗与缝合术后有所不同,切除术可采取更积极的康复训练方式。关节镜下半月板部分或完全切除术后当天即开始标准的膝关节功能训练。其中除早期进行基础康复训练:踝泵训练、活动髌骨训练、滑板训练、冷疗训练外,患者应于术后第 1 天下地进行 25% 体重负荷训练,逐渐增加负重至术后第 3 周完全负重,如患者一般情况良好,甚至可在术后第 1 周达到无症状下完全负重;尽早恢复膝关节全范围伸展及屈曲关节活动度;在膝关节肿胀及疼痛控制良好的情况下可早期开始步态平衡训练,逐渐增加患者下肢肌力训练强度,术后早期即进行膝关节本体感觉训练,目的在于将术后膝关节废用性功能减退减少到最低限度。

在治疗中后期,患者恢复日常步行后,如患者存在膝关节持续疼痛,应予回顾患者病历,结合体格检查,并评估患者当前的运动量、体重、年龄、并发症(腰椎间盘突出症等既往史)等综合考虑,调整治疗方案。

六、思考题

1. 简述半月板撕裂的分型有哪些。
2. 简述膝关节半月板切除术后下肢负重的训练方式。
3. 简述膝关节半月板切除术后本体感觉训练的方式。

七、推荐阅读文献

1. 王予彬,王惠芳.关节镜手术与康复.北京:人民军医出版社,2007:222 - 248.
2. JeMe Cioppa-Mosca, Janet B. Cahill, John T. Cavanaugh 编著,陆芸等主译.骨科术后康复指南[M].天津:科技翻译出版公司,2009.
3. 王予彬,王惠芳.运动损伤康复治疗学[M].北京:人民军医出版社,2009:191 - 195.

(王惠芳 况春艳)

案例 48
膝关节前交叉韧带重建术后

一、病例资料

1. 现病史

患者,男性,29岁,因"右膝肿痛1月"入院。患者1月前踢足球时不慎扭伤右膝,即感右膝肿痛,至急诊行右膝关节正侧位片未见明显骨折征象,予以右膝关节制动,患肢抬高,美洛昔康7.5 mg,每天一次口服等处理,并嘱患者门诊复诊。2周前患者逐渐恢复站立步行,感右膝肿痛加重,上下楼梯乏力,打软腿,无发热,无关节绞锁等不适,为进一步诊治来医院运动医学科就诊。MRI提示右膝关节前交叉韧带断裂,关节积液。全麻下行右膝关节镜下前交叉韧带自体腘绳肌腱重建术。术后予以数字卡盘支具佩戴控制膝关节伸展/屈曲:0°/30°,患者目前术后第1天,无胸闷胸痛,无发热、肢体麻木等不适,现为术后康复治疗请我科会诊。

患者自发病以来一般情况正常,食欲正常,大小便正常,夜间睡眠可。体重无明显变化。

2. 既往史

否认其他手术外伤病史。否认高血压、糖尿病病史,否认其他慢性病史。否认药物过敏史。

3. 体格检查(含康复评定)

查体:T 36.5℃, P 76次/min, R 16次/min,BP 128 mmHg/64 mmHg。意识清楚,呼吸平稳,查体合作,脊柱无畸形,各棘突无明显压痛,双下肢无凹陷性浮肿,左下肢皮肤感觉及运动正常。神志清楚,呼吸平稳,查体合作,右膝数字卡盘支具佩戴中(伸展/屈曲:0°/30°),右膝手术切口敷料包扎中,敷料干洁,无明显渗出。右膝局部肿胀,无红肿,皮温无增高,右小腿三头肌挤压试验及踇趾极度背屈试验阴性,右小腿无明显浮肿,右足末梢暖,右足背动脉搏动有力,右下肢皮肤针刺觉无明显减退,右踝、各趾活动无受限;右股四头肌、小腿三头肌萎缩;髌骨活动无明显受限。徒手肌力测试(manual muscle test,MMT):右股四头肌肌力3级,胫前肌5⁻级,小腿三头肌肌力5⁻级。主动关节活动度(active range of motion,AROM):右膝伸0°,屈30°;被动关节活动度(positive range of motion,PROM):右膝伸0°,屈30°;视觉模拟评分法(visual analogue scale,VAS)评分5分;美国特种外科医院膝关节评分(Hospital For Special Surgery Knee Score,HSS):24分。

4. 实验室和影像学检查

(1) 术前MRI:右膝关节前交叉韧带断裂,关节积液,如图48-1所示。

(2) 关节镜下所见:前交叉韧带前内侧束、后外侧束完全从中段断裂,两侧残端均未吸收。行前抽屉试验可见胫骨相对于股骨向前位移增大,前交叉无生物力学作用。

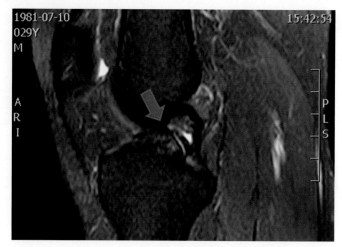

图48-1 术前右膝关节MRI示右膝关节前交叉韧带断裂,关节积液

二、诊治经过

初步诊断:

右膝前交叉韧带重建术后,右膝关节功能障碍。

诊治经过:

术后0～2周:治疗包括:①右小腿弹力袜穿戴,数字卡盘支具佩戴,角度设定为伸直/屈曲:0°/30°;②冷疗:每2h一次,每次20 min;③患肢非训练时间抬高平心脏水平;④常规床边基本训练:踝泵运动、下肢肌肉等长收缩、髌骨活动、滑板运动;⑤下肢控制性训练:直腿抬高训练。⑥保护性负重训练:术后第2天开始扶拐步行练习,患足负重25%～50%体重,术后第2周达到完全负重;⑦术后第2天开始滑板训练,术后第2周达到膝关节屈曲90°。患者经2周康复治疗后,MMT:右股四头肌肌力4级,胫前肌5级,小腿三头肌肌力5级,AROM:右膝伸0°,屈85°;PROM:右膝伸0°,屈90°;VAS评分4分;HSS:45分。

术后3～4周:冷疗改为运动训练后进行,于第4周后患者睡觉时去除支具,行走时支具控制在0°～60°;下肢闭链运动训如:膝部微蹲训练、固定脚踏车训练;股四头肌保护性渐进抗阻训练;本体感受器训练如踏板训练、平衡板训练,上下楼梯训练及步态训练;激光治疗照射手术切口。患者此阶段患肢负重至体重100%水平。MMT:右股四头肌肌力5⁻级,AROM:右膝伸0°,屈115°;PROM:右膝伸0°,屈120°;VAS评分3分;患者此期右膝关节HSS评分为64分。

术后5～8周:行走时佩戴支具,加大肌力训练强度,术后第8周逐渐开始开链训练,双下肢均匀负重,恢复正常步态。除进行前期基础训练外,加强本体感觉训练、下肢协调性和稳定性训练。MMT:右股四头肌肌力5级,AROM:右膝伸0°,屈130°;PROM:右膝过伸5°,屈135°;VAS评分3分;患者此期右膝关节HSS评分为83分。

术后9～24周:继续加强肌力训练强度,进行本体感觉训练及下肢平衡功能训练,功率自行车训练,逐渐恢复慢跑。该患者经过上述阶段康复治疗后,右膝关节HSS评分恢复至92分,日常生活中右膝无明显疼痛,可进行低强度运动,给予患者家庭维持性康复训练计划,并嘱定期门诊复诊。

三、病例分析

1. 病史特点

(1) 患者,男性,29岁,右膝肿痛1月。

(2) 患者1月前有右膝外伤病史。右膝关节镜下前交叉韧带自体腘绳肌腱重建术后第1天。

（3）查体及康复评定：右膝数字卡盘支具佩戴中（伸展/屈曲：0°/30°），右股四头肌、小腿三头肌萎缩；右股四头肌、胫前肌、小腿三头肌肌力减退，AROM/PROM：右膝伸0°，屈30°；VAS评分5分；右膝关节 HSS 评分：24分。

（4）辅检：MRI：右膝关节前交叉韧带断裂，关节积液。

（5）关节镜下所见：前交叉韧带前内侧束、后外侧束完全从中段断裂，两侧残端均未吸收。行前抽屉试验可见胫骨相对于股骨向前位移增大，前交叉无生物力学作用。

2. 诊断及诊断依据

诊断：

右膝前交叉韧带重建术后，右膝关节功能障碍。

诊断依据：

（1）右膝肿痛1月。

（2）右膝外伤及"右膝关节镜下前交叉韧带自体腘绳肌腱重建术"手术史明确。

（3）查体：右膝数字卡盘支具佩戴中（伸展/屈曲：0°/30°），右股四头肌、小腿三头肌萎缩；右股四头肌、胫前肌、小腿三头肌肌力减退，AROM/PROM：右膝伸0°，屈30°；VAS评分5分；右膝关节 HSS 评分：24分。

（4）辅检：MRI：右膝关节前交叉韧带断裂，关节积液。

（5）关节镜下所见：前交叉韧带前内侧束、后外侧束完全从中段断裂，两侧残端均未吸收。行前抽屉试验可见胫骨相对于股骨向前位移增大，前交叉无生物力学作用。

3. 鉴别诊断

（1）复发性髌骨脱位：患者多数有膝关节外旋外翻扭伤史，与前十字韧带断裂类似，急性期关节肿胀、疼痛，运动时有患膝不稳感。新鲜损伤患者表现为髌股内侧支持带肿胀、疼痛；陈旧损伤患者表现为运动中反复髌股关节不稳、脱膝感；严重的可以有髌前疼痛或膝关节交锁。体格检查提示髌股内侧支持带松弛，推髌恐惧试验阳性；膝关节影像学检查提示：髌骨内缘和股骨外髁外缘骨软骨损伤，或者存在膝关节游离体。本例患者症状、体检、影像学检查与之不符，故排除。

（2）膝内侧副韧带损伤：多为膝外翻暴力所致，膝部伤侧局部剧痛、肿胀、有时有瘀斑，膝关节不能完全伸直。体检压痛点常在股骨内上髁或胫骨内髁的下缘处，膝关节内侧应力试验阳性，MRI 显示膝关节内侧韧带肿胀，内侧副韧带迂曲，甚至连续性中断，本病例与此不符。

（3）膝关节后交叉韧带损伤：往往也有明确的外伤史及伤后膝关节不稳的症状，但后十字韧带断裂主要表现为膝关节后向不稳。严重不稳的患者表现为关节疼痛，下楼时打软腿，有错动感；体格检查提示后抽屉试验阳性，膝关节核磁检查提示：后十字韧带连续性中断。故本病例与此不符。

4. 康复目标和计划

早期保护性康复训练阶段（术后0～2周）：康复目标是控制关节内积血与组织水肿，减轻疼痛和炎症反应，防止下肢深静脉血栓，恢复关节活动度。治疗包括右小腿弹力袜穿戴，冷疗，激光治疗，常规床边基本训练，下肢控制性训练，保护性负重训练。

保护性康复训练阶段（术后3～4周）：康复目标是控制膝关节水肿，维持膝关节伸展到位，增加至完全关节活动范围。继续前期康复治疗，增加下肢闭链运动训练，本体感受器训练。患肢负重至体重100%水平。

强化肌力恢复训练阶段（术后5～8周）：康复目标为恢复膝关节活动度在正常活动范围，加大肌力训练强度，恢复正常步态。该阶段患者右下肢负重恢复至100%体重，除进行前期基础训练外，加强本体感觉训练、下肢协调性和稳定性训练。

运动功能康复训练阶段（术后9～24周）：康复目标为针对性进行右膝关节协调性和稳定性训练，逐渐恢复患者希望的运动水平，并逐渐开始相关的专业项目训练。

四、处理方案及基本依据

1. 减轻关节内积血及肿胀

口服非甾体类抗炎药美洛昔康(莫比可)7.5 mg,每天一次;右膝关节给予半导体激光、冷疗等物理因子治疗。

2. 支具使用

术后0~6周为腱骨愈合阶段,此期使用膝关节数字卡盘支具,不仅可以保护稳定关节,而且可以随意控制关节的活动范围,该支具的应用大大减少了固定后的并发症。

3. 负重练习

术后第2天即开始患足25%体重负重,在术后2周达到完全负重。在术后早期逐渐恢复负重有利于减缓韧带的失应力性退变。

4. 肌力训练

术后早期开始等长肌力训练,术后8周内进行闭链训练,8周后开始进行开链训练。

5. 关节活动度练习

在膝关节完全伸直及屈曲时,移植物的张力最大,在膝关节屈曲30°~45°时张力最小。术后术肢支具角度设定在伸/屈:0°/30°,术后4~8周内随着腱骨愈合逐渐恢复全范围膝关节活动度。

6. 步态平衡训练、本体感觉练习及协调性和柔韧性训练

术后3周逐渐开始本体感觉训练等练习有助于关节运动功能的恢复。

五、要点与讨论

前交叉韧带是稳定膝关节的重要结构,主要功能是限制胫骨向前滑动。前交叉韧带损伤引起关节不稳定不但会影响日常生活和运动,而且会造成关节内结构的进一步损伤。关节镜下腘绳肌腱重建前交叉韧带的手术操作技术、康复运动程序的选择和患者的配合,是保证治疗最终获得成功的三个重要环节。

术后康复计划设计与实施要求首先注意既要尽可能早地进行关节伸屈运动,防止关节粘连和挛缩,又必须保护移植韧带不受牵拉。前交叉韧带重建术后不同阶段,严格按康复计划调节支具卡盘的度数,在限制的范围内完成关节活动度训练。临床应用时应注意在术后2~3 h适当调整支具固定的松紧度。若有足踝肿胀,皮肤感觉减退或麻木,应及时放松支具、冷敷膝部、缓解水肿和疼痛。术后应严格控制康复训练进程。多数患者因术后无不适症状而加大运动量,增加关节负荷,康复医师与治疗师应严格控制治疗进程。训练中应注意避免引起疼痛,防止训练过度造成损伤。

六、思考题

1. 简述前交叉韧带的生物力学功能。
2. 简述前交叉韧带重建术后支具的使用方法。
3. 简述前交叉韧带重建术后闭链运动训练的方式。

七、推荐阅读文献

1. 王予彬,王惠芳.关节镜手术与康复.北京:人民军医出版社,2007:222-248.

2. JeMe Cioppa-Mosca, Janet B. Cahill, John T. Cavanaugh 编著,陆芸等主译.骨科术后康复指南[M].天津:科技翻译出版公司,2009.

3. 王予彬,王惠芳.运动损伤康复治疗学[M].北京:人民军医出版社,2009:191-195.

(王惠芳　况春艳)

案例 49
膝关节后交叉韧带重建术后

一、病例资料

1. 现病史

患者,男性,45 岁,因"右膝肿痛 3 月"入院。患者 3 月前因车祸由前向后撞击右膝,致右膝关节肿胀、疼痛,当时右膝无活动性出血,来院急诊行右膝关节正侧位片未见明显骨折征象,予以膝关节制动,患肢抬高,美洛昔康 7.5 mg 每天一次口服等处理,嘱患者门诊复诊。患者肿胀及疼痛逐渐减轻,伤后 6 周开始逐步恢复步行,上下楼梯乏力,打软腿,长距离步行后右膝肿胀及疼痛加重,休息后减轻,无发热,无关节绞锁等不适。为进一步诊治来医院运动医学科就诊,MRI 提示右膝关节后交叉韧带断裂,右膝关节积液。完善术前检查后全麻下行右膝关节镜下后交叉韧带自体腘绳肌腱重建术。术后以数字卡盘支具佩戴控制在伸膝 0°位,患者目前术后第 1 天,无胸闷胸痛,无发热、肢体麻木等不适,现为术后康复治疗请我科会诊。

患者自发病以来一般情况正常,食欲正常,大小便正常,夜间睡眠可。体重无明显变化。

2. 既往史

否认其他手术外伤病史。否认高血压、糖尿病病史,否认其他慢性病史。否认药物过敏史。

3. 体格检查(含康复评定)

查体:T 36.5℃, P 76 次/min, R 16 次/min, BP 128 mmHg/64 mmHg。意识清楚,呼吸平稳,查体合作,脊柱无畸形,各棘突无明显压痛,双下肢无凹陷性浮肿,左下肢皮肤感觉及关节活动度正常。右膝数字卡盘支具在伸膝 0°位佩戴中,手术切口敷料包扎中,敷料干洁,无明显渗出。右膝关节局部肿胀,无红肿,皮温无增高,右小腿三头肌挤压试验及踇趾极度背屈试验阴性,右小腿无明显浮肿,右足末梢暖,右足背动脉搏动有力,右下肢皮肤针刺觉无明显减退,右踝、各趾活动无受限;右股四头肌、小腿三头肌萎缩;右膝髌骨活动无明显受限。徒手肌力测试(manual muscle test, MMT):右股四头肌肌力 4⁻级,胫前肌 5⁻级,小腿三头肌肌力 5⁻级,视觉模拟评分法(visual analogue scale, VAS)评分 5 分;美国特种外科医院膝关节评分(Hospital For Special Surgery Knee Score, HSS):29 分。

4. 实验室和影像学检查

(1) 术前 MRI:右膝关节后交叉韧带断裂,关节积液,如图 49-1 所示。

(2) 关节镜下所见:后交叉韧带从股骨止点处完全断裂。

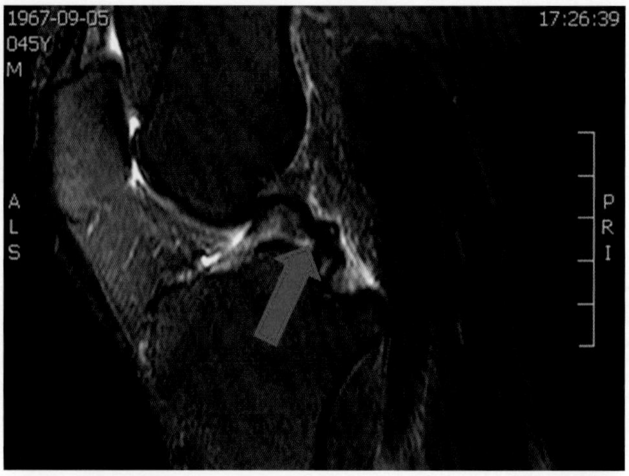

图 49-1 术前右膝关节 MRI 示右膝关节后交叉韧带断裂,关节积液

二、诊治经过

初步诊断:

右膝关节后交叉韧带重建术后,右膝关节功能障碍。

诊治经过:

术后1~2周:①术后右膝数字卡盘支具佩戴,0°位固定,锁定活动及睡眠时的关节角度设定为伸/屈:0°/30°;②患肢穿戴弹力袜,并开始踝泵练习;③术后第1天扶双拐下地行走,术后前2周保护性患肢负重,足尖点地;④术后佩戴支具下进行膝关节活动髌骨,滑板运动:控制角度的适量膝关节伸展练习,术后2周内关节活动度控制在伸/屈:0°/60°;⑤术后第1天开始进行股四头肌、腘绳肌肌力等长收缩及直腿抬高训练,每组15~20次,每天2~3组;术后第2周开始在膝关节0°~60°范围内股四头肌开链训练;康复治疗每日1~2次。⑥术后开始右膝关节冷疗,每次20 min,每2 h一次,待膝关节肿胀减轻后改为运动训练后进行;低频电疗法(股四头肌,耐受量,20 min,每日一次);短波治疗(右膝前后对置,脉冲,辐射法,无热量,15 min,每日一次)等物理因子治疗;口服非甾体类抗炎药莫比可7.5 mg,每天一次。患者经2周治疗后,右股四头肌肌力4⁺级,胫前肌5级,小腿三头肌肌力5级;AROM:右膝伸0°,屈60°;PROM:右膝伸0°,屈60°;VAS评分3分;HSS评分:53.5分。患者出院,给予出院后2周康复计划,并嘱门诊复诊继续康复治疗。

三、病例分析

1. 病史特点

(1) 患者,男性,45岁,右膝肿痛3月。

(2) 患者3月前有右膝外伤病史。右膝关节镜下后交叉韧带自体腘绳肌腱重建术后第1天。

(3) 查体及康复评定:右膝数字卡盘支具伸膝0°位佩戴中,右膝手术切口敷料包扎中,敷料干洁,膝关节肿胀,股四头肌、小腿三头肌萎缩;右膝髌骨活动无明显受限,MMT:右股四头肌肌力4⁻级,胫前肌5⁻级,小腿三头肌肌力5⁻级,VAS评分5分;右膝HSS评分:29分。

(4) 辅检:MRI提示右膝关节后交叉韧带断裂,关节积液。

2. 诊断及诊断依据

诊断:

右膝关节后交叉韧带重建术后,右膝关节功能障碍。

诊断依据：

（1）右膝肿痛 3 月。

（2）右膝外伤及"右膝关节镜下后交叉韧带自体腘绳肌腱重建术"手术史明确。

（3）查体：右膝数字卡盘支具伸膝 0°位佩戴中，右膝手术切口敷料包扎中，敷料干洁，右股四头肌、小腿三头肌萎缩；右膝髌骨活动无明显受限，MMT：右股四头肌肌力 4⁻ 级，胫前肌 5⁻ 级，小腿三头肌肌力 5⁻ 级，VAS 评分 5 分。

（4）辅检：MRI 提示右膝关节后交叉韧带断裂，右膝关节积液。

（5）右膝关节 HSS 评分：29 分。

3. 鉴别诊断

（1）胫骨平台骨折：是膝关节创伤中最常见的骨折之一。膝关节遭受内、外翻暴力的撞击或坠落造成的压缩暴力等均可导致胫骨平台骨折。胫骨平台骨折常常伴有关节软骨、膝关节韧带或半月板的损伤，伤后膝关节肿胀疼痛，活动障碍，X 线及 CT 可明确诊断，本例患者症状、体检、影像学检查与之不符，故排除。

（2）膝内侧副韧带损伤：多为膝外翻暴力所致，膝部伤侧局部剧痛、肿胀、有时有瘀斑，膝关节不能完全伸直。体检压痛点常在股骨内上髁或胫骨内髁的下缘处，膝关节内侧应力试验阳性，MRI 显示膝关节内侧韧带肿胀，内侧副韧带迂曲，甚至连续性中断，本病例与此不符。

（3）膝前交叉韧带损伤：常见的受伤机制包括屈膝外翻伤，外旋伤，过伸伤等。临床表现为关节松弛不稳，患者在运动中有膝关节错动感或打软腿，不能急停急转，不能用患腿单腿支撑；体格检查 Lachman 检查松弛无抵抗，前抽屉试验阳性，膝 MRI 提示前交叉韧带连续性中断，本例患者症状、体检、影像学检查与之不符，故排除。

4. 康复目标和计划

（1）制动康复训练阶段（术后 1～2 周）　康复目标是保护移植韧带，减轻疼痛，控制水肿和炎症反应，预防并发症，控制范围内恢复关节活动度。治疗包括：①右小腿弹力袜穿戴；②患肢非训练时间抬高平心脏水平；③常规床边基本训练：踝泵运动、下肢肌肉等长收缩、髌骨活动、滑板运动；④肌力训练：包括股四头肌及腘绳肌等长收缩训练；⑤负重训练；⑥物理因子治疗：冷疗、短波治疗等。

（2）保护性康复训练阶段（术后 3～6 周）　康复目标是增加关节活动范围、本体感觉训练、肌肉力量训练和耐力训练。继续上一阶段基础训练，并逐步增加下肢负重，开始下肢闭链训练，并尝试上下楼梯训练。

（3）强化肌力恢复训练阶段（术后 6～8 周）　康复目标为恢复膝关节活动度在正常活动范围，完全负重，恢复正常步态，继续平衡功能训练，增强肌力、耐力训练及本体感觉训练。逐渐开始开链运动训练，根据渐进抗阻原则，增强肌力。

（4）运动功能康复训练阶段（术后 8～12 周）　康复目标为保持患者的肌力、耐力及本体感觉训练，提高体能和心肺功能，强化肌力训练。针对性进行右膝关节协调性和稳定性训练，逐渐恢复患者希望的运动水平，并逐渐开始相关的专业项目训练。

四、处理方案及基本依据

1. 减轻关节内积血及肿胀，促进软组织修复

口服非甾体类抗炎药美洛昔康（莫比可）7.5 mg，每天一次；右膝关节给予短波、冷疗等物理因子治疗；控制关节内滑膜炎症，可减少炎症渗出，促进取腱部位软组织修复，促进关节功能恢复。

2. 支具使用

术后早期控制在完全伸展位，术后 0～6 周为腱骨愈合阶段，此期使用膝关节数字卡盘支具，不仅可以保护稳定关节，而且可以随意控制关节的活动范围。

3. 负重练习

术后前 2 周 25％体重负重（足尖点地），6 周逐渐恢复完全负重。在术后早期逐渐恢复负重有利于减缓韧带的失应力性退变,同时渐进负荷练习减少了关节肿痛及对移植物的牵拉。

4. 肌力训练

术后早期以等长肌力训练为主,术后第 1 天开始股四头肌、腘绳肌肌力等长收缩及直腿抬高训练,术后第 2 周开始在膝关节 0°~60°范围内股四头肌开链训练,尽早恢复股四头肌肌力;术后第 4~6 周以腘绳肌闭链训练为主,6 周后逐渐开始开链练习,以避免过早对移植韧带向后的应力。

5. 关节活动度练习

术后膝关节固定在完全伸直位,术后 1~2 周控制角度的适量膝关节伸展练习,术后 3 周再适量抗阻压膝练习,术后 6~8 周逐渐恢复全范围关节活动度。

6. 步态平衡训练、本体感觉练习及协调性和柔韧性训练

后交叉韧带重建术后的患者,由于伤后疼痛及早期腱骨愈合阶段相对制动所带来的肌肉萎缩、神经肌肉控制能力下降、本体感觉丢失,患者运动功能急剧下降;术后早期开始本体感觉训练等练习有助于关节运动功能的恢复。

五、要点与讨论

后交叉韧带是膝部稳定的重要结构,其损伤引起膝关节运动轨迹的改变,同时,膝关节内侧关节面、髌股关节的压力增加。因此,后交叉韧带损伤后早期重建,对恢复关节稳定,避免继发关节稳定结构的损伤,具有重要的临床意义。

膝关节后交叉韧带重建术后康复治疗,促进移植物愈合恢复静力稳定性,强化膝关节周围肌力及软组织平衡恢复膝关节动态稳定性,是治疗的关键。

康复治疗是一循序渐进的过程。在术后 1 周支具控制在膝关节伸展/屈曲:0°/30°,第 2 周 0°/60°,第 4 周 0°/80°,第 6~8 周逐渐放开支具控制。在早期康复治疗中,为避免腘绳肌肌力训练增加新移植物向后应力,可选择下肢闭链运动训练。在进行腘绳肌肌力训练时,应选择俯卧位,防止胫骨因重力向后方塌陷。该患者前 2 周开始部分负重,从体重 25% 开始,逐渐恢复至全负重,在这个阶段应综合考虑内固定的牢靠程度、患膝的肿胀程度、患者的体重及下肢肌力情况,对于体重过大,关节肿胀及疼痛较强的患者应减缓负重。

总体来说,由于移植物及手术术式的改进,患者的个体差异的存在,后交叉韧带重建术后康复计划的制定应个性化,应由手术医师、康复小组共同制定。

六、思考题

1. 简述后交叉韧带的生物力学功能。
2. 简述后抽屉试验的检查方法。
3. 简述膝关节后交叉韧带重建术后腘绳肌肌力训练的方法。

七、推荐阅读文献

1. 王予彬,王惠芳.关节镜手术与康复.北京:人民军医出版社,2007:222-248.
2. JeMe Cioppa~Mosca, Janet B. Cahill, John T. Cavanaugh 编著,陆芸等主译.骨科术后康复指南[M].天津:科技翻译出版公司,2009.
3. 王予彬,王惠芳.运动损伤康复治疗学[M].北京:人民军医出版社,2009:191-195.

（王惠芳　况春艳）

案例 50
掌指骨骨折术后

一、病例资料

1. 现病史

患者，男性，30岁，因"右第5掌骨颈骨折术后1天"由我科进行术后早期康复介入。3天前患者因愤怒，频繁拳击墙壁致右手第5掌指关节处肿胀、疼痛，伴伸屈小指不能，当时无皮肤破损，见皮下淤血，无发热，无畏寒，急诊于医院骨科，行右手X线检查示：右第5掌骨颈骨折伴移位。完善术前准备，于昨日上午10:00在"臂丛麻醉下行右第5掌骨颈骨折切开复位克氏针内固定术"，术顺。现为术后第1天，患者神清，精神可，表情痛苦；切口敷料干燥无渗出，为预防术后并发症、促进功能恢复，康复早期介入。

2. 既往史

否认骨质疏松及代谢性疾病史等，否认长期大量吸烟饮酒史，否认家族遗传病史，父母体健。

3. 体格检查(含康复评定)

右第5掌指关节处肿胀较明显，右第5掌指关节背侧见约2 cm长的手术切口，局部见两个折弯的克氏针尾，切口不红、无渗出，小鱼际肌力正常，手部皮肤针刺觉正常。右第5掌指关节活动度(range of motion, ROM)：主动屈曲0°～15°，被动屈曲0°～20°。腕关节、其他掌指关节及指间关节均正常。视觉模拟(visual analogue scale, VAS)评分：4分。Barthel指数＝进食10＋洗澡0＋修饰5＋穿衣5＋控制大便10＋控制小便10＋如厕5＋转移15＋行走15＋上下楼梯10＝85分。

4. 实验室及影像学检查

(1) 血常规：WBC 5.7×10^9/L，GR 65.4%，PBC 4.81×10^{12}/L，Hb 135.0 g/L，PLt 229.0×10^9/L。

(2) 凝血检查：PT 12.2 s，APTT 23.3 s，FDP 2.86 g/L，CT 7.4 s，D-二聚体 0.80 mg/L。C反应蛋白8.9 mg/L。

(3) 影像学检查。心电图：窦性心律。术前右手X线检查示：右第5掌骨颈骨折伴移位，如图50-1所示。术后右手X线检查示：右第5掌骨颈骨折克氏针固定中，如图50-2所示。

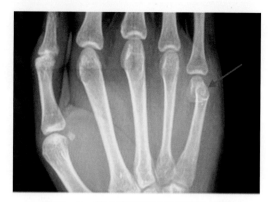 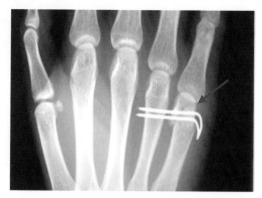

图 50‑1 第 5 掌骨颈骨折伴移位术前　　　　　　图 50‑2 第 5 掌骨颈骨折克氏针内固定术后

注：图中箭头所指为骨折处。

二、诊治经过

初步诊断：

右第 5 掌骨颈骨折术后，右手运动功能障碍，日常生活活动障碍。

诊治经过：

患者入院后完善常规检查，入院前 1 天上午在"臂丛麻醉下行右第 5 掌骨颈骨折切开复位克氏针内固定术"。术后右腕关节和第 5 指支具固定在功能位，予西乐葆每日 1 次，每次 200 mg，口服，止痛；抬高患肢、冷敷患处以减轻疼痛和肿胀，右手 2～4 掌指关节和指间关节的运动疗法（肌力＋关节活动度训练）每日 1 次，每次 40 min，以促进手部运动、力量及功能的恢复。训练时应注意尽可能避免第 5 掌指关节活动。

目前状况：治疗 5 天后，肿胀和疼痛明显好转，VAS 评分 2 分，Barthel 指数 95 分。右腕关节和第 5 掌指关节仍支具固定中。

三、病例分析

1. **病史特点**

（1）患者，青年男性，暴力致右手第 5 掌指关节处肿胀、疼痛。

（2）第 5 掌骨颈骨折切开复位克氏针内固定术后 1 天。右腕关节和第 5 指支具固定在功能位。

（3）既往无骨质疏松及代谢性疾病等病史。

（4）小鱼际肌力正常，手部皮肤针刺觉正常。右第 5 掌指关节活动度：主动屈曲 0°～15°，被动屈曲 0°～20°。腕关节、其他掌指关节及指间关节均正常。VAS 评分：4 分。Barthel 指数：85 分。

（5）X 线检查示：右第 5 掌骨颈骨折伴移位。

2. **诊断与诊断依据**

诊断：右第 5 掌骨颈骨折术后，右手运动功能障碍，日常生活活动障碍。

（1）右第 5 掌骨颈骨折术后诊断依据：①拳击墙壁致右侧第 5 掌指关节处疼痛、肿胀，伴活动受限。②查体：右第 5 掌指关节处肿胀较明显，右第 5 掌指关节背侧见约 2 cm 长的手术切口，局部见两个折弯的克氏针尾，③术前右手 X 线检查示：右第 5 掌骨颈骨折伴移位；术后右手 X 线检查示：右第 5 掌骨颈骨折克氏针固定中。诊断明确。

（2）右手功能障碍诊断依据：①目前患者右第 5 掌指关节处疼痛、肿胀，不能活动；②体格检查发现：右第 5 掌指关节 ROM 受限：主动屈曲 0°～15°，被动屈曲 0°～20°。VAS 评分：4 分。诊断明确。

（3）日常生活活动障碍诊断依据：Barthel 指数：85 分。诊断明确。

3. 鉴别诊断

（1）第 5 掌骨头骨折：掌骨头骨折也多为直接或轴向间接暴力所致，常累及第 2、5 掌骨头，该患者的右手 X 线检查及手术均证实掌骨头没有受累，关节面完整，故排除。

（2）第 5 掌指关节扭挫伤：扭挫伤也常为直接或间接暴力所致，主要表现为肿胀、疼痛等局部软组织损伤的表现，但扭挫伤的 X 线表现不会有骨折征象，因此两者可以鉴别。

4. 康复目标和计划

（1）短期目标：维持骨折稳定，减轻疼痛和肿胀，促进骨折和软组织愈合，预防粘连。

（2）远期目标：恢复右手的运动、力量及功能，回归家庭及社会。

（3）康复计划：根据病情演变将该患者的康复治疗分为 3 个阶段：术后第一阶段，即"抗炎/保护期（第 1 周）"，目标为：辅具保护，控制水肿和疼痛；促进骨折和软组织愈合。术后第二阶段，即"骨痂形成期（第 2～6 周）"，目标为：骨折处邻近关节达到功能性活动；无瘢痕粘连；屈、伸肌腱滑动良好。术后第三阶段，"骨折愈合期（第 7～10 周）"，目标为：患手达到最大或全范围 ROM；肌腱活动自如；恢复到功能需求的肌力及耐力；ADL 自理。

四、处理方案与依据

1. 术后第一阶段

术后第一阶段，即"抗炎/保护期（第 1 周）"

（1）抬高患肢。

（2）保护切口，患处冷疗。

（3）辅具保护第 5 掌指关节。

（4）主动或主动辅助活动右手未受累关节。

2. 术后第二阶段，即"骨痂形成期（第 2～6 周）"

（1）辅具保护第 5 掌指关节，主动/主动辅助活动骨折处邻近各关节。

（2）冷或/和热疗，根据患者感受选择，每次 10～20 min，每日 2～3 次。

（3）屈伸肌腱的滑动及抗阻练习。

（4）在适当保护下进行患手第 1～4 指的功能活动。

（5）瘢痕护理。

3. 术后第三阶段，"骨折愈合期（第 7～10 周）"

（1）主动关节 ROM 训练，包括屈肌、伸肌、肌腱滑动及抗阻练习。

（2）手指及腕部内在肌力及外在肌的抗阻力练习。

（3）热疗（包括石蜡及超声热疗）。

（4）进行功能性活动和适应性活动，以实现 ADL 自理。

出院后建议：患者住院 1～2 周达到术后第一阶段的康复目标，建议患者出院后继续康复门诊或社区医院进行康复训练。

五、要点与讨论

掌骨颈骨折是手部常见骨折,多发生于第2、5掌骨,受伤机制多为瞬间冲击力所致,多见于拳击手,故又称拳击手骨折(boxer's fracture)。掌骨颈骨折多发于青年人,对功能和美观方面往往要求更高。目前临床常见的方法有闭合复位外固定、闭合复位内固定及切开复位内固定。闭合复位外固定的保守疗法是首选及常用的治疗方法,但对于某些断端严重粉碎或分离严重,保守或介入治疗均效果不佳者,手术治疗往往是必须的。

第2与第5掌骨是手部的支架,必须稳定,因此治疗时既要充分固定又要适当早期康复活动。对于未受伤手指不固定,有利于手功能的恢复。为了避免运动对第5指的影响,可在支具保护下进行其他部分的活动,另外也可以减小其他四指,尤其是无名指的活动范围。训练时,为保证骨折复位后的力线,指单独屈曲时指尖要指向舟骨结节。

本病例为第5掌骨颈骨折,对于其他掌指骨骨折,其术后康复与第5掌骨颈骨折术后的康复治疗原则和方法类同,均应充分发挥患者的主观能动作用,积极、长期地进行患手的功能训练,多使用患手,应用冷热疗、体疗等辅助方法,在促进骨折和软组织愈合的同时,预防粘连,尽可能地恢复手的功能。

康复治疗注意点:在掌指骨骨折术后康复治疗时,外科医师和康复医师之间应及时针对骨折的稳定程度和愈合情况进行交流。同时,在进行康复治疗时,还应了解掌指骨骨折的常见并发症,如骨折不愈合、肌腱粘连、关节囊挛缩及感染等,预防其发生。此外,在具体实施康复治疗时,还应关注掌指骨骨折处有无屈伸肌腱损伤,若有,应考虑同时损伤肌腱的修复和康复。

六、思考题

1. 掌指骨骨折的损伤机制及诊断原则有哪些?
2. 掌指骨骨折术后的康复治疗目标是什么? 分几阶段进行? 每一阶段的目标是什么?
3. 掌指骨骨折术后康复的注意事项有哪些?

七、推荐阅读文献

1. 陆芸,周谋望,李世民.骨科术后康复指南[M].天津:科技翻译出版公司,2009:124-130.
2. 郑树森.外科学(八年制)[M].北京:高等教育出版社,2012:980-985,993-996.
3. 赵振彪,彭彦辉.骨科康复学[M].石家庄:河北科学技术出版社,2008:122-123.
4. 黄晓琳,燕铁斌.康复医学.第五版[M].北京:人民卫生出版社,2013.

(郑洁皎　安丙辰)

案例 51
腕部骨折术后

一、病例资料

1. 现病史

患者，男性，81 岁，因"右桡骨远端骨折术后 1 天"康复早期介入治疗。患者 2 天前前仆跌倒，右手背触地，致右腕剧烈疼痛伴活动受限，当时无头晕、恶心、呕吐等症状，急至医院就诊，右腕关节 X 线示：右桡骨远端粉碎性骨折，累及关节面，如图 51-1 所示。于 1 天前行右桡骨骨折切开复位内固定手术。目前术后 20 h，患者神清、精神可，支具固定腕关节于中立位，右腕关节可轻度屈伸，尺偏、桡偏受限，右腕关节肿胀疼痛，掌指、指间关节活动时腕关节处不适加重，康复早期介入治疗。

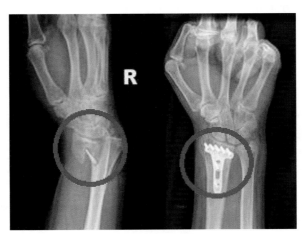

图 51-1 右桡骨远端骨折内固定术前术后片

注：图中圆圈为骨折部位。

2. 既往史

否认高血压、糖尿病病史。否认肝炎、结核等传染病史。否认输血史。否认其他药物、食物过敏史。预防接种史不详。

3. 体格检查（含康复评定）

查体：T 36.5℃，P 76 次/min，R 18 次/min，BP 120 mmHg/80 mmHg。神清，精神可，心肺腹检查（一），脊柱、四肢（右手除外）无畸形、活动自如。右腕关节活动度：屈：主动 5°，被动 10°，伸：主动 0°，被动 0°，尺偏：主动 0°，被动 5°，桡偏：主动 0°，被动 0°。掌指、指间关节活动基本正常，活动时腕关节处不适加重。右上肢肌力：肱桡肌 3 级，旋前肌群 3 级，旋后肌群 3 级，腕屈肌 3 级，腕伸肌 3 级。Barthel 指数＝进食 10＋洗澡 0＋修饰 5＋穿衣 5＋控制大便 10＋控制小便 10＋如厕 5＋转移 10＋行走 15＋上下楼梯 10＝80 分。视觉模拟(visual analogue scale，VAS)评分 6 分。

4. 实验室和影像学检查

（1）实验室检查：WBC 6.2×10^9/L，GR 54.5%，RBC 4.37×10^{12}/L，Hb 127 g/L，PLt 225×10^9/L。凝血功能：PT 11.4 s，国际正常化比值 1.2，D-二聚体 0.75 mg/L。

（2）影像学检查：术前右腕关节 X 线片示，右桡骨远端粉碎性骨折，累及关节面。术后右腕关节 X 片示：右腕关节骨折术后改变，钢板在位，骨折对位对线良好，右桡骨骨皮质变薄，骨小梁稀疏。如图 51-1 所示。

二、诊治经过

1. 初步诊断

右桡骨远端粉碎性骨折内固定术后，右上肢运动功能障碍，日常生活活动障碍。

2. 诊疗经过

患者术后 20 h 后予以颈腕吊带悬吊，腕部略高于肘部；淋巴按摩骨折近端减轻右上肢肿胀及疼痛，手指屈伸及对指活动预防肿胀及僵直；主动伸屈肘，主动从各个方向活动肩关节以预防肩关节周围炎；软组织松动术减轻软组织粘连，减轻疼痛，必要时给予止痛治疗。观察有无骨折移位、正中神经损伤、腕管综合征等。治疗 5 天后，患者疼痛、肿胀减轻，右腕关节仍在支具固定中，右腕关节活动度：屈：主动 10°，被动 20°，伸：主动 5°，被动 10°，尺偏：主动 5°，被动 10°，桡偏：主动 0°，被动 5°。掌指、指间关节活动基本正常。右上肢肌力：肱桡肌 4 级，旋前肌群 4 级，旋后肌群 4 级，腕屈肌 4 级，腕伸肌 4 级。Barthel 指数 90 分，VAS 评分 4 分。

三、病例分析

1. 病史特点

（1）患者，男性，81 岁，跌倒致右腕关节疼痛、肿胀 2 天。

（2）右桡骨骨折切开复位内固定手术后 1 天。

（3）查体：右腕关节活动度：屈：主动 5°，被动 10°，伸：主动 0°，被动 0°，尺偏：主动 0°，被动 5°，桡偏：主动 0°，被动 0°。掌指、指间关节活动基本正常，活动时腕关节处不适加重。右上肢肌力 3 级。Barthel 指数 80 分。VAS 评分 6 分。

（4）右腕关节 X 线示：右桡骨远端粉碎性骨折，累及关节面。

2. 诊断与诊断依据

诊断：右桡骨远端粉碎性骨折，右上肢功能障碍，日常生活活动障碍。

（1）右桡骨远端骨折术后：①患者有跌倒、右手背着地致右腕部疼痛伴活动受限，手术治疗史，目前右腕关节颈腕吊带悬吊中，有腕关节掌侧有一长约 6 cm 的切口，缝线均匀，切口不红，无渗出。②术前 X 线示：右桡骨远端粉碎性骨折，累及关节面。③术后右腕关节 X 片示：右腕关节骨折术后改变，钢板在位，骨折对位对线良好，右桡骨骨皮质变薄，骨小梁稀疏。

（2）右上肢运动功能障碍：①患者跌倒致右腕部疼痛伴活动受限，前 1 日手术治疗，术后颈腕吊带悬吊中，②体格检查发现：右腕关节活动度：屈：主动 5°，被动 10°，伸：主动 0°，被动 0°，尺偏：主动 0°，被动 5°，桡偏：主动 0°，被动 0°。VAS 评分 6 分。诊断明确。

（3）日常生活活动障碍：Barthel 指数 80 分，诊断明确。

3. 鉴别诊断

（1）腕部软组织扭伤：患者仅有局部疼痛肿胀，没有环形压痛和纵向叩击痛，腕关节活动轻度受限，可通过X线片相鉴别。

（2）三角纤维软骨复合体(triangular fibrocartilage complex，TFCC)损伤：是指腕关节尺侧的一组重要结构，包括关节盘，半月板同系物，掌侧和背侧远尺桡韧带，尺侧伸腕肌腱鞘深层，尺侧关节囊，尺月韧带和尺三角韧带的损伤。TFCC损伤常在摔倒手撑地时发生，此时腕关节在伸腕、旋前的位置受到轴向应力。虽然X线并不能直接显示软组织病变，但是可以得到某些间接信息，如尺骨变异、下尺桡关节情况及有无尺骨茎突或桡骨远端骨折等，与本病不同。必要时可行核磁共振检查，以资区别。

4. 康复目标与计划

（1）近期目标：消肿止痛，逐渐恢复腕关节的肌力和活动度，恢复手指活动。

（2）远期目标：恢复腕关节功能，正常生活和娱乐。

（3）康复计划：

术后1周内予以颈腕悬吊带悬吊，腕部略高于肘部，减轻右上肢肿胀及疼痛，手指屈伸及对指活动预防肿胀及僵直，主动伸屈肘，主动从各个方向活动肩关节以预防肩关节周围炎。软组织松动术促进伤口愈合减轻疼痛，必要时给予止痛治疗。

2~3周时继续保持第1周各关节活动，颈腕悬吊带悬吊，增加掌指关节活动，保护下适当给与屈伸腕关节，增加腕伸、屈肌等长肌力训练，瘢痕松解训练。

4~6周时运动训练以主动运动为主，被动活动为辅。腕关节最大限度活动，开始旋前、旋后、桡侧及尺侧活动。开始手指及腕掌抗阻力训练。促进握力：腕伸屈肌群、桡尺偏肌群等长肌力训练。可适当腕部轻度抗阻力训练。可用患肢辅助健侧完成一些轻负重动作。避免手腕强力被动关节活动。

7~8周时去除悬吊制动及支具，各关节最大限度主动活动，以最大限度恢复关节活动范围。继续进行4~6周的抗阻肌肉力量训练，恢复患肢正常生活。

9~12周时各关节最大限度主动活动，尤其是旋转活动，以最大限度恢复关节活动范围。继续抗阻肌肉力量训练，增加阻力。愈合者可用患肢正常生活并支撑身体。

四、处理方案及理由

（1）药物治疗：预防感染，消肿止痛。西乐葆200 mg，口服，每日一次。

（2）康复治疗：总体原则：告知患者良姿位摆放，予以淋巴按摩减轻右上肢肿胀及疼痛，软组织松动术，肌力训练，关节活动度训练等运动疗法促进切口和骨折愈合，减轻疼痛，增强肌力，扩大关节活动度。注意观察有无骨折移位、腕管综合征等。

具体方案：

（1）消肿止痛：术后0~3周，患侧腕关节保护下进行适当主动运动：30次/组，组间休息30 s，连续练习4~6周，2~3次/天；邻近关节活动：30次/组，组间休息30 s，连续练习4~6周，2~3次/天；手内在肌等长训练：30次/组，组间休息30 s，连续练习4~6周，每日练习2~3次。

（2）增加肌力及关节活动度：术后4~6周，在第一阶段的基础上增加患腕关节旋前、旋后、尺偏、桡偏活动：30次/组，组间休息30 s，连续练习4~6周，每日练习2~3次；进行手指及腕掌抗阻力训练，腕部轻度抗阻力训练：30次/组，组间休息30 s，连续练习4~6周，每日练习2~3次。

（3）促进手功能的恢复：术后7~12周，此阶段以主动运动为主，尤其是旋转运动，从练习刷牙、梳头、穿衣开始，进行患侧腕关节最大限度主动活动；患肢可逐渐开始负重。

五、要点与讨论

桡骨远端骨折是一种常见骨折,占全身骨折的 1/10～1/6,也是上肢最常见的骨折,尤其多见于 60 岁以上人群。桡骨远端骨折多见于跌倒。根据受伤机制和骨折类型,临床上常将桡骨远端骨折分为:

(1)伸直型骨折(Colles 骨折):最常见,多为间接暴力致伤。跌倒时腕关节处于背伸及前臂旋前位、手掌着地,暴力集中于桡骨远端松质骨处而引起骨折。骨折远端向背侧及桡侧移位。儿童可为骨骺分离;老年人由于骨质疏松,轻微外力即可造成骨折且常为粉碎骨折,骨折端因嵌压而短缩。粉碎骨折可累及关节面或合并尺骨茎突撕脱骨折及下尺桡关节脱位。

(2)屈曲型骨折(Smith 骨折):较少见。骨折发生原因与伸直型骨折相反,故又称反 Colles 骨折。跌倒时手背着地,骨折远端向掌侧及尺侧移位。

(3)巴尔通骨折(Barton 骨折):指桡骨远端关节面纵斜型骨折,伴有腕关节脱位者。跌倒时手掌或手背着地,暴力向上传递,通过近排腕骨的撞击引起桡骨关节面骨折,在桡骨下端掌侧或背侧形成一带关节面软骨的骨折块,骨块常向近侧移位,并腕关节脱位或半脱位。

本患者骨折属于 Barton 骨折。

桡骨远端骨折引起的并发症很多,正中神经损伤是桡骨远端骨折最常见的并发症。文献报道桡骨远端骨折手术后腕管综合征的发生率为 0.5%～2.2%。患者早期训练以主动活动相邻关节活动度及适当屈伸腕关节,预防关节肿胀及僵直。等长训练肌肉力量以防止肌肉萎缩。4 周骨折初步愈合后,开始进行以主动活动为主,腕关节最大限度活动,开始旋前、旋后、桡偏及尺偏活动。腕伸屈肌群、桡尺偏肌群等长训练促进功能恢复。患肢逐渐开始负重动作。此患者腕关节功能改善明显,生活质量提高,逐渐回归社会。

复位困难或复位后不易维持者(如 Barton 骨折),常需手术复位,克氏针、螺丝钉或 T 形钢板内固定。目前尚缺少统一的关于桡骨远端骨折的康复治疗指南。需要多中心大样本的临床研究进一步完善桡骨远端骨折的康复治疗。

六、思考题

1. 腕关节骨折的临床表现是什么?
2. 腕关节骨折术后的康复治疗措施具体有哪些?
3. 腕关节骨折术后康复的注意事项是什么?

七、推荐阅读与文献

1. 张林林,胡孔足,卜海富.桡骨远端骨折治疗进展[J].临床骨科杂志,2012,02：209－213.

2. Bienek T, Kusz D, Cielinski L. Peripheral nerve compression neuropathy after fractures of the distal radius [J]. J Hand Surg Br, 2006,31(3)：256－260.

3. 黄晓琳,燕铁斌.康复医学.第五版[M].北京：人民卫生出版社,2013.

（郑洁皎　安丙辰）

案例 52

Colles 骨折合并正中神经损伤术后

一、病例资料

1. 现病史

患者,女性,69 岁,因"右腕关节活动受限伴拇指麻木 3 周"入院,患者乘车摔倒后右腕着地当即感右腕肿痛,畸形,活动受限,头部有撞伤,送来医院急诊,无明显头晕头痛,摄片检查头颅 CT 未见明显异常,X 线片提示右桡骨远端粉碎性骨折,有移位,右尺骨茎突骨折,予以复位石膏固定,入院后完善相关检查,2 周前医院骨科在臂丛麻醉下行右桡骨远端骨折切开复位内固定术,术中见骨折端粉碎,移位明显,予以复位后锁定钢板固定。

患者自发病以来一般情况正常,食欲正常,大小便正常,夜间睡眠良好。体重无明显变化。

2. 既往史

否认其他手术外伤病史。否认高血压、糖尿病病史,否认其他慢性病。否认药物过敏史。

3. 体格检查(含康复评定)

查体:T 36.8℃,P 73 次/min,R 19 次/min,BP 130 mmHg/82 mmHg。神志清楚,查体配合。营养中等,发育正常。心肺、腹部检查无异常。右腕关节肿胀,右前臂肌肉萎缩。右前臂桡侧可见 10 cm 左右手术伤口,伤口愈合可,表面无渗出,无红肿。右腕关节无纵向叩击痛,右拇指及虎口区周围轻触觉及针刺觉减退。徒手肌力测试(manual muscle test,MMT):右手握力 3⁻级,主动关节活动度(active range of motion,AROM):右腕关节背伸 30°,屈曲 5°,被动关节活动度:右腕关节背伸 40°,屈曲 10°,右拇指对指动作完成稍差,肌力 3⁻级,日常生活活动能力(active of daily living,ADL)评定:改良 Barthel 指数 95 分。

4. 实验室和影像学检查

(1) 术前 X 线片:右桡骨远端骨折,粉碎,有移位,右尺骨茎突骨折,如图 52-1 所示。

(2) 术后 X 线片:右桡骨远端骨折内固定术后,右尺骨茎突骨折,如图 52-2 所示。

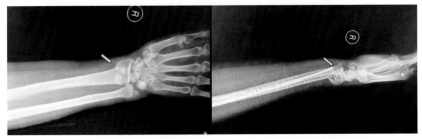

图 52-1　X 线:右桡骨远端骨折,粉碎,有移位,右尺骨茎突骨折

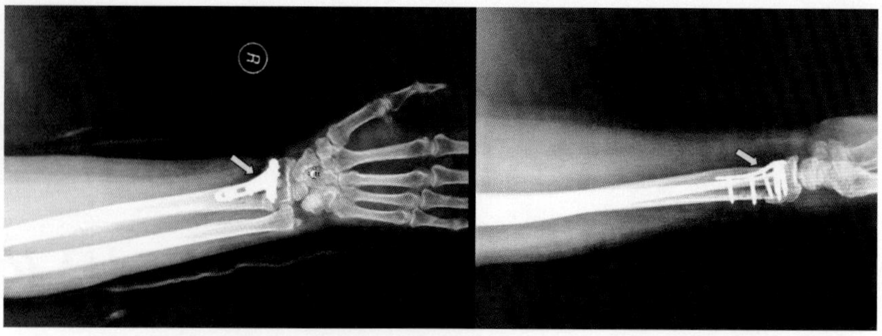

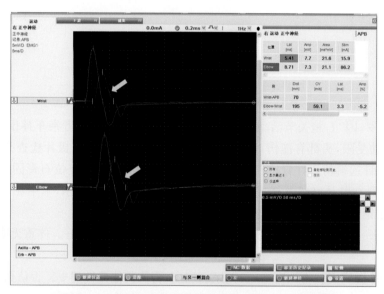

图 52-2 X 线：右桡骨远端骨折内固定术后，右尺骨茎突骨折

（3）肌电图：右侧正中神经潜伏期延长、波幅较对侧减低，如图 52-3、图 52-4 所示。

图 52-3 右侧正中神经潜伏期延长、波幅较对侧减低

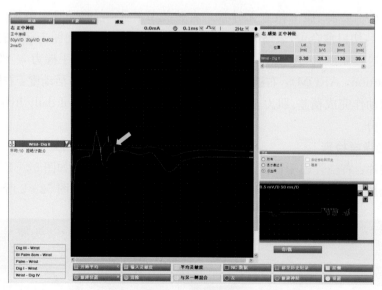

图 52-4 右侧正中神经潜伏期延长、波幅减低

二、诊治经过

初步诊断：右桡骨远端骨折术后、右尺骨茎突骨折、正中神经损伤、废用性肌萎缩，右上肢运动、感觉障碍。

诊治经过：患者入院后予低频电刺激、关节主被动活动改善右腕关节活动度；冰刺激、毛刷刺激促进感觉恢复；作业治疗改善手功能。同时给予口服甲钴胺片、肌注鼠神经生长因子促进神经修复。3 周后患者右侧腕关节活动度增加，右拇指麻木感好转。复查肌电图见右正中神经、感觉动作电位波幅增加，提示正中神经损伤有所恢复。建议 1 月后复查肌电图。

三、病例分析

1. 病史特点

（1）患者，女性，69 岁，右腕关节活动受限伴拇指麻木 3 周。

（2）外伤史明确，内固定术后 2 周。

（3）无高血压、糖尿病及其他慢性病史。无药物过敏史。

（4）查体：右腕关节肿胀，右前臂肌肉萎缩。右前臂桡侧可见 10 cm 左右手术伤口，伤口愈合可，表面无渗出，无红肿。右腕关节无纵向叩击痛，右拇指及虎口区周围轻触觉及针刺觉减退。右手握力 3⁻级，AROM：右腕关节背伸 30°，屈曲 5°，被动关节活动度：右腕关节背伸 40°，屈曲 10°，右拇指对指动作完成稍差，肌力 3⁻级，改良 Barthel 指数 95 分。

（5）辅检：X 线：右桡骨远端骨折内固定术后，右尺骨茎突骨折。

（6）肌电图提示正中神经损伤。

2. 诊断及诊断依据

诊断：右桡骨远端骨折术后、右尺骨茎突骨折、正中神经损伤、废用性肌萎缩，右上肢运动、感觉障碍。

诊断依据：

（1）患者老年女性，外伤史明确；

（2）目前主诉"右腕关节活动受限伴拇指麻木 3 周"。

（3）查体：右正中神经损伤后出现。右腕关节主被动关节活动度不同程度受限，右上肢肌萎缩，肌力降低，且独立行走困难。ADL 部分受限。

（4）辅检：X 线：右桡骨远端骨折内固定术后，右尺骨茎突骨折；肌电图提示正中神经损伤。

3. 鉴别诊断

（1）病理性骨折：多无外伤史，有肿瘤或结核病史，X 线片上可见骨质破坏，此患者外伤史明确，无肿瘤或结核病史，X 线片上未见骨质破坏，故此诊断可以排除。

（2）下尺桡关节脱位：多有外伤史，腕关节肿痛，前臂旋后活动受限，X 线片有助于明确诊断，此患者腕关节有肿痛，但 X 线片未见下尺桡关节脱位，故此诊断可以排除。

（3）Smith 骨折：有相同外伤史，局部疼痛，关节活动障碍，摄片提示桡骨远端骨折远端骨块向掌侧移位，与本病 Colles 骨折二者影像学不同可鉴别，本例可排除 Smith 骨折。

4. 康复目标和计划

（1）康复目标：改善关节活动度，促进正中神经损伤修复，增强肌力，促进感觉恢复，提高日常生活自理能力。

（2）康复计划：关节主被动训练改善关节活动度，低频电刺激、肌力训练、冰刷刺激等增强肌力，促进感觉恢复；作业治疗改善手功能恢复，应用各种物理因子及药物促进神经损伤修复。

四、处理方案与依据

1. 促进神经损伤修复治疗

低频电刺激。予以神经营养药:口服甲钴胺片,每日 3 次,每次 0.5 mg,注射用鼠神经生长因子 18 μg+生理盐水 2 ml 肌肉注射,每日 1 次。患者正中神经损伤诊断明确,病程 3 周,处于神经损伤恢复期,应积极给予物理因子及药物治疗促进神经损伤恢复。

2. 综合康复治疗

针对患者存在的肌力下降、关节活动度下降、手功能下降等给予针对性的康复治疗。对于康复治疗后关节的红肿可予以冷疗。正中神经支配肌肌力训练,肌力 2～3 级助力肌力训练。关节主被动活动改善关节活动度。冰刺激、毛刷刺激促进感觉恢复。设计利用大鱼际肌的对指等动作的作业治疗,改善手功能。

3. 预防畸形

低温热塑板,拇指功能位,防止虎口挛缩。

五、要点与讨论

患者外伤后出现右腕关节运动不能,X 线片提示桡骨远端骨折伴尺骨茎突骨折,术后患者有右腕关节活动受限,拇指麻木,考虑外伤后腕管损害卡压正中神经,正中神经部分损伤;术后,有关节源性肌抑制,上肢肌萎缩等问题;因此治疗主要从促进神经损伤修复、促进肌力恢复、改善肌肉萎缩、维持改善关节活动度、防止关节挛缩及提高手功能等方面进行。

3 周后患者大鱼际肌及右腕肌力不同程度增加,右虎口轻触、针刺觉部分改善。复查肌电图见右正中神经运动、感觉动作电位波幅增加,针电极检查见多相偏宽大电位,提示正中总神经损伤有所恢复。安排出院,但是患者仍需要继续门诊、社区康复治疗。建议 1 月后复查肌电图及 X 线片。再次康复评定后调整治疗方案。

六、思考题

1. 正中神经感觉支的分布。其损伤如何与桡神经损伤鉴别?
2. 正中神经走向及容易损伤的部位。
3. Colles 骨折早期康复治疗过程中需要注意哪些?

七、推荐阅读文献

1. 张沪生. Colles 骨折病人腕关节位置与腕管内压力[J]. 国外医学. 创伤与外科基本问题分册,1985,02:127.

2. 李声国. 浅析桡骨远端骨折的康复风险[J]. 中国伤残医学,2013,06:312.

3. [澳]布拉德·沃克著. 罗冬梅主译. 运动损伤解剖学[M]. 北京:北京体育大学出版社,2013.1:207-209.

（谢　青　鲍　勇）

案例 *53*
桡骨远端骨折

一、病例资料

1. 现病史

患者,女性,63岁,因"右腕部活动受限6周"入院。6周前患者行走不慎跌倒,双手着地致右手腕部肿胀、疼痛,活动时疼痛明显加重。X线片检查显示:右桡骨远端骨折。急诊行"右桡骨远端骨折内固定术"。术后给予消肿、预防感染药物治疗5天后出院。出院时医生嘱咐可以进行腕关节的康复治疗,患者因腕部疼痛、肿胀,恐惧腕关节活动,在家自行制动静养。6周时患者右腕活动仍明显受限,为进一步诊治,来康复医学科就诊,拟"右桡骨远端骨折术后,右腕关节功能障碍"收住入院。

患者自发病以来一般情况良好,食欲正常,大小便正常,夜间睡眠良好。体重无明显变化。

2. 既往史

否认其他手术外伤病史。否认高血压、糖尿病病史,否认其他慢性病史。否认药物过敏史。

3. 体格检查(含康复评定)

(1) 查体:T 36.6℃,P 72次/min,R 14次/min,BP 118 mmHg/72 mmHg。右腕部掌侧见长约10 cm手术疤痕,局部软组织轻度肿胀,右腕部轻度压痛,无轴向叩击痛。右腕掌屈20°,背伸10°,尺侧偏20°,前臂旋前90°,旋后30°。右手大鱼际肌肉无萎缩,因右腕关节僵硬,腕部肌力检查无法准确进行。右手握拳功能正常,右手握力减低至4级。右腕部Tinel征阴性,手部浅感觉正常。右肘、肩部关节活动度、肌力正常。

(2) 康复评定:Colles骨折评分:偶尔疼痛20分,工作能力受限20分,掌屈背伸30°,10分,握力是健侧50～74,15分,总分为65分,评定结果:可。视觉疼痛评分(visual analog scale,VAS):4分。

4. 实验室和影像学检查

X线片提示:右侧桡骨远端骨折内固定术后,如图53-1所示。

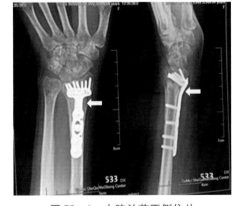

图53-1 右腕关节正侧位片

二、诊治经过

1. **初步诊断** 右侧桡骨远端骨折内固定术后,右腕部运动障碍。

2. **诊治经过**

(1)药物治疗:口服碳酸钙 D3 片,每天三次,每次 625 mg,补充活性维生素 D 与钙离子。

(2)康复治疗:腕部红外线照射、上肢气压治疗消除腕部肿胀;采用水疗、超声波治疗、关节松动、持续关节被动活动改善右腕关节活动度。

(3)目前情况:治疗 4 周后,患者右腕肿胀消失,局部无压痛,右腕关节背伸 40°、掌屈 50°、旋前 90°、旋后 80°,纠正尺侧偏。MMT:右腕尺侧屈肌肌力 5 级,桡侧屈肌肌力 4 级,尺侧伸腕肌肌力 5 级,桡侧伸腕肌肌力 4 级,右手握力恢复,患者右腕关节功能基本恢复。右腕部 Colles 骨折评定:疼痛消失 25 分,恢复正常工作 25 分,腕关节屈伸活动度 90°,20 分,握力恢复到健侧的 80%,20 分,总分为 90 分,评定结果:优。建议出院后门诊巩固治疗 2 周。

三、病例分析

1. **病史特点**

(1)患者,女性,63 岁,右腕活动受限 6 周。

(2)右侧桡骨远端骨折内固定术后 6 周。

(3)查体:右腕部掌侧见长约 10 cm 手术疤痕,局部软组织轻度肿胀,右腕部轻度压痛,无轴向叩击痛。右腕掌屈 20°,背伸 10°,尺侧偏 20°,前臂旋前 90°,旋后 30°。右手大鱼际肌肉无萎缩,腕关节僵硬,腕部肌力检查无法准确进行。右手握拳功能正常,右手握力减低至 4 级。右腕部 Tinel 征阴性,手部浅感觉正常。右肘、肩部关节活动度、肌力正常。VAS:4 分,Colles 骨折评分:偶尔疼痛 20 分,工作能力受限 20 分,掌屈背伸 30° 10 分,握力是健侧 50~74,15 分,总分为 65 分,评定结果:如表 53-1 所示。

表 53-1 Colles 骨折的评分

类别	临床	得分
疼痛 25 分	无	25
	轻度,偶尔	20
	中度,可忍受	15
	重度,不能忍受	0
工作状态 25 分	恢复正常工作	25
	工作能力受限	20
	工作能力受限,不能从事原来工作	15
	因疼痛不能工作	0
活动范围 25 分	相当健侧的百分数　屈伸弧	
	>120°	25
	91°~119°	20
	61°~90°	15

（续表）

类别	临床	得分
	31°～60°	10
	<30°	0
握力 25 分	相当健侧的百分数	
	100	25
	75～99	20
	50～74	15
	25～49	10
	0～24	0
结果	优	90～100
	良	80～89
	可	65～79
	差	<65

（4）辅检：X 线右侧桡骨远端骨折内固定术后。

2. 诊断及诊断依据

诊断：右侧桡骨远端骨折内固定术后，右腕关节功能障碍。

诊断依据：

（1）患者右腕关节活动受限 6 周。

（2）外伤史及"右侧桡骨远端骨折内固定术"手术史明确。

（3）查体：右腕部掌侧见长约 10 cm 手术瘢痕，局部软组织轻度肿胀，右腕部压痛（＋），无轴向叩击痛。右腕掌屈 20°，背伸 10°，尺侧偏 20°，旋前 90°，旋后 30°。右手握力减低。VAS：4 分，Colles 骨折评分 65 分。

（4）辅检：X 线示右侧桡骨远端骨折内固定术后。

3. 鉴别诊断

（1）舟状骨骨折：有腕部外伤史，伤后腕关节肿胀，活动受限，腕背部"鼻咽窝"区有压痛。X 线片：舟状骨骨折。与此不符，可以排除。

（2）三角纤维软骨损伤：多有外伤史或手部过度用力史，腕部尺侧疼痛，伴有腕部无力、酸胀、活动受限，突然旋转和用力旋转腕部时腕关节疼痛加重。桡尺远端关节区压痛，腕关节屈伸、旋前及旋后、尺侧偏活动受限，手部握力下降。必要时行 MRI 检查排除此病。

（3）桡腕关节脱位：腕部有外伤史，腕部明显肿胀、疼痛，腕部有畸形及活动受限，可有正中神经损伤。X 线片：桡腕关节关系紊乱，背侧脱位。本病例与此不符。

4. 康复治疗目标和计划

（1）愈合期：改善血液循环，促进炎性渗出物吸收，消除肿胀；强化肌肉力量，防止废用性肌萎缩；预防关节周围软组织挛缩，防止并发症的发生；促进骨折愈合，防止骨质疏松。

（2）恢复期：消除残余肿胀，最大限度地恢复关节活动范围，软化和牵伸挛缩的纤维组织，增强肌肉力量，提高患者的 ADL 能力和工作能力。

四、处理方案及依据

1. 促进骨折愈合的药物治疗

口服碳酸钙 D3 片，每天三次，每次 625 mg，补充活性维生素 D 与钙离子以保证骨折愈合所需原料。

2. 消除腕关节肿胀

腕关节肿胀影响关节活动度恢复，应用红外线、气压治疗增加腕关节周围血液循环，消除肿胀。

3. 综合康复治疗

针对患者主要存在的腕关节活动受限，影响手部功能，进行腕关节关节松动、持续关节被动活动、水疗、超声波等治疗，改善右腕关节活动度。作业治疗提高手部功能。

五、要点与讨论

1. 桡骨远端骨折后遗留腕关节功能障碍原因

（1）发生 Colles 骨折时，腕关节过伸使力量集中于头月掌侧韧带上，容易导致其断裂；骨折远端的背侧移位使桡腕掌侧、背侧韧带受到牵拉、损伤，可遗留腕关节不稳和功能障碍。

（2）骨折后局部瘀血、吸收不良造成纤维组织粘连。

（3）骨折复位后的制动能促进骨折愈合，但往往引发关节骨、软骨、关节周围软组织病理性改变，致使关节僵硬及屈曲挛缩，导致腕部功能障碍。

（4）骨折后掌倾角、尺倾角及桡骨高度的变化，导致腕骨序列紊乱及韧带损伤，从而造成腕关节掌屈、背伸功能障碍。

2. 桡骨远端骨折后康复治疗

康复目标：改善腕关节活动度，促进手部功能恢复。

治疗方法：

（1）红外线：红外线照射腕部后，使局部组织温度升高，血管扩张，加速局部血液循环，渗出组织液被吸收，起到消肿目的。

（2）气压治疗：上肢的气压治疗，在上臂、前臂区挤压皮下组织和肌肉组织，起到局部按摩和唧筒效应作用，促进血液循环，达到消肿目的。

（3）水疗：能刺激皮肤感觉神经末梢的热感受器，使手腕部皮肤血管反射性扩张，促使皮肤温度升高、皮肤弹性增加，具有软化纤维组织的功效。水的机械涡流作用对组织细胞具有按摩效应，促使粘连组织松解。

（4）超声波治疗：作用于腕部时可产生热效应，使腕部软组织温度升高，增强纤维组织弹性；另外其微动按摩效应能使机体皮肤、粘连纤维组织的细胞容积发生改变，促使粘连组织变软、松解。

（5）关节松动术：通过手法被动活动患者腕关节，使腕关节在关节囊及韧带等软组织弹性范围内移动，加快关节活动度恢复；另外在治疗过程中，腕关节囊及肌腱内本体感受器受到刺激，传入神经将这些冲动信息传导至中枢系统，增加了位置觉和运动觉刺激，促进腕部本体感觉功能恢复。

（6）关节牵伸：逐渐牵张粘连与挛缩的纤维组织，这些组织主要由胶原纤维构成，在牵伸力的作用下产生延长。早期延长是指胶原纤维螺旋形结构在应力牵引作用下产生弹性延长，当牵伸力去除后又重新回缩，在治疗早期可观察到此现象；经反复多次较持久的牵伸后，可使相邻胶原分子间横键裂解，致使胶原分子互相滑动，从而产生塑性延长，这种延长具有松解粘连纤维组织、改善关节挛缩、促进腕关节功能恢复的作用。

（7）作业治疗可纠正不良手姿，增加腕关节活动度，改善手指灵活性，提高患者对康复治疗的兴趣及信心,从而巩固临床疗效。

六、思考题

1. 桡骨远端骨折后功能障碍原因有哪些?
2. 桡骨远端骨折后腕关节功能障碍有哪些康复评定方法?
3. 桡骨远端骨折后腕关节功能障碍有哪些康复治疗方法?

七、推荐阅读文献

1. 于长隆.骨科康复学[M].北京:人民卫生出版社,2010:389-392.
2. 张绍岚.疾病康复[M].北京:人民卫生出版社:2010:149-159.
3. 张铁良,王沛,马信龙.临床骨科学[M].3版.北京:人民卫生出版社,2012:526-542.
4. 曹曼林,杨解林,李韵.综合康复治疗Colles骨折后腕关节功能障碍的疗效分析[J].中华物理医学与康复杂志,2007,3(29):198-200.

（白跃宏　曹曼林）

案例 54

前臂骨折(右桡骨干骨折)

一、病例资料

1. 现病史

患者,男性,69岁,因"砸伤后右前臂肿痛一天"入院。患者入院前一天,右前臂被树干砸伤后,觉剧痛,无明显手指麻木,来医院就诊,X线片:右桡骨干中段骨折,移位,予长臂石膏管型固定,拟以"右桡骨干骨折"收治入院。

患者自发病以来一般情况正常,食欲正常,大小便正常,夜间睡眠良好。体重无明显变化。

2. 既往史

既往疾病史:否认高血压病史。否认糖尿病病史。否认心脏病病史。否认其他慢性病史。否认药物过敏史。

3. 体格检查(含康复评定)

查体:T 36.5℃,P 70次/min,R 18次/min,BP 135 mmHg/86 mmHg。神志清楚,步入病房,查体配合。营养中等,发育正常。皮肤巩膜无黄染。双肺呼吸音清,未闻及干湿啰音。心脏检查、腹部检查无异常。右长臂管型石膏固定中,石膏干燥,右肩关节活动度正常,肱二头肌、肱三头肌肌力无法检查,手指感觉、活动正常,左侧腕关节至前臂部分皮肤淤青,压痛(+),视觉疼痛模拟评分(Visual Analogue Score,VAS)=6分。日常生活活动能力(active of daily living,ADL)评定:改良Barthel指数90分。

4. 实验室和影像学检查

(1) 术前X线片提示:右桡骨干中段骨折、移位,如图54-1所示。

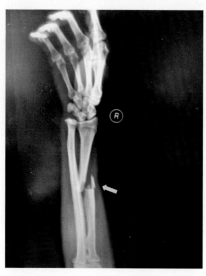

图54-1 右桡骨干中段骨折,移位

(2) 术后 X 线片提示：右桡骨骨干中段骨折内外固定术后改变，如图 54-2 所示。

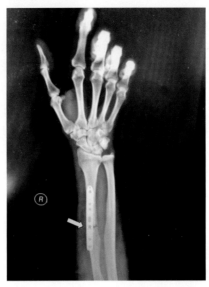

图 54-2　右桡骨骨干中段骨折内外固定术后改变

二、诊治经过

初步诊断：右桡骨干骨折，右上肢运动功能障碍、日常生活活动障碍。

诊治经过：患者入院后完善相关检查，入院后 2 天于全麻下行右桡骨骨干中段骨折内外固定术，术后予抗炎、消肿等对症处理。康复科会诊，予以床边康复治疗：等长肌力收缩，关节被动运动，低频电刺激改善关节源性肌抑制，口服碳酸钙 D3 片补充活性维生素 D 与钙离子。患者疼痛改善，腕关节被动关节活动度增加，术后 1 周出院。嘱继续门诊康复治疗。建议 1 月后复 X 线检查。

三、病例分析

1. 病史特点

(1) 患者，男性，69 岁，急性外伤。

(2) 右桡骨干骨折术后早期康复介入。

(3) 无高血压、糖尿病及其他慢性病史。无药物过敏史。

(4) 查体：神清，查体配合，右长臂管型石膏固定中，手术切口无渗出，右肩关节活动度正常，肱二头肌、肱三头肌肌力无法检查，手指感觉、活动正常，左侧腕关节至前臂部分皮肤淤青，压痛(＋)，VAS＝6分。改良 Barthel 指数 90 分。

(5) 辅检：X 线片显示右桡骨骨干中段骨折内外固定术后改变。提示右侧月骨无菌坏死可能，请结合临床确诊。

2. 诊断及诊断依据

诊断：右桡骨干骨折，右上肢运动功能障碍、日常生活活动能力障碍。

诊断依据：

(1) 患者外伤及"右侧肱骨干骨折内固定术"手术史明确。

(2) 查体：步入病区，右长臂管型石膏固定中，石膏干燥，手指感觉、活动正常，ADL 部分受限。

(3) 辅检：X 线片　右桡骨干中段骨折,移位。

3. 鉴别诊断

(1) 韧带损伤,有外伤史,应力试验阳性,本例不符可排除。

(2) 掌骨骨折,有相同外伤史,局部疼痛,关节活动障碍,摄片提示掌骨骨折,本例不符可排除。

(3) 尺骨骨折,有相同外伤史,局部疼痛,关节活动障碍,摄片提示尺骨骨折,本例不符可排除。

4. 康复目标和计划

(1) 康复目标：促进骨折愈合,改善疼痛,提高日常生活自理能力。

(2) 康复计划：应用药物促进骨折愈合及周围组织修复;等长肌力收缩;低频电刺激防止肌肉萎缩,被动运动防止关节及软组织粘连。

四、处理方案与依据

(1) 解除创伤及手术后的肿胀　迈之灵口服,每日二次,每次一片。

(2) 促进骨折愈合的治疗　碳酸钙 D3 片口服,每日一次,每次 625 mg,促进骨折愈合。前臂指屈肌肌群等主动收缩训练,让桡骨承受适当应力刺激以促进骨折愈合。

(3) 综合康复治疗　等长肌力收缩,关节被动运动,低频电刺激改善关节源性肌抑制。

(4) 预防畸形　右手及手腕功能位。

五、要点与讨论

1. 桡骨骨折演变各个阶段的康复治疗

(1) 血肿机化期：骨折端的间隙极为微小时,新生哈氏系统可由一个骨折端直接进入另一个骨折端。

目的：促进骨痂生长,维持患肢固定,无关节活动范围。

措施：肩关节伸屈、外展、内收功能练习,肘关节、腕及手关节被动功能练习,前臂的旋前、旋后练习,要轻柔进行。

(2) 原始骨痂形成期：间接性的愈合方式,在骨折端无接触或间隙较大的情况下,预先形成合成骨组织的肉芽组织和暂时性的骨痂,其后骨痂塑形,暂时性愈合转变为永久愈合。

目的：恢复患肢关节活动功能和肌力。

措施：加强肩关节、腕和手关节的抗阻力训练,自主的前臂内外旋功能练习通过器械进行训练,行作业治疗,工作技能训练,提高日常生活能力。

(3) 骨痂塑形期：骨折牢固愈合,X线片显示出骨折线完全消失,愈合牢固,承受应力时无疼痛。

目的：提高 ADL 及工作能力,功能性活动。

措施：去除外固定后进行肩、肘、腕、手关节的功能练习,着重训练前臂的旋前旋后功能训练,可借助器械和抗阻力训练,增加作业治疗,提高日常生活能力,存在肘、腕、手功能障碍的辅助具体关节松动术和物理因子治疗。

2. 桡骨骨折术后康复要点

桡骨骨折患者的表现为：畸形、异常活动、骨擦音或骨擦感、疼痛及压痛、肿胀、功能障碍等。康复治疗在骨折复位、固定后即应开始。长时间的制动会造成肌肉萎缩、关节挛缩、僵硬等废用性综合征,从而延迟患者的恢复时间。康复的早期介入,积极有效的肌力训练不仅可以减少肌肉的萎缩,还能增加关节的稳定性、保护关节等。随着患者肌力的不断增加,可逐步进行适当的主动运动及抗阻力运动。肢体在长期制动的情况下,软组织也开始挛缩,导致关节被动活动度也下降。可先在经过红外线治疗之后对受累关节做各方向的运动,尽量牵伸挛缩、粘连的组织,但动作应平稳、柔和,不应引起明显疼痛,切忌使用暴力引起新的损伤,逐步扩大运动幅度,逐步增加关节活动度。

综上所述,早期康复介入和积极的功能锻炼可以减少并发症、后遗症,加速骨折愈合,缩短疗程,促进功能恢复。

六、思考题

1. 骨科术后长期制动的并发症有哪些?
2. 骨折术后的各期康复的注意事项。
3. 前臂骨折常见并发的神经损伤是哪根神经? 为什么?

七、推荐阅读文献

1. 高军茂,王鹏程.桡骨干骨折钢板内固定的生物力学研究[J].现代中西医结合杂志,2011,07:786-787.

2. 赵森,纪宪朝,刘颖.成人尺桡骨干骨折内固定失效原因及治疗[J].实用骨科杂志,2001,03:214-215.

3. [美]Cioppa-Mosca,J.著.陆芸等译.骨科术后康复指南[M].天津:天津科技翻译出版公司,2009.10:109-115.

(谢　青　鲍　勇)

案例 55

尺桡骨骨折内固定术后

一、病例资料

1. 现病史

患者,男性,38 岁,厨师,因"右上肢活动不利 6 周"入院。患者在 6 周前车祸致右前臂肿胀、疼痛,继而无法活动右上肢及右手,无头痛头晕,无恶心呕吐,无大小便失禁等。至医院急诊,查体发现右前臂明显肿胀,轴向叩击痛阳性,可闻及骨磨擦音,右上肢及右手活动障碍,急诊摄 X 线片示:右尺桡骨骨干骨折,拟以"右尺桡骨骨折"收住入医院骨科。麻醉下行"右尺桡骨切开复位＋钢板内固定术",手术顺利,术后在康复医学科医生指导下行围手术期康复功能训练。好转后出院,家中自行康复训练,自觉右上肢功能改善不明显,为进一步功能恢复入住康复医学科。

患者自发病以来一般情况正常,食欲正常,大小便正常,夜间睡眠良好。体重无明显变化。

2. 既往史

否认高血压、糖尿病病史,否认其他慢性病史。否认药物过敏史。

3. 体格检查(含康复评定)

查体:T 36.7℃, P 68 次/min, R 19 次/min, BP 125 mmHg/82 mmHg。神志清楚,步入病房,查体配合。营养中等,发育正常。皮肤巩膜无黄染。双肺呼吸音清,未闻及干湿啰音。心脏检查、腹部检查无异常。右前臂尺侧可见约 10 cm 切口瘢痕,桡侧可见约 12 cm 切口瘢痕,愈合良好。右上肢肌肉较对侧呈不同程度萎缩。双侧上肢感觉对称。上臂肌围(尺骨鹰嘴上 10 cm):右 28.0 cm,左 29.5 cm;前臂肌围(尺骨鹰嘴下 10 cm):右 26 cm,左 28.3 cm。徒手肌力测试(manual muscle test, MMT):右肱二头肌 4^+ 级,肱三头肌 4^+ 级,右旋后肌 3^- 级,右旋前圆肌及旋前方肌 3^- 级,右屈腕肌 3^+ 级,右伸腕肌 3^+ 级。主动关节活动度(active range of motion, AROM):右肘关节屈伸 15°～95°,腕关节掌屈 45°,背伸 45°,尺偏 20°,桡偏 10°,前臂旋前 55°,旋后 30°。日常生活活动能力(active of daily living, ADL)评定:改良 Barthel 指数:85 分。

4. 实验室和影像学检查

X 线片提示:右尺桡骨骨折内固定术后,如图 55-1 所示。

肌电图:未见典型周围神经损害。

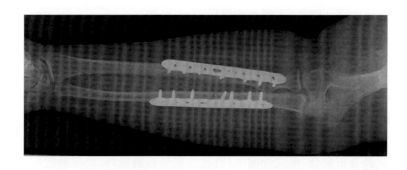

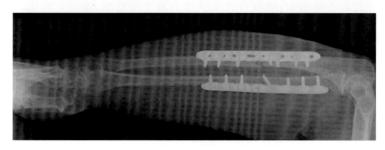

图 55‑1　右尺桡骨正侧位片：骨折内固定术后

二、诊治经过

初步诊断：右侧尺桡骨骨折内固定术后，右上肢运动障碍，日常生活活动能力障碍。

诊治经过：患者入院后予肌力训练增强肌力；关节松动、关节主被动活动改善右上肢关节活动度；作业疗法、职业训练促进 ADL 恢复，重返工作岗位。同时给予碳酸钙 D3 片口服，每日一次，每次 625 mg，以补充活性维生素 D 与钙离子。4 周后患者右上肢肌力、关节活动度不同程度增加。复查 X 线片见骨折断端连续骨痂生长。评定达临床愈合标准，安排出院，门诊康复治疗。

三、病例分析

1. 病史特点

(1) 患者，男性，38 岁，厨师，右上肢活动不利 6 周。

(2) 右侧尺桡骨骨折内固定术后 6 周。

(3) 无高血压、糖尿病及其他慢性病史。无药物过敏史。

(4) 查体：右前臂尺侧、桡侧手术切口愈合良好。右上肢肌肉不同程度萎缩。双侧上肢感觉对称。右肱二头肌、肱三头肌、旋后肌、旋前圆肌、旋前方肌、屈腕肌、伸腕肌肌力不同程度减弱。右肘关节、腕关节及前臂旋转 AROM 不同程度受限。日常生活活动能力部分受限。

(5) 辅检：X 线片示右尺桡骨骨折内固定术后。

2. 诊断及诊断依据

诊断：右侧尺桡骨骨折内固定术后，右上肢运动障碍，日常生活活动能力障碍。

诊断依据：

(1) 患者右上肢活动不利 6 周。

(2) 外伤及"右侧尺桡骨骨折内固定术"手术史明确。

(3) 查体：右肱二头肌、肱三头肌、旋后肌、旋前圆肌、旋前方肌、屈腕肌、伸腕肌肌力不同程度减弱。

右肘关节、腕关节及前臂旋转 AROM 不同程度受限。ADL 部分受限。

（4）辅检：X 线片示右尺桡骨骨折内固定术后。

3. 鉴别诊断

依据患者病史特点，上述诊断可明确。前臂骨折容易合并正中、尺、桡神经损伤，患者右侧上肢肌萎缩、肌力下降、关节活动度下降需排除是否合并神经损伤。该患者体征与上述神经损伤表现不符合且入院时已查肌电图证实无周围神经损伤，故可排除。

4. 康复目标和计划

（1）康复目标：促进骨折愈合，促进骨痂生长；改善患肢血液循环，消除肿胀；改善右肘、腕关节活动度及前臂旋转功能；提高右上肢肌力；提高日常生活能力及工作技能，重返工作岗位。

（2）康复计划：应用各种物理因子及药物促进骨折愈合；低频电刺激、肌力训练等增强肌力；日常生活活动训练促进 ADL 恢复；作业疗法等提高工作技能。

四、处理方案与依据

1. 促进骨折愈合的治疗

碳酸钙 D3 片口服，每日一次，每次 625 mg。补充活性维生素 D 与钙离子。右腕屈伸肌群主动收缩训练让尺桡骨承受适当应力刺激以促进骨折愈合。

2. 改善关节活动度

右肘、腕关节主被动活动，关节松动，作业疗法等改善各受限关节活动度，及前臂旋转功能。

3. 增强肌力训练

右肘屈伸、腕指屈伸、前臂旋转等肌群主动、助力、抗阻肌力训练增强肌力。

4. ADL 训练

恢复日常生活自理能力。

5. 职业恢复训练

患者为厨师，为恢复工作，需依据其工作特点设计切菜、炒菜等针对性作业治疗，帮助患者重返工作岗位。

五、要点与讨论

1. 上肢骨折愈合标准

（1）临床愈合标准：①骨折断端局部无压痛，无纵向叩击痛；②骨折断端局部无异常活动（主动或被动）；③X 线片显示骨折线模糊，有连续性骨痂通过骨折线；④在解除外固定的情况下，上肢能平举1 kg重物达 1 min；⑤连续观察 2 周骨折处不变形。

（2）骨性愈合标准：①具备上述临床愈合标准所有条件；②X 线片显示骨小梁通过骨折线。

2. 康复治疗特点

该患者治疗上主要从促进骨折愈合、增强肌力、改善关节活动度、恢复 ADL 及重返工作岗位等方面进行。尺桡骨骨折治疗除了需要恢复肢体长度、对位和轴线外，如果要达到良好的旋转关节活动度，必须取得正常的旋转对线。功能训练于术后早期开始，初期可练习上臂和前臂肌肉舒缩活动，做用力握拳、充分屈伸手指的动作。前臂旋转的剪切力会影响尺桡骨骨折患者骨折愈合因而不可过早进行训练，所以患者通常前臂旋转功能受限严重。通常要到 3～4 周局部肿胀消退后，拆除石膏，鼓励患者做肩部和手的主动、主动辅助的关节活动度训练，并逐渐增加前臂旋转活动。骨折愈合后应注意加强患者前臂旋转功能训练。该患者为厨师，对右上肢功能要求较高，为了使其将来能顺利重返工作岗位，治疗中应注意针对其工作性质设计职业康复治疗计划。

4 周后患者右上肢肌力、关节活动度不同程度增加。复查 X 线片见骨折断端连续骨痂生长。临床评估达到临床愈合标准（见前述）。安排出院，门诊康复治疗。建议 1 月后复诊复查 X 线。再次康复评定，评估是否可重返工作岗位。

3. 常见并发症

尺桡骨骨折常会合并正中、尺、桡神经损伤（参见肱骨骨折伴桡神经损伤章节）及骨筋膜室综合征，需注意鉴别。

骨筋膜室综合征即由骨、骨间膜、肌间隔和深筋膜形成的骨筋膜室内肌肉和神经因急性缺血、缺氧而产生的一系列早期的症状和体征。好发于前臂掌侧及小腿。早期临床表现以局部为主。只在肌肉缺血较久，已发生广泛坏死时，才出现全身症状，如体温升高、脉率增快、血压下降，白细胞计数增多，血沉加快，尿中出现肌球蛋白等。主要表现如下：

（1）疼痛：创伤后肢体持续性剧烈疼痛，且进行性加剧，为本征最早期的症状。是骨筋膜室内神经受压和缺血的重要表现。神经组织对缺血最敏感，感觉纤维出现症状最早，必须对此予以足够重视，及时诊断和处理。至晚期，当缺血严重，神经功能丧失后，感觉即消失，即无疼痛。

（2）指或趾呈屈曲状态，肌力减弱。被动牵伸指或趾时，可引起剧烈疼痛，为肌肉缺血的早期表现。

（3）患室表面皮肤略红，温度稍高，肿胀，有严重压痛，触诊可感到室内张力增高。

（4）远侧脉搏和毛细血管充盈时间正常。但应特别注意，骨筋膜室内组织压上升到一定程度：前臂 8.66 kPa（65 mmHg）、小腿 7.33 kPa（55 mmHg），就能使供给肌血运的小动脉关闭，但此压力远远低于病人的收缩血压，因此还不足以影响肢体主要动脉的血流。此时，远侧动脉搏动虽然存在，指、趾毛细血管充盈时间仍属正常，但肌已发生缺血，所以肢体远侧动脉搏动存在并不是安全的指标，应结合其他临床表现进行观察分析，协助诊断。

以上症状和体征并非固定不变。若不及时处理，缺血将继续加重，发展为缺血性肌挛缩和坏疽，症状和体征也将随之改变。缺血性肌挛缩的五个主要临床表现，可记成 5 个"P"字：①由疼痛（pain）转为无痛；②苍白（pallor）或发绀、大理石花纹等；③感觉异常（paresthesia）；④麻痹（paralysis）；⑤无脉（pulselessness）。

骨筋膜室综合征一经确诊，应立即切开筋膜减压。早期彻底切开筋膜减压是防止肌肉和神经发生缺血性坏死的唯一有效方法。若等到出现 5"P"体征后才行切开减压术，可导致不可逆的缺血性肌挛缩。切开的皮肤一般多因张力过大而不能缝合。可用凡士林纱布松松填塞，外用无菌敷料包好，待消肿后行延期缝合，或应用游离皮片移植闭合伤口。切不可勉强缝合皮肤，失去切开减压的作用。局部切开减压后，血循环获得改善，大量坏死组织的毒素进入血液循环，应积极防治失水、酸中毒、高血钾症、肾衰竭、心律不齐、休克等严重并发症，必要时还得行截肢术以抢救生命。

六、思考题

1. 尺桡骨骨折常见部位与并发症有哪些？
2. 骨折的临床愈合标准与骨性愈合标准是什么？
3. 尺桡骨骨折术后康复训练的要点？

七、推荐阅读文献

1. 励建安，毕胜. 康复医学[M]. 北京. 人民卫生出版社，2014：317 - 322.

2. ［美］Cioppa-Mosca, J. 著. 陆芸，等译. 骨科术后康复指南[M]. 天津. 天津科技翻译出版公司，2009.10：109 - 115.

3. 黄晓琳，燕铁斌. 康复医学[M]. 5 版. 北京：人民卫生出版社，2013：187.

（谢　青　纵　亚）

案例 56

肘关节骨折术后

一、病例资料

1. 现病史

患者,男性,35岁,因"右肱骨髁间骨折切开复位内固定术后1天"寻求术后早期康复介入。8天前患者不慎滑倒,肘后部被撞击,致右肘部疼痛、肿胀,伴活动受限。到医院骨科急诊,右肘X线检查示:右肱骨髁间骨折伴移位。由于肿胀严重,悬吊牵引1周。完善术前准备,昨日在"全麻下行右肱骨髁间骨折切开复位内固定术",术后给予石膏外固定。现为术后1天,患者神清,表情痛苦,切口辅料干燥无渗出,为预防并发症、促进骨折愈合,改善患肢功能,康复早期介入。

2. 既往史

否认骨质疏松及代谢性疾病史等,否认长期大量吸烟饮酒史,否认家族遗传病史,父母体健。

3. 体格检查(含康复评定)

查体:T 36.4℃,P 75次/min,R 15次/min,BP 120 mmHg/85 mmHg。神清,精神可,心肺腹检查(一),脊柱、左侧肢体及右侧下肢无畸形、活动自如。右肘关节处肿胀明显,右肘关节背侧见约10 cm长的手术切口,切口干燥无渗出,不红。右上肢皮肤感觉正常,未见垂腕、爪形手、猿手等畸形。右肘关节石膏固定于90°位。视觉模拟(visual analogue scale, VAS)评分:5分。Barthel指数=进食10+洗澡0+修饰5+穿衣5+控制大便10+控制小便10+如厕5+转移10+行走15+上下楼梯10=80分。

4. 实验室及影像学检查

血常规:WBC $4.7×10^9$/L, GR 73.4%, RBC $4.41×10^{12}$/L, Hb 130.0 g/L, PLt 227.0 $×10^9$/L。凝血检查:PT 12.2 s, APTT 23.3 s, 纤维蛋白原 2.86 g/L, TT 17.4 s, D-二聚体 0.80 mg/L。C反应蛋白 8.9 mg/L。术前右肘部X线示:右肱骨髁间粉碎性骨折伴移位(见图56-1)。术后右肘部X线示:右肱骨髁间骨折内外固定中,如图56-2所示。

二、诊治经过

初步诊断:

右肱骨髁间骨折术后,右上肢运动功能障碍,日常生活活动障碍。

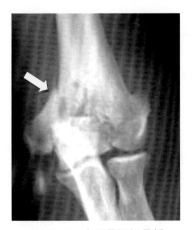

图 56-1　右肱骨髁间骨折

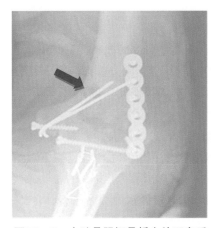

图 56-2　右肱骨髁间骨折内外固定后

注：图中箭头所指为骨折处。

诊治经过：

患者入院后抬高患肢 7 天后，全麻下行"右肱骨髁间骨折切开复位内固定术"，术后给予石膏外固定。常规西乐葆 200 mg 口服，每日 1 次。抬高患肢、冷敷患处以辅助减轻疼痛和肿胀，予右上肢的运动疗法（肌力＋关节活动度训练）40 min，每日 1 次以促进上肢运动功能的恢复。石膏固定时，右肘关节进行屈伸等长肌力训练，其他关节进行关节活动度及多点等长肌力训练。术后 2 周后康复训练时脱去石膏，进行右肘关节的被动屈伸练习，未固定关节可以关节活动度及多点等长肌力练习。

目前状况：右上肢肿胀明显减轻，右肘关节主动屈 40°～100°，被动屈 10°～110°，VAS 评分 2 分，Barthel 指数 90 分。

三、病例分析

1. 病史特点

（1）青年男性，平素体健。

（2）既往无骨质疏松及代谢性疾病等病史。

（3）暴力伤及肘部，致右肘部疼痛、肿胀，伴活动受限。

（4）右肘 X 线检查示：右肱骨髁间骨折伴移位。

（5）7 天后行右肱骨髁间骨折切开复位内固定术。术后石膏外固定，病情平稳，康复早期介入。

2. 诊断与诊断依据

诊断：右肱骨髁间骨折术后，右上肢功能障碍，日常生活活动障碍。

（1）右肱骨髁间骨折术后：①有跌倒致右肘疼痛、肿胀，伴活动受限及相关手术史；伤后即出现右肘部疼痛、肿胀，伴活动受限。②术前右肘部 X 线示：右肱骨髁间粉碎性骨折伴移位；③术后右肘部 X 线示：右肱骨髁间骨折内外固定中。诊断明确。

（2）右上肢功能障碍：①患者右肘关节处肿胀、疼痛，内外固定中；②体格检查发现：右肘关节处肿胀明显，右肘关节 ROM（去除石膏后）：主动屈曲 40°～100°，主动伸展 0°；被动屈曲 10°～110°，被动伸展 0°。右肘关节肌力：肱三头肌 4 级，肱二头肌 4 级，旋前方肌、旋后肌、桡侧腕伸肌、尺侧腕伸肌、桡侧腕屈肌、尺侧腕屈肌肌力拒检。VAS 评分：5 分。诊断明确。

（3）日常生活活动障碍：Barthel 指数：80 分。诊断明确。

3. 鉴别诊断

（1）肱骨髁上骨折：常见于儿童，多系间接暴力所致，肘部 X 线检查即可诊断。该患者右肘 X 线检查及术中均证实其为右肱骨髁间骨折，故排除。

（2）神经损伤：肘部骨折常合并神经损伤，该患者无右上肢皮肤感觉障碍及"垂腕、爪形手、猿手"等桡神经、尺神经、正中神经损伤的表现，故排除。

4. 康复和计划

（1）近期目标：减轻患处疼痛和肿胀，促进骨折和软组织愈合。

（2）远期目标：恢复右上肢运动、力量及功能，回归家庭及社会。

（3）康复计划：根据病情演变将该患者的康复治疗分为 3 个阶段。术后第一阶段，即"炎症/保护（第 0～2 周）"，目标为：控制水肿和疼痛；未损伤关节的全范围活动；开始肘关节等长肌力训练；术后第二阶段，即"纤维形成/骨折稳定期（第 2～8 周）"，目标为：无痛范围内肘关节和前臂最大限度主/被动关节活动范围（Range of motion，ROM）；减少瘢痕粘连；增加远、近端肌力；改善肌肉-肌腱长度；促进患肢功能恢复；术后第三阶段，"瘢痕成熟和骨折愈合期（第 8 周～6 个月）"，此期骨折已临床愈合，目标为：全 ROM 内进行肌力和耐力训练；正常参与所有功能活动、工作和休闲。

四、处理方案及依据

1. 术后第一阶段，即"炎症/保护（第 0～2 周）"

（1）患肢抬高，冷疗，早期安全的主动活动。

（2）训练未受累关节——手、腕、肩的 ROM，但要注意避免肩关节内外旋转动作，患肢勿负重。

2. 术后第二阶段，即"纤维形成/骨折稳定期（第 2～8 周）"

（1）重力下进行主动、主动辅助和轻柔的被动 ROM 练习。

（2）轻度牵伸，改善关节活动度。

（3）肌肉等长收缩练习。

（4）生物反馈和经皮神经肌肉电刺激治疗。

（5）对屈/伸肌群进行深部按摩，改善肌肉功能。

（6）鼓励患者使用患肢进行生活活动能力训练。

3. 术后第三阶段，"瘢痕成熟和骨折愈合期（第 8 周～6 个月）"

（1）继续前期的锻炼，目标：被动 ROM＝主动 ROM。

（2）对所有肌群进行渐进性抗阻训练。

（3）本体感觉神经肌肉强化练习。

（4）鼓励患者进行正常生活、工作和娱乐活动。

出院后建议：患者住院 2 周达到术后第一阶段的康复目标，建议患者出院后继续康复门诊或社区医院进行康复训练。

五、要点与讨论

肘部骨折占所有骨折的 7%，包括肱骨髁间骨折、髁上骨折、外上髁骨折、内上髁骨折、尺骨鹰嘴骨折、桡骨头骨折等。骨折术后康复方法要因损伤机制而不同。术后早期开始患肢功能锻炼已被公认为成人肱骨髁间骨折手术治疗后肘关节功能恢复的关键因素。它能有效地避免肘关节粘连及僵直，防止骨质疏松、肌萎缩及关节僵硬。活动的肘关节可使固定钢板起类似张力带的作用，促进髁间骨折的愈合。所以,被固定的肢体,在保证内固定稳定的情况下尽可能早地进行适当的肌肉收缩和放松锻炼。对于没有固定的关节,应及时鼓励患者做主动的功能锻炼,当骨折端已达临床愈合就逐渐加强负重锻炼。

　　本例患者因直接暴力所致高能量损伤,因此局部肿胀明显,延期1周后手术,骨折为粉碎性,内固定牢靠程度不足,需要配合石膏外固定。术后早期即开始康复训练,以消肿止痛,为出院后的进一步功能恢复奠定基础。肘部前方有桡动脉和正中神经通过,经肱二头肌筋膜下进入前臂;肱骨滑车内嵴与内上髁之间为尺神经沟,有尺神经通过。因此,肘部骨折极易引起这些神经、血管的损伤。康复治疗时应避免损伤或加重损伤。康复中应当注意肘关节损伤不恰当牵伸,肌肉组织缺血缺氧容易产生异位骨化,导致肘关节僵硬,因此治疗手法要轻柔,避免过度牵伸。骨折不稳定,需在保护下进行关节活动度的训练,促进肘关节功能的恢复。对于肘关节不稳定的患者,可应用辅助具等措施,改善关节的稳定性,提高患肢功能及提高患者的日常生活活动能力。

六、思考题

　　1. 肘部骨折的常见类型包括什么?

　　2. 肘关节骨折术后的康复治疗目标是什么? 分几阶段进行? 每一阶段的目标是什么?

　　3. 肘部骨折术后康复的注意事项有哪些?

七、推荐阅读文献

1. 周谋望,叶伟胜,董立平.骨科术后康复指南手册[M].天津:科技翻译出版公司,2011:43-48.

2. 吴在德,吴肇汉.外科学[M].7版.北京:人民卫生出版社,2010:751-753.

3. 于长隆.骨科康复学[M].北京:人民卫生出版社,2010:387-389.

4. 黄晓琳,燕铁斌.康复医学[M].5版.北京:人民卫生出版社,2013.

(郑洁皎　安丙辰)

案例 57

肩部骨折术后

一、病例资料

1. 现病史

患者，男性，51岁，因"左肱骨近端骨折内固定术后1天"入院。患者3天前骑电动车回家途中与出租车发生碰撞，致左肩疼痛伴活动受限，遂至急诊就诊，左肩CT示：左肱骨外科颈、肱骨头、大结节粉碎性骨折。前1日在全麻下行左肩部前路切开复位内固定术。现患者神清，精神可，左肩肩托贴胸位固定在轻度外展、前屈、抬高位，左上肢肿胀疼痛，肘关节屈伸、旋前旋后困难。从床上坐起、穿戴肩托以及晨起肩部疼痛感较甚。为促进骨折与软组织愈合，改善功能，予以康复早期介入治疗。

2. 既往史

否认高血压、糖尿病病史。否认肝炎、结核等传染病史。否认输血史。否认其他药物、食物过敏史。

3. 体格检查（含康复评定）

查体：T 36.5℃，P 80次/min，R 14次/min，BP 120 mmHg/80 mmHg。神清，精神可，心肺腹检查（一），脊柱、右侧肢体及左侧下肢无畸形、活动自如。左肩关节活动度：前屈：主动10°，被动15°，后伸：主动0°，被动0°，外展：主动0°，被动10°，内收：主动20°，被动25°，内旋：主动80°，被动80°，不能外旋。左上肢肌力：肱桡肌3级，肱三头肌3级，旋前肌群3级，旋后肌群3级。视觉模拟（visual analogue scale, VAS）评分5分。Barthel指数=进食10+洗澡0+修饰5+穿衣5+控制大便10+控制小便10+如厕5+转移10+行走15+上下楼梯10=80分。

4. 实验室和影像学检查

血常规：WBC $5.7×10^9/L$，GR 77%，RBC $3.5×10^{12}/L$，Hb 125 g/L，PLt $205×10^9/L$。凝血功能：凝血酶原时间国际正常化比值1.1，D-二聚体1.6 mg/L。血钾4.4 mmol/L，血钠143 mmol/L，血氯103 mmol/L，血钙2.35 mmol/L。术前左肩X线示：左肱骨近端骨折，如图57-1A所示。左肩CT示：左肱骨外科颈、肱骨头、大结节粉碎性骨折。术后左肩关节X片示：左肩关节骨折术后改变，骨折端对位对线良好，如图57-1B所示。

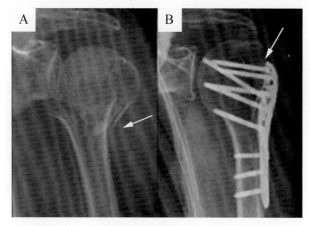

图57-1 左肱骨近端骨折术前(A)及术后(B)片

注：图中箭头所指为骨折处。

二、诊治经过

1. 初步诊断

左肱骨近端粉碎骨折术后,左上肢运动功能障碍,日常生活活动障碍。

2. 诊疗经过

患者术后1～2周予以左肩肩托贴胸位固定,淋巴按摩减轻左上肢肿胀及疼痛,软组织松动术促进伤口愈合,减轻疼痛,拳泵训练增强肌力。抬高患肢10～20 cm,避免左肩外旋和过度外展,必要时给予止痛治疗。

2～4周出院后,门诊开始进行被动运动练习,继续悬吊制动,重点练习前屈、外展和轻度的内/外旋,在可以忍受的范围内进行各平面的肩胛骨主动运动练习及各平面的颈部被动运动练习、瘢痕松解练习,必要时给予止痛治疗,开始参与工作。

通过一个月的训练,患者左上肢肿胀消失,左肩部疼痛大幅减轻,左肘关节和腕关节活动度恢复正常。左肩关节被动外展达30°,屈曲25°,外旋不能,VAS评分1分。

三、病例分析

1. 病史特点

(1) 中年男性,既往体健。

(2) 直接暴力致左肩疼痛伴活动受限。

(3) 左肩X线片示:左肱骨近端骨折。左肩CT示:左肱骨外科颈、肱骨头、大结节粉碎性骨折。

(4) 次日在"全麻下行左肩部前路切开复位内固定术"。术后悬吊制动。病情平稳24 h内康复介入。

2. 诊断与诊断依据

诊断:左肱骨近端粉碎性骨折术后,左上肢运动功能障碍,日常生活活动障碍。

(1) 左肱骨近端粉碎性骨折术后:①有车祸致左肩疼痛伴活动受限,手术治疗史;术后左肩肩托贴胸位固定在轻度外展、前屈、抬高位,左上肢肿胀疼痛,肘关节屈伸、旋前旋后困难。②术前左肩X线示:左肱骨近端骨折。左肩CT示:左肱骨外科颈、肱骨头、大结节粉碎性骨折。③术后左肩关节X片示:左肩关节骨折术后改变,骨折端对位对线良好。手术证实,诊断明确。

(2) 左上肢运动功能障碍:①目前左肩肩托贴胸位固定中,左肩轻度外展、前屈、抬高位,左肘腕关节活动度皆轻度受限;②体格检查发现,左肩关节活动度:前屈:主动10°,被动15°;后伸:主动0°,被动0°;外展:主动0°,被动10°;内收:主动20°,被动25°;内旋:主动80°,被动80°;不能外旋。左上肢肌力:肱桡肌3级,肱三头肌3级,旋前肌群3级,旋后肌群3级。VAS指数5分。诊断明确。

(3) 日常生活活动障碍:Barthel指数80分,诊断明确。

3. 鉴别诊断

(1) 肩关节脱位:有外伤史,局部疼痛,方肩畸形,患肢活动障碍,拍X线片以明确诊断。此患者虽有局部疼痛及患肢活动障碍,但无方肩畸形,X线片提示左肱骨近段粉碎性骨折,故明确诊断。

(2) 肱骨病理性骨折:只需要很小的暴力即引起骨折,患者可有肿瘤、骨质疏松等病史,X线片可显示局部骨质异常,对疑有病理性骨折时,可行CT、MRI等以明确诊断。此患者为车祸所致暴力性骨折,并且无相关病史。X线片提示左肱骨近段粉碎性骨折,故明确诊断。

4. 康复目标和计划

康复目标:

(1) 短期目标:改善患侧上肢关节活动范围,减轻疼痛和肿胀,促进伤口愈合。

（2）长期目标：提高独立生活的能力，早日回归工作和家庭。

康复计划：根据骨折愈合和早期活动的特点和原则，结合患者生理年龄和活动能力，使患者获得早期最大的被动关节活动范围，然后是主动关节活动范围，再后进行渐进式抗阻力训练，尽可能恢复至正常功能。告知患者良姿位摆放，予以淋巴按摩减轻左上肢肿胀及疼痛，软组织松动术，肌力训练，关节活动度训练等运动疗法促进伤口和骨折愈合，减轻疼痛，增强肌力，增加关节活动度。

四、处理方案及依据

1. 药物治疗

预防感染，消肿止痛。西乐葆每次 200 mg，口服，每日 1 次。

2. 康复治疗

第一阶段：术后 0～4 周，抬高患肢 10～20 cm，避免左肩外旋和过度外展，必要时给予止痛治疗。患侧肩关节进行被动运动，包括前屈上举和外旋两个动作，2～4 次/d，禁止肩关节周围肌肉的主动收缩。

第二阶段：术后 4～6 周，在第一阶段的基础上增加患肩被动内收和内旋训练，进行三角肌等长收缩练习。训练三角肌前、中、后部纤维，进行耸肩及肩胛骨内、外旋练习；予以被动活动为主，主动运动为辅。前屈不超过 90°，外展不超过 60°，以避免撞击肩峰。同时使用 JAS 关节辅具，使患者肩关节外展，肘关节伸直，置于中立位。逐渐增加肩关节外旋角度。同时为了防止废用性萎缩，增加等长收缩训练，提高患侧上肢的肌力和稳定度。

第三阶段：术后 6～12 周，此阶段以主动运动为主，去除悬吊制动，进行更积极的被动运动练习，进行内/外旋被动运动练习避免关节囊僵硬。锁骨运动练习，软组织松解练习，如胸肌、斜方肌、肩胛下肌开始进行疼痛允许情况下的主动运动练习，前屈和外展下肱骨头加压练习。从练习刷牙、梳头、穿衣开始，进行患侧肩关节各个方向的全范围运动。

第四阶段：术后 12 周，以抗阻运动为主，增强肌力和耐力。最大主动运动范围下逐渐进行力量练习，所有的运动练习必须保证肱骨头在肩胛盂平面抬升时始终处于主动加压状态，避免发生撞击，回归正常工作和生活。

五、要点与讨论

肱骨近端骨折是 65 岁以上老年人第三常见骨折，仅次于桡骨远端骨折和股骨近端骨折，发生比例几乎占到全身骨折的 5%，对患者肩部及全身功能都有重要的影响。约 87% 的患者骨折发生于低能量损伤，可能和患者骨质疏松相关。随着人口老龄化的发展，肱骨近端骨折的发生率也在日渐增高，预计到 2030 年肱骨近端骨折的发病率将比现在增加 2 倍。中青年肱骨近端骨折多为严重暴力损伤，骨折以粉碎性为主，软组织损伤严重。其治疗方案的选择一般是根据骨折严重程度和患者年龄情况选择保守、手术固定或人工关节置换进行治疗。锁钉钢板内固定是近年来发展起来的新的内固定技术，固定较为牢靠，为早期康复介入提供了条件。

肱骨近端骨折最主要的并发症是肩关节粘连及其导致的肩关节创伤性僵直，造成功能障碍，适时根据不同治疗方案进行适当的有计划的早期功能锻炼至关重要。本例病例由于暴力较大，局部软组织损伤较重。术后康复需要早期开始，在消除肿胀和疼痛的同时，尽可能避免粘连的发生与发展。

本案例早期训练时以被动训练为主，避免由于肩袖肌肉主动收缩而造成进一步的骨折移位，6 周骨折初步愈合后，开始进行主动运动，再后进行渐进式抗阻力训练，尽可能恢复至正常功能。同时避免因训练强度过大引起剧痛、肿胀而影响治疗的连续性。

六、思考题

1. 肱骨近端骨折的临床表现？
2. 肱骨近端骨折术后的康复治疗措施有哪些？
3. 肱骨近端骨折术后康复的注意事项？

七、推荐阅读与文献

1. 王亦璁,主编.骨与关节损伤[M].4版.北京：人民卫生出版社,2007,745-768.

2. Erin S，Robert T，Lawrence G. Rehabilitation After Proximal Humeral Fractures [J]. Techniques in Shoulder and Elbow Surgery，2014,15(1)：46-50.

3. 黄晓琳,燕铁斌.康复医学[M].5版.北京：人民卫生出版社,2013.

（郑洁皎　安丙辰）

案例 58
髋关节骨折术后

一、病例资料

1. 现病史

患者,女性,78岁,因"左侧股骨粗隆间骨折内固定术后1天"寻求康复治疗。患者5天前因跌倒后出现左髋部疼痛,不能活动,遂至医院急诊科就诊,查X线检查提示左侧股骨粗隆间骨折。于前1日在全麻下行"左股骨粗隆间骨折内切开复位内固定术"。现为术后第1天,患者神清,表情痛苦,左髋切口有少量渗出,左下肢肿胀,左下肢活动时切口疼痛明显,食纳差,小便可,大便未解。

2. 既往史

否认高血压、糖尿病病史。否认肝炎、结核等传染病史。否认输血史。否认其他药物、食物过敏史。

3. 体格检查(含康复评定)

查体:T 36.5℃,P 70次/min,R 14次/min,BP 120 mmHg/80 mmHg。神清、精神可、表情痛苦,心肺腹检查(一),脊柱、右侧肢体及左侧上肢无畸形、活动自如。左髋外侧切口,长约6 cm,局部不红,无渗出。左下肢无短缩。左髋关节活动度:前屈:主动0°,被动0~60°,后伸:主动0°,被动0~20°,外展:主动0~10°,被动0~20°,内收:主动0°,被动0°,内旋:主动0°,被动0~10°,外旋:主动0~15°,被动0~20°。左下肢肌力下降,因疼痛查体不配合。视觉模拟(visual analogue scale,VAS)评分5分。Harris髋关节评分13分。Barthel指数=进食10+洗澡0+修饰5+穿衣10+控制大便10+控制小便10+如厕0+转移5+行走0+上下楼梯0=50分。

4. 实验室和影像学检查

血常规:WBC 6.6×10^9/L,GR 74.8%,RBC 4×10^{12}/L,Hb 120 g/L,PLt 164×10^9/L。凝血功能:PT 13 s,活动度78.3%,APTT 26.3 s。血钾4 mmol/L,血钠143 mmol/L,血氯107 mmol/L。术前X线片提示左股骨粗隆间骨折(见图58-1a)。术后X线片提示左股骨粗隆间骨折术后改变,内固定在位(见图58-1b)。

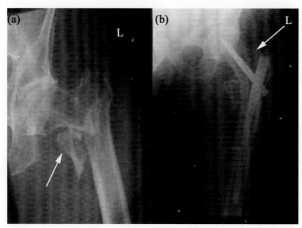

图58-1 左股骨粗隆间骨折PFNA内固定术前(a)后(b)片

注:图中箭头所指为骨折处。

二、诊治经过

1. 初步诊断

初步诊断：左侧股骨粗隆间骨折术后，左下肢功能障碍，日常生活活动障碍。

2. 诊疗经过

术后 1～3 天：肌力训练以等长收缩为主，具体体位及训练方法：①苏醒 6 h 内去枕平卧，双膝间夹三角枕以维持髋关节外展位，小腿下垫枕抬高患肢，维持髋关节位于轻度屈曲、外展、外旋位。②6 h 后抬高床头，逐渐到半坐位，患肢体位不变，住院期间除睡觉时间及训练时间外均可维持此位置。③踝泵训练：建议每小时 20～30 组，加强肌力，促进血液循环。④呼吸训练。

术后 4～7 天：开始增加髋关节活动。①主动屈髋、屈膝的滑床训练，避免脚跟离开床面。②主动外展训练。

术后第 2 周：增加：①体位转移，②扶拐步行训练。

第 3 周时患者已能完成床上体位转移，在辅助下能够下地行走，Barthel 指数 85 分，VAS 评分 2 分，Harris 评分 80 分。

三、病例分析

1. 病史特点

(1) 患者，高龄女性，跌倒后出现左髋部疼痛，不能活动。

(2) X 线片提示左侧股骨粗隆间骨折。

(3) 入院后行左侧粗隆间骨折切开复位内固定手术，术后患者病情平稳，康复早期介入。

2. 诊断与诊断依据

诊断：左侧股骨粗隆间骨折术后，左下肢功能障碍，日常生活活动障碍。

(1) 左侧股骨粗隆间骨折术后：①有跌倒后出现左下肢疼痛，活动受限，手术治疗史；左髋外侧切口，长约 6 cm，局部不红，无渗出，左下肢无短缩。②术前 X 线片提示左侧股骨粗隆间骨折。③X 线片示左髋关节术后改变，内固定在位。并经手术证实，诊断明确。

(2) 左下肢功能障碍：①患者目前左下肢肿胀疼痛，左下肢前屈、后伸、外展、内收、内旋、外旋困难，活动时疼痛明显。②左髋关节活动度：前屈：主动 0°，被动 0～60°；后伸：主动 0°，被动 0～20°；外展：主动 0～10°，被动 0～20°；内收：主动 0°，被动 0°；内旋：主动 0°，被动 0～10°；外旋：主动 0～15°，被动 0～20°。左下肢肌力下降，因疼痛查体不配合。Barthel 指数 50 分。Harris 评分 13 分。诊断明确。

(3) 日常生活活动障碍诊断依据：Barthel 指数 50 分，诊断明确。

3. 鉴别诊断

(1) 股骨颈骨折：多见于中老年患者，常有跌倒史，损伤后有髋部疼痛，活动受限，下肢外旋畸形较粗隆间骨折轻，可见下肢短缩，患者 X 线片示左侧股骨粗隆间骨折，可与之鉴别。

(2) 髋关节脱位：多为暴力所致，可见典型的屈曲、外展、外旋畸形（前脱位）或屈曲、内收、内旋畸形（后脱位），弹性固定，患者 X 线片示左侧股骨粗隆间骨折，可与之鉴别。

4. 康复目标和计划

(1) 近期目标：消肿止痛，合理增加关节活动度，改善功能。

(2) 远期目标：生活自理，回归家庭和社会。

(3) 康复计划：

术后 1～3 天：①苏醒后 6 h 内去枕平卧，双膝间夹三角枕以维持患肢外展位，小腿下垫枕抬高患肢,维持髋关节位于轻度屈曲、外展、外旋位。②6 h后抬高床头,逐渐到半坐位,患肢体位不变。③踝泵训练:建议每小时20～30组,加强肌力,促进血液循环。④呼吸训练,预防坠积性肺炎。

术后4～7天:开始床上体位转移训练,增加髋关节活动。①主动屈髋、屈膝的滑床训练(不超过90°),避免脚跟离开床面。②主动髋关节外展训练。

术后第2周:增加体位转移,立位训练,开始扶拐步行训练,促进功能恢复。

四、处理方案与依据

1. 药物治疗

非甾体类药物消肿止痛。西乐葆 200 mg,口服,每日 1 次。

2. 康复治疗

总体原则:保护期内应重点避免髋关节抗阻外展,预防髋关节内收畸形;可以早下床,但负重要晚。具体方案:

(1) 术后1～3天:肌力训练以等长收缩为主,具体体位及训练方法:①苏醒 6 h内去枕平卧,双膝间夹三角枕以维持患肢外展位,小腿下垫枕抬高患肢,维持髋关节位于轻度屈曲、外展、外旋位。②6 h后抬高床头,逐渐到半坐位,患肢体位不变,住院期间除睡觉时间及训练时间外均可维持此位置。③踝泵训练:建议每小时20～30组,加强肌力,促进血液循环。④呼吸训练。

(2) 术后4～7天:开始床上体位转移训练,增加髋关节活动。①主动屈髋、屈膝的滑床训练(不超过 90°),避免脚跟离开床面。②主动外展训练。

(3) 术后第2周:增加体位转移,立位训练,开始扶拐步行训练,促进功能恢复。

(4) 出院后康复:

3～8 周:重新门诊评估,屈髋角度可>90°,并可达 120°,用双拐 4～6 个月后可以脱拐。

2～6 月:术后根据骨折愈合情况决定何时可以开始完全负重。

训练过程中注意:早下地、晚负重。

五、要点与讨论

股骨粗隆间骨折属关节外骨折,常见于老年人。由于粗隆部血运丰富,骨折后极少不愈合,但甚易发生髋内翻。高龄患者长期卧床引起的并发症较多。因此治疗的重点不在骨折愈合,而在预防畸形愈合和预防卧床并发症。随着内固定材料和技术的提高,目前多采用切开复位内固定术,多应用 Gamma 钉、股骨近端髓内钉(PFN)、PFN - A 等内固定器材,固定效果可靠,有利于早期康复训练,促进功能恢复。

本例患者,股骨粗隆间骨折内固定术后,固定可靠,因此可以早期康复训练,早期下地。术后卧床 3 天,康复治疗的目的主要是缓解疼痛、消除肿胀、预防血栓、压疮和坠积性肺炎等并发症的发生;2 周后可在床上进行下肢伸屈活动,体位转移到床边站,4～6 周后患者不负重扶双拐下地,8～12 周逐渐开始负重锻炼。训练过程中应注意早下地、晚负重。

六、思考题

1. 髋关节骨折的临床表现。

2. 髋关节骨折术后的康复治疗措施。

3. 髋关节骨折术后康复的注意事项?

七、推荐阅读与文献

1. 郝耀,向川.人工关节置换术与内固定术治疗老年股骨粗隆间骨折的 Meta 分析[J].中华临床医师杂志(电子版),2012,09：2406-2412.

2. 杨日新,张健生,赵军.老年股骨粗隆间骨折手术方式选择与康复治疗[J].中国医药科学,2012,10：227-230.

3. 杜雁,王安庆,唐涛,等.老年股骨粗隆间骨折的手术与康复治疗[J].中国康复医学杂志,2007,08：747.

4. 郭旭,方忠朝,张晋,等.老年人股骨粗隆间骨折的手术及康复治疗分析[J].现代实用医学,2014,03：330-331.

5. 黄晓琳,燕铁斌.康复医学[M].5 版.北京：人民卫生出版社,2013.

(郑洁皎)

附表：

Harris 髋关节功能评分标准

姓名：_____ 性别：_____ 年龄：_____ 床号：_____ 住院号：_____ 电话：_____

诊断：_____

通讯地址：_____

项目	得分	项目	得分
Ⅰ.疼痛		2.功能活动	
无	(44)	(1)上楼梯	
轻微	(40)	正常	(4)
轻度,偶服止痛药	(30)	正常,需扶楼梯	(2)
轻度,常服止痛药	(20)	勉强上楼	(1)
重度,活动受限	(10)	不能上楼	(0)
不能活动	(0)	(2)穿袜子,系鞋带	
Ⅱ.功能		容易	(4)
1.步态		困难	(2)
(1)跛行		不能	(0)
无	(11)	(3)坐椅子	
轻度	(8)	任何角度坐椅子,大于1个小时	(5)
中度	(5)	高椅子坐半个小时以上	(3)
重度	(0)	坐椅子不能超过半小时	(0)
不能行走	(0)	上公共交通	(1)
(2)行走时辅助		不能上公共交通	(0)
不用	(11)	Ⅲ.畸形	(4)
长距离用一个手杖	(7)	具备下述四条：	
全部时间用一个手杖	(5)	a. 固定内收畸形<10°	
拐杖	(4)	b. 固定内旋畸形<10°	
2个手杖	(2)	c. 肢体短缩<3.2 cm	

（续表）

项目	得分	项目	得分
2 个拐杖	(0)	d. 固定屈曲畸形＜30°	
不能行走	(0)	Ⅳ. 活动度（屈＋展＋收＋内旋＋外旋）	
（3）行走距离		210°～300°	(5)
不受限	(11)	160°～209°	(4)
1 公里以上	(8)	100°～159°	(3)
500 米左右	(5)	60°～99°	(2)
室内活动	(2)	30°～59°	(1)
卧床或坐椅	(0)	0°～29°	(0)

共得分：_____　测定者：_____　测定时间：_____

Harris 评分满分 100 分,90 分以上为优良,80～89 分为较好,70～79 分为尚可,小于 70 分为差。

（郑洁皎　安丙辰）

案例 *59*
股骨颈骨折-髋关节置换术后

一、病例资料

1. 现病史

患者,男,65 岁。因"右髋活动受限 19 天,髋关节置换术后 7 天"入院。患者于 19 天前因不慎摔倒臀部着地后出现右侧髋关节疼痛,不能站立及行走,急送医院复诊,X 线检查示:右侧股骨颈骨折。遂收治医院骨科,予完善相关检查及抗感染治疗,12 天后行右侧全髋关节置换术,后外侧入路,植入物为钛合金材料。术后 3 天患者接受床边康复治疗,经治疗可在助行器辅助下行走 2~3 m。现患者为进一步功能锻炼,收治入院。

患者自起病以来,精神可,胃纳可,二便正常,夜眠良好,体重未见明显下降。

2. 既往史

否认其他手术外伤病史。有心房颤动史,心脏起搏器植入术史 4 年。否认高血压病、糖尿病病史,否认其他慢性病史。有青霉素过敏史。

3. 体格检查(含康复评定)

(1) 查体:T 36.9℃,P 78 次/min,R 20 次/min,BP 124 mmHg/78 mmHg。神清,精神可,反应可,对答切题。发育正常,抬入病房,查体配合。双肺呼吸音粗,可闻及湿啰音。心脏检查、腹部检查无异常。

(2) 康复评定:右髋外侧可见长约 15 cm 手术切口,干燥,无明显渗出,切口下段皮下淤青,压痛(＋)。双下肢等长。右髋周围软组织肿胀,右下肢近端软组织压痛(＋),疼痛数字评分法(numerical rating scale,NRS)5 分。右下肢被动屈髋 85°,终末端轻度疼痛。右膝、踝关节被动活动正常。右髂腰肌肌力 2 级,右股四头肌、股后肌肌力 3⁻ 级,右胫前肌、腓肠肌肌力 5⁻ 级。足背动脉搏动良好,感觉检查正常。日常生活活动能力(active of daily living,ADL)评定:改良 Barthel 指数 50 分。

4. 实验室和影像学检查

(1) 术前 X 线片提示:右侧股骨颈骨折,如图 59-1 所示。

(2) X 线片提示:右侧全髋关节置换术后,假体位置可,如图 59-2 所示。

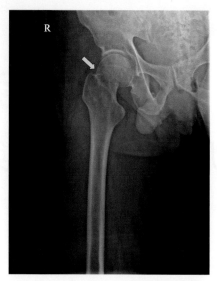

图 59-1　X 线示：右侧股骨颈骨折

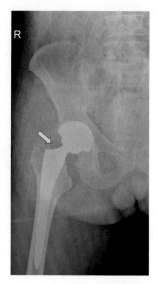

图 59-2　X 线片示：右侧全
髋关节置换术后

二、诊治经过

初步诊断：

(1) 右全髋关节置换术后，右下肢运动功能障碍，右下肢疼痛，日常生活活动能力障碍。

(2) 心律失常，心房颤动，心脏起搏器植入术后。

诊治经过：患者入院后完善相关检查(血常规、血糖、血黏度、凝血功能等)；根据体格检查和康复评估，患者主要问题是术后早期右下肢活动受限伴疼痛，影响日常生活。予以伤口处激光照射等治疗促伤口愈合、镇痛，持续关节被动活动保持右下肢关节活动度，双下肢气压治疗、踝泵训练预防深静脉血栓形成，关节助力-主动和主动活动、肌力训练等改善肌力，负重练习和步态训练，作业治疗提高患者日常生活能力等综合康复训练。并给予拜瑞妥抗凝(每日 1 次，每次 10 mg，口服)预防深静脉血栓，倍他乐克(每日一次，每次 23.75 mg，口服)控制心率等药物治疗。经 2 周治疗后患者右下肢近端肌力达 4 级，疼痛明显减轻，NRS 1~2 分，日常生活基本可自理，改良 Barthel 指数 95 分。

三、病例分析

1. 病史特点

(1) 患者，男，65 岁。右髋活动受限 19 天，有明确外伤跌倒史。

(2) 右侧髋关节置换术后活动受限 7 天。

(3) 有房颤史，心脏起搏器植入术史 4 年。否认高血压病、糖尿病病史，否认其他慢性病史。有青霉素过敏史。

(4) 查体：右髋外侧可见长约 15 cm 手术切口，干燥，无明显渗出，切口下段皮下淤青，压痛(+)。双下肢等长。右髋周围软组织肿胀，右下肢近端软组织压痛(+)，NRS 5 分。右下肢被动屈髋 85°，终末端轻度疼痛。右膝、踝关节被动活动正常。右髂腰肌肌力 2 级，右股四头肌、股后肌肌力 3⁻级，右胫前肌、腓肠肌肌力 5⁻级。足背动脉搏动良好，感觉检查正常。改良 Barthel 指数 50 分。

(5) 辅检：术前 X 线片提示右侧股骨颈骨折。

术后 X 线片提示右侧全髋关节置换术后，假体位置可。

2. 诊断及诊断依据

诊断：

(1) 右全髋关节置换术后，右下肢运动功能障碍，右下肢疼痛，日常生活活动能力障碍。

(2) 心律失常，心房颤动，心脏起搏器植入术后。

诊断依据：

(1) 患者右侧髋节关置换术后活动受限 7 天。

(2) 外伤及"右侧全髋关节置换术"手术史明确。

(3) 查体：右髋外侧手术切口愈合可，右下肢近端软组织压痛(+)，NRS 5 分。右下肢近端肌力减退明显，床上翻身、床-坐-站转移等日常生活能力减退。ADL 部分受限。

(4) 辅检：术前 X 线片提示右侧股骨颈骨折。术后 X 线片提示右侧全髋关节置换术后，假体位置可。

3. 鉴别诊断

(1) 股骨粗隆间骨折：临床表现大致相同，两者容易混淆，应注意鉴别诊断。一般说来，粗隆间骨折因局部血运丰富、肿胀、瘀斑明显，疼痛亦较剧烈，比股骨颈骨折严重；前者的压痛点多在粗隆部，后者的压痛点多在腹股沟韧带中点的外下方。X 线片可帮助鉴别。

(2) 髋关节后脱位：常见于青壮年，有强大暴力损伤史；患肢弹性固定于屈髋、屈膝、内收、内旋位，在臀后可扪及脱出的股骨头；X 线片可鉴别。

4. 康复目标和计划

(1) 康复目标：促进手术切口愈合，减轻疼痛，改善右下肢运动功能，提高患者日常生活能力，预防深静脉血栓形成等并发症。

(2) 康复计划：应用物理因子治疗促伤口愈合、镇痛，持续关节被动活动保持右下肢关节活动度，双下肢气压治疗、踝泵训练预防深静脉血栓形成，关节助力-主动和主动活动、肌力训练等改善肌力，负重练习和步态训练，作业治疗提高患者日常生活能力等。同时予基础疾病药物治疗及抗凝治疗预防术后深静脉血栓形成。

四、处理方案与依据

1. 促进切口愈合、缓解软组织肿胀及镇痛治疗

予激光等改善切口周围血液循环，促切口愈合，冷疗消肿止痛。同时可予非甾体类药物塞来昔布胶囊(每日 1 次，每次 200 mg，口服)消炎镇痛。

2. 改善右下肢运动功能治疗

持续关节被动活动保持右下肢关节活动度，双下肢气压治疗、踝泵训练预防深静脉血栓形成，关节助力-主动和主动活动、肌力训练等改善肌力，负重练习和步态训练。

3. 提高日常生活能力治疗

正确体位摆放宣教与指导，日常生活活动训练促进 ADL 恢复。

4. 预防并发症治疗

利伐沙班片(每日 1 次，每次 10 mg，口服)抗凝、双下肢气压治疗、踝泵训练预防深静脉血栓。

五、要点与讨论

1. 髋关节置换患者的术前康复治疗的重要意义

术前可给予患者术前康复教育，使患者了解手术、并发症等，对术后康复具有重要意义；同时增加患肢及其他肌肉的肌力训练,指导患者使用必要的辅助器具,如助行器等,能相对缩短术后康复训练的时间。

2. 髋关节置换术后康复治疗原则

术后体位的摆放十分重要,要避免以下 4 种危险体位,防止髋关节脱位:①患髋关节屈曲超过 90°;②患肢内收超过身体中线;③患肢伸髋外旋;④患肢屈髋内旋。根据手术入路不同,体位限制有所不同。后外侧入路手术后应避免患髋关节屈曲超过 90°、过度旋转和内收;前外侧入路手术后应避免患肢外旋。

髋关节术后康复治疗应注意:术后 1~2 天进行手术关节周围肌肉的等长收缩。术后 1 周渐进性抗阻训练,可逐渐从屈髋、伸膝开始,而后屈髋、屈膝,直到关节无痛时再增加阻力,达到耐受程度。

六、思考题

1. 髋关节置换术后的体位摆放的注意点有哪些?
2. 髋关节置换术后关节周围肌肉的训练方法有哪些?
3. 髋关节置换术后常见并发症有哪些?

七、推荐阅读文献

1. 黄晓琳,燕铁斌. 康复医学[M]. 5 版. 北京:人民卫生出版社,2013:186-190.

2. JeMe Cioppa-Mosca, Janet B. Cahill, John T. Cavanaugh, et al. 陆芸,周谋望,李世民主译. 骨科术后康复指南[M]. 天津:天津科技翻译出版公司,2009,10:4-16.

3. [美]Joel A. Delisa 主编,励建安主译. 物理医学与康复医学-理论与实践[M]. 5 版. 北京:人民卫生出版社. 2013.

(谢 青 顾 琳)

案例 60

全髋置换术后康复

一、病例资料

1. 现病史

患者,女,78岁,因"摔倒致左髋部肿痛,活动受限1 h"入院。患者入院前1 h不慎摔倒,左下肢着地,出现左侧髋部疼痛,活动受限,当时无意识丧失,无大小便失禁,无头晕头痛,无胸闷、胸痛,无腹痛、腹泻等不适。就诊后,左髋关节X线检查示"左股骨颈骨折",门诊以"左股骨颈骨折"收入医院骨科,1天后腰麻下行左全髋关节置换术,手术顺利,现术后2天,左髋部肿胀,左下肢肌力较差,为康复治疗,请康复科会诊。

2. 既往史

既往有高血压病史6年,最高血压达160 mmHg/100 mmHg,平时服用硝苯地平缓释片,血压控制在130 mmHg/80 mmHg左右;既往有糖尿病病史2年,服用二甲双胍、拜糖平药物治疗,空腹血糖控制在7.0 mmol/L。否认既往有冠心病、慢性支气管炎、慢性肾病等病史。否认其他手术外伤史,否认有烟酒等不良嗜好,否认家族遗传疾病史。

3. 体格检查(含康复评定)

(1) 查体:T 37.0℃,P 88次/min,R 18次/min,BP 130 mmHg/78 mmHg。神志清,精神尚可,言语清晰,查体合作。头颅检查无异常,双肺呼吸音清,未闻及干湿性啰音。HR:60次/min,律齐,各瓣膜区未闻及病理性杂音。腹部平软,肝脾肋下未触及。左髋部肿胀明显,敷料包扎中,少量血性渗出物,引流管已拔出,左下肢外展中立位。脊柱生理弯曲正常,无明显侧弯,各椎体棘突无明显压痛、叩击痛。右侧股四头肌肌力5级,左侧股四头肌肌力1级;右侧胫前肌肌力5级,左侧胫前肌肌力3级;右侧小腿三头肌肌力5级,左侧小腿三头肌肌力3级。右下肢长度75 cm,左下肢长度75 cm。肌围度(髌上10 cm):右侧42 cm,左侧40 cm。双膝、踝及各趾骨关节活动正常,余肢体各关节活动正常;双足背动脉、腘动脉搏动良好。四肢皮肤感觉正常。

(2) 康复评定:

视觉模拟评分(Visual Analogue Scale/Score,VAS):5分。

Harris评分:24.5分,如表60-1所示。

表 60 - 1　髋关节功能评分标准(Harris 评分)

评定内容	评定时间
	首次评定
(一)疼痛(44 分)	
1. 没有或可忽略 44 分	
2. 轻微或偶尔,不影响活动 40 分	
3. 轻度疼痛,不影响一般的活动,非日常活动中很少见呈中度疼痛,可以服用阿司匹林 30 分	
4. 中度疼痛,能忍受但疼痛有影响,一般活动和工作受一定的影响 20 分	20
5. 明显疼痛,活动严重受限 10 分	
6. 完全残废,跛行,静息痛,卧床不起 0 分	
(二)功能(47 分)	
1. 步态(33 分)	
(1)跛行(11 分)　①无 11 分②轻度 8 分③中度 5 分④重度 0 分	0
(2)帮助(11 分)　①无 11 分②长时间行走需手杖 7 分③大多数时间需手杖 5 分④单拐杖 3 分⑤双手杖 2 分⑥双拐 0 分⑦不能行走 0 分	0
(3)行走距离(11 分)　①不受限 11 分②行走 1 000 米以上 8 分③行走 500 米左右 5 分④不能行走 0 分	0
2. 活动(14 分)	
(1)上下楼(4 分)　①正常上下,不用扶把手 4 分②正常上下,需扶把手 2 分③用任何方法 1 分④不能上下楼 0 分	0
(2)穿鞋和袜子(4 分)　①容易 4 分②困难 2 分③不能 0 分	0
(3)坐(5 分)　①坐普通的椅子 1 小时没有不适 5 分②坐高椅子半小时没有不适 3 分③坐任何椅子都感不适 0 分	0
(4)乘坐公共交通车辆 1 分	0
(三)没有畸形(4 分),患者符合以下情况之一	
1. 屈曲挛缩<30°　2. 内收<10°　3. 伸展内旋<10°　4. 肢体长度相差<3.2 cm	3
(四)运动范围(5 分),指标值取决于运动度数乘以适当的系数	
(1)屈曲　0°～45°×1.0　45°～90°×0.6　90°～110°×0.3	1
(2)外展　＞20°×0　15°～20°×0.3　0°～15°×0.8	0.3
(3)伸展外旋　0°～15°×0.4　＞15°×0	0
(4)伸展内旋任何范围均为 0	0
(5)内收　0°～15°×0.2	0.2
总分:	24.5 分

注:满分 100 分。优:90～100 分;良:80～89 分;中:70～79 分;差:<70 分。

4. 实验室和影像学检查

左髋关节 X 线片:左股骨颈骨折,如图 60 - 1 所示。左髋关节 X 线片:左全髋关节置换术后改变,如图 60 - 2 所示。

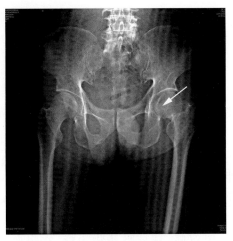

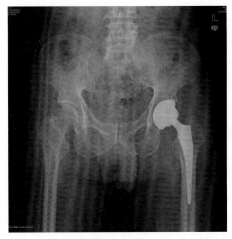

图 60-1　X 线示：左股骨颈骨折　　　　图 60-2　X 线示：左全髋关节置换术后改变

二、诊治经过

1. 初步诊断

（1）左全髋关节置换术后。

（2）左髋关节功能障碍。

（3）高血压病 3 级，极高危组。

（4）2 型糖尿病。

2. 诊治经过

术后给予心电监护，患肢外展中立位，两腿间置梯形垫，镇痛泵（止痛药物为：生理盐水 100 ml＋氟哌利多 5 mg＋芬太尼 0.02 mg/kg），给药速度为 2 ml/h，持续 48 h；注射用七叶皂甙 10 mg，每日 1 次减轻肿胀，塞来昔布胶囊 0.2 g 减轻疼痛，低分子肝素钙 4 100 IU 防止深静脉血栓形成。早期气压治疗减轻左下肢肿胀，防止深静脉血栓形成，中频脉冲电治疗促进左侧股四头肌肌力收缩，激光疗法、冷疗减轻髋部疼痛，肌力训练改善臀部肌肉力量以及左下肢肌力，关节活动度训练增加左髋关节屈伸、外展活动度。术后 3 天助行器辅助下无负重步行训练改善步态。呼吸训练改善心肺功能。

三、病例分析

1. 病例特点

（1）患者，女性，78 岁。因"摔倒致左髋部肿痛，活动受限 1 h"入院。

（2）入院后 X 线检查显示：左股骨颈骨折，现已在腰麻下行左全髋关节置换手术。

（3）术后查体：左髋部肿胀明显，敷料包扎中，少量血性渗出物，引流管已拔出，左下肢外展中立位。左侧股四头肌肌力 1 级，左侧胫前肌肌力 3 级，左侧小腿三头肌肌力 3 级。双下肢等长，肌围度（髌上 10 cm）：右侧 42 cm，左侧 40 cm。左髋关节前屈、外展、后伸均受限。双膝、踝及各趾骨关节活动正常；双足背动脉、腘动脉搏动良好。四肢皮肤感觉正常。VAS：5 分，Harris 评分：24.5 分。

（4）既往有高血压病史 6 年，糖尿病病史 2 年。

（5）辅助检查：左髋关节 X 线片显示左全髋关节置换术后改变。

2. 诊断以及诊断依据

诊断：

（1）左全髋关节置换术后。

（2）左髋关节功能障碍。

（3）高血压病 3 级，极高危组。

（4）2 型糖尿病。

诊断依据：

（1）左全髋关节置换术后：①患者，老年女性，2 天前因左股骨颈骨折，腰麻下行左全髋关节置换手术；②左髋关节 X 线检查显示左全髋关节置换术后改变。

（2）左髋关节功能障碍：患者术后左髋部肿胀明显，敷料包扎中，少量血性渗出物，周围压痛（＋）。双下肢等长，左下肢肌力减退，左髋关节前屈、外展、后伸均受限，故诊断明确。

（3）高血压病 3 级，极高危组：既往有高血压病史 6 年，最高血压达 160 mmHg/100 mmHg，平时服用硝苯地平缓释片，血压控制在 130 mmHg/80 mmHg 左右，故诊断明确。

（4）2 型糖尿病：既往有糖尿病病史 2 年，服用二甲双胍、拜糖平药物治疗，空腹血糖控制在 7.0 mmol/L，故诊断明确。

3. 鉴别诊断

（1）股骨粗隆间骨折：患者多有外伤史，临床表现与股骨颈骨折相似，但粗隆间骨折的局部肿胀明显，皮肤一般可见瘀斑，压痛点多在大粗隆部，股骨颈骨折的压痛点多在腹股沟韧带中点的外下方。X 线片可帮助鉴别。

（2）髋关节后脱位：常见于青壮年，有强大暴力损伤史；患肢弹性固定于屈髋、屈膝、内收、内旋位，在臀后可扪及脱出的股骨头；X 线片可鉴别。

4. 康复目标和计划

近期目标：

（1）减轻左髋部肿胀、疼痛。

（2）防止并发症发生。

（3）增加左髋关节周围肌力、关节活动度。

远期目标：

（1）增强肌力及柔韧性、恢复移动性。

（2）训练日常生活活动能力。

（3）助行器辅助下完成步行。

康复计划：

（1）气压治疗、淋巴回流手法、肌内效贴布、踝泵运动减轻肿胀、防止深静脉血栓形成。

（2）恢复关节正常活动范围的训练，肌力训练。

（3）助行器辅助下站立训练（患肢不负重）以及限制性步行训练。

四、处理方案及依据

1. 药物治疗

口服美洛昔康 7.5 mg，每日 1～2 次止痛；给予半导体激光减轻髋部疼痛。

2. 分期康复方案

（1）保护性康复训练阶段：患肢外展 30°中立位，气压治疗减轻肿胀，股四头肌中频脉冲电治疗、激光治疗减轻患部疼痛；踝泵运动，股四头肌以及臀肌等长收缩训练，仰卧位髋关节屈曲至 45°，坐位伸膝以及屈髋（小于 90°）练习，卧位髋关节的外展训练；助行器辅助下站立以及无负重步行训练。

（2）功能恢复训练阶段：增加站立位下髋关节前屈、外展、后伸训练，上下床以及站立平衡训练，但髋关节屈曲仍不能超过 90°；增加髋关节周围肌群肌力训练包括臀大肌、臀中肌、髋外展肌等肌力训练、增加本体感觉训练、助行器辅助下部分负重步行训练。

（3）运动功能恢复阶段：继续保持髋关节活动范围，增加双下肢肌肉耐力训练、上下楼梯以及双下肢协调性训练，同时增加神经肌肉控制以及平衡协调本体感觉训练，以及恢复心血管耐力。

五、要点与讨论

髋关节置换术后，髋关节过度屈曲、内收和内旋可能引起脱位，应当注意以下几点：

（1）翻身：建议术后手术切口愈合后向患侧翻身，向健侧翻身时两大腿间垫一软枕，保持患腿不能超过身体中线。

（2）坐位：应坐高于自身小腿高度的椅子，避免髋关节屈曲超过 90°。

（3）行走：应使用助行器或拐杖辅助行走，在行走无痛疼和跛行时，可以脱离辅助独立行走。

（4）穿脱鞋袜：不能弯身穿脱鞋袜，可使用穿袜器或鞋拔子，或请他人帮忙，避免弯腰时髋关节屈曲超过 90°。

（5）拾物：不能过度弯腰捡地上的东西，可用捡物器辅助，避免弯腰时髋关节屈曲超过 90°。

（6）上下床/楼梯：健侧先上，患侧先下。

（7）如厕：如厕应用加高的坐便器或马桶增高垫或者患侧下肢伸直。

（8）在坐、站、躺时避免双腿交叉；避免盘腿坐，避免翘二郎腿，避免患肢超过中线。

（9）其他髋关节屈曲超过 90°的活动均不能做。

进行日常活动，如坐便盆，上轮椅、行走等活动时，辅具及治疗师的辅助技巧对髋关节的受力可产生较大的影响。在日常生活中，正常髋关节前屈至少有 120°，外展至少有 20°，外旋至少有 20°。走路时（速度 1.5 m/s），髋关节最大受力约为体重的 2.5 倍，跑步时（速度为 3.5 m/s），关节最大受力约为 5～6 倍体重。卧床时，当用肘部和足跟抬起髋部坐上便盆时有超过体重 4 倍的力作用于髋关节，但如使用吊架和外力协助，这些受力会明显减少。扶拐行走时，拐杖放在患侧，患侧髋关节的负荷为体重的 3.4 倍，拐杖放在健侧，患侧髋关节的负荷可减少为 2.2 倍。因此，患者在全髋置换术后，康复医师或治疗师应教育患者日常生活中正确使用人工关节。

六、思考题

1. 髋关节置换术后患者早期如何预防髋关节脱位？
2. 髋关节置换手术后如何进行正确姿势的摆放？
3. 髋关节置换术后患者出院应进行哪些家庭康复治疗？

七、推荐阅读文献

1. JeMe Cioppa-Mosca, Janet B. Cahill, John T. Cavanaugh 编著，陆芸，周谋望，李世民主译. 骨科术后康复指南[M]. 天津：科技翻译出版公司，2009：4-16.

2. Margareta Nordin, Victor H. Frankel 原著，邝适存，郭霞主译. 肌肉骨骼系统基础生物力学[M]. 3 版. 北京：人民卫生出版社，2008：134-147.

3. 胡永善. 新编康复医学[M]. 上海：复旦大学出版社，2012：209-211.

（崔　芳　毕然然）

案例 61

膝关节骨折术后

一、病例资料

1. 现病史

患者,男性,47岁,因"左侧髌骨切开复位内固定术后1天"康复早期介入治疗。前1日患者在上楼梯时不慎跌倒,左膝部跪地,伤后感左膝部剧烈疼痛,轻度肿胀伴活动障碍,髌前压痛(+),可触及分离的骨折块,伤后医院急诊,膝关节正侧位片示:左髌骨粉碎性骨折,分离移位,如图61-1所示。当日急诊于硬膜外麻醉下行左侧髌骨切开复位内固定术。术后膝关节正侧位片提示:左髌骨粉碎性骨折内固定术后改变,内固定在位,如图61-2所示。现患者神志清楚,语言流利,查体合作,左膝部伤口少量渗出,已干结,膝关节疼痛、活动障碍,寻求康复治疗。

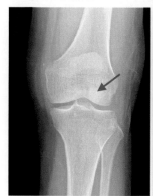 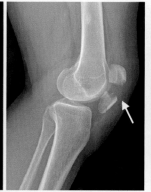

图 61-1 左髌骨骨折术前片

注:图中箭头所指为骨折处。

图 61-2 左髌骨骨折术后片

2. 既往史

既往体健。否认相关内科疾病病史,否认骨质疏松病史,否认药物及食物过敏史,否认手术及输血史,否认肝炎、结核等传染病史。否认家族性遗传疾病病史,兄弟子女均体健。

3. 体格检查(含康复评定)

查体:T 36.8℃,P 84次/min,R 17次/min,BP 130 mmHg/80 mmHg。神清、精神可、表情痛苦,心肺腹检查(-),脊柱、右侧肢体及左侧上肢无畸形、活动自如。左膝部轻度肿胀,髌前部切口少量渗出、已干结,髌前部压痛(+),左膝屈伸活动受限,左下肢远端感觉、血运正常。左膝关节活动度:主动0~20°,被动 0~30°。左下肢肌力：股四头肌 3 级,腘绳肌 4 级,股外侧肌 4 级,股内侧肌 4 级。
Barthel 指数＝进食 10＋洗澡 0＋修饰 5＋穿衣 5＋控制大便 10＋控制小便 10＋如厕 5＋转移 10＋行走
15＋上下楼梯 10＝80 分。视觉模拟(visual analogue scale,VAS)评分 6 分。

　　4. 实验室及影像学检查

　　血常规：WBC $6.2×10^9$/L, GR 57.7％, LY 30.0％, RBC $4.07×10^{12}$/L, Hb 120.0 g/L, PLt $104×$
10^9/L。凝血功能检查：PT 12.9 s, APTT 36.2 s。凝血酶原时间国际正常化比值1.1,D-二聚体
1.6 mg/L。术后 X 线片示：左髌骨骨折术后改变,内固定在位(见图 61-2)。

二、诊治经过

　　初步诊断：左侧髌骨粉碎性骨折术后,左下肢功能障碍,日常生活活动障碍。

　　诊治经过：患者于受伤当日在硬膜外麻醉下行左侧膝关节切开复位内固定术,术后生命体征及肢
体末梢血运良好。术后第 1~3 天嘱患者抬高患肢,肿胀部位冷疗,同时应用半导体激光、红外线和低频
电疗等物理方法消肿止痛,并行股四头肌等长收缩及足趾、踝关节的主动活动。术后 3~5 天开始卧位
做趾与踝的主动运动,股四头肌和腘绳肌的静力收缩,每日 1~2 次;第 2 周开始在医护人员帮助下在床
上进行膝的主动屈伸运动。10 天后患者好转出院。出院时,患者 VAS 评分 3 分,Barthel 指数 90 分。

三、病例分析

　　1. 病史特点

　　(1) 患者中年男性,既往无骨质疏松病史。

　　(2) 直接暴力致左髌骨骨折,行切开复位内固定术。

　　(3) 术后患者病情平稳,康复早期介入。

　　2. 诊断及诊断依据

　　诊断：左侧髌骨粉碎性骨折术后;左下肢功能障碍;日常生活活动障碍。

　　(1) 左侧髌骨粉碎性骨折术后：①患者左膝部跪地,伤后感左膝部剧烈疼痛,活动障碍,出现肿胀。
查体：左膝部轻度肿胀,髌前部压痛(＋),可触及分离的骨折块。②术前膝关节正侧位片：左髌骨粉碎
性骨折,分离移位。③膝关节正侧位片：左髌骨粉碎性骨折术后改变。手术证实,诊断明确。

　　(2) 左下肢功能障碍：①患者左膝部轻度肿胀,髌前切口少量渗出已干结,②体格检查：髌前部压
痛(＋),左膝屈伸活动受限,左下肢远端感觉、血运正常。术后左膝关节活动度：主动 0~20°,被动 0~
30°。左下肢肌力：股四头肌 3 级,腘绳肌 4 级,股外侧肌 4 级,股内侧肌 4 级。VAS 评分 6 分。故可明
确诊断。

　　(3) 日常生活活动障碍：Barthel 指数 80 分,明确诊断。

　　3. 鉴别诊断

　　(1) 髌韧带断裂：与引起髌骨骨折的间接暴力相似,是在意外的屈膝动作时,股四头肌对抗猛烈收
缩而引起的牵拉性损伤,常和髌韧带一起将胫骨结节的一块骨块撕下。伤后膝部剧痛,伸膝功能障碍,
与髌骨骨折相似。但此种损伤比较少见,常见于儿童和青少年。疼痛、肿胀和压痛部位在髌骨下方及胫
骨结节处,触及髌骨完整且无压痛,X 线片显示髌骨升高,即可鉴别。

　　(2) 股四头肌肌腱断裂：其受伤暴力与髌骨骨折类似,伤后局部症状与髌骨骨折也相似,但多见于
老年人,因为老年人股四头肌肌腱变性、变脆,容易断裂,而且肿胀和压痛点位于髌骨上方,两断端分离
比较远,伤后不久者可扪及断裂部凹陷,触诊及 X 线检查提示髌骨完整可资鉴别。

4. 康复目标及计划

近期目标：消肿止痛，恢复关节活动。

远期目标：恢复下肢功能，重复正常生活和工作。

康复计划：

术后第一阶段"抗炎保护期"的康复措施，如抬高患肢、冷敷，应用半导体激光、红外线和低频电疗等物理方法消肿止痛，尽早行股四头肌等长收缩及踝关节的主动运动等，主要目标是消肿止痛，改善肿胀。

术后第二阶段"组织修复期"，加强膝关节屈伸功能锻炼，坐位和卧位行股四头肌抗阻训练，最大限度地增加膝关节活动范围，恢复膝关节的功能。

术后第三阶段"恢复期"，骨折愈合后，增加功能性和适应性锻炼，恢复步行能力及左下肢本体感觉。

四、处理方案与依据

1. 药物治疗

予以消炎镇痛药，止痛消肿。西乐葆 200 mg 口服，每日 1 次。

2. 康复治疗

患者无特殊情况，故术后早期即开始康复训练。

（1）抗炎保护期：目标为控制水肿和疼痛，促进伤口愈合。

术后第 1～3 天嘱患者抬高患肢，冷敷肿胀部位，同时应用半导体激光、红外线和低频电疗等物理方法消肿止痛，并行股四头肌等长收缩及足趾、踝关节的主动活动，床上行膝部的活动，以一手托膝部后方，另一手托住踝部，嘱患者放松，靠小腿重力屈曲膝关节，托踝部的手控制屈曲的程度，增加髌骨的活动，再嘱其慢慢伸直，托踝部的手可以进行辅助保护，数次即可，关节活动范围逐渐增加到＞50°。

（2）组织修复期：目标为骨折处邻近关节达到功能性活动，瘢痕无粘连，屈伸肌腱滑动良好。

手术后 3～5 天开始卧位进行趾与踝的主动运动，股四头肌和腘绳肌的静力收缩，每日 1～2 次；第 2 周开始在医护人员帮助下在床上进行膝的主动屈伸运动。术后 2 个月，进行患肢各关节的主动屈伸练习。术后 3 个月，可仰卧位做膝关节主动运动，坐位进行股四头肌抗阻练习，增加膝关节活动范围。年龄较轻、体质较强患者可用双腋杖三点步行，患肢部分负重。

（3）恢复期：目标为患肢达到最大范围或全范围 ROM，恢复到功能需求的肌力，ADL 基本自理。

3 个月后经 X 线检查显示骨折愈合，即进入恢复期，此期要加强髋、膝、踝部的肌肉练习，以恢复步行能力。术后 4 个月开始增加膝关节各组肌群的主动与抗阻练习、斜板站立练习和坐位与站位转换练习。

五、要点与讨论

髌骨骨折的发生年龄一般在 20～50 岁之间，男性多于女性，约为 2：1。髌骨粉碎性骨折常由直接暴力导致，因此患侧膝部有外伤史。髌骨前方有擦伤痕迹或挫伤，甚至呈开放性骨折，检查局部疼痛剧烈，膝关节伸膝活动困难，关节内大量积血，皮下有瘀斑，骨擦音明显。无论骨折的严重程度和分型，髌骨骨折的治疗应最大限度地恢复关节面的平滑，给予较牢固内固定，早期活动膝关节，防止创伤性关节炎的发生。

术后早期的康复治疗应预防关节周围组织粘连，创伤后关节强直等，以免造成关节功能障碍，根据术后不同阶段组织修复程度采用不同的康复治疗措施。术后 1 周内，局部组织创伤未愈合，患肢肿胀疼痛，可应用半导体激光、红外线和低频电疗等物理方法或抬高患肢以利消肿。同时进行股四头肌的静力收缩练习,根据情况左右推动髌骨,防止髌骨与关节面粘连。术后2～4周指导患者利用肢体重力加强肌力锻炼和改善关节活动度,对患肢用稍重力量按摩防止髌骨与关节面产生粘连,影响关节功能的恢复进度。术后4～6周开始负重锻炼。争取最大限度地恢复术后膝关节功能。

六、思考题

1. 膝关节骨折的主要临床表现是什么?

2. 髌骨骨折分哪几型?

3. 髌骨粉碎性骨折常用康复治疗方法有哪些?

七、推荐阅读文献

1. 燕铁斌.骨科康复评定与治疗技术[M].3版.北京:人民军医出版社,2011:338.

2. 李树贞.骨折康复指南[M].上海:上海第二军医大学出版社,2010:1825.

3. 印秋兰.早期康复训练对髌骨骨折术后膝关节功能恢复的影响[J].航空航天医药,2010,6(12):1825.

4. 黄晓琳,燕铁斌.康复医学[M].5版.北京:人民卫生出版社,2013.

(郑洁皎 安丙辰)

案例 62

全膝置换术后康复

一、病例资料

1. 现病史

患者,女性,60岁,因"右全膝关节置换术后1月"入院。5年前患者上下楼梯时出现右膝关节疼痛,休息后减轻,未作特殊处理。1月前患者右膝关节疼痛加重,休息后不能缓解,不能上下楼梯,夜间疼痛影响睡眠,医院就诊,右膝关节X线检查示:"右膝关节退行性改变",给予塞来昔布等药物治疗及中医针灸和物理治疗,右膝关节疼痛无明显缓解,为行手术治疗,门诊以"右膝关节骨性关节炎"收入医院骨科。3天后腰麻下行右全膝关节置换术,手术顺利,术后2周拆线出院。出院后患者在家自行康复训练,术后4周,右膝关节仍有肿胀疼痛,右膝关节屈伸活动受限,不能上下楼梯,就诊于康复科。

2. 既往史

既往有高血压病史5年,最高血压达180 mmHg/90 mmHg,平时服用硝苯地平缓释片,血压控制在130 mmHg/85 mmHg左右;否认既往有糖尿病、冠心病、慢性支气管炎、慢性肾病等病史。否认其他手术外伤史,否认家族遗传疾病史。

3. 体格检查(含康复评定)

(1)查体:T 37.2℃,P 85次/min,R 18次/min,BP 130 mmHg/80 mmHg。神志清,精神尚可,言语清晰,查体合作。头颅检查无异常,双肺呼吸音清,未闻及干湿性啰音;HR 80次/min,律齐,各瓣膜区未闻及病理性杂音。腹部平软,肝脾肋下未触及。脊柱生理弯曲正常,无明显侧弯,各椎体棘突无明显压痛、叩击痛。右膝关节正中可见一长约10 cm手术疤痕,愈合良好,疤痕移动度差,右膝关节轻度肿胀,膝关节周围皮温略高,右膝关节内侧压痛(＋),左膝关节无肿胀,膝关节周围皮温正常,左膝关节内侧压痛(－);右侧髌骨活动度差,左侧髌骨活动度正常;右膝关节主动活动度(active range of motion,AROM)伸/屈:－10°/80°,左膝关节AROM伸/屈:0/120°;右股四头肌肌力3级,腘绳肌肌力4级,胫前肌肌力5⁻级;左股四头肌肌力5级,腘绳肌肌力5级,胫前肌肌力5级;肌围度(髌上5 cm):右侧40 cm,左侧37 cm。双髋、踝及各趾骨关节活动正常,余肢体各关节活动正常;双足背动脉、腘动脉搏动良好。四肢皮肤感觉正常。

(2)康复评定:

视觉模拟评分(Visual Analogue Scale/Score,VAS):7分。

HSS评分:32分,如表62-1所示。

表 62-1 膝关节 HSS 评分

一、疼痛(30分)			优：完全能对抗阻力	10分	
任何时候均无疼痛	30分		良：部分对抗阻力	8分	
行走时无疼痛	15分		中：能带动关节活动	4分	4分
行走时轻度疼痛	10分		差：不能带动关节活动	0分	
行走时中度疼痛	5分		五、屈曲畸形(10分)		
行走时严重疼痛	0分		无畸形	10分	
休息时无疼痛	15分		小于5°	8分	
休息时轻度疼痛	10分		5°~10°	5分	5分
休息时中度疼痛	5分	5分	大于10°	0分	
休息时严重疼痛	0分		六、稳定性(10分)		
二、功能(22分)			正常	10分	
行走站立无限制	22分		轻度不稳0~5°	8分	8分
行走2500~5000 m和站立0.5 h以上	10分		中度不稳5°~15°	5分	
行走500~2500 m和站立可达0.5 h	8分		严重不稳大于15°	0分	
行走少于500 m	4分		七、减分项目		
不能行走	0分		单手杖	-1分	
屋内行走,无需支具	5分	5分	单拐杖	-2分	
屋内行走,需要支具	2分		双拐杖	-3分	
能上楼梯	5分		伸直滞缺5°	-2分	
能上楼梯,但需支具	2分		伸直滞缺10°	-3分	-3分
三、活动度(18分)			伸直滞缺15°	-5分	
8度=1分 最高18分	8分		每5°外翻	-1×	
四、肌力(10分)			每5°内翻	-1×	
总　分				32分	

4. 实验室及影像学检查

右膝关节 X 线片：右膝关节骨性关节炎，如图 62-1 所示。

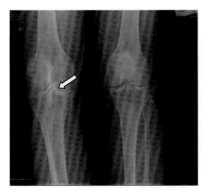
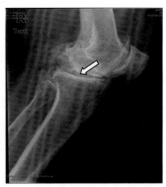

图 62-1　X 线片示：右膝关节退行性改变,关节间隙明显狭窄,胫骨平台及股骨髁关节面硬化

右膝关节 X 线片：右全膝关节置换术后改变，如图 62-2 所示。

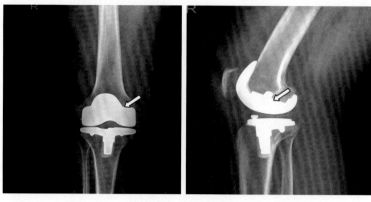

图 62-2　X 线片示：右全膝关节置换术后改变

二、诊治经过

1. 初步诊断

（1）右全膝关节置换术后。

（2）右膝关节功能障碍。

（3）高血压病 3 级，极高危组。

2. 诊治经过

患者入院后给予塞来昔布胶囊 0.2 g，每日 2 次，以控制炎症、减轻疼痛；淋巴引流手法、爪型肌内效贴布消除患肢肿胀；激光疗法直接照射、气压治疗减轻膝部肿胀、疼痛；超声波治疗、音频治疗、手法放松训练减轻手术疤痕粘连；蜡疗、髌骨松动以及膝关节松动训练促进膝关节屈伸度的恢复；主动和被动关节活动度训练，增加右膝关节屈伸活动度；增加右股四头肌、腘绳肌、胫前肌以及小腿三头肌渐进抗阻训练等；步态平衡以及本体感觉训练改善患者术后右下肢本体感觉以及恢复正常步态。治疗 1 月后右膝关节肿胀减轻，瘢痕移动度较前改善，右膝关节周围皮温正常，右膝关节内侧压痛（±）；右侧髌骨活动度较前改善；右膝关节 AROM 伸/屈：0/100°；右股四头肌肌力 4 级，腘绳肌肌力 5 级，胫前肌肌力 5 级；肌围度（髌上 5 cm）：右侧 38 cm，左侧 37 cm。双髋、踝及各趾骨关节活动正常，余肢体各关节活动正常；双足背动脉、腘动脉搏动良好。四肢皮肤感觉正常。

三、病例分析

1. 病史特点

（1）患者，老年女性，右全膝关节置换术后 1 月入院。

（2）查体：右膝关节正中可见一长约 10 cm 手术瘢痕，愈合良好，瘢痕移动度差，右膝关节轻度肿胀，膝关节周围皮温略高，右膝关节内侧压痛（＋）；右侧髌骨活动度差；右膝关节 AROM 伸/屈：－10°/80°；右股四头肌肌力 3 级，腘绳肌肌力 4 级，胫前肌肌力 5⁻级；肌围度（髌上 5 cm）：右侧 40 cm，左侧 37 cm。双髋、踝及各趾骨关节活动正常，余肢体各关节活动正常；双足背动脉、腘动脉搏动良好。四肢皮肤感觉正常。VAS 评分：7 分；HSS 评分：32 分。

（3）既往有高血压病史 5 年。

（4）辅助检查：右膝关节 X 线检查示右全膝关节置换术后改变。

2. 诊断与诊断依据

诊断

(1) 右全膝关节置换术后。

(2) 右膝关节功能障碍。

(3) 高血压病 3 级,极高危组。

诊断依据

(1) 右全膝关节置换术后:①患者,老年女性,半年前有右全膝关节置换手术史;②右膝关节 X 线片:右全膝关节置换术后改变。

(2) 右膝关节功能障碍:右膝关节正中可见手术瘢痕,瘢痕移动度差,右膝关节轻度肿胀,右膝关节内侧压痛(+),右膝关节 AROM 减退,右下肢肌力减退;VAS 评分:7 分。

(3) 高血压病 3 级,极高危组:既往有高血压病史 5 年,最高血压达 180 mmHg/90 mmHg,平时服用硝苯地平缓释片,血压控制在 130 mmHg/85 mmHg 左右,故诊断明确。

3. 鉴别诊断

(1) 膝关节结核性关节炎:患者常伴有其他部位的结核病变,如肺部结核、脊柱结核等,有长期低热、消瘦,X 线检查可见骨质局限性破坏,出现关节畸形,边缘可见唇样增生。患者无上述表现,X 线检查可鉴别。

(2) 类风湿性关节炎:患者多有晨僵,累及小关节,局部疼痛、肿胀,病程渐进性发展,患者血中抗 O 和血沉等各项免疫指标偏高,该患者无此类症状,故排除类风湿性关节炎。

(3) 膝关节半月板损伤:多数患者有外伤史,伤后关节疼痛、肿胀,有弹响和交锁现象,膝内外间隙压痛。慢性期股四头肌萎缩,以股四头肌内侧尤明显。麦氏征和研磨试验阳性。患者无此类症状,故排除膝关节半月板损伤。

4. 康复目标和计划

近期康复目标:减轻右膝关节肿胀、疼痛,增强右下肢肌力,改善右膝关节主动活动能力。

远期康复目标:继续增加右下肢肌力,改善右膝关节 AROM,逐渐恢复正常步态。

康复治疗计划:

(1) 淋巴引流手法、肌内效贴布以及激光疗法、训练后冰敷等减轻疼痛和肿胀;音频、超声波治疗、手法放松训练减轻手术瘢痕粘连。

(2) 增加肌力训练、改善关节活动度训练:右下肢肌力训练;蜡疗、关节松动训练、主动以及被动关节活动度训练增加右膝关节屈伸活动度。

(3) 增加本体感觉训练,平衡训练,恢复正常步态。

四、处理方案及依据

1. 急性期治疗

抬高患肢、气压治疗、淋巴回流手法、爪型肌内效贴布减轻右膝关节周围肿胀;激光治疗等物理因子治疗减轻术后疼痛;股四头肌、臀肌和腘绳肌等长收缩训练,直腿抬高,主动辅助屈膝训练,主动伸膝训练,坐位屈膝、利用毛巾卷被动伸膝训练,助行器辅助下站立,步行训练。每日 1~2 次。

2. 恢复期治疗

蜡疗、超声波以及手法松解等治疗减轻术后疤痕粘连,髌骨移动以及膝关节松动被动改善膝关节活动度,利用毛巾卷被动伸膝,靠墙滑板主动屈膝;股四头肌、腘绳肌、胫前肌、小腿三头肌渐进抗阻训练;上下台阶、静态平衡训练以及本体感觉训练;室内步行训练。每日 1 次。

3. 加强恢复期治疗

股四头肌、腘绳肌牵拉训练,最大限度地恢复膝关节的活动范围;继续加强双下肢肌肉耐力的训练,增加台阶训练的高度,功率自行车训练促进双下肢协调训练,动态平衡训练以及本体感觉训练;日常生活活动能力训练包括系鞋带、穿脱袜子等。每日 1 次。

五、要点与讨论

全膝关节置换术后患者早期存在两大康复问题:疼痛和肿胀,两者互相作用,互相影响,处理好术后疼痛和肿胀是康复训练顺利进行的保障。

1. 疼痛

大多数患者在术后存在手术切口部位疼痛以及膝关节内外侧疼痛。疼痛原因,除了手术损伤外,大部分是因为关节活动到受限较多引起的疼痛,必须通过关节活动范围的增大才能缓解疼痛。同时心理暗示作用也起一定作用,因此术前评估后告知患者术后的疼痛消除是需要一定时间训练的。术后通过不同种类的理疗方法控制疼痛。但切忌使用可以治疗疼痛的高频电疗对行置换手术后的膝关节进行直接照射。

2. 肿胀

全膝关节置换术后患者由于手术创伤以及术后静脉回流差,膝关节及周围甚至整个患肢存在不同程度肿胀,在术后除了外科给予弹力绷带加压促进回流,最重要的是术后体位的摆放,患肢抬高,足高于膝,膝高于髋,患肢高于心脏水平,术后体位的摆放贯穿早期康复治疗全过程,同时给予淋巴回流手法、肌内效贴布、气压治疗以及踝泵运动等促进肿胀的消退,同时做好康复宣教,患肢抬高同时减少术后双下肢下垂坐位时间。

肿胀可以使患者膝关节疼痛加重,疼痛和肿胀是阻碍全膝关节置换术后患者早期康复最重要的因素,因此早期处理好疼痛和肿胀是全膝关节置换术后患者早期康复能顺利进行的前提。

六、思考题

1. 膝关节置换术后患者康复训练中如何解决膝关节疼痛、肿胀?
2. 膝关节置换患者康复训练中何时开始负重步行训练?
3. 膝关节置换术后患者出院应进行哪些家庭康复治疗?

七、推荐阅读文献

1. JeMe Cioppa-Mosca, Janet B. Cahill, John T. Cavanaugh 编著,陆芸,周谋望,李世民主译. 骨科术后康复指南[M]. 天津:科技翻译出版公司,2009:4 - 16.

2. M. 南丁,V. H. 傅兰谷著,过邦辅编译. 临床骨科生物力学基础[M]. 上海:上海远东出版社,1993:165 - 191.

3. 胡永善. 新编康复医学[M]. 上海:复旦大学出版社,2012:209 - 211.

(崔　芳　毕然然)

一、病例资料

1. 现病史

患者,男性,36岁,因"右膝活动受限1周,胫骨平台骨折术后3天"入院。患者一周前骑电动车跌倒,伤及右膝外侧部,当即感伤处剧烈疼痛,呈持续性钝痛,伴肿胀,右膝关节活动略受限,无明显畸形,无呼吸困难,无肢端麻木,急诊行右膝X线摄片及MRI检查,提示:右胫骨平台骨折。3天前行"右胫骨骨折内固定术"。现患者术后3天,右膝关节痛伴活动受限,为进一步诊治,来康复医学科就诊,拟"右胫骨平台骨折术后伴右膝关节运动功能障碍"收住入院。

患者自发病以来一般情况正常,食欲正常,大小便正常,夜间睡眠良好。体重无明显变化。

2. 既往史

否认其他手术外伤病史。否认高血压、糖尿病病史,否认其他慢性病史。否认药物过敏史。

3. 体格检查(含康复评定)

查体:T 36.8℃,HR 69次/min,R 18次/min,BP 125 mmHg/80 mmHg。神志清楚,精神好,查体合作。右膝关节伤口表面干结,无明显红肿渗出,伤口周围压痛(+),数字评分法(numeric rating scales,NRS)评分3分。右足背动脉搏动正常,右足背凹陷性水肿(+)。右下肢轻触觉及针刺觉正常。徒手肌力测试(manual muscle test,MMT):膝关节疼痛下肢肌力未检。主动关节活动度(active range of motion,AROM):右髋踝关节活动正常范围,右膝10°～20°,被动关节活动度(passive range of motion,PROM):右髋踝关节活动正常范围,右膝5°～25°。日常生活活动能力(active of daily living,ADL)评定:改良Barthel指数80分。

4. 实验室和影像学检查

(1) MRI提示:右侧胫骨外侧平台见骨质中断,平台下陷,T1W低信号,T2W稍低信号,STIR为高信号。余所示关节软骨面光整,未见明显缺损。髌上囊及关节腔内见明显量长T1长T2信号积液,滑膜未见明显增厚。右侧膝关节内外侧半月板形态可,T1W中央可见线状等信号灶,未延至关节面,STIR和T2W未见显示。右膝外侧副韧带增粗伴信号增高,髌韧带、股四头肌腱、前后交叉韧带、内侧副韧带形态信号无异常。膝关节周围软组织肿胀。如图63-1所示。

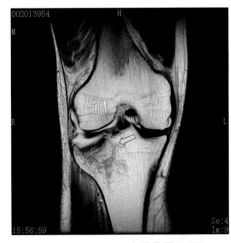

图63-1　MRI示:右胫骨平台塌陷

（2）X线片：右胫骨平台骨折术后，如图 63-2 所示。

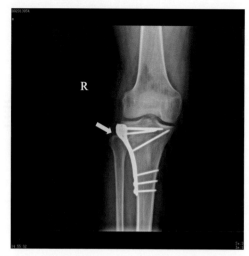

图 63-2　X线片提示：右胫骨平台骨折内固定术后

二、诊治经过

初步诊断：右胫骨平台骨折术后，右下肢运动功能障碍，日常生活活动能力障碍。

诊治经过：患者入院后予以口服碳酸钙 D3 片，每日一次，每次 1 片，补充活性维生素 D 与钙离子促进骨折愈合，激光等促进伤口愈合，经皮神经电刺激缓解疼痛；关节松动、持续关节被动活动改善右膝关节活动度；膝关节等长收缩，邻近关节肌力训练预防肌萎缩；同时双腋拐支持下步行训练，空气压力波治疗改善肢体血液循环，预防水肿及静脉血栓形成。2 周后，患者伤口愈合可，缝线已吸收，膝关节疼痛明显减轻，NRS 1 分，主动关节活动度明显好转，0~100°，病情好转予以出院。建议 1 月后复查 X 线片，根据骨折愈合情况逐渐增加患肢负重、平衡及步态等功能训练促进步行能力恢复。

三、病例分析

1. 病史特点
（1）患者，男性，36 岁，右膝活动受限 1 周，胫骨平台骨折术后 3 天。
（2）右膝关节外伤后胫骨平台骨折，行手术治疗。
（3）无高血压、糖尿病及其他慢性病史。无药物过敏史。
（4）查体：右膝关节疼痛伴主被动活动受限，右足背凹陷性水肿（＋）。余右下肢未见明显异常。
（5）辅检：MRI 提示右胫骨平台骨折塌陷；X 线片提示右胫骨平台骨折内固定术后。
2. 诊断及诊断依据
诊断：右胫骨平台骨折术后，右下肢运动功能障碍，日常生活活动能力障碍。
诊断依据：
（1）患者外伤及"右胫骨平台骨折内固定术后 3 天"。
（2）查体：右膝关节疼痛伴活动受限，步行困难，ADL 部分受限。
（3）辅检：MRI 提示右胫骨平台骨折塌陷；X 线提示胫骨平台骨折术后。
3. 鉴别诊断
深静脉血栓：患者右下肢骨折内固定术后制动，且伴有右足背凹陷性水肿，需要考虑该疾病。但是该病一般凹陷性水肿比较严重,且常常有腓肠肌压痛,抬高患肢肿胀亦不能消退。查下肢静脉 B 超可鉴别。

4. 康复目标和计划

(1) 康复目标:促进骨折修复,伤口愈合,改善关节活动度及步行能力,提高日常生活自理能力。

(2) 康复计划:应用各种物理因子及药物促进骨折及伤口愈合;激光、经皮电刺激及药物等控制疼痛,低频电刺激、肌力训练等增强肌力;关节松动、持续性被动活动等改善膝关节活动度,双腋拐辅助步行训练、平衡及步态等训练促进步行能力恢复。

四、处理方案与依据

1. 疼痛的控制

经皮神经电刺激(Transcutaneous Electrical Nerve Stimulatior,TENS)缓解疼痛。

2. 促进骨折愈合的治疗

口服碳酸钙 D3 片,每日一次,每次一片,促进骨折愈合。右股四头肌静力收缩、主动收缩训练,胫骨承受适当应力刺激以促进骨折愈合。

3. 综合康复治疗

激光等促进伤口愈合,关节松动、持续关节被动活动改善右膝关节活动度;膝关节等长收缩,邻近关节肌力训练预防肌萎缩;同时双腋拐支持下步行训练,空气压力波治疗改善肢体血液循环,预防水肿及静脉血栓形成。1 月后复查 X 线片,根据骨折愈合情况逐渐增加患肢负重、平衡及步态等功能训练,促进步行能力恢复。

4. 支具的应用

患者下肢骨折,暂不能负重,予以腋拐支持,步态训练。

五、要点与讨论

胫骨平台骨折,也称胫骨髁部骨折,属胫骨近端的关节内骨折,可有不同程度的关节面压缩与移位,将影响膝关节的对合、稳定性与运动。胫骨平台骨折的分类多种多样,所有分类方法均是基于骨折的部位与移位的程度。1979 年 Schatzker 提出了胫骨平台骨折分级。Schatzker 分级在北美已被广泛应用、接受,在我国也被广泛应用。具体如下:

Ⅰ型:外侧平台单纯楔形劈裂骨折。常为弯曲和轴向暴力作用的结果。常发生于年轻人,不易合并关节压缩,有时合并半月板边缘的撕裂或者半月板陷入骨折间隙内。骨折块移位的方式有三种:骨块向外侧移位,导致关节面增宽,甚至半月板陷于其间;骨块向下移位,导致关节面不平整;骨块既有向下也有向外移位。由于此类型常发生于年轻人,一旦移位(增宽或移位大于 4 mm),均应积极手术干预。

Ⅱ型:外侧平台的劈裂和压缩骨折。损伤机制通常同Ⅰ型,只是患者年龄偏大,平均超过 50 岁。此年龄段软骨下骨较弱,受到关节冲击后除了造成劈裂或楔形骨块外还有外侧平台残留部分的关节面的压缩——可位于关节面的前侧、后侧和中央。关节内嵌压的骨块引起的关节面的压缩和缺损将作为永久性关节缺损保留下来,从不被纤维软骨所覆盖。通过测量内侧平台最低处和外侧平台最低处之间的垂直距离来估计平台压缩的程度。如果外侧平台压缩超过 4 毫米就会导致关节对合不良、膝外翻和不稳定。膝关节功能受影响的程度取决于外侧平台的增宽程度和外侧平台中央压缩的程度。

Ⅲ型:单纯外侧平台的压缩骨折。与Ⅱ型相似,常发生于 55～60 岁的人群,骨质疏松更明显。这是最简单的一种骨折,关节的稳定性较好,预后较佳。关节面的塌陷部位可能波及到关节面的任何一个部分,但通常是中央或外侧。稳定性可以在麻醉下检查,分别在伸直和不同的屈曲下进行,外翻≤5°～

8°则可保守治疗。

Ⅳ型：内侧平台骨折。除了老年人外，常由强大暴力导致。可能是劈裂或者压缩骨折，是平台骨折中预后最差的一种。内侧平台常合并髁间棘的撕脱骨折，提示一个或两个交叉韧带断裂。骨折线常存在于外侧髁间棘的外侧关节面，合并外侧平台的塌陷骨折。内翻应力还经常导致外侧副韧带复合体断裂，甚至导致腓总神经和腘窝血管的损伤。腘窝血管早期损伤可能是非阻塞的，所以应进行反复的神经血管功能检查，以评价动脉的完整性。有后侧劈裂的内侧平台骨折，可引起股骨髁部的向后半脱位，更增加了关节的不稳定——此骨块是保持膝关节稳定的关键骨块，必须优先复位坚强固定。此型骨折实际上已经有膝关节的脱位存在，只是这种脱位已在照相前复位。此型骨折的不良预后一部分是由骨折本身引起，更主要的是由并发的软组织损伤所致。

Ⅴ型：双髁骨折。双侧平台都承受轴向的冲击力，通常不发生关节面的压缩（但也不能完全排除）。预后取决于骨折是由关节面处劈开，还是从负重区以外的髁间棘处劈开。双髁骨折常发生断端的短缩，导致双髁增宽，两侧的软组织铰链松弛，从而产生轻微的内翻或外翻。对于年轻人或重体力劳动者，这种不稳定会严重影响关节的功能。因此如果年轻患者，骨折发生移位，应进行手术干预。

Ⅵ型：关节面骨折合并干骺端和骨干完全分离。是最复杂的骨折，常由高能量导致，骨折类型多样。这种骨折还经常合并膝关节周围的软组织损伤、骨筋膜室综合征和神经血管的损伤。髁间棘撕脱骨折如果合并高能量的胫骨平台骨折，尤其是Ⅳ、Ⅴ、Ⅵ型骨折，一定要警惕。固定平台骨折的同时，髁间棘要一并固定。

一般来说，Ⅰ至Ⅵ型表示损伤程度的增加，不仅反映与损伤机制相关的能量作用的增大，而且反映其预后将越来越差。Schatzker 分类的Ⅰ、Ⅱ、Ⅲ型骨折多是低能量损伤机制的结果，而高能量损伤机制导致的结果较复杂，多为 Schatzker 分级的Ⅳ、Ⅴ、Ⅵ型骨折。

本例患者胫骨平台骨折属于Ⅲ型，行手术治疗，术后早期康复治疗，主要以消肿镇痛、被动关节活动度训练及预防肌萎缩、增加膝关节稳定性的训练为主，患肢负重一般要根据骨折情况在 6～8 周。

对于胫骨平台骨折的治疗，维持力线较关节面解剖复位更重要，虽然闭合复位后可残存关节面不平整，但如果下肢整体力线能被维持，仍能获得较好疗效。非手术治疗主要适用于骨折无移位或移位不多，轻度移位的外侧平台骨折，老年骨质疏松患者的部分不稳骨折，有明显手术禁忌证的患者。但本例患者胫骨平台塌陷，影响到膝关节的生物力线，现已行手术内固定，达到解剖复位，术后仍要关注膝关节生物力线的恢复。

六、思考题

1. 胫骨平台骨折共有哪几种类型？
2. 胫骨平台骨折康复治疗过程中要注意哪些事项？负重时间是否相同？
3. 如何防治创伤性膝关节炎？

七、推荐阅读文献

1. 黄晓琳，燕铁斌.康复医学[M].5 版.北京：人民卫生出版社，2013：186-190.
2. 布拉德·沃克著，罗冬梅，刘晔等译.运动损伤解剖学[M].北京：北京体育大学出版社，2013：179-205.
3. 翟启，张长青.胫骨平台骨折的常用分类与比较[J].国际骨科学杂志，2011,3(21)：14-16.

（谢　青　崔立军）

案例 *64*
踝部骨折术后

一、病例资料

1. 现病史

患者,女性,38岁,因"右踝关节骨折术后1天"入院。患者1周前跌倒,扭伤踝关节,随即出现右足疼痛、畸形、活动受限,遂至医院就诊,右踝关节X线片示:右侧踝关节骨折。于昨日行右踝部骨折切开复位内固定术。目前为术后第1天,患者踝关节放置功能位,右踝关节跖屈、背伸、内翻、外翻活动受限,活动时疼痛加重;切口敷料有少量渗出,已干结。日常生活质量下降,康复早期介入治疗。

2. 既往史

否认高血压、糖尿病病史。否认肝炎、结核等传染病史。否认输血史。否认药物、食物过敏史。预防接种史不详。

3. 体格检查(含康复评定)

查体:T 36.8℃,P 78次/min,R 18次/min,BP 120 mmHg/80 mmHg。神清、精神可、表情痛苦,心肺腹检查(一),脊柱、左侧肢体及右侧上肢无畸形、活动自如。踝关节内侧有一长约8 cm的切口,踝关节外侧有一长约15 cm的切口,切口均不红,无渗出。右踝关节活动度:跖屈主动$0\sim10°$,被动$0\sim20°$,背伸主动$0°$,被动$0°$,内翻主动$0°$,被动$0°$,外翻主动$0°$,被动$0°$。膝关节活动度正常,右下肢肌力:股四头肌3^+级,胫前肌3级,腘绳肌3级,腓肠肌3级。Barthel指数=大便10+小便10+修饰5+洗澡0+入厕5+吃饭10+穿衣10+转移15+行走0+上下楼梯0=65分。视觉模拟(visual analogue scale,VAS)评分7分。

4. 实验室和影像学检查

血常规:WBC 6.3×10^9/L,GR 55.5%,RBC 3.37×10^{12}/L,Hb 121 g/L,PLt 225×10^9/L。凝血功能:PT 11.4 s,国际正常化比值1.2,D-二聚体0.75 mg/L。生化电解质:ALT 18 IU/L,AST 20 IU/L,总胆红素7.3 umol/L,直接胆红素3.0 umol/L,TP 67 g/L,A 44 g/L,血钾4.5 mmol/L,血钠145 mmol/L,血氯101 mmol/L,血钙2.25 mmol/L。术前7天右踝关节X线片示:右侧踝关节骨折,如图64-1A所示。术后右踝关节X线片示:右踝关节骨折术后改变,骨折端对位对线良好,如图64-1B所示。

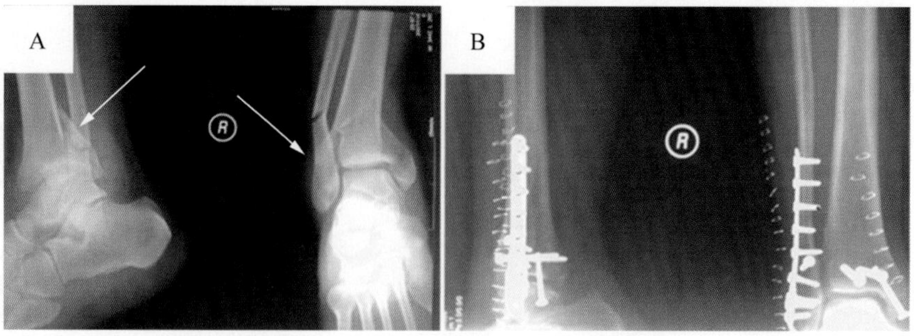

图 64 - 1　踝关节骨折术前(A)术后(B)片

注：图中箭头所指骨折处。

二、诊治经过

1. 初步诊断

右侧踝关节骨折术后，右下肢功能障碍，日常生活活动障碍。

2. 诊疗经过

患者术后 0～2 周内：用力、缓慢、尽可能大范围地活动足趾，以不引起踝关节活动为度；术后 1 周开始膝关节屈曲练习；膝关节伸展练习。利用持续被动运动训练器(continuous passive motion，CPM)被动活动踝关节，以恢复踝关节活动范围，又尽量减小了踝关节在活动时对踝穴产生的挤压应力，保持了骨折固定后的稳定性。

经过 2 周治疗，患者 VAS 评分 2 分，Barthel 指数 80 分。

三、病例分析

1. 病史特点

(1) 患者中年女性，既往无骨质疏松症等病史。

(2) 跌倒扭伤踝关节，致右足疼痛、畸形、活动受限。

(3) 右踝关节 X 线片示：右侧踝关节骨折。

(4) 肿胀大部分消退后行右踝骨折切开复位内固定术。内固定坚强，术后病情稳定，康复早期介入治疗。

2. 诊断与诊断依据

诊断：右侧踝关节骨折术后，右下肢功能障碍，日常生活活动障碍。

(1) 右侧踝关节骨折术后：①患者典型踝关节损伤病史和手术史，术后踝关节内侧有一长约 8 cm 的纵行切口，踝关节外侧有一长约 15 cm 的纵行切口，切口均不红，无渗出。②术前右踝关节 X 线片示：右侧踝关节骨折。③术后 X 线片示：右踝关节骨折术后改变，骨折端对位对线良好。并经手术证实，诊断明确。

(2) 右下肢功能障碍：①目前患者右踝部疼痛伴活动受限，②右踝关节活动度：跖屈主动 0～10°，被动 0～20°，背伸主动 0°，被动 0°，内翻主动 0°，被动 0°，外翻主动 0°，被动 0°。膝关节活动度正常，右下肢肌力：股四头肌 3⁺级，胫前肌 3 级，腘绳肌 3 级，腓肠肌 3 级。VAS 评分 7 分。诊断明确。

(3) 日常生活活动障碍：Barthel 指数 65 分。诊断明确。

3. 鉴别诊断

（1）踝关节扭伤：踝关节外伤后踝部疼痛、肿胀，皮下可出现瘀斑、青紫，不敢活动踝关节，不能行走。但无明显踝关节畸形，无骨擦音。结合患者病史和影像学检查可确诊。

（2）跟骨骨折：一般有高处坠落，足跟部着地常导致跟骨压缩或劈开，表现为跟部疼痛、肿胀、皮下瘀斑，足底扁平及局部畸形，不能行走，查体局部有压痛，结合患者病史和影像学检查可确诊。此患者无上诉症状和体征，且踝关节 X 线片可以鉴别。

4. 康复目标和计划

康复目标：

（1）短期目标：消肿止痛，增加关节活动度和稳定性。

（2）长期目标：提高独立生活的能力，早日回归工作和家庭。

康复计划：告知患者抬高患肢，予以冰敷减轻右下肢肿胀及疼痛，软组织松动术，肌力训练，关节活动度训练等运动疗法促进损伤愈合，减轻疼痛，增强肌力，提高关节稳定性。

临床上可分为 4 个阶段治疗：术后 2～4 周开始踝关节主动活动度练习；术后 4～8 周开始踝关节及下肢负重练习；术后 8～12 周静蹲练习等，加强腿部力量，以强化下肢功能和整个下肢的控制能力，逐渐恢复正常生活和工作。

四、处理方案及依据

1. 药物治疗

预防感染，消肿止痛。西乐葆 200 mg，口服，每日 1 次。

2. 康复治疗

遵循循序渐进的治疗原则，采取早期被动活动为主，主动活动为辅，后期主动活动为主，被动活动为辅的治疗方法。

具体方案：

第一阶段：0～2 周内可适当应用支具，活动足趾，以不引起踝关节活动为度，5 min/组，1 组/1 h；开始直抬腿练习：30 次/组，组间休息 30 s，连续练习 4～6 周，2～3 次/天；术后 1 周开始膝关节屈曲练习：15～20 min/次，1～2 次/日；膝关节伸展练习 15～20 min/次，1～2 次/日；术后 1 周进行踝关节 CPM 被动活动：10～15 min/次，1～2 次/日。

第二阶段：术后 2～4 周：开始踝关节主动活动度练习，以不引起明显疼痛、患者耐受为度，10～15 min/次，2 次/天；根据骨折类型在 3～4 周时逐渐开始踝关节内外翻活动度练习，10～15 min/次，2 次/日。

第三阶段：术后 4～8 周：开始踝关节及下肢负重练习，20 次/组，组间间隔 30 s，连续练习 2～4 组，2～4 次/天，力量增强后可双手提重物作为负荷或在踝关节处加沙袋作为负荷；踝关节周围肌肉抗阻训练：包括等长、等张抗阻训练等，30 次/组，组间休息 30 s，连续练习 4～6 组，2～3 次/天，逐渐由抗橡皮筋阻力增加到抗沙袋等中等重量为阻力，来完成任务。

第四阶段：术后 8～12 周：静蹲练习：加强腿部力量，以强化下肢功能和整个下肢的控制能力，2 min/次，休息 5 s，10 次/组，2～3 组/日；提踵练习：即用脚尖站立，2 min/次，休息 5 s，10 次/组，2～3 组/日，逐渐由双腿提踵到单脚提踵；台阶前向下练习：力量增强后可双手提重物作为负荷或在踝关节处加沙袋作为负荷，要求动作缓慢、有控制、上体不晃动，20 次/组，组间间隔 30 s，连续练习 2～4 组，每日练习 2～3 次；下蹲练习：牵伸跟腱，患者下蹲时双侧足跟完全着地。

五、要点与讨论

　　踝关节骨折是一种常见的创伤,致伤原因多为行走不慎、骑自行车跌倒、运动损伤、交通伤及建筑工地外伤等。随着人口老龄化及城镇交通的繁杂,此类骨折的发生频数在不断增加。由于踝关节为人体最大的负重屈戌关节,局部缺乏软组织保护。运动时踝关节所支撑的重量为体重的6~8倍。因此踝关节骨折要求解剖复位。踝关节骨折复位不佳会导致关节活动度受限、疼痛及创伤性关节炎等。

　　踝关节骨折修复容易出现的问题:早期有下肢水肿和疼痛,后期是关节活动受限。术后需要早期康复,使用下肢静脉泵消除和防止下肢肿胀和瘀血,及时使用CPM进行下肢被动活动,使踝关节在无痛前提下逐渐达到生理活动范围,术后2周嘱患者在床上进行踝关节主动活动,术后4周患者非负重站立,术后8周开始静蹲及逐渐完全负重练习。康复过程中应当重视骨折的稳定性,如果内固定牢靠,可以早期开始康复治疗,如果存在不稳定,术后要应用相应的支具等外固定保护,训练过程中应当避免不稳定方向的运动。

　　另外下肢骨折尤其要注意预防深静脉血栓,可以应用静脉泵、各种物理因子等促进静脉回流,改善血液循环。

六、思考题

　　1. 踝关节骨折的临床表现有哪些?
　　2. 踝关节骨折术后的早期康复治疗措施有哪些?
　　3. 踝关节骨折术后康复的注意事项有哪些?

七、推荐阅读与文献

　　1. 姜保国等. 手术治疗踝关节骨折的临床研究. 中华创伤杂志,2003.19(7):398-400.

　　2. Court-Broun CM, McBirnic J, Wilson G. Adultankle fracture—an increasing problem? ActaOrthopScand,1998,69:43-47.

　　3. 黄晓琳,燕铁斌. 康复医学[M]. 5版. 北京:人民卫生出版社,2013.

（郑洁皎　安丙辰）

脊柱压缩性骨折术后

一、病例资料

1. 现病史

患者,女性,69 岁,因"腰 2 椎体压缩骨折成形术后 1 天"康复早期介入治疗。患者 4 天前不慎跌坐地上,伤及腰背部,自觉疼痛,无法站立,遂至医院急诊,X 线片提示 L_2 椎体压缩性骨折,如图 65 - 1A 所示。于次日在局麻下行腰椎椎体成形术。患者术后神清,腰部疼痛,表情痛苦,饮食及二便正常。目前腰部酸痛,活动度下降,康复早期介入治疗。

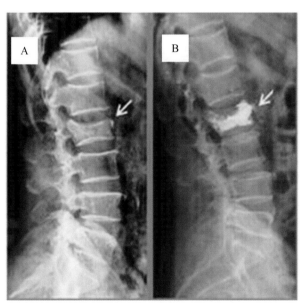

图 65 - 1 L_1 椎体压缩骨折(A)及成形术后(B)

注:图中箭头所指为骨折处。

2. 既往史

骨质疏松病史 8 年,未予治疗。否认肿瘤、糖尿病病史。否认肝炎、结核等传染病史。否认输血史。否认其他药物、食物过敏史。预防接种史不详。

3. 体格检查(含康复评定)

查体:T 36.5℃,P 70 次/min,R 14 次/min,BP 120 mmHg/80 mmHg。神清,精神可,表情痛

苦,心肺腹检查(一),四肢无畸形、活动自如。俯卧位腰椎两侧椎旁肌肌紧张,查体不合作。Barthel 指数＝进食 10＋洗澡 0＋修饰 5＋穿衣 5＋控制大便 10＋控制小便 10＋如厕 0＋转移 10＋行走 10＋上下楼梯 5＝65 分。视觉模拟(visual analogue scale, VAS)评分 6 分。

4. 实验室和影像学检查

血常规:WBC $6.6×10^9/L$, GR 74.8％, RBC $4×10^{12}/L$, Hb 120 g/L, PLt $164×10^9/L$。凝血功能:PT 13 s,PTA 78.3％, APTT 26.3 s。血钾 4 mmol/L,血钠 143 mmol/L,血氯 107 mmol/L。术后 X 线片示 L_2 椎体压缩骨折术后改变,椎体高度部分恢复,如图 65 - 1B 所示。

二、诊治经过

1. 初步诊断

腰椎压缩性骨折术后(L_2 椎体),骨质疏松症,腰部功能障碍,日常生活活动障碍。

2. 诊疗经过

患者入院后,完善常规检查,次日行 L_2 椎体成形术,术后卧床。患者腰痛明显,康复早期介入后,告知患者良姿位摆放,予以软组织松动术等减轻肌肉痉挛及疼痛;肌力训练:核心肌群等长收缩;翻身训练;踝泵训练:建议每小时 20～30 组,促进血液循环;呼吸训练;体位转移;步行训练。

目前状况:治疗 3 天后,患者疼痛症状明显减轻,VAS 评分 1 分,生活基本能够自理,Barthel 指数 90 分。

三、病例分析

1. 病史特点

(1) 患者,老年女性,素有骨质疏松症病史。

(2) 本次无明显暴力即出现腰部疼痛,不能站立。

(3) X 线片提示 L_2 椎体压缩性骨折。

(4) 次日行椎体成形术,术后患者腰痛明显,康复早期介入。

2. 诊断与诊断依据

诊断:腰椎压缩性骨折术后(L_2 椎体),骨质疏松症,腰部功能障碍,日常生活活动障碍。

(1) 腰椎压缩性骨折术后(L_2 椎体):①患者 4 天前不慎跌倒,伤及腰背部,自觉疼痛,无法站立,遂至本院急诊,查:腰部轻微后凸畸形,局部压痛,叩击痛。②术前 X 线片提示 L_2 椎体压缩性骨折。③术后 X 线片示 L_2 椎体压缩骨折术后改变,椎体高度部分恢复,并经腰椎骨折椎体成形术证实,诊断明确。

(2) 骨质疏松症:①患者有骨质疏松症病史;②本次无明显暴力即致腰 2 椎体骨折,诊断明确。

(3) 腰部功能障碍:①患者目前腰部疼痛,腰部前屈、后伸、左旋、右旋、侧屈困难,活动时疼痛明显。②体格检查:俯卧位腰椎两侧椎旁肌肌紧张,查体不合作。故明确诊断。

(4) 日常生活活动障碍:Barthel 指数 65 分,明确诊断。

3. 鉴别诊断

(1) 急性腰扭伤:常见于中青年患者,有明显外伤史,可见与本例患者相似的腰部疼痛,活动受限,但本例患者有骨质疏松病史,X 线片提示 L_2 椎体压缩性骨折可与之鉴别。

(2) 腰椎结核:可见腰部疼痛,活动受限,本患者既往无结核史,此次发病以来无咳嗽、咳痰,无午后低热等症状,X 线片提示 L_2 椎体压缩性骨折可与之鉴别。

（3）腰肌劳损：常见腰背疼痛，活动时加剧，腰部明显压痛点，一般无肢体放射痛，患者 X 线片提示 L_2 椎体压缩性骨折可与之鉴别。

4. 康复目标和计划

（1）近期目标：消肿止痛，改善功能。

（2）远期目标：回归正常生活和工作。

（3）康复计划：腰椎成形术后患者早期应当以缓解疼痛为主，可以配合药物消炎止痛。可以应用手法、并配合物理因子，如中频、低频等，缓解局部的肌肉痉挛，促进炎症的消退。疼痛大部分缓解后的治疗主要是恢复功能。对患者进行体位转移训练，步行和平衡训练。教会患者日常生活的正常体位，逐渐回归正常生活和工作。

四、处理方案与依据

1. **药物治疗**　非甾体类药物消肿止痛。西乐葆 200 mg，口服，每日 1 次。

2. **康复治疗**　总体原则：告知患者良姿位摆放，软组织松动术，肌力训练，关节活动度训练等运动疗法，减轻疼痛，增强肌力促进功能恢复。

具体方案：

（1）术后 1～3 天：肌力训练以等长收缩为主，具体体位及训练方法：①核心肌群等长收缩。②翻身训练。③踝泵训练：建议每小时 20～30 组，加强肌力，促进血液循环。④呼吸训练。⑤体位转移只要疼痛能够耐受即在腰围保护下开始体位转移的训练。⑥步行训练尽早开始，减少卧床时间。

引流管去除后：除上述运动外开始增强腰背肌锻炼。主动桥式运动：10 次/组，2～3 组/天。燕飞法：10 次/组，2～3 组/天。

（2）术后一月：佩戴腰围情况下进行体位转移，下床活动，步行训练等。腰围佩戴时间一般为 4～6 周，最长不应超过 3 个月。

（3）出院后：可正常卧、躺、站，并能自主穿脱鞋，但仍应注意核心肌群及软组织保护。

五、要点与讨论

脊柱椎体压缩性骨折是最常见的骨质疏松性骨折，尤以胸腰段最常见。常无明显致伤暴力，病情的轻重因椎体、脊髓、神经根损伤程度及数目而不同。轻者局部疼痛及活动不便，重者腰背部肌肉痉挛，不能站立，翻身困难，甚至导致脊髓损伤，大小便及肢体功能障碍等。

椎体成形术是目前临床治疗骨质疏松性骨折最常用的方法之一，手术简单，费时较短，患者恢复快，避免长期卧床并发症的发生。但术后早期患者常出现手术部位疼痛不适症状，再加上需要长期卧床的传统观念，患者常不敢下地活动，害怕下床，影响了康复进程。康复治疗在恢复脊柱稳定性的同时，应同时改善患者的心理状态，可明显提高临床效果，减少卧床并发症的发生，提高患者的生活质量及患者满意度。本例患者术后早期康复干预，以消肿止痛，改善功能为首要目的。早期予以软组织松动术等减轻肿胀及疼痛。肌力训练以等长收缩为主，为转移、步行训练准备。同时避免因训练强度过大而引起疼痛、肿胀而影响治疗的连续性，取得了良好疗效。

六、思考题

1. 腰椎压缩性骨折的临床表现有哪些？

2. 腰椎压缩性骨折术后的康复治疗措施有哪些?

3. 腰椎压缩性骨折术后康复的注意事项有哪些?

七、推荐阅读与文献

1. 杜小云,李永新,谢国保,等.骨质疏松性压缩骨折实施椎体后凸成形术治疗的安全性及有效性观察[J].医学理论与实践,2015,04:489-531.

2. 太祖华.椎体后凸成形术与保守疗法治疗骨质疏松性脊柱骨折的疗效比较[J].深圳中西医结合杂志,2015,06:36-37.

3. 黄晓琳,燕铁斌.康复医学[M].5版.北京:人民卫生出版社,2013.

(郑洁皎　安丙辰)

一、病例资料

1. 现病史

患者,男性,53岁,"左腕部疼痛1周"。一周前患者打羽毛球时腕关节背伸反拍接球后出现左腕关节背侧疼痛不适,自行休息后略有好转,但屈腕、伸腕、伸中指时仍感疼痛不适,为求进一步诊治来康复科就诊。发病以来,患者饮食、睡眠、大小便均正常,体重无明显变化。

2. 既往史

否认左腕部手术史,否认风湿性、类风湿关节炎及其他关节疾病病史,否认肿瘤、体内金属内植物病史,否认骨质疏松、凝血功能障碍性疾病及正在使用抗凝药物治疗病史。否认药物过敏史。

3. 体格检查(含康复评定)

神志清楚,精神一般,对答可。血压130 mmHg/80 mmHg。全身浅表淋巴结不大。双侧瞳孔等大等圆,直径3 mm,对光反射灵敏。双侧额纹及鼻唇沟对称,口唇不绀,伸舌居中。双肺呼吸音清,HR 88次/min,律齐,各瓣膜区未及病理性杂音。腹平软,无压痛及反跳痛,移动性浊音阴性,肠鸣音正常。脊柱四肢无畸形。左腕关节背侧轻度肿胀,皮温略高,左腕背侧拇长展肌和拇短伸肌肌腱压痛(一),"鼻烟壶"压痛(一),食指、指伸肌腱及伸肌支持带中部压痛(+),疼痛视觉模拟评分法(Visual Analogue Scale, VAS)4分,左腕关节屈曲、背伸,伸中指抗阻时疼痛加重,VAS 6分,小指伸肌腱压痛(一)。腕关节屈曲、伸展轻度受限,屈曲0~70°,背伸0~60°,尺桡偏活动范围正常。余各掌指关节及指关节主动和被动活动正常,Finkestein征(一),腕关节尺侧挤压试验(一),Phalen试验(一),Tinel征(一)。

4. 实验室和影像学检查

腕关节X线检查,未见明显异常,如图66-1所示。

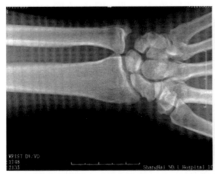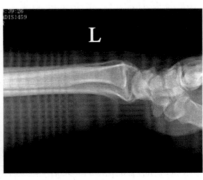

图66-1 腕关节X线检查:未见明显异常

二、诊治经过

初步诊断：腕关节扭伤。

诊治经过：护腕保护腕关节，避免腕关节过度活动，暂时避免羽毛球等腕部运动，予以短波、低频、扶他林超声离子导入物理因子治疗 10 天，西乐葆口服，每日 2 次，每次 0.2 g，患者腕关节肿胀消退，疼痛明显缓解，腕部屈伸活动时 VAS 2 分。

三、病例分析

1. 病史特点

（1）男性，53 岁，因"左腕部疼痛 1 周"来院就诊。

（2）患者羽毛球运动时腕部扭伤 1 周。

（3）无腕部手术及关节炎病史。

（4）体格检查：左腕关节背侧轻度肿胀，皮温略高，左腕背侧拇长展肌和拇短伸肌肌腱压痛（－），"鼻烟壶"压痛（－），食指、指伸肌腱及伸肌支持带中部压痛（＋），VAS 4 分，左腕关节屈曲、背伸，伸中指抗阻时疼痛加重，VAS 6 分，小指伸肌腱压痛（－）。腕关节屈曲、伸展轻度受限，屈曲 0～70°，背伸 0～60°，尺桡偏活动范围正常。余各掌指关节及指关节主动和被动活动正常，Finkestein 征（－），腕关节尺侧挤压试验（－），Phalen 试验（－），Tinel 征（－）。

（5）腕关节 X 线检查：未见明显异常。

2. 诊断与诊断依据

诊断：腕关节扭伤。

诊断依据：

（1）患者，男性，左腕部羽毛球运动时扭伤致腕关节疼痛 1 周。

（2）无腕关节手术及关节炎病史。

（3）体格检查：左腕关节背侧轻度肿胀，皮温略高，左腕背侧拇长展肌和拇短伸肌肌腱压痛（－），"鼻烟壶"压痛（－），食指、指伸肌腱及伸肌支持带中部压痛（＋），VAS 4 分，左腕关节屈曲、背伸，伸中指抗阻时疼痛加重，VAS 6 分，小指伸肌腱压痛（－）。腕关节屈曲、伸展轻度受限，屈曲 0～70°，背伸 0～60°，尺桡偏活动范围正常。余各掌指关节及指关节主动和被动活动正常，Finkestein 征（－），腕关节尺侧挤压试验（－），Phalen 试验（－），Tinel 征（－）。

（4）腕关节 X 线检查：未见明显异常。

3. 鉴别诊断

（1）腕部骨折：一般有明显外伤病史，临床表现为腕部疼痛伴异常活动或畸形，X 线或 CT 检查显示有骨皮质不连续、骨折线等表现可有助于明确诊断。根据该患者的病史及临床检查，暂不考虑该病。

（2）腕部类风湿性关节炎：中老年女性多见，表现为腕关节疼痛、活动受限、活动后好转，晚期可出现腕倾尺偏和掌侧半脱位，尺骨头背侧移位等畸形，实验室检查可有血沉增快，RF、抗 CCP 抗体、抗核抗体、抗 SSA 阳性表现，中晚期 X 线检查可见骨质损害，关节间隙狭窄等。

（3）桡骨茎突腱鞘炎：腕部或拇指反复运动病史，由于拇长伸肌肌腱与拇短展肌肌腱在桡骨茎突上腱鞘内反复摩擦导致炎症、增生、肥厚，表现为桡骨茎突压痛（＋），握拳无力等症状，Finkestein 征（＋）。

4. 康复目标与计划

（1）康复目标：减轻患者在日常活动中腕部的疼痛不适。

（2）康复计划：健康宣教保护受伤腕关节，短期避免腕部运动如羽毛球等以免进一步加重损伤，口服非甾体类消炎药、物理治疗消除局部炎症，促进恢复。

四、处理方案及依据

（1）腕部保护，休息：根据运动损伤后的 PRICE 原则：保护、休息、冰敷、加压、抬高，运用护腕保护腕部，减少腕部日常活动中腕部的运动幅度，避免羽毛球等腕部运动。

（2）减轻局部炎症与疼痛：短波、超声、低频物理因子治疗，增加局部血液循环，促进炎性因子代谢，提高神经痛阈，促进炎症消退，减轻疼痛。西乐葆属于非甾体抗炎药，选择性环氧化酶-2抑制剂，可消炎镇痛，而消化道副作用小。

五、要点与讨论

1. 腕关节的解剖和运动

腕关节包括桡腕关节、腕骨中间关节、下尺桡关节。舟、月、三角骨形成的弧状关节面与桡骨远端关节面形成桡腕关节。8块腕骨分为远近两排，两排腕骨间的关节称为腕中关节，各腕骨间有许多骨间韧带连接。下尺桡关节由尺骨远端环状关节面与桡骨远端尺骨切迹构成，其特点是关节间有三角纤维软骨构成的关节盘。腕关节的运动主要包括屈伸、尺桡偏及以前臂为轴的旋转运动。桡腕关节与腕中关节因手的运动方式不同，以桡骨下端关节面分为三个运动链。中央链有桡骨、月骨、头骨构成，主要负责腕的屈伸运动，外侧链主要为舟状骨，起腕骨的稳定作用，内侧链主要负责腕的旋转，由三角骨、钩状骨和三角纤维软骨盘构成。

2. 腕关节软组织损伤的诊断和治疗

腕部的软组织损伤时应考虑腕部三个运动链主要部位的负荷情况，负荷量的大小和持续时间，腕部韧带的固有性能。长时间的过伸位易导致舟、月骨韧带的损伤，舟状骨跨越两排腕骨，横越它的中间应力可导致舟状骨骨折，血运欠佳易引起坏死，鼻烟壶部压痛患者应进一步影像学检查排除骨折可能。月骨在腕关节中容易脱位后坏死。掌部固定，前臂剧烈旋转可造成三角纤维关节盘的撕裂伤。腕关节扭伤诊断上应详细了解患者的病史如腕部受暴力程度、职业、家务作业、运动爱好等。仔细的体格检查如局部有无肿胀、疼痛、畸形、关节活动情况，参考影像学检查来明确诊断。治疗上符合保守治疗的患者治疗原则主要为腕关节保护、休息，去除诱发原因，减少局部运动，物理因子与药物治疗配合促进软组织损伤恢复。

六、思考题

1. 腕关节的组成包括哪些？
2. 腕部三个运动链及腕关节的活动范围是什么？
3. 腕关节急性扭伤的康复治疗原则是什么？

七、推荐阅读文献

1. Roald Bahr, Sverr Maehlum. Clinical Guide to Sport Injury [M]. 北京：人民体育出版社，2007，213-215.

2. 胥少汀，葛宝丰，徐印坎. 实用骨科学[M]. 北京：人民军医出版社，2005，452-471.

（陈文华 缪 芸）

案例 67

踝关节扭伤

一、病例资料

1. 现病史

患者,女性,34 岁,因"左踝关节扭伤后疼痛伴活动障碍 2 h"入院。患者 2 h 前因雪天路滑,不慎跌倒,扭伤踝关节,当时即感左踝关节疼痛、不能活动,局部无皮肤破损。来医院就诊。左踝关节 X 线片提示:左踝关节未见骨折。左踝关节超声示:距腓前韧带增厚回声减低,距骨附着点处可见小的撕脱骨折。左踝关节 MRI 提示:距腓前韧带撕裂,距骨附着点损伤,距骨骨髓水肿,左踝关节少量积液。现患者神清、精神可、表情痛苦,左踝关节疼痛、不能活动,步行困难。为求康复治疗,就诊康复科。

2. 既往史

平素体健。否认高血压、糖尿病、骨质疏松病史。否认肝炎、肺结核病史。否认手术、外伤史。否认有药物、食物过敏史。

3. 体格检查及康复评定

查体:T 36.5℃, P 80 次/min, R 12 次/min, BP 120 mmHg/80 mmHg。神清、精神可、表情痛苦,轮椅推入诊室。心肺腹检查(一),脊柱、右侧肢体及左侧上肢无畸形、活动自如。左踝关节外踝前下肿胀,压痛明显,各方应力试验阴性。左踝关节活动度:背屈主动 20°,被动 25°,跖屈主动 40°,被动 45°。内外翻因疼痛拒绝检查。左踝关节肌力:腓肠肌 4 级,比目鱼肌 4 级,胫骨前肌 4 级,胫骨后肌 4 级,腓骨长肌 4 级,腓骨短肌 4 级,趾长屈肌 4 级,踇长屈肌 4 级,趾肌 4 肌。Barthel 指数=进食 10+洗澡 0+修饰 5+穿衣 5+控制大便 10+控制小便 10+如厕 5+转移 10+行走 15+上下楼梯 10=80 分。视觉模拟(visual analogue scale, VAS)评分 5 分。

4. 实验室和影像学检查

血常规:WBC 7.5×10^9/L, GR 52.6%, RBC 5.02×10^{12}/L, Hb 132 g/L, PLt 205×10^9/L。凝血功能:凝血酶原时间国际正常化比值 2.0, D-二聚体 0.46 mg/L。血钾 3.9 mmol/L,血钠 140 mmol/L,血氯 102 mmol/L,血钙 2.1 mmol/L。左踝关节 X 线片提示:左踝关节未见骨折,踝穴不宽。左踝关节超声示:距腓前韧带增厚回声减低,距骨附着点处可见小的撕脱骨折。如图 67-1 所

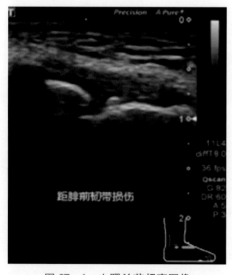

图 67-1 左踝关节超声图像
注:图中箭头所指为损伤处。

示左踝关节 MRI 提示：距腓前韧带撕裂，距骨附着点损伤，距骨骨髓水肿，左踝关节少量积液。

二、诊治经过

1. 初步诊断

左距腓前韧带损伤，左下肢功能障碍，日常生活活动障碍。

2. 诊疗经过

伤后 48 h 内冰袋冷敷伤处，局部降温，减轻炎症反应和肌肉痉挛，缓解疼痛、抑制肿胀。每次 10 min，每天 3 次以上。一周内禁止负重行走，避免进一步损伤，使用弹性绷带包裹受伤的踝关节。患肢抬高，促进静脉和淋巴回流，减轻肿胀。伤后 2～3 周开始进行被动运动练习，重点练习屈伸。2 周后 VAS 评分 2 分，Barthel 指数 90 分。

三、病例分析

1. 病史特点

(1) 患者，中年女性，无骨质疏松等疾病病史。

(2) 外伤致左踝关节扭伤，各方应力试验阴性。

(3) X 线片提示：左踝关节未见骨折，踝穴不宽。左踝关节超声示：距腓前韧带增厚回声减低，距骨附着点处可见小的撕脱骨折（箭头所指）。左踝关节 MRI 提示：距腓前韧带撕裂，距骨附着点损伤，距骨骨髓水肿，左踝关节少量积液。

2. 诊断与诊断依据

诊断：左距腓前韧带损伤，左下肢功能障碍，日常生活活动障碍。

(1) 左距腓前韧带损伤：①患者不慎滑倒致左踝关节疼痛肿胀伴活动障碍，查：左踝关节外踝前下肿胀，压痛明显，各方应力试验阴性。②X 线片提示：左踝关节未见骨折，踝穴不宽。左踝关节超声示：距腓前韧带增厚回声减低，距骨附着点处可见小的撕脱骨折（箭头所指）。左踝关节 MRI 提示：距腓前韧带撕裂，距骨附着点损伤，距骨骨髓水肿，左踝关节少量积液。诊断明确。

(2) 左下肢功能障碍：①患者左踝关节疼痛肿胀伴活动障碍。②患者左踝关节活动度：背屈主动 20°，被动 25°；跖屈主动 40°，被动 45°。内外翻因疼痛拒绝检查。左踝关节肌力：腓肠肌 4 级，比目鱼肌 4 级，胫骨前肌 4 级，胫骨后肌 4 级，腓骨长肌 4 级，腓骨短肌 4 级，趾长屈肌 4 级，踇长屈肌 4 级，趾肌 4 肌。VAS 评分 5 分。诊断明确。

(3) 日常生活活动障碍：Barthel 指数 80 分，诊断明确。

3. 鉴别诊断

(1) 踝关节骨折：踝关节外伤后踝部疼痛、肿胀，皮下可出现瘀癍、青紫，不敢活动踝关节，不能行走。检查可见踝关节畸形，内踝或外踝有明显压痛，并可有骨擦音。结合患者病史和影像学检查可确诊。此患者无骨擦音，无踝关节畸形，并且左踝关节 X 线片提示：左踝关节未见骨折。故可排除此病。

(2) 跟骨骨折：一般有高处坠落，足跟部着地常导致跟骨压缩或劈开，表现为跟部疼痛、肿胀、皮下瘀斑，足底扁平及局部畸形，不能行走，查体局部有压痛，结合患者病史和影像学检查可确诊。此患者无上诉症状，并且左踝关节 X 线片提示：左踝关节未见骨折。故可排除此病。

4. 康复目标和计划

康复目标：

(1) 短期目标：消肿止痛。

(2) 长期目标：增加关节稳定性，提高独立生活的能力，早日回归工作和家庭。

康复计划：告知患者抬高患肢，予以冰敷减轻左下肢肿胀及疼痛，软组织松动术，肌力训练，关节活动度训练等运动疗法促进损伤愈合，减轻疼痛，增强肌力，提高关节稳定性。

四、处理方案及依据

1. 药物治疗

云南白药喷雾剂等消肿止痛。

2. 康复治疗

依据 POLICE 原则治疗，第一阶段：1 周内要应用冰敷，加压，抬高及保护。扭伤初期（48 h 内），用冰袋冷敷，使血管收缩，减轻肿胀，适当保护，抬高患肢，减轻肿胀，加强足趾的主动活动。

第二阶段：伤后 2~3 周，开始进行关节活动度锻炼，在关节活动范围内做被动屈伸，但应避免内翻动作，逐渐增加负重。

第三阶段：伤后 3 周至几个月以主动进行关节的屈伸、旋转功能活动为主。增加平衡训练，通过增强本体感觉训练减少踝关节再损伤。逐渐开始恢复运动，从不需要踝关节扭转的运动开始，最终恢复体育运动。

五、要点与讨论

踝关节扭伤约占骨骼肌肉系统损伤的 25%，其中绝大部分都是外侧韧带损伤。当踝关节跖屈位受到内翻应力时，首先发生腓距前韧带损伤，完全断裂则前抽屉试验出现阳性，在向前应力下摄踝关节侧位 X 线片，可显示距骨向前轻度移位出现半脱位。如系单纯腓距前韧带损伤，可行足外翻位、踝背曲 8 字绷带加压包扎制动，或辅以粘膏固定。不稳定踝关节损伤（应力试验阳性），支具夹板固定。2~3 周去除固定。康复治疗应当遵循 POLICE 原则，促进局部肿胀疼痛的消退，保护关节避免进一步损伤，促进关节功能的恢复。

2012 年英国运动医学杂志建议 POLICE 替换经典 RICE 原则：保护（Protect），适当负重（Optimal loading），冰敷（Ice），加压包扎（Compression），抬高患肢（Elevation）。POLICE 原则非常强调早期活动。有研究认为，对于 1 级（见表 67 - 1）和 2 级踝关节扭伤，数天后进行关节活动度锻炼并逐渐增加负重可以使得患者踝关节扭伤恢复更快。对 3 级踝关节扭伤患者（完全性韧带撕裂），有证据支持伤后 10 天内早期制动，此后开始踝关节运动。当然，很多学者仍支持 3 级损伤患者应制动 2~3 周。一般推荐：

第一阶段，1 周内保护、冰敷、加压包扎、抬高患肢，消肿止痛；

第二阶段，第 2~3 周，逐渐恢复关节活动度、力量和柔韧性，开始逐渐负重；

第三阶段，接下来几周至几个月内，逐渐开始恢复运动，从不需要踝关节扭转的运动开始，最终恢复体育锻炼。

表 67 - 1　踝关节扭伤的分级及康复纲要

根据踝关节损伤的轻中重分为 3 级
1 级：韧带存在拉伸，仅在微观上有韧带纤维的损伤，疼痛轻微。只要能耐受，可以负重；无需夹板支具固定；可行等长收缩练习；如果能耐受可以进行全范围的关节活动度练习以及肌力训练
2 级：部分韧带纤维断裂，中等程度的疼痛和肿胀，活动度受限，可能存在关节不稳。需要应用夹板或支具进行固定，配合理疗以及肌力和关节活动度练习
3 级：韧带完全断裂，存在明显的肿胀和疼痛，关节不稳定。制动以及康复训练同 2 级，但康复时间更长，少数病例需手术治疗

六、思考题

1. 距腓前韧带损伤扭伤的临床表现有哪些?

2. 距腓前韧带损伤的康复治疗措施有哪些?

3. 距腓前韧带损伤后康复的注意事项有哪些?

七、推荐阅读与文献

1. 王亦璁,主编.骨与关节损伤[J].4 版.北京:人民卫生出版社,2007,1498 - 1521.

2. Bleakley CM,Glasgow P,MacAuley DC. PRICE needs updating, should we call the POLICE? Br J Sports Med [J]. 2012,46(4):220 - 221.

3. 黄晓琳,燕铁斌.康复医学[M].5 版.北京:人民卫生出版社,2013.

(郑洁皎　安丙辰)

案例 68

颈部扭伤

一、病例资料

1. 现病史

患者,男,30岁。因"打篮球时猛转头致颈部疼痛及活动受限2天"就诊。

患者2天前打篮球时,猛烈转头出现颈项部疼痛,左侧为甚,颈部活动不适感。当时无头晕头痛、恶心呕吐等不适。后于家中休息,并局部贴敷止痛膏药,疼痛似有加重,伴肩背部放射,并且颈部活动受限明显,侧屈、旋转尤甚。遂至医院骨科就诊,摄X线片"未见骨折及脱位",建议理疗,现为进一步治疗来求诊。患者自发病以来精神可,饮食可,夜眠差,体重无明显变化,大小便如常。

2. 既往史

有运动习惯。否认高血压、冠心病、糖尿病等慢性疾病史。否认肝炎、结核、伤寒等传染病史。否认外伤及手术史。否认输血史。否认食物药物过敏史。否认肿瘤或家族遗传性疾病史。无烟酒嗜好。

3. 体格检查(含康复评定)

神志清楚,精神一般,对答可,痛苦貌。全身浅表淋巴结不大。双侧瞳孔等大等圆,直径3 mm,对光反射灵敏。双侧额纹及鼻唇沟对称,口唇不绀,伸舌居中。双肺呼吸音清,心率75次/min,律齐,各瓣膜区未及病理性杂音。腹平软,无压痛及反跳痛,移动性浊音阴性,肠鸣音正常。脊柱四肢无畸形。颈肩部肌紧张,颈后及双侧斜方肌压痛(+),左侧尤甚,疼痛视觉模拟评分法(Visual Analogue Scale, VAS)4~5分。左斜方肌痛处可触及板块状肌肉,轻度肿胀,颈部活动受限,主动关节活动度(active range of motion, AROM):前屈20°,后伸5°,左侧屈30°,右侧屈0°,左旋20°,右旋5°。四肢肌力5级,活动可。双侧肢体感觉对称。双膝腱反射(++),跟腱反射(+),巴氏征(−)。Barthel指数95分,日常生活活动轻度受限,社会参与减退。

4. 实验室和影像学检查

颈椎正侧位及张口位X线片:颈椎生理曲度变直,未见明显骨折及脱位,局部软组织稍肿胀。

二、诊治经过

1. 初步诊断

颈部扭伤。

2. 诊治经过

患者来求诊后,予西乐葆(塞来昔布胶囊,口服,每日2次,每次100 mg)止痛、妙纳(盐酸乙哌立松片,口服,每日 3 次,每次 50 mg)放松肌肉,予超短波(微热量,每日 1 次,每次 20 min)、干扰电(每日 1 次,每次 20 min)、中医定向透药(每日 1 次,每次 20 min)等理疗局部对症治疗,予手法(肌肉放松,每日 1 次)治疗及肌内效贴扎,并对患者进行健康教育。

三、病例分析

1. 病史特点

(1)患者,青年男性,因"打篮球时猛转头致颈部疼痛及活动受限 2 天"来求诊。

(2)患者有长期运动习惯,既往史无殊。

(3)查体:神清,一般可,痛苦貌。颈肩部肌紧张,颈后及双侧斜方肌压痛(+),左侧尤甚,VAS 4~5 分,左斜方肌痛处可触及板块状肌肉,轻度肿胀,颈部活动受限(AROM:前屈 20°,后伸 5°,左侧屈 30°,右侧屈 0°,左旋 20°,右旋 5°)。四肢肌力 5 级,活动可。双侧肢体感觉对称。

(4)辅检:颈椎正侧位及张口位 X 线片示颈椎生理曲度变直,未见明显骨折及脱位,局部软组织稍肿胀。

2. 诊断及诊断依据

(1)患者青年男性,因"打篮球时猛转头致颈部疼痛及活动受限 2 天"来求诊。

(2)查体颈肩部肌紧张,颈后及双侧斜方肌压痛(+),左侧尤甚,VAS 4~5 分,左斜方肌痛处可触及板块状肌肉,轻度肿胀,颈部活动受限(AROM:前屈 20°,后伸 5°,左侧屈 30°,右侧屈 0°,左旋 20°,右旋 5°)。

(3)X 线片:颈椎生理曲度变直,未见明显骨折及脱位,局部软组织稍肿胀。故此诊断。

3. 鉴别诊断

(1)寰枢关节半脱位:是指寰椎在枢椎上超过正常范围地旋转,损伤了翼状韧带和关节囊韧带后形成的一种旋转不稳的状态并引起眩晕、头痛、颈项活动受限等症状。颈椎张口位 X 线片可见"寰椎侧块与齿状突间隙不等宽"等,本患者可除外。

(2)下颈椎压缩性骨折:是指下段颈椎椎体前 2/3 的骨皮质和骨松质因外力所致而受到破坏,并引起颈痛、颈椎活动受限等症状。影像学检查可见椎体楔形变,骨皮质不连续。本患者 X 线片检查已排除。

(3)颈椎病(颈型):较常见,是其他各型颈椎病共同的早期表现,以颈部症状为主。由于颈椎较长时间弯曲,一部分椎间盘组织渐移向伸侧,刺激神经根,而引起头、颈、肩疼痛等异常感觉,并伴相应压痛点。部分患者颈部活动受限或强迫体位,活动时疼痛加剧,休息可缓解。本患者既往无相关疾病史,且暂无进一步影像学支持,故暂不考虑该诊断。

4. 康复目标和计划

康复目标:①减轻颈部疼痛。②改善颈部活动。③减轻对日常生活的影响,改善社会参与。

康复计划:①健康宣教。②药物治疗。③物理因子治疗。④手法治疗。⑤软组织贴扎。⑥评估及调整治疗方案(运动疗法等)。

四、处理方案与依据

1. 健康宣教

避免颈部过度或过速活动,以助软组织修复,症状减轻后即可做颈项部屈伸、旋转等功能锻炼。治疗期间患者需有意识地放松颈部肌肉,尽量保持头部于正常位置,避免长时间伏案低头工作。睡眠姿势要正确,枕头不要过高、过低或过硬。注意颈部保暖,可适当局部热敷,避免受凉。教育患者急性扭伤时的处理措施(伤后即时冰敷、制动、局部外用镇痛药等,24 h后各种理疗、热敷等)。

2. 药物治疗

西乐葆(塞来昔布胶囊,口服,每日 2 次,每次 100 mg)止痛、妙纳(盐酸乙哌立松片,口服,每日 3 次,每次 50 mg)放松肌肉。本患者年轻,工作及活动需求大,此次以疼痛及活动受限为主要表现,外伤史明确,故适当使用药物,助其改善症状,早日恢复正常作息活动。

3. 理疗

超短波(微热量,每日 1 次,每次 20 min)、干扰电(每日 1 次,每次 20 min)、中医定向透药(每日 1 次,每次 20 min)等理疗局部抗炎对症,改善血液循环,放松肌肉等。本患者伤后 2 天,曾自行外用药物效果不明显,采取局部理疗是更具针对性的措施且疗效也更显著。

4. 手法治疗

肌肉放松(每日 1 次)。患者目前扭伤超过 24 h,且颈部 X 线片已除外骨折、脱位等,可给予适当按摩放松等手法治疗,助其减轻肿胀、痉挛和疼痛。

5. 软组织贴扎

肌内效贴(隔日 1 次),放松颈肩部肌肉,消除软组织肿胀。本患者颈部扭伤,配合理疗及手法,行肌内效贴扎,可促进症状的缓解。

6. 定期评估,调整治疗方案

治疗 3 天左右应对患者进行再次评估,若患者症状逐渐好转,可考虑适度增加运动疗法:如颈部肌肉的功能性锻炼(屈伸、旋转、颈椎操等)。若患者疼痛加重或出现神经根刺激和颈脊髓受压症状时,应进一步行 MRI 等检查。此外,本患者有长期运动习惯,嘱其增强颈肩部肌肉力量练习,每次运动前做好充分准备活动,避免再次损伤。

五、要点与讨论

1. 临床诊断

颈部扭伤是指因各种暴力使颈部过度牵拉或扭转暴力直接打击,引起颈部软组织损伤者。临床以胸锁乳突肌和斜方肌上部损伤多见,青壮年发病率较高。多因颈项在外力的作用下突然过度前屈、后伸或旋转而发生,肌肉骤然收缩或过度牵拉,造成颈项部肌肉起止点或肌腹部分纤维撕裂伤而形成扭伤。本病的诊断主要根据急性损伤或运动史,结合患者临床表现及体征,建议摄 X 片以除外骨折、脱位等。重症患者出现颈神经根刺激和颈脊髓受压的症状时,应做 MRI 或 CT 检查,以除外隐匿的颈椎骨折脱位或韧带等损伤。

2. 康复评定

除颈肩部的运动、感觉、关节活动度、肢体放射等常规体检。还需结合患者病程、工作性质、运动习惯等,进行日常生活活动能力、运动能力等评定,并给予个体化康复指导。

3. 治疗要点

完整的康复治疗包括健康宣教、理疗、手法、软组织贴扎、运动疗法、药物等的综合运用。对部分急性颈部扭伤症状较重者,头颈部偏歪明显或摄 X 线片提示伴关节紊乱者,可予枕颌带牵引或颈托固定(卧位枕颌带,颈椎中立位牵引,2.5~3.5 kg,20 min,每日 1 次,可根据摄片复查了解复位情况以调整治疗)。本病早期治疗,预后良好。疾病的管理十分重要,故加强健康宣教,帮助患者调整日常作息姿势、改善运动习惯及防护、加强主动功能锻炼等都十分必要。

六、思考题

1. 试述颈部扭伤的诊断要点。
2. 试述颈部扭伤的康复治疗方法。
3. 试述颈椎牵引的适应证、禁忌证、注意事项。

七、推荐阅读文献

1. 闫明,党耕町,王超.寰枕关节脱位或不稳定[J].中华创伤杂志,2003,19(5):277-279.
2. 卓大宏.康复治疗处方手册[M].北京:人民卫生出版社,2007:1-7.
3. 侯树勋,等.脊柱外科学[M].北京:人民军医出版社,2005:629-651.
4. 祁奇,王予彬,陈文华,等.肌内效贴在运动损伤康复中的应用进展[J].中国康复医学杂志,2013,28(10):971-974.

(陈文华 何 霏)

案例 69

腰部扭伤

一、病例资料

1. 现病史

患者,男,54岁。因"扭伤致腰部疼痛及活动受限1天余"就诊。

患者前天傍晚于建筑工地工作时,不慎扭伤腰部,当时即出现腰部疼痛剧烈,不能挺腰站立及行走,活动明显受限。无头晕头痛、恶心呕吐、四肢无力等不适。在工友扶助下回到休息室,卧床休息1天,未外用或口服药物。今日疼痛较前稍好转,但仍明显,腰骶部活动仍受限,现为进一步治疗来求诊。患者自发病以来精神一般,饮食可,夜眠差,体重无明显变化,大小便如常。

2. 既往史

腰部慢性疼痛史4年,劳累或搬重物时常发作,休息即缓解,自认为与工作相关,未重视。高血压史2年余,最高血压160 mmHg/90 mmHg,目前口服拜新同(每日1次,每次30 mg),自述血压控制可,多在120 mmHg/80 mmHg。否认冠心病、糖尿病等其他慢性疾病史。否认肝炎、结核、伤寒等传染病史。否认外伤、手术、输血史。否认食物药物过敏史。否认肿瘤或家族遗传性疾病史。无烟酒嗜好。

3. 体格检查(含康复评定)

神志清楚,精神一般,对答可,痛苦貌。血压130 mmHg/80 mmHg。全身浅表淋巴结不大。双侧瞳孔等大等圆,直径3 mm,对光反射灵敏。双侧额纹及鼻唇沟对称,口唇不绀,伸舌居中。双肺呼吸音清,心率80次/分,律齐,各瓣膜区未及病理性杂音。腹平软,无压痛及反跳痛,移动性浊音阴性,肠鸣音正常。脊柱四肢无畸形,腰骶及双侧腰胁部肌紧张,未及明显肿胀,皮温可,广泛压痛(+),叩击痛(+),L_4—S_1脊椎旁肌肉压痛明显,疼痛视觉模拟评分法(Visual Analogue Scale, VAS)4~5分。腰椎屈伸、侧弯、旋转活动均受限,主动关节活动度(active range of motion, AROM):前屈20°,后伸5°,左右侧弯10°,拒旋转。双侧直腿抬高试验无法配合。四肢活动可。双侧肢体感觉对称。双膝腱反射(++),跟腱反射(+),巴氏征(-)。日常生活能力(Activities of daily living, ADL)评分(Barthel指数)80分。日常生活活动部分受限,社会参与减退。

4. 实验室和影像学检查

就诊前暂缺。

二、诊治经过

1. 初步诊断

(1) 腰部扭伤。

（2）高血压病 2 级，高危。

2. 诊治经过

患者来求诊后，完善腰椎正侧位 X 线片检查（未见明显骨折或移位，局部软组织稍肿胀），予鲁南贝特（复方氯唑沙宗分散片，每日 3 次，每次 1 片）口服止痛及放松肌肉治疗，予超短波（无热量-微热量，20 min，每日 1 次）、中频脉冲电治疗（20 min，每日 1 次）、中医定向透药（20 min，每日 1 次）等理疗局部对症，并予手法治疗（肌肉放松，每日 1 次）及肌内效贴扎，嘱患者近日卧床休息。

三、病例分析

1. 病史特点

（1）患者，中年男性，因"扭伤致腰部疼痛及活动受限 1 天余"来求诊。

（2）既往腰部慢性疼痛史 4 年，劳累或搬重物时常发作。高血压史 2 年余，最高 160 mmH/90 mmHg，口服拜新同控制。

（3）查体：神清，一般可，痛苦貌。腰骶及双侧腰胁部肌紧张，未及明显肿胀，皮温可，广泛压痛（＋），叩击痛（＋），L_4—S_1 脊椎旁肌肉压痛明显，VAS 4～5 分，腰椎屈伸、侧弯、旋转活动均受限（AROM：前屈 20°，后伸 5°，左右侧弯 10°，拒旋转），双侧直腿抬高试验无法配合。四肢活动可，双侧肢体感觉对称。

（4）辅检（就诊后）：腰椎正侧位 X 线片：未见明显骨折或移位，局部软组织稍肿胀。

2. 诊断及诊断依据

诊断：

（1）腰部扭伤。

（2）高血压病 2 级，高危。

诊断依据：

（1）腰部扭伤：患者中年男性，因"扭伤致腰部疼痛及活动受限 1 天余"来求诊。查体腰骶及双侧腰胁部肌紧张，未及明显肿胀，皮温可，广泛压痛（＋），叩击痛（＋），L_4—S_1 脊椎旁肌肉压痛明显，VAS 4～5 分，腰椎屈伸、侧弯、旋转活动均受限（AROM：前屈 20°，后伸 5°，左右侧弯 10°，拒旋转），双侧直腿抬高试验无法配合。腰椎正侧位 X 线片：未见明显骨折或移位，局部软组织稍肿胀。故此诊断。

（2）高血压病 2 级，高危：患者有高血压史 2 年余，最高血压 160 mmHg/90 mmHg，目前口服拜新同，自述血压控制可，多在 120 mmHg/80 mmHg。故此诊断明确，无需鉴别。

3. 鉴别诊断

（1）腰椎间盘突出症：腰痛，腰部功能活动受限，病程一般较久，病情多呈发作性，压迫神经根者可伴下肢放射性疼痛。直腿抬高试验、腰部叩击试验、股神经牵拉试验等均可助诊，腰椎 CT 或 MRI 可进一步明确诊断。本患者长期重体力劳动，腰痛史多年，本次存在腰扭伤，暂不能排除腰突症诊断，可进一步完善影像学检查。

（2）腰椎压缩性骨折：多有从高处跌落或腰部间接暴力史，可伴腹胀、便秘等症状，X 线片可显示椎体楔形改变，本患者腰椎 X 线片已排除。

（3）肾绞痛：多表现为一侧腰背部绞痛，向会阴部放射，可伴有小便困难、血尿、恶心、呕吐、大汗淋漓等症状。本患者病史与临床表现与之不符，暂可排除。

（4）对急性腰扭伤者，应区别损伤是在肌肉、韧带，还是在后关节。腰肌扭伤：压痛点多在骶棘肌，L_3 椎横突和髂嵴后部。棘上或棘间韧带扭伤：压痛点多在 L_3—L_5 棘突和棘突间，腰前屈活动明显受限并加重疼痛，后伸时不显著，双髋膝屈曲试验阳性。腰椎后关节紊乱：疼痛程度常远超一般扭伤。患者伤后屈身侧卧，疼痛难忍，全部腰肌处于紧张状态，不敢进行任何活动，甚至稍移动下肢就可引起剧痛。

4. 康复目标和计划

康复目标：

（1）减轻腰骶部疼痛。

（2）改善腰椎活动度。

（3）减轻对日常生活及工作的影响，尽快回归社会。

康复计划：

（1）健康宣教。

（2）药物治疗。

（3）物理因子治疗。

（4）手法治疗。

（5）软组织贴扎。

（6）定期评估，调整治疗方案（运动疗法、腰围等）。

四、处理方案与依据

1. 健康宣教

近日注意多卧床休息（仰卧平板床，腰后垫一小枕），以助软组织修复，症状减轻后可起床，作轻微活动（必要时用腰围保护支持）。避免弯腰、久坐、捡拾、持抬重物。避免腰部受凉，可适当局部热敷。注意预防再次扭伤（避免弯腰直膝提重物、负重或锻炼前应作好准备运动）。并教育患者急性扭伤时的处理措施（伤后即时冰敷、制动、局部外用镇痛药等，24 h 后各种理疗、热敷等）。

2. 药物治疗

鲁南贝特（复方氯唑沙宗分散片，每日 3 次，每次 1 片）口服。本患者腰骶部疼痛、肌紧张程度较重，为进一步改善其症状，予非甾体类消炎镇痛药及肌松剂止痛及放松肌肉治疗。

3. 理疗

腰骶部行超短波（无热量-微热量，20 min，每日 1 次）、中频脉冲电治疗（20 min，每日 1 次）、中医定向透药（20 min，每日 1 次）治疗以局部抗炎对症，改善血液循环，放松肌肉，减轻粘连等。

4. 手法治疗

肌肉放松（每日 1 次）。患者目前扭伤已超过 24 h，可给予适当按摩放松等手法治疗，助其减轻肿胀、痉挛和疼痛。

5. 软组织贴扎

予肌内效贴（隔日 1 次），放松腰部肌肉，消除软组织肿胀。本患者腰部扭伤，配合理疗及手法，行肌内效贴扎，可促进症状的缓解。

6. 定期评估，调整治疗方案

治疗 5 天后应对患者进行再次评估，若患者症状逐渐好转，可考虑适度增加运动疗法：如腰背部肌肉的自我预防性锻炼（"拱桥式"、"飞燕式"等），可帮助患者加强核心稳定性。此外，本患者长期从事建筑工作，且已有慢性腰痛史多时，日后回归工作，建议其更换工作岗位（减少腰部超负荷作业及过度活动），或在工作时适当佩戴腰围（在疼痛明显或需长时间站立、步行、负重时短期使用）。

五、要点与讨论

1. 临床诊断

急性腰扭伤是腰部肌肉、筋膜、韧带等软组织因外力作用突然受到过度牵拉而引起的急性撕裂伤，常发生于搬抬重物、腰部肌肉强力收缩时。急性腰扭伤可使腰骶部肌肉的附着点、骨膜、筋膜和韧带等组织撕裂。本病的诊断主要根据急性损伤或运动史,结合患者临床表现及体征,症状严重者应摄 X 片以除外骨折等。部分患者存在慢性腰痛史,故需结合病史资料等评估是否存在腰肌劳损等,或进一步完善腰椎 CT/MRI 等明确是否存在腰椎间盘突出等。

2. 康复评定

除腰骶部的运动、感觉、关节活动度等常规体检,还需结合患者病程、工作性质等,进行 ADL、职业能力等评定,并给予个体化康复指导。

3. 治疗要点

康复治疗包括药物、理疗、手法、软组织贴扎、运动疗法等的综合运用。由于腰部扭伤存在意外性和迁延性等特点,健康教育的治疗性不容小觑。首先应与患者一同找出发病原因,向患者解释治疗的作用,并使其认识到疾病的本质和疾病管理的重要性,鼓励患者主动进行合理的腰背部锻炼,并注意日常生活及工作中正确姿势的使用,必要时改善劳动条件等。

六、思考题

1. 试述腰部扭伤的诊断要点。
2. 试述腰围的使用要点、作用和注意事项。
3. 试述腰部扭伤的康复治疗方法。

七、推荐阅读文献

1. 李仲廉,华勇. 慢性疼痛治疗学基础[M]. 北京:人民军医出版社,2003:378-380.
2. 卓大宏. 康复治疗处方手册[M]. 北京:人民卫生出版社,2007:19-21.
3. Bridwell KH, Dewald RL. 脊柱外科学[M]. 2 版. 北京:人民卫生出版社,2002:1591-1848.

（陈文华　何　霏）

案例 70

腕管综合征

一、病例资料

1. 现病史

患者,女性,56岁,因"右侧拇指食指夜间酸痛麻木不适数月,加重1周"来门诊就诊。患者自半年前自觉右侧拇指、食指酸胀不适,时有针刺感,活动后有缓解,打字时间过久后有症状加重。夜间睡觉时症状更为明显,需反复活动以缓解不适症状。近1周由于文案工作较多,打字时间过久,右手指不适感越感加重,影响睡眠,特来就诊。发病以来无特殊医疗处理。

发病以来一般情况正常,食欲正常,二便正常,夜间睡眠不佳。体重无明显变化。

2. 既往史

有长期文案工作史,电脑使用较多。否认手术外伤及输血病史。否认高血压、糖尿病病史,否认其他慢性病史。否认长期大量吸烟饮酒史。否认药物过敏史。否认家族遗传病史。

3. 体格检查(含康复评定)

患者一般情况可,生命体征平稳,心肺腹无殊。右侧颈部、肩部和肘部外形正常,活动自如,局部无压痛。右桡动脉搏动正常。右侧腕、指外形、皮肤基本正常。大鱼际肌肉较对侧稍有萎缩,拇指对掌,外展肌力较左侧稍有减退。拇指、食指轻触、针刺觉减退。正中神经 Tinel 征阳性。右侧屈腕试验(Phalen 征)阳性。右侧拇指压迫试验阳性。左侧肢体运动感觉如常。双侧 Hoffmann 征阴性。

夜间右手指疼痛评分:5分。日常生活活动能力评定:改良 Barthel 指数 100分。

4. 实验室和影像学检查

肌电图:正中神经在腕部以下右侧拇指和中指感觉传导速度减慢和诱发的反应电位潜伏期相对延长。

超声波检查显示:右侧腕部区域正中神经弥漫性增粗,回声减低,神经纹理较为模糊,豌豆骨水平横切面约 11 mm²,如图 70-1 和图 70-2 所示。

二、诊治经过

1. 初步诊断

右侧腕管综合征(正中神经卡压综合征),右手运动、感觉障碍,疼痛。

2. 诊治经过

仔细问诊和查体后,首先考虑腕管综合征。予以安排腕部 B 超检查和肌电图检查,了解正中神经有

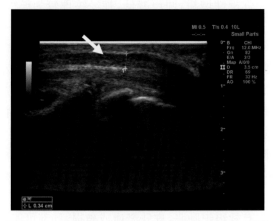

图 70-1　超声波：右侧正中神经弥漫性增粗,回声减低,神经纹理较为模糊

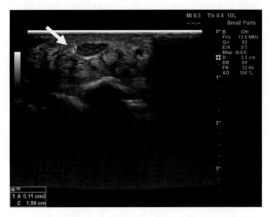

图 70-2　超声波：右侧豌豆骨水平横切面约 11 mm²

无损伤。予以口服对乙酰氨基酚(每次 0.5～1 g,每日 3 次)、外用消炎止痛药物如扶他林乳胶剂或吲哚美辛外用凝胶膏止痛,口服甲钴胺片(每次 0.5 mg,每日 3 次)、口服复合维生素 B(每次 1 片,每日 3 次)营养神经,改善神经功能。口服地巴唑(每次 10 mg,每日 3 次)改善局部微循环。考虑患者疼痛明显,必要时予以冰敷(每次 10 min,每日 2～3 次)缓解疼痛。腕部予以适当固定和制动,应定期取下固定物,作腕部主动运动和被动手法治疗。腕管处予以经皮电刺激、中频电疗、激光和超声波等康复理疗改善局部微循环,促进炎症水肿消退,松解屈肌肌腱和神经组织粘连。同时对患者进行健康宣教,改变工作生活方式,预防加重腕部损伤的动作出现。经过 2 周的康复治疗,患者右腕疼痛不适症状有明显缓解。夜间疼痛评分：1 分。建议每 2～4 周复诊随访一次,1～2 月后复诊,必要时复查腕部 B 超或 MRI。

三、病例分析

1. 病史特点

(1) 患者,女性,56 岁,右侧拇指食指夜间酸痛麻木不适数月,加重 1 周。

(2) 有长期文案工作史,电脑使用较多,无明显的腕部外伤病史。

(3) 查体：大鱼际肌肉较对侧稍有萎缩,拇指对掌,外展肌力较左侧稍有减退。拇指、食指轻触、针刺觉减退。正中神经 Tinel 征阳性。屈腕试验(Phalen 征)阳性。拇指压迫试验阳性。夜间右手疼痛评分：5 分。

(4) 辅检：肌电图示正中神经在腕部以下右侧拇指和中指感觉传导速度减慢和诱发的反应电位潜伏期相对延长。超声波检查显示：右侧腕部区域正中神经弥漫性增粗,回声减低,神经纹理较为模糊,豌豆骨水平横切面约 11 mm²。

2. 诊断及诊断依据

诊断：右侧腕管综合征(正中神经卡压综合征),右侧手运动和感觉功能障碍,疼痛。

诊断依据：

(1) 右侧拇指食指夜间酸痛麻木不适数月,加重 1 周。

(2) 有长期文案工作史,电脑使用较多,无明显的腕部外伤病史。

(3) 查体：大鱼际肌肉较对侧稍有萎缩,拇指对掌,外展肌力较左侧稍有减退。拇指、食指轻触、针刺觉减退。正中神经 Tinel 征阳性。屈腕试验(Phalen 征)阳性。拇指压迫试验阳性。夜间右手疼痛评分：5 分。

(4) 辅检：肌电图：正中神经在腕部以下右侧拇指和中指感觉传导速度减慢和诱发的反应电位潜

期相对延长。超声波检查显示：右侧腕部区域正中神经弥漫性增粗，回声减低，神经纹理较为模糊，豌豆骨水平横切面约 11 mm²。

3. 鉴别诊断

（1）尺神经损伤：皮肤感觉障碍一般限于手的尺侧半面，有时包括腕的尺侧。骨间肌、拇收肌、小鱼际肌群肌肉萎缩。骨间肌麻痹，手指不能外展与内收。手指的夹力减弱或消失，小指常处于外展位，而不能与环指并拢。掌指关节过伸，指间关节屈曲，状似鹰爪（"爪形手"畸形）。尺神经损伤在肘部时，除上述症状外，前臂屈肌尺侧部分轻度萎缩，屈腕肌力减弱，并伴手桡偏。本病例与此不符。

（2）桡神经损伤：皮肤感觉障碍一般限于手背桡侧半、桡侧两个半指、上臂及前臂后部。腕下垂，拇指及各手指下垂，不能伸掌指关节，前臂有旋前畸形，不能旋后，拇指内收畸形，垂腕、垂指表现。本病例与此不符。

（3）腕部外伤：腕部外伤一般有明确的外伤史，局部有软组织肿胀，皮肤淤血或破损，局部可能有压痛明显。与本病很好鉴别。

4. 康复目标和计划

（1）近期康复目标和计划：缓解疼痛不适症状，可以通过休息，药物，物理治疗措施如中频电疗、激光和超声波等治疗来实现，若是效果不明显也可以考虑建议患者接受手术松解来实现。

（2）远期康复目标和计划：通过前期的康复措施缓解疼痛，改善右侧腕部和手指的运动感觉功能后，通过改变工作和生活方式，来维持和稳定腕部功能。

四、处理方案与依据

（1）完善相关临床检查，明确诊断：予以安排腕部 B 超检查和肌电图检查，了解正中神经有无损伤。

（2）药物治疗：缓解疼痛，予以口服对乙酰氨基酚、外用消炎止痛药物如扶他林乳胶剂或吲哚美辛外用凝胶膏止痛。疼痛严重者，可作腕管内注射治疗。若疼痛明显必要时可予以冰敷，缓解疼痛。阿米替林可减轻夜间疼痛，必要时可考虑使用。营养神经：予以甲钴胺和呋喃硫胺营养神经，改善神经功能。予以辅助使用抗氧化剂 Vit C、Vit E 和地巴唑，改善局部代谢和微循环。

（3）综合康复治疗：针对存在大鱼际肌肉较对侧稍有萎缩，拇指对掌，外展肌力较左侧稍有减退。拇指、食指轻触、针刺感觉减退等予以针对性的康复治疗。首先局部固定、制动，固定期间应定期取下固定物，作腕部主动运动和被动手法治疗。其次可以腕部局部予以经皮电刺激、中频电疗、激光和超声波等康复理疗改善局部微循环，促进炎症水肿消退，松解屈肌肌腱和神经组织粘连。

（4）健康宣教、生活方式的调整和改变：尽量避免或减少作屈腕动作，如使用鼠标，使用腕部防护套，营造健康的工作环境和正确操作流程。

（5）腕部辅助工具：必要的时候护腕、腕部休息位固定支具和腕部支托、对掌支具可以帮助患者缓解疼痛。

（6）随访：长期服用非甾体类抗炎药者要追踪观察有无胃肠道出血反应。一般每 2～4 周复诊随访一次，必要时行超声或 MRI 检查。若是保守治疗效果不佳，建议手术治疗，手术后仍然需要进行有效的康复治疗和训练。

五、要点与讨论

腕管综合征（Carpal Tunnel Syndrome）是最常见的周围神经卡压性疾病。其发病率在美国约为 0.4%，中国尚未见流行病学研究。多见于中年人，发病率女性比男性高 3～5 倍。腕部重复过度的屈伸运动如：使用计算机、打字、编织、用拇指拧物，长时间屈腕位等易引起此病，另外腕关节骨折、扭伤等外伤也会引起此病。

腕管综合征是腕管内压力增高导致正中神经受卡压所致。正中神经和屈肌腱由腕管内通过（屈拇长肌腱，4 条屈指浅肌腱，4 条屈指深肌腱）。尽管腕管两端是开放的入口和出口，但其内组织液压力却是稳定的。由腕横韧带处的滑膜、肌腱、腱鞘炎症或腕骨关节炎症等病变，致使腕管内压增高引起正中神经受压所致为原发性腕管综合征；外伤造成腕部骨折脱位或外伤性腱鞘炎等，使正中神经受压的称为外伤性腕管综合征；继发于结缔组织的炎性疾病、糖尿病、黏液性水肿、肢端肥大症、妊娠期的妇女、周围神经病或局部良性肿瘤等则称为继发性腕管综合征。

腕管综合征部分仅表现为感觉神经障碍的症状，初期桡侧 3 个半手指麻木或刺痛，也可为烧灼样疼痛，疼痛可向肘、肩部放射，易被误认为是肩颈痛。症状在夜间或清晨出现，病人常常被痛醒，需起床活动或甩手以减轻疼痛；或是运动障碍的症状：如拇指无力，动作不灵活等。运动障碍明显时，手的抓握、写字等动作均会受到影响；也可感觉障碍和运动障碍两者均有；病情发展加重，麻木、刺痛和感觉缺失可累及整个手掌面；可有大鱼际肌萎缩，拇指外展及对掌能力减弱。常见正中神经叩击试验（Tinel 征）阳性、屈腕试验（Phalen 征）阳性、拇指压迫试验阳性和止血带试验阳性。两点辨别觉迟钝：手指两点辨别觉＞4 mm，严重者＞10～15 mm。

电生理检查可发现正中神经运动或感觉传导速度在腕部以下减慢和诱发的反应电位潜伏期延长，大鱼际肌有失神经电位。超声波的正中神经直接显像可以对导致腕管综合征的外部原因和促进该病治疗的可能因素做出评估。超声多普勒成像证实了腕管综合征在正中神经的周围和内部均有血流的增加，好转时充血的水平有所下降。腕部 X 线片、CT 或 MRI 可以明确骨性改变或肿瘤等异常是否存在。

对于腕管综合征患者，除了前述的处理方案，还可以考虑中国传统康复疗法，如推拿和针灸。腕关节周围推拿按摩可以缓解疼痛，松解粘连。选用外关、阳溪、鱼际、合谷等穴位进行针灸，可以明显缓解疼痛。如果经过非手术康复治疗 2～3 个月无效，尤其是经局部封闭治疗均无明显疗效，症状持续且不断加重，出现大鱼际萎缩或有进行性感觉障碍者，则考虑松解手术治疗。手术方式可以选用手术切开或是腕关节镜手术。手术治疗对缓解夜间疼痛等症状和预防进一步的运动功能损伤有重要作用，但是术后仍有局部粘连或是炎症水肿发生的可能。因此，在术后应该立即进行恢复手功能的运动训练。

六、思考题

1. 腕管综合征的腕管构成是什么，常见损伤原因和临床分型有哪些？
2. 正中神经损伤后的 B 超表现和电生理有何异常？
3. 腕管综合征的康复治疗的方案和依据是什么？何时考虑手术治疗，术后如何进行康复治疗？

七、推荐阅读文献

1. 谢光柏.腕管综合征.见：卓大宏.中国康复医学[M].2 版.北京：华夏出版社,2003,1180 - 1181.
2. Ashworth N. Carpal tunnel syndrome [J]. Clin Evid, 2004,12：1558 - 1577.
3. Middleton SD, Anakwe RE. Carpal tunnel syndrome [J]. BMJ, 2014,6：349 - 437.

（姜从玉）

案例 71

桡骨茎突腱鞘炎

一、病例资料

1. 现病史

患者,女性,30岁,因"右腕部疼痛1周,加重2天"就诊。一周前患者右侧腕部自觉无明显诱因出现疼痛,端拿重物、拇指活动时加重,未予重视。2天前疼痛加剧,部分日常活动受限,为求进一步诊治来就诊。追问病史,患者产后1月,目前处于哺乳期,照顾孩子时反复手、腕负重及运动。发病以来,患者饮食、睡眠、大小便均正常,体重无明显变化。

2. 既往史

否认右腕部外伤、手术史,否认风湿性、类风湿关节炎及其他关节疾病病史,否认肿瘤、体内金属内植物病史,否认骨质疏松、凝血功能障碍性疾病及正在使用抗凝药物治疗病史。

3. 体格检查(含康复评定)

神志清楚,精神一般,对答可。血压120 mmHg/70 mmHg。全身浅表淋巴结不大。双侧瞳孔等大等圆,直径3 mm,对光反射灵敏。双侧额纹及鼻唇沟对称,口唇不绀,伸舌居中。双肺呼吸音清,心率75次/min,律齐,各瓣膜区未及病理性杂音。腹平软,无压痛及反跳痛,移动性浊音阴性,肠鸣音正常。脊柱四肢无畸形。右腕关节桡侧轻度肿胀,皮温正常,右桡骨茎突轻度肿胀,局部压痛(+),疼痛视觉模拟评分法(Visual Analogue Scale,VAS)8分,右腕关节尺偏活动受限,右拇指伸展肌力5⁻级。Finkestein征(+)。

4. 实验室和影像学检查

暂无。

二、诊治经过

初步诊断　桡骨茎突腱鞘炎。

诊治经过　告知避免腕、拇指反复运动及负重,予以冲击波及肌内效贴扎治疗,每周1次,共3次,治疗后患者疼痛症状消失,VAS 0分。

三、病例分析

1. 病史特点

(1) 女性,30岁,因"右腕部疼痛1周,加重2天"来院就诊。

（2）患者哺乳期，照顾婴儿，手、腕部反复负重、运动 1 月。

（3）无腕部外伤、手术及关节炎病史。

（4）体格检查：右腕关节桡侧轻度肿胀，皮温稍高，局部压痛（＋），VAS 8 分，右腕关节尺偏活动受限，Finkestein 征（＋）。

2. 诊断与诊断依据

诊断：桡骨茎突腱鞘炎。

诊断依据：

（1）患者，育龄女性，右腕部疼痛 1 周，加重 2 天。

（2）照顾婴儿，手、腕部反复负重、运动史。

（3）无腕关节外伤、手术及关节炎病史。

（4）体格检查：右腕关节桡侧轻度肿胀，皮温正常，局部压痛（＋），VAS 8 分，右腕关节尺偏活动受限，Finkestein 征（＋）。

3. 鉴别诊断

（1）腕部骨折：一般有明显外伤病史，临床表现为腕部疼痛伴异常活动或畸形，舟状骨处于"鼻烟壶"的底部，骨折或坏死的临床表现较为隐匿，应注意鉴别。X 线或 CT 检查显示有骨皮质不连续、骨折线等表现可有助于明确诊断。根据该患者的病史及临床检查，暂不考虑该病。

（2）肌腱断裂：有撞击、剧烈牵拉等暴力外伤病史，拇短伸肌和拇长展肌腱断裂，可出现类似的疼痛、肿胀症状，但拇指外展、背伸无力和受限较明显。根据患者的病史及体格检查高度怀疑肌腱损伤断裂，MRI 检查或肌骨超声有助于进一步明确诊断。

4. 康复目标与计划

（1）康复目标：减轻患者在日常活动中腕部的疼痛不适。

（2）康复计划：健康宣教减少腕部及拇指运动、负重；物理治疗；必要时口服药物治疗或局部封闭注射。

四、处理方案及依据

1. 减少腕部运动

拇指及腕部反复运动可导致桡骨茎突部拇短伸肌和拇长展肌腱在腱鞘内相互反复摩擦，加重局部的炎症与肿胀不利于恢复。尤其应该减少腕反复尺偏运动及负重，减少拇指反复伸展及外展运动，如洗衣、端抱孩子、拿热水瓶等。

2. 减轻局部炎症与疼痛

与患者沟通常用治疗方案，患者为哺乳期，为避免药物对乳汁的影响，不考虑局部药物封闭。为减少患者来院频率，采用近年治疗末端病和运动损伤较为有效的冲击波与肌内效贴扎。冲击波治疗每周 1 次，治疗后冷敷并予以肌内效贴扎，共 3 次。体外冲击波具有机械应力效应，能够松解组织，促进血液循环，增加细胞摄氧；冲击波的空化效应使含有大量微小气泡的组织下急速膨胀，微循环得到改善，促进炎症消退；此外冲击波还可使神经的敏感性降低，缓解疼痛。肌内效贴通过腕部固定减少拇指、腕部运动，增加局部微循环及炎性物质的转运而发挥疗效。

五、要点与讨论

1. 桡骨茎突处的解剖特点

桡骨茎突处的腱沟狭窄而浅，底面凹凸不平，沟面覆盖腕背韧带形成一纤维骨性鞘管，拇短伸肌腱和拇长展肌腱经过此鞘管后,折成一定的角度分别止于拇指近节基底部及第 1 掌骨。在腕关节重复运动的过程中肌腱不断地成角与伸展,产生无菌性炎症,充血、水肿,致鞘内压增高,管壁增厚,从而出现一系列临床症状。

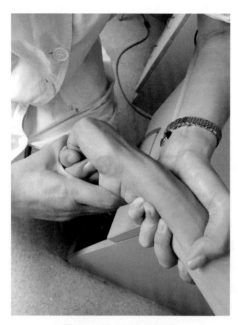

图 71 - 1   Finkestein 征

2. 桡骨茎突腱鞘炎临床表现和诊断

多见于大量从事洗涤、拧湿衣服、拧紧和拧松螺丝等拇指与腕关节运动的劳动者,他们作业的共同特点是拇指被固定在一定位置而腕关节重复尺偏活动,因此该病曾被命名为"洗衣女工的扭伤"。女性的发病率是男性的 5~8 倍,妊娠期与更年期达到最高峰,有研究显示这可能与妊娠期荷尔蒙的改变有关,也有研究认为其原因是女性的拇短伸肌腱和拇长展肌腱出鞘管后折角较男性增大,摩擦增加所致。诊断上主要根据病史及体格检查,部分患者腕部有结节,而 X 线检查阴性。有诊断价值的特殊检查:Finkestein 征,将患者拇指置于掌心、握拳,被动尺偏患者腕关节,出现桡骨茎突部位疼痛为阳性,如图 71 -1 所示。

3. 康复治疗

较为有效的治疗为鞘管内封闭治疗、超声波、超短波、音频、针刀、手术等治疗。而近年来的冲击波加肌内效贴治疗桡骨茎突腱鞘炎安全有效省时,临床上可根据患者的病情及个体情况选择治疗方法。

六、思考题

1. 桡骨茎突腱鞘炎发病的解剖结构特点是什么?

2. 举例说明其他常见的腱鞘炎发病部位。

3. 一跑步爱好者,出现内踝后方疼痛 1 周,跖屈时加重,局部无明显肿胀,压痛阳性,踝、足部肌力正常,双足深浅感觉正常对称,作为接诊医生,请尝试说明诊断思路?

七、推荐阅读文献

张长杰.肌肉骨骼康复学[M].北京:人民卫生出版社,2008,281 - 282.

(陈文华   缪 芸)

肱骨外上髁炎

一、病例资料

1. 现病史

患者,女性,42岁,因"右肘外侧、前臂疼痛不适一周"就诊。一周前提拿重物后出现右肘外侧及前臂疼痛不适,无明显红肿,拧毛巾、提物、筷子夹菜时疼痛加重,自行贴膏药及休息后无明显缓解,为求进一步诊治来就诊。发病以来,患者饮食、睡眠、大小便均正常,体重无明显变化。

2. 既往史

否认右肘部外伤、手术史,否认风湿性、类风湿关节炎及其他关节疾病病史,否认肿瘤、体内金属内植物病史,否认骨质疏松、凝血功能障碍性疾病及正在使用抗凝治疗病史。

3. 体格检查(含康复评定)

神志清楚,精神一般,对答可。血压 120 mmHg/80 mmHg。全身浅表淋巴结不大。双侧瞳孔等大等圆,直径 3 mm,对光反射灵敏。双侧额纹及鼻唇沟对称,口唇不绀,伸舌居中。双肺呼吸音清,心率 80 次/min,律齐,各瓣膜区未及病理性杂音。腹平软,无压痛及反跳痛,移动性浊音阴性,肠鸣音正常。脊柱四肢无畸形。右肘关节外侧无明显红肿及包块,皮温正常,右肱骨外上髁压痛(+),疼痛视觉模拟评分法(Visual Analogue Scale,VAS)6 分,前臂其他部位未及明显压痛,右肘关节活动范围正常,右上肢肌张力正常,前臂旋前肌力与伸腕肌力 5⁻级,臂丛牵拉试验(-),Mills 试验(+),腕伸肌抗阻力试验(+)。

4. 实验室和影像学检查

暂无。

二、诊治经过

初步诊断:肱骨外上髁炎,肘关节疼痛。

诊治经过:告知避免腕、肘反复运动及负重,予以冲击波及肌内效贴扎治疗,每周 1 次,共 3 次。治疗后患者疼痛症状缓解,VAS 1 分。

三、病例分析

1. 病史特点

(1) 女性,42 岁,因"右肘部及前臂疼痛 1 周"来院就诊。

（2）提重物后出现右肘部及前臂疼痛，拧毛巾、提物、筷子夹菜时疼痛加重。

（3）无肘部外伤、手术及关节炎病史。

（4）体格检查：右肱骨外上髁压痛（＋），VAS 6 分，右肘关节活动范围正常，右上肢肌张力正常，前臂旋前肌力与伸腕肌力 5⁻级，臂丛牵拉试验（－），Mills 试验（＋）。

2. 诊断及诊断依据

诊断：肱骨外上髁炎。

诊断依据：

（1）患者，中年女性，右肘关节外侧及前臂疼痛 1 周。

（2）有提重物病史，无肘关节外伤、手术及关节炎病史。

（3）体格检查发现右肘外上髁压痛（＋），VAS 6 分，Mills 试验（＋），腕伸肌抗阻力试验（＋）。

3. 鉴别诊断

（1）神经根型颈椎病：累及 C₅—C₆ 节段臂丛神经根性颈椎病可表现为，疼痛沿神经走形延伸至肘部和前臂，静息痛，前臂运动一般不会加重疼痛，椎间孔挤压试验（＋），颈椎影像学检查有阳性发现。

（2）旋后肌综合征：好发于反复前臂旋转作业者，前臂旋前时症状加重，旋后时减轻，压痛点位于旋后肌管，在肱骨外上髁远端，压痛范围较肱骨外伤髁炎广泛，伴有骨间背神经卡压者除了上述部位的疼痛有伸腕、伸指无力症状，肌电图检查出现拇长伸肌、指伸肌不同程度的失神经电位、神经传导速度减慢、波幅下降等。

（3）肱桡关节间滑囊炎：主要表现为肘关节屈伸运动时肘部前外侧疼痛，滑囊积液压力较大时疼痛较剧，可出现夜间痛。压痛点分别位于肱桡关节、环状关节与桡骨粗隆周围。肌骨超声可发现滑囊炎症、积液。

4. 康复目标与计划

（1）康复目标：减轻患者日常活动时腕部的疼痛不适。

（2）康复计划：康复宣教、物理治疗，必要时口服药物治疗。

四、处理方案及依据

1. 避免腕、肘反复运动及负重

肱骨外上髁为腕部伸肌腱附着点，腕部运动及负重可加重局部肌腱附着部位炎症及损伤，不利于恢复。

2. 消炎镇痛

与患者沟通常用治疗方案后，为不影响患者日常工作，采取了近年治疗末端病和运动损伤较为有效的冲击波与肌内效贴扎。冲击波治疗每周 1 次，治疗后冷敷并予以肌内效贴扎，共三次。体外冲击波具有机械应力效应，能够松解组织，促进血液循环，增加细胞摄氧；冲击波的空化效应使含有大量微小气泡的组织下急速膨胀，微循环得到改善，促进炎症消退；此外冲击波还可使神经的敏感性降低，缓解疼痛。肌内效贴通过增加局部微循环，放松和引导肌肉运动而发挥疗效。

五、要点与讨论

肱骨外上髁炎又称为网球肘。肱骨外上髁是肱骨小头外侧的突起，桡侧腕长伸肌、桡侧腕短伸肌、指伸肌、小指伸肌、尺侧腕伸肌以伸肌总肌腱附着于此，此外，起于肱骨外上髁部的还有肱桡肌、旋后肌。前臂伸肌群、旋后肌的长期反复的收缩、牵拉，如提重物、打网球或羽毛球、钳工等使这些肌腱的附着处发生不同程度的急性或慢性积累性损伤,肌腱产生撕裂、出血、机化、粘连,对微血管神经束产生卡压而发病。特殊体征 Mills 试验,使患者肘关节屈曲,手部握拳屈腕,然后将前臂完全旋前,再将肘关节伸直,可引起肱骨外上髁处剧烈疼痛,即为 Mills 试验阳性,如图 72 - 1 所示。诊断上根据患者病史、职业特点、临床表现与体征、辅助检查等需要与其他可引起肘关节外侧疼痛的疾病相鉴别。康复评定除了疼痛视觉模拟评分评价疼痛,尚可以采用 Roles 和 Maudsley 网球肘评价标准,疗效评价可采用 Verhaar 评分。限制用力握拳伸腕是治疗和预防该病复发的基本原则,康复治疗主要有超短波、红外线、低频、离子导入、局部药物封闭、冲击波、肌内效贴、运动疗法等。

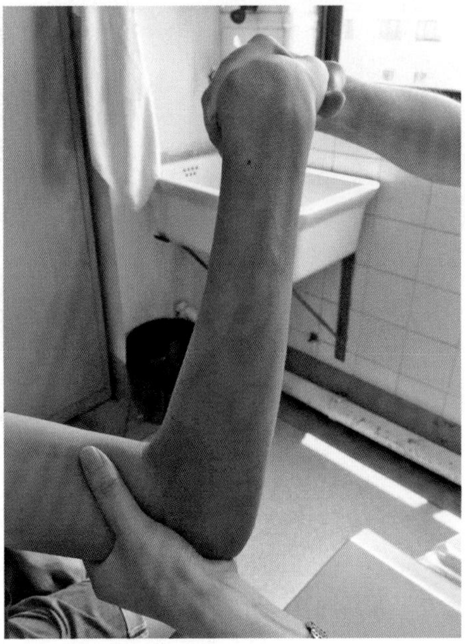

图 72 - 1　Mills 试验

六、思考题

1. 引起肘关节外侧疼痛的常见疾病有哪些?(不包含骨折脱位、肿瘤)

2. 肱骨外上髁炎与肱骨内上髁炎在病因、症状、体征以及治疗、注意事项上的异同点。

3. 肱骨外上髁炎 Thera-band 自我训练方法是什么?

七、推荐阅读文献

1. 樊涛,黄国志,曹安,等.体外冲击波与超声波治疗肱骨外上髁炎的疗效对比研究[J].中国康复医学杂志,2013,28(7):628 - 631.

2. 张国海,王人卫.肌内效贴对人体运动能力影响与相关机理的研究进展与展望[J].中国体育科技,2015,(1):73 - 80.

3. 祁奇,王予彬,陈文华,等.肌内效贴在运动损伤康复中的应用进展[J].中国康复医学杂志,2013,28(10):971 - 974.

4. 陈文华.软组织贴扎技术临床应用精要[M].上海:上海浦江出版社,2010.

(陈文华　缪　芸)

案例 73

梨状肌综合征

一、病例资料

1. 现病史

患者,女,61岁,因"左臀部痛伴左下肢放射痛1月"就诊。患者1月前不慎在浴室滑倒,当时左臀部着地,后出现左臀部疼痛伴左下肢放射性痛,呈阵发性刺痛,影响睡眠,无行走困难,经刮痧、贴膏药治疗后无明显缓解。腰椎MRI示"腰椎退行性变,L_4/L_5椎间盘膨出,骶管囊肿"。现为求进一步诊治,拟"梨状肌综合征"收治入院。发病以来患者精神可,饮食可,睡眠稍差,二便无殊,近期无明显体重变化。

2. 既往史

否认高血压、糖尿病、心脏病等慢性系统性疾病史。否认肝炎、伤寒、结核等传染病史。否认手术史。否认输血史。否认风湿性、类风湿关节炎及其他关节疾病病史,否认肿瘤、体内金属内植物病史,否认骨质疏松、凝血功能障碍性疾病及正在使用抗凝药物治疗病史。否认药物过敏史。

3. 体格检查(含康复评定)

脊柱无畸形,L_4—S_1棘突及两旁无明显压痛。左臀部梨状肌肌腹深部压痛(+),疼痛视觉模拟评分法(Visual Analogue Scale, VAS)6分,左侧坐骨神经走行压痛(+)。双下肢无明显感觉减退,左下肢屈髋、伸膝肌力5级,踝背伸、跖屈肌力5级,踇背伸肌力5级。双侧膝反射(+),踝反射(+),左侧直腿抬高试验40°(+),右侧直腿抬高试验70°(-),左侧加强试验(+)。左侧梨状肌FAIR试验(+),Babinski征(-)。

4. 实验室和影像学检查

腰椎MRI:腰椎退行性变,L_4/L_5椎间盘膨出,骶管囊肿。如图73-1、图73-2所示。

二、诊治经过

初步诊断:梨状肌综合征。

诊治经过:

完善相关检查:骨盆X线检查未见明显异常。左侧臀部超声未见明显异常。健康宣教:避免左侧髋关节过度内收内旋及弯腰负重,休息时髋关节适当外旋外展。局部物理因子治疗:超短波、超声、低频、DMS电动深层肌肉刺激、局部肌肉牵伸(每日1次)。药物治疗:西乐葆口服,每日2次,每次0.2 g,VitB₁片口服,每日3次,每次10 mg,弥可保片口服,每日3次,每次0.5 mg。一周后症状有轻度缓解,

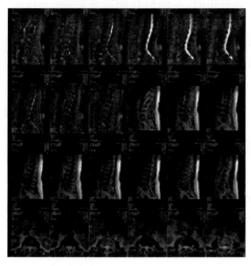

图 73-1 腰椎 MRI：腰椎退行性变，L_4/L_5 椎间盘膨出

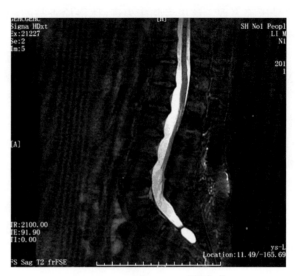

图 73-2 腰椎 MRI：骶管囊肿

仍感不适，予以 1% 利多卡因 100 mg＋确炎舒松 A 20 mg 于梨状肌痛点扇形注射治疗后患者疼痛症状明显减轻，VAS 2 分。

三、病例分析

1. 病史特点

(1) 女性，61 岁，因"左臀部疼痛伴左下肢放射痛 1 月"来院就诊。

(2) 无手术及关节炎病史。

(3) 体格检查：脊柱无畸形，L_4—S_1 棘突及两旁无明显压痛。左臀部梨状肌压痛(＋)，VAS 6 分，左侧坐骨神经走行压痛(＋)。双下肢无明显感觉减退，左下肢屈髋、伸膝肌力 5 级，踝背伸、跖屈肌力 5 级，踇背伸肌力 5 级。双侧膝反射(＋)，踝反射(＋)，左侧直腿抬高试验 40°(＋)，右侧直腿抬高试验 70° (－)，左侧加强试验(＋)。左侧梨状肌 FAIR 试验(＋)，Babinski 征(－)。

(4) 腰椎 MRI：腰椎退行性变，L_4/L_5 椎间盘膨出，骶管囊肿。骨盆 X 线检查：未见明显异常。左侧臀部超声：未见明显异常。

2. 诊断与诊断依据

诊断：梨状肌综合征。

诊断依据：

(1) 患者，老年女性，1 月前浴室滑倒，当时左臀部着地，后出现左臀部疼痛伴左下肢放射性痛。

(2) 体格检查：左臀部梨状肌压痛(＋)，VAS 6 分，左侧坐骨神经走行压痛(＋)。双下肢无明显感觉减退，左下肢屈髋、伸膝肌力 5 级，踝背伸、跖屈肌力 5 级。踇背伸肌力 4 级。双侧膝反射(＋)，踝反射(＋)，左侧直腿抬高试验 40°(＋)，右侧直腿抬高试验 70°(－)，左侧加强试验(＋)。左侧梨状肌 FAIR 试验(＋)。腰椎 MRI：腰椎退行性变，L_4/L_5 椎间盘膨出，骶管囊肿，骨盆正侧位片，左侧臀部超声均未见明显异常。

3. 鉴别诊断

(1) 腰椎间盘突出症：好发于中壮年男性或体力劳动者，临床表现为腰痛伴有下肢放射痛、麻木症状，体格检查沿坐骨神经走行压痛，直腿抬高试验阳性，腰椎 CT 或 MRI 检查有椎间盘突出，硬脊膜、神经根受压等表现。该患者临床表现、体格检查与腰椎间盘突出相似,左侧梨状肌紧张试验(＋),影像学无典型阳性表现,暂予排除。

（2）胸腰椎管内占位性病变:肿瘤或瘤样病变压迫脊髓或神经根亦可致肌力改变及感觉异常,胸腰椎 MRI 可见椎管内占位,患者体征有中枢神经及外周神经受损表现。MRI 可以协助明确诊断。

（3）腰椎管狭窄症:腰椎间盘退变膨出及小关节退变增生伴有黄韧带增厚骨化是腰椎管狭窄症的基本病理改变,可导致腰椎管容积减小,侧隐窝狭窄。典型的腰椎管狭窄症主要表现为腰痛伴有间歇性跛行症状,及症状体征分离,亦可伴有神经根受压症状。根据患者临床表现和影像学检查可以协助诊断。

4. 康复目标与计划

（1）康复目标:减轻患者左侧臀部与左下肢疼痛不适。

（2）康复计划:完善相关检查,健康宣教,避免局部张力增大进一步压迫神经,加重病情。物理治疗减轻局部炎症、痉挛,必要时局部药物注射治疗。

四、处理方案及依据

1. 完善相关检查

梨状肌综合征与临床多种疾病症状类似,患者老年女性,为进一步明确诊断,排除骨盆肿瘤、骨折、血肿等进行相关检查。

2. 减轻局部压迫

梨状肌为髋关节外旋肌,坐骨神经在梨状肌的走行有较大变异,一般经梨状肌下孔穿出。梨状肌的损伤,局部的肿胀会导致坐骨神经卡压,出现臀部伴下肢疼痛麻木等症状。髋关节内收内旋、梨状肌与坐骨大孔之间间隙变小,进一步加重压迫。

3. 物理因子治疗

短波通过非热效应减轻局部炎症,消除肿胀,减轻局部张力,减轻疼痛。低频、超声可以通过脑内吗啡样多肽的释放,闸门控制机制,增加局部血液循环,促进炎性物质代谢转运减轻疼痛。DMS 电动深层肌肉刺激可放松局部肌肉、减轻痉挛和疼痛症状。

4. 药物治疗

西乐葆属于非甾体抗炎(NSAID)药,选择性环氧化酶-2 抑制剂,可消炎镇痛,消化道副作用小。利多卡因＋确炎舒松 A 局部封闭注射可通过较强的抗炎作用、阻断疼痛弧,促进局部炎症的消退、减轻疼痛。维生素 B_1 和弥可保促进神经修复与代谢。

五、要点与讨论

梨状肌综合征是由于梨状肌充血、水肿、痉挛、肥厚以及解剖变异,刺激或压迫坐骨神经引起以一侧、双侧臀部酸胀、疼痛,伴大腿后侧或小腿后外侧放射性疼痛,甚至活动受限等为主的临床综合征。该病由 Robinson 于 1947 年提出,由于其症状如臀部疼痛、下肢牵涉痛或放射痛与小关节紊乱,腰椎间盘突出症等相似,易导致误诊、漏诊。因此 Robinson 提出梨状肌综合征的 6 个重要特点:①外伤或一侧臀部着地跌倒;②臀部或骶髂部疼痛放射至腿部影响步行;③臀肌萎缩;④局部条索状硬结;⑤拉塞格症阳性;⑥弯腰或提重物时症状加重。

梨状肌综合征发病率在美国占年均下腰痛、坐骨神经痛的 6%～8%。诊断主要依据病史、临床表现与体格检查,需与腰椎间盘突出、腰椎管狭窄、小关节紊乱等相鉴别,但临床也可能存在并发或继发的情况。患者除臀部伴有或不伴有下肢放射痛症状外,在久坐或长时间步行后加重,卧位时髋关节外旋位症状减轻,而在髋内旋增加时症状加重,可见于长短腿、莫顿神经瘤和越野滑雪。临床体格检查主要有:梨状肌肌腹部激惹点、压痛、压痛诱发下肢疼痛、拉塞格试验阳性、局部条索状硬结。常用的诊断性试验包括 Freiberg 试验、Beatty 试验、Pace 试验、FAIR 试验。影像学检查如 MRI,CT 等主要价值为排除其他疾病。肌电图检查一般为阴性,除非患者病程较长,神经卡压症状持续导致肌肉萎缩或感觉减退,有研究表明梨状肌综合征患者在 FAIR 位置(髋屈曲、内收、内旋)H 反射会出现潜伏期延长。

综上所述,Fishman 提出梨状肌综合征的诊断标准为:①45°拉塞格试验阳性;②梨状肌坐骨神经出口处触觉敏感;③FAIR 位置坐骨神经支配区域疼痛增加;④电诊断排除肌病和其他神经性疾病。治疗上主要有物理因子、手法牵伸治疗、非甾体类消炎药、类固醇加利多卡因局部封闭注射治疗等,近年来有国外文献报道采用肉毒素注射治疗梨状肌综合征取得一定疗效。

小贴士:

Freiberg 试验:患者仰卧位于检查床上,将患肢伸直,做内收内旋动作,如坐骨神经有放射性疼痛,再迅速将患肢外展外旋,疼痛随即缓解,即为梨状肌紧张试验阳性,如图 73-3 所示。

Beatty 试验:健侧卧位,患侧屈髋屈膝、髋外展抬起膝关节,诱发患侧臀部疼痛为阳性。而腰椎间盘突出症患者可引起腰痛和下肢疼痛症状,如图 73-4 所示。

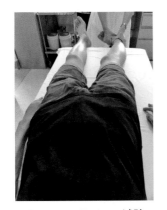
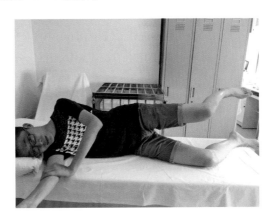

图 73-3 Freiberg 试验   图 73-4 Beatty 试验

Pace 试验:坐位,抗阻进行一侧髋关节外展,诱发臀部或下肢疼痛为阳性,如图 74-5 所示。

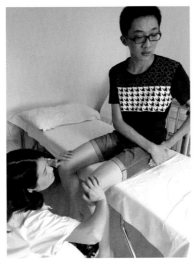
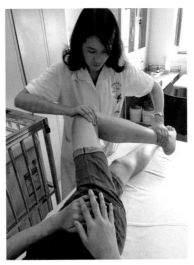

图 73-5 Pace 试验   图 73-6 FAIR 试验

FAIR 试验：仰卧位，被动髋屈曲、内收、内旋，引起一侧臀部伴有向腿部的放射痛为阳性，有研究认为其阳性率达到 85%，是纳入梨状肌综合征治疗的一个标准，如图 73 - 6 所示。

六、思考题

1. 梨状肌的解剖结构特点是什么？
2. 梨状肌综合征常用的临床体格检查有哪些？
3. 梨状肌综合征的鉴别诊断有哪些？

七、推荐阅读文献

1. Michel F, Decavel P, Toussirot E, et al. Piriformis muscle syndrome: diagnostic criteria and treatment of a monocentric series of 250 patients [J]. Ann Phys Rehabil Med, 2013, 56(5): 371 - 83.

2. Miller TA, White KP, Ross DC. The diagnosis and management of Piriformis Syndrome: myths and facts [J]. Can J Neurol Sci, 2012, 39(5): 577 - 583.

3. Jankovic D, Peng P, van Zundert A. Brief review: piriformis syndrome: etiology, diagnosis, and management [J]. Can J Anaesth., 2013, 60(10): 1003 - 1012.

4. Kirschner JS, Foye PM, Cole JL. Piriformis syndrome, diagnosis and treatment [J]. Muscle Nerve, 2009, 40(1): 10 - 18.

（陈文华　缪　芸）

案例 74
尺神经损伤

一、病例资料

1. 现病史

患者，男性，29 岁，软件工程师，右利手，因"右手 4、5 指麻木无力 2 月，加重 3 天"就诊。2 月前逐渐出现右手 4、5 指麻木、无力。患者经常长时间使用计算机，并且肘部置于桌子边缘。休息后症状有所减轻，自以为过度疲劳所致，未予重视。近 3 天长时间使用电脑后，患者右手 4、5 指麻木无力加重而来就诊。

患者自发病以来一般情况正常，食欲正常，大小便正常，夜间睡眠良好。体重无明显变化。

2. 既往史

否认高血压、糖尿病病史，否认其他慢性病史。否认药物过敏史。

3. 体格检查(含康复评定)

查体：T 36.5℃，P 71 次/min，R 18 次/min，BP 126 mmHg/76 mmHg。神志清楚，查体配合。营养中等，发育正常。心肺、腹部检查无异常。右肘部尺神经沟处压痛。右手背及尺侧 1 个半指轻触、针刺觉减退。徒手肌力测试(manual muscle test，MMT)：右腕屈曲及背伸肌群 5 级，右 4、5 指深屈肌 4 级，右第一骨间背侧肌 3 级，右小指展肌 3 级。主动关节活动度(active range of motion，AROM)：右腕指正常范围。日常生活活动能力(active of daily living，ADL)评定：改良 Barthel 指数 100 分。

4. 实验室和影像学检查

(1) 肌电图：右尺神经运动传导检查见肘上潜伏期延长、波幅减低、跨肘段传导速度减慢。右尺神经及尺神经手背支感觉传导检查见潜伏期延长、波幅减低、传导速度减慢。右 4、5 指深屈肌、第一骨间背侧肌、小指展肌静息下见自发电位，轻收缩动作电位偏宽大并可见多相电位，重收缩募集类型减少。尺侧腕屈肌、拇短展肌、C_8 椎旁肌未见异常。考虑右尺神经肘部损害，如图 74-1、图 74-2 所示。

(2) X 线片：右肘未见异常。

二、诊治经过

初步诊断：右侧尺神经损伤(肘部)，右手运动、感觉障碍。

诊治经过：予尺神经低频电刺激、肌力训练增强肌力；冰刺激、毛刷刺激促进感觉恢复；钉板、弹力橡圈、弹力网等促进手功能恢复；右掌指、指间关节主动运动维持关节活动度；同时给予甲钴胺片口服，每日三次，每次 0.5 mg，注射用鼠神经生长因子肌注，每日 1 次，每次 18 ug 以促进神经修复。1 月后患者右 4、5 指麻木感消失。右手 4、5 指屈曲肌力 5⁻级、第一骨间背侧肌、小指展肌肌力 4⁺级。右手背

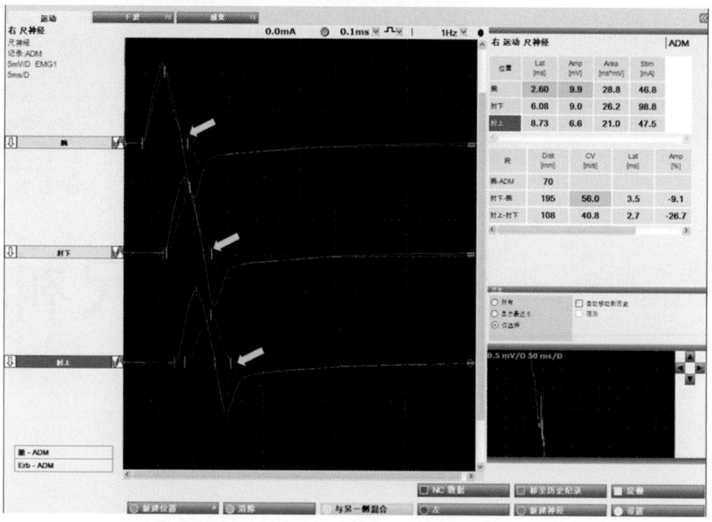

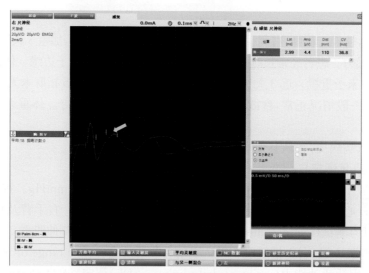

图 74-1 尺神经运动传导示右肘上潜伏期延长、波幅减低、跨肘段传导速度减慢

图 74-2 尺神经感觉传导示右侧潜伏期延长、波幅减低、传导速度减慢

注：图中箭头所指为右侧，另一个为左侧。

及尺侧1个半手指轻触、针刺觉较前明显改善。复查肌电图见右尺神经运动、感觉动作电位波幅增加，与健侧无明显差异，尺神经支配肌针电极检查见募集类型正常。提示尺神经损伤恢复。终止门诊康复治疗，建议继续肌力训练，避免肘部受压。

三、病例分析

1. 病史特点

（1）患者，男性，29岁，右手4、5指麻木无力2月，加重3天。

（2）经常长时间使用计算机，且肘部置于桌子边缘。

（3）无高血压、糖尿病及其他慢性病史。无药物过敏史。

（4）查体：右肘部尺神经沟处压痛。右手背及尺侧1个半指轻触、针刺觉减退。MMT：右腕屈曲及背伸肌群5级，右4、5指深屈肌4级，右第一骨间背侧肌3级，右小指展肌3级。右腕指AROM正常范围。ADL 正常。

（5）辅检。肌电图：右尺神经肘部损害。

2. 诊断及诊断依据

诊断：右侧尺神经损伤（肘部），右手运动、感觉障碍。

诊断依据：

（1）患者右手 4、5 指麻木无力 2 月，加重 3 天。

（2）有经常长时间肘部受压史。

（3）查体：右肘部尺神经沟处压痛。右尺神经支配区轻触、针刺觉减退。右尺神经支配远端肌肌力减退。

（4）辅检：肌电图示右尺神经肘部损害。

3. 鉴别诊断

（1）尺神经腕部损伤：可有蚓状肌、骨间肌、小鱼际肌无力，伴或不伴第 5 指及第 4 指尺侧半感觉减退或消失。不会出现手背尺侧感觉减退或消失。电生理尺神经手背支感觉神经传导检查正常。本例患者手背尺侧有感觉减退，尺神经手背支感觉传导异常，与此不符。

（2）C_8—T1 神经根损伤：可有小鱼际、尺侧 1 个半指及前臂尺侧麻木，感觉减退。尺侧腕屈肌、指深屈肌，第一骨间背侧肌、小指展肌、拇短展肌等 C_8—T1 支配肌无力。肌电图可见上述肌肉异常，可同时伴有 C_8 椎旁肌自发电位。本病例与此不符。

（3）正中神经损伤：正中神经不同部位的损伤，有其相应的症状和体征。腕部损伤时所支配的鱼际肌和蚓状肌肉麻痹及所支配的手部感觉障碍，临床表现主要是拇指对掌功能障碍（典型患者可出现"猿手"畸形）和手掌侧的桡侧半感觉障碍，特别是食、中指远节感觉消失。而肘上损伤则所支配的前臂肌亦麻痹，除上述表现外，另有拇指和食、中指屈曲功能障碍。本病例与此不符。

4. 康复目标和计划

（1）康复目标：促进尺神经损伤修复，增强肌力，促进感觉恢复，改善手功能。

（2）康复计划：应用各种物理因子及药物促进尺神经损伤修复；低频电刺激、肌力训练、冰刷刺激及作业疗法等增强肌力、促进感觉恢复、改善手功能。

四、处理方案与依据

患者尺神经损伤诊断明确，病程 2 月，加重 3 日，有尺神经肘部压迫史。肌电图示慢性神经源性损害，但是同时尺神经支配肌见自发电位，提示伴有活动性（或进行性）损害，因此应积极给予物理因子及药物治疗促进神经损伤恢复。

1. 促进神经损伤修复治疗

予尺神经低频电刺激、肌力训练增强肌力；冰刺激、毛刷刺激促进感觉恢复；甲钴胺片，口服，每日三次，每次 0.5 mg。注射用鼠神经生长因子，肌肉注射，每日 1 次，每次 18 ug。

2. 钉板、弹力橡圈、弹力网等作业治疗促进手功能恢复

患者虽无 ADL 异常，但是右侧 4、5 指深屈肌、第一骨间背侧肌、小指展肌无力影响了患者的右手功能，虽日常生活自理，但患者右利手，计算机工程师，对右手功能要求较高，所以应给予上述作业治疗改善右手功能。

3. 健康教育

患者经常长时间使用计算机且肘部放在桌子边缘，是尺神经肘部损害常见原因之一，应该避免，所以要对患者进行这方面健康教育，防止再次出现类似损伤。

五、要点与讨论

1. 尺神经损伤的病因

尺神经肘部损伤可由于创伤、关节变形、肱骨远端骨折、肘关节脱位、风湿性及退行性关节病、内上髁先天异常、手术制动、肘管处嵌压等引起。可有尺神经损伤部位以远支配区感觉障碍与支配肌无力。尺神经腕部损伤、神经根型颈椎病(C_8—T1)、正中神经损伤等疾病可以有部分类似的表现,因此需要进行鉴别。

2. 肌电图检查在尺神经损伤的意义

损伤严重程度及是否需要手术治疗则需要肌电图帮助判定。患者就诊时肌电图提示尺神经支配肌轻收缩动作电位偏宽大并可见多相电位,它实际上是一种再生电位,当神经损伤1周到10天后其支配肌肉就会出现失神经支配,随着残存神经轴索侧枝芽生,已经失去神经支配的肌肉会得到重新支配,在神经重新支配肌肉的过程中,就会出现一种新生电位,即多相电位。随着时间的延长,它们可以表现为动作电位的宽大。它们的出现表明神经已经开始再生并对失神经支配的肌纤维成功的再支配,可考虑保守治疗。另外肌电图检查的寸移法可帮助明确损伤的位置。小指展肌记录,在肘下4 cm至肘上4 cm每隔1 cm给予1次刺激,如果2次刺激引出动作电位的潜伏期差≥0.4 ms或/和波形离散、波幅下降>50%(传导阻滞),提示此处为尺神经损伤部位。

3. 尺神经损伤的治疗

保守治疗一般适用于症状比较轻微,而且局部有传导阻滞或传导减慢的患者。首先要去除造成尺神经在肘部和腕部反复损伤的原因;另外,可以用两个夹板来固定肘或腕部以保护尺神经不再受压。康复治疗主要从促进神经损伤修复、促进肌力、感觉恢复、维持关节活动度、改善手功能等方面进行。经过4~6周保守治疗失败或当症状比较严重且有明显肌肉萎缩时,应考虑采取手术治疗。但是术前应行肌电图检查以证实神经受压。神经减压的手术方法包括韧带松解、神经前方移位以及肱骨内上髁切除等。功能恢复结果因受压严重程度和持续时间、临床症状以及手术方法的不同而不同。一般来说持续时间短于6个月以及仅限于感觉异常的症状可以完全恢复。

六、思考题

1. 尺神经损伤常见部位与原因有哪些?
2. 尺神经肘部髁后沟与肘管处损伤如何鉴别?
3. 尺神经损伤康复治疗注意事项。

七、推荐阅读文献

1. 黄晓琳,燕铁斌.康复医学[M].5版.北京:人民卫生出版社,2013:181-185.

2. 党静霞.肌电图诊断与临床应用[M].2版.北京:人民卫生出版社,2013:175-189.

3. [日]木村淳著.郭铁成主译.神经肌肉疾病电诊断学原理与实践[M].3版.天津:天津科技翻译出版公司,2008:619-621.

4. [美]A. Arturo Leis, Vicente C. Trapani主编.车峰远译.肌电图学图谱[M].天津:天津科技翻译出版公司出版,2011.4:35-40.

5. [美]Cioppa-Mosca, J. 著.陆芸等译.骨科术后康复指南[M].天津.天津科技翻译出版公司,2009.10:190-195.

(谢 青 纵 亚)

一、病例资料

1. 现病史

患者,女性,37 岁,因"右腕、指伸展无力1月"入院。1月前车祸致"右肱骨中下段骨折",伴有右腕、指伸展受限,急诊行"右肱骨干骨折内固定术",术中探查见桡神经挫伤。术后支具固定并予肌注神经营养因子、口服甲钴胺片等营养神经治疗并建议康复治疗,患者因自身原因未行康复治疗,1 周后出院,家中自行锻炼。1月时患者右腕指活动仍无明显改善,为进一步诊治,来康复医学科就诊,拟"右侧桡神经损伤"收住入院。

患者自发病以来一般情况正常,食欲正常,大小便正常,夜间睡眠良好。体重无明显变化。

2. 既往史

否认其他手术外伤病史。否认高血压、糖尿病病史,否认其他慢性病史。否认药物过敏史。

3. 体格检查(含康复评定)

查体:T 36.6℃,P 69 次/min,R 18 次/min,BP 125 mmHg/73 mmHg。神志清楚,查体配合。营养中等,发育正常。皮肤巩膜无黄染。双肺呼吸音清,未闻及干湿啰音。心脏、腹部检查无异常。右上臂见长约 20 cm 手术瘢痕,愈合良好。局部软组织未见明显肿胀。右肘后三角关系正常。右桡动脉搏动正常。右上臂无轴向叩击痛。右手背桡侧半及桡侧 3 个半手指背侧面轻触、针刺觉减退。徒手肌力测试(manual muscle test,MMT):右腕背伸肌群 3 级,右腕掌屈肌群 5 级,右指总伸肌力 2 级,右食指伸肌 2 级,右拇长伸肌 2 级,右第一骨间背侧肌 5 级,右小指展肌 5 级,右旋后肌 2 级。主动关节活动度(active range of motion,AROM):右肩前屈 110°,外展 100°,后伸 15°。右肘屈曲 120°,伸展 0°。右腕背伸 5°,掌屈 70°。前臂旋前 90°,旋后 0°。日常生活活动能力(active of daily living,ADL)评定:改良 Barthel 指数 90 分。

4. 实验室和影像学检查

(1) X 线片提示:右侧肱骨中下段骨折内固定术后,骨折线清晰,如图 75-1 所示。

(2) 肌电图:右桡神经运动及感觉传导检查见潜伏期延

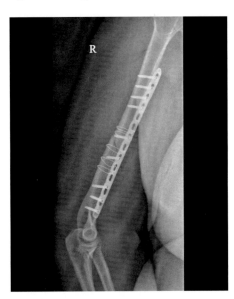

图 75-1 X 线片示:右侧肱骨中下段骨折内固定术后,骨折线清晰

长、波幅减低、传导速度减慢。桡神经支配肌静息下见自发电位，轻收缩见多相电位，重收缩募集类型减少。考虑右桡神经上臂中下段不完全损伤，如图75-2、图75-3所示。

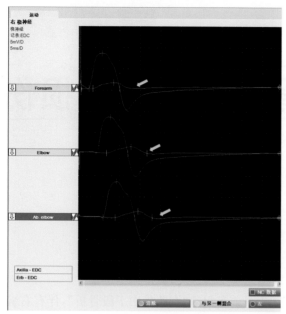 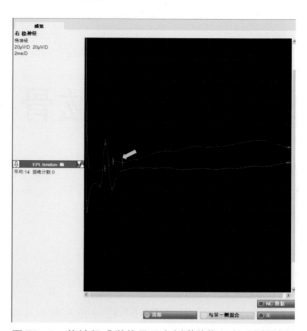

图 75-2　桡神经运动传导示右侧潜伏期延长、波幅减低　　图 75-3　桡神经感觉传导示右侧潜伏期延长、波幅减低

注：图中箭头所指为右侧，另一个为左侧。

二、诊治经过

初步诊断：右侧桡神经损伤（上臂中下段），右侧肱骨干骨折内固定术后，右上肢运动、感觉障碍，日常生活活动能力障碍。

诊治经过：患者入院后予桡神经低频电刺激、肌力训练增强肌力；关节松动、持续关节被动活动改善右上肢关节活动度；冰刺激、毛刷刺激促进感觉恢复；钉板、磨砂板等作业疗法促进 ADL 恢复。同时给予甲钴胺片口服，每日三次，每次 0.5 mg，注射用鼠神经生长因子肌注，每日 1 次，每次 18 ug 以促进神经修复。碳酸钙 D3 片口服，每日一次，每次 625 mg，以补充活性维生素 D 与钙离子。3 周后患者右腕背伸、手指伸展肌力不同程度增加，右手背桡侧半及桡侧 3 个半手指背侧面轻触、针刺觉部分改善。复查肌电图见右桡神经运动、感觉动作电位波幅增加，桡神经支配肌针电极检查见多相偏宽大电位，提示桡神经损伤有所恢复。X 线片见右肱骨骨折断端有连续骨痂生长，提示骨折已逐渐愈合。安排出院，门诊康复治疗。建议 1 月后复查肌电图及 X 线片。

三、病例分析

1. 病史特点

（1）患者，女性，37 岁，右腕、指伸展无力 1 月。

（2）右侧肱骨干骨折内固定术后 1 月。

（3）无高血压、糖尿病及其他慢性病史。无药物过敏史。

（4）查体：右上臂无轴向叩击痛。右手背桡侧半及桡侧 3 个半手指背侧面轻触、针刺觉减退。MMT：右腕背伸肌群 3 级，右指总伸肌力 2 级，右食指伸肌 2 级，右拇长伸肌 2 级，右旋后肌 2 级。

AROM：右肩前屈 110°，外展 100°，后伸 15°。右肘屈曲 120°，伸展 0°。右腕背伸 5°，掌屈 70°。前臂旋前 90°，旋后 0°。改良 Barthel 指数 90 分。

（5）辅检。肌电图：右侧桡神经上臂中下段不完全损伤。X 线片：右侧肱骨中下段骨折内固定术后，骨折线清晰。

2. 诊断及诊断依据

诊断：右侧桡神经损伤（上臂中下段），右侧肱骨干骨折内固定术后，右上肢运动、感觉障碍，日常生活活动能力障碍。

诊断依据：

（1）患者右腕、指伸展无力 1 月。

（2）外伤及"右侧肱骨干骨折内固定术"手术史明确。

（3）查体：桡神经支配区感觉减退。右腕、指伸展肌群、右旋后肌等桡神经支配肌肌力减退。右肩、肘、腕、指 AROM 不同程度受限。ADL 部分受限。

（4）辅检：肌电图示右侧桡神经上臂中下段不完全损伤。X 线片示右侧肱骨中下段骨折内固定术后，骨折线清晰。

3. 鉴别诊断

（1）后骨间神经损伤：桡神经前臂处损害时以垂指明显，可以没有垂腕或很轻，但伸腕时向桡侧偏斜。后骨间神经属纯运动神经，它损害时没有感觉障碍，但多有肘部外侧疼痛。本病例有感觉障碍，有垂腕、垂指，与此不符。

（2）正中神经损伤：正中神经不同部位的损伤，有其相应的症状和体征。腕部损伤时所支配的鱼际肌和蚓状肌肉麻痹及所支配的手部感觉障碍，临床表现主要是拇指对掌功能障碍（典型患者可出现"猿手"畸形）和手掌侧的桡侧半感觉障碍，特别是食、中指远节感觉消失。而肘上损伤则所支配的前臂肌亦麻痹，除上述表现外，另有拇指和食、中指屈曲功能障碍。本病例与此不符。

（3）尺神经损伤：皮肤感觉障碍一般限于手的尺侧半面，有时包括腕的尺侧。骨间肌、拇收肌、小鱼际肌群肌肉萎缩。骨间肌麻痹，手指不能外展与内收。手指的夹力减弱或消失，小指常处于外展位，而不能与环指并拢。掌指关节过伸，指间关节屈曲，状似鹰爪（"爪形手"畸形）。尺神经损伤在肘部时，除上述症状外，前臂屈肌尺侧部分轻度萎缩，屈腕肌力减弱，并伴手桡偏。本病例与此不符。

（4）臂丛神经损伤：出现正中、尺、桡、肌皮、腋神经等任何两个以上的神经损害表现就要考虑臂丛神经损伤。本病例仅累及桡神经，与此不符。

4. 康复目标和计划

（1）康复目标：促进桡神经损伤修复，促进肱骨骨折愈合，增强肌力，促进感觉恢复，提高日常生活自理能力。

（2）康复计划：应用各种物理因子及药物促进骨折愈合与神经损伤修复；低频电刺激、肌力训练、冰刷刺激等增强肌力，促进感觉恢复；钉板、磨砂板等作业疗法促进 ADL 恢复。

四、处理方案与依据

（1）促进神经损伤修复治疗　桡神经低频电刺激。甲钴胺片口服，每日三次，每次 0.5 mg，注射用鼠神经生长因子肌注，每日 1 次，每次 18 ug。患者桡神经损伤诊断明确，病程 1 月，处于神经损伤恢复期，应积极给予物理因子及药物治疗促进神经损伤恢复。

（2）促进骨折愈合的治疗　口服碳酸钙 D3 片口服，每日一次，每次 625 mg 补充活性维生素 D 与钙离子以促进骨折愈合。右屈肘肌群适度静力收缩、主动收缩训练让肱骨承受适当应力刺激以促进骨折愈合。

（3）综合康复治疗 针对患者存在的肌力下降、关节活动度下降、日常生活活动能力下降等给予针对性的康复治疗。桡神经支配肌肌力训练，肌力1级以下低频电刺激，肌力2～3级助力肌力训练。关节松动、持续关节被动活动、关节主动活动改善右上肢关节活动度。冰刺激、毛刷刺激促进感觉恢复。钉板、磨砂板等作业疗法促进手功能恢复。日常生活活动训练促进ADL恢复。

（4）预防畸形 给予腕、指支具纠正腕指下垂，防止挛缩。

五、要点与讨论

临床上肱骨中下1/3骨折易合并桡神经损伤。患者入院时右侧肱骨干骨折内固定术后1月，伴有右桡神经前臂感觉分支（桡浅神经）支配区域（手背桡侧及桡侧3指）皮肤感觉减退、桡神经支配肌肉（桡侧腕长短伸肌、食指伸肌、指总伸肌、拇长伸肌、旋后肌等）肌力下降，要考虑桡神经损伤，但损伤部位和程度需要鉴别。

诊断需要与后骨间神经损伤、正中神经损伤、尺神经损伤、臂丛神经损伤等疾病鉴别。

损伤严重程度则需要肌电图帮助判定。桡神经损伤是否需要手术治疗也需要肌电图帮助甄别。该患者入院时肌电图提示桡神经支配肌轻收缩可见多相电位，它实际上是一种再生电位，当神经损伤1周到10天后其支配肌肉就会出现失神经支配，随着残存神经轴索侧枝芽生，已经失去神经支配的肌肉会得到重新支配，在神经重新支配肌肉的过程中，就会出现一种新生电位，即多相电位。它的出现表明神经已经开始再生，可考虑保守治疗。患者骨折愈合情况需要X线片帮助判定。该患者入院时X线片示骨折线清晰，提示骨折尚未完全愈合。因此治疗主要从促进神经损伤修复、促进骨折愈合、促进肌力恢复、防止肌肉萎缩、维持改善关节活动度、防止关节挛缩、提高日常生活活动能力等方面进行。

六、思考题

1. 桡神经损伤常见部位与原因有哪些？

2. 桡神经上臂桡神经沟处损害与前臂桡神经后骨间分支损害临床与电生理表现有何不同？

3. 在单独桡神经上臂损害时，指外展肌力检查应注意什么？为什么？

七、推荐阅读文献

1. 黄晓琳,燕铁斌.康复医学[M].5版.北京：人民卫生出版社,2013：186-190.

2. 党静霞.肌电图诊断与临床应用[M].2版.北京：人民卫生出版社,2013：190-200.

3. ［日］木村淳著.郭铁成主译.神经肌肉疾病电诊断学原理与实践[M].3版.天津：天津科技翻译出版公司,2008：615-616.

（谢 青 纵 亚）

一、病例资料

1. 现病史

患者,男性,30 岁,因"右肩、肘部活动无力 2 天"入院。2 天前患者骑摩托车不慎与轿车相撞,当头肩部撞击着地时右肩部受到牵拉,摔伤后出现右肩部疼痛,右肘及肩部活动不利,右手指活动基本正常。急诊 X 线片检查:右肩部、肘部无骨折。伤后第 2 天,右肩关节肿胀、疼痛加重,右肩部及肘部活动明显受限,伤后无意识丧失,无头痛、头昏、恶心、呕吐等症状,为进一步诊治,门诊拟"右侧臂丛神经损伤"收治入院。

患者发病以来,食欲、睡眠、大小便均正常,体重无明显变化。

2. 既往史

否认其他手术外伤病史。否认颈椎病、糖尿病病史,否认其他慢性病史。否认药物过敏史。

3. 体格检查(含康复评定)

(1) 查体:T 36.7℃,P 82 次/min,R 15 次/min,BP 125 mmHg/75 mmHg。神志清楚,对答正确,双侧眼球运动正常,双侧鼻唇沟对称,伸舌居中,双耳听力正常。双侧肺部呼吸音正常,心脏及肺部检查无异常。左侧上肢活动正常,肌力正常,双下肢活动正常,肌力正常。

(2) 康复评定:右肩关节肿胀、前区及外侧区皮肤淤血,无"方肩",右肘关节无肿胀。右肩峰、肩胛骨外侧缘上区压痛(++)。右肩关节主动前屈 30°、外展 30°、后伸 20°、外旋 30°、内旋 30°;右肩关节被动前屈上举 180°、外展 180°、后伸 50°、外旋 90°、内旋 90°;右肘关节主动屈曲 40°、伸展 0°、前臂旋后 50°;右肘关节被动屈曲 150°、伸展 0°、前臂旋后 90°。徒手肌力测试(manual muscle test,MMT):右肩外展肌群 3 级,右屈肘肌群 3 级,右伸肘肌群 4 级,右屈腕肌群 5 级,伸腕肌群 4 级。右上臂、前臂外侧区针刺觉、触觉减退。日常生活活动能力(active of daily living,ADL)评定:改良 Barthel 指数 50 分。

4. 实验室及影像学检查

X 线片检查:右肩部、肘部无骨折及脱位。

二、诊治经过

1. 初步诊断

右臂丛神经上干不完全性损伤,日常生活活动障碍。

2. 诊治经过

患者伤后诊断为右臂丛神经上干不完全性损伤,损伤 2 天后入院,此期最佳治疗为保守治疗。

(1) 一般治疗:观察生命体征变化(排除外伤后颅内慢性出血);营养神经:肌肉注射弥可保 500

μg,每日1次;活血化瘀:口服云南白药2粒,每日3次。

（2）康复治疗:①红外线及短波治疗作用于右肩及锁骨上区,改善血液循环,加速渗出物吸收,消除组织肿胀,减轻对臂丛神经的卡压。②空气压力波作用于右上肢,改善肢体血液循环,治疗上肢水肿及预防静脉血栓形成。③经皮神经电刺激三角肌、肱二头肌、冈上肌、冈下肌、旋后肌区预防肌肉萎缩。④缓慢轻柔被动运动右肩、肘关节,预防关节僵硬,恢复本体感觉;⑤按摩右前臂、上臂,放松肌肉组织,促进血液循环,促进疼痛物质吸收,减轻上肢疼痛。⑥冰刺激、毛刷刺激右上臂、前臂外侧,促进感觉神经功能恢复。⑦前臂与骨盆固定带连接支具将上肢托起,减轻上肢重量,缓解上肢重力对臂丛神经的影响。⑧钉板、磨砂板、日常生活辅助器具练习等作业疗法促进 ADL 恢复。⑨在治疗过程中,贯彻心理疏导,鼓励及激发积极向上的精神,克服消极自卑心理,树立战胜疾病信心。

（3）目前情况:经过1月康复治疗,右肩关节肿胀消失,前区及外侧区皮肤淤血消退。右肩峰、肩胛骨外侧缘上区轻度压痛(＋)。右肩关节主动前屈90°,外展80°,后伸30°,外旋50°、内旋50°,右肘关节主动屈曲90°,伸展0°,前臂旋后70°,MMT:右肩外展肌群均4⁻级,右屈肘肌群4⁻级,右伸肘肌群4⁺级,右屈腕肌群5级,伸腕肌群5级。右上臂、前臂外侧区针刺觉、触觉较前恢复。ADL 评定:改良 Barthel 指数70分。

三、病例分析

1. 病史特点

（1）患者,男性,37岁,右肩、肘部活动障碍2天。

（2）有明确外伤及右肩牵拉史,伤后出现症状。

（3）无糖尿病、颈椎病史。

（4）查体:右肩关节肿胀,前区及外侧区皮肤淤血,右肘关节无肿胀。右肩峰、肩胛骨外侧缘上区压痛(＋＋)。右肩关节主动前屈30°,外展30°,后伸20°,外旋30°、内旋30°,右肩关节被动前屈上举180°,外展180°,后伸50°,外旋90°、内旋90°;右肘关节主动屈曲40°,伸展0°,前臂旋后50°,右肘关节被动屈曲150°,伸展0°,前臂旋后90°。MMT:右肩外展肌群3级,右屈肘肌群3级,右伸肘肌群4级,右屈腕肌群5级,伸腕肌群4级。右上臂、前臂外侧区针刺觉、触觉减退。ADL 评定:改良 Barthel 指数50分。

（5）辅检:

X线片检查:右肩关节、肘关节无骨折及脱位。

2. 诊断及诊断依据

诊断:右臂丛神经上干不完全性损伤,日常生活活动障碍。

诊断依据:

（1）患者有明确的外伤史。

（2）外伤后出现右肩、肘关节主动活动受限。

（3）查体:右肩肘关节主动活动明显受限,被动活动度正常。右肩外展肌群肌力、右屈肘肌群肌力、右伸肘肌群肌力、右伸腕肌群肌力均明显减低。右上臂、前臂外侧区针刺觉、触觉减退。

（4）X线片:无右肩关节、右肘关节骨折及脱位。

3. 鉴别诊断

（1）肩袖损伤:有或者没有肩关节外伤史,肩关节疼痛伴活动受限,尤其在肩关节外展时疼痛明显,有疼痛弧,上肢前伸、外展、外旋疼痛明显,冈上肌腱止点区有压痛。必要时行 MRI 检查进一步排除。

（2）颈椎病:臂丛上干损伤需要与颈椎病累及 C_5—C_6 神经根鉴别,可根据患者症状、是否有外伤、上臂牵拉史等鉴别,必要时可行颈椎 MRI 检查及肌电图检查进一步鉴别。

（3）肩关节脱位:有明确的外伤史,伤后肩关节疼痛,伴明显活动受限,肩关节局部压痛明显,出现"方肩",上肢延长。X线片检查:肩关节间隙增宽,脱位征象。本病症状、查体、X线片与此病不符,可以排除。

（4）肘关节脱位：有明确的外伤史，伤后肘关节疼痛，伴明显活动受限，肘关节局部压痛明显，肘后三角消失。X 线片检查：肘关节脱位。本病症状、查体、X 线片与此病不符，可以排除。

4. 康复目标和计划

（1）消除炎症水肿，减轻对神经的损害，预防关节挛缩畸形的发生。

（2）促进神经再生，保持肌肉质量，增强肌力和促进感觉功能恢复，防止肢体发生挛缩畸形，最大限度地恢复其功能。

（3）提高生活质量，早日回归社会。

四、处理方案及依据

本病例为病程短的不完全性臂丛上干损伤，首选保守治疗。

1. 物理因子消除右肩部肿胀

患者伤后 2 天，右肩部前外侧肿胀、皮肤淤血，尽快消肿能减轻臂丛上干神经受压，有利于受损伤神经功能恢复。可采用红外线、短波治疗。

2. 预防静脉栓塞

臂丛上干损伤可导致上臂相关肌肉收缩功能减低，影响静脉回流，使静脉栓塞的几率增加，予以空气压力波作用于右上肢。

3. 预防肌肉萎缩

经皮神经电刺激三角肌、肱二头肌、冈上肌、冈下肌、旋后肌区运动点，刺激肌肉收缩，预防肌肉萎缩。

4. 关节被动运动

缓慢轻柔被动运动右肩、肘关节，增加关节内滑液流动，预防关节囊挛缩，保护关节功能。

5. 推拿按摩

对右前臂、上臂进行按摩，放松肌肉组织，促进血液循环，促进疼痛物质吸收，减轻上肢疼痛。

6. 感觉再训练

用冰刺激、毛刷刺激右上臂、前臂外侧，促进感觉神经功能恢复。

7. 支具

前臂与骨盆固定带连接支具将上肢托起，缓解上肢重力对臂丛神经的影响，预防肩关节脱位、半脱位发生。

8. 作业治疗

钉板、磨砂板、日常生活辅助器具练习等作业疗法促进 ADL 恢复。

9. 心理治疗

改善可能出现的焦虑、抑郁症状，克服消极自卑心理，树立战胜疾病信心。

10. 药物治疗

口服云南白药活血化瘀；肌注弥可保促进周围神经功能恢复。

五、要点与讨论

1. 臂丛神经解剖

臂丛的解剖组成简单地可以用"555"来记忆，即臂丛由第 5～8 颈神经及第 1 胸神经共 5 条神经根组成，分根、干、股、束、支 5 个部分，有腋神经、肌皮神经、正中神经、桡神经、尺神经 5 大分支。臂丛有三干、六股、三束。其中三干是由颈 5～6 合成上干，颈 7 单独为中干，颈 8、胸 1 合成下干，位于锁骨之上和第一肋骨表面。六股为上、中、下干各自分为前、后两股,位于锁骨后。三束是由上、中干前股组成外侧束,下干前股组成内侧束,三干的后股组成后束。

2. 臂丛神经损伤的临床表现

臂丛损伤多为:①牵拉伤,如上肢被皮带卷入致伤;②对撞伤,如被快速汽车撞击肩部或肩部被飞石所击伤;③切割伤或枪弹伤;④挤压伤,如锁骨骨折或肩锁部被挤压;⑤产伤,如分娩时胎位异常或产程中牵拉致伤。

有下列情况出现时,应考虑臂丛损伤的存在:①上肢5根神经(腋、肌皮、正中、桡、尺)中任何两根的联合损伤(非同一平面的切割伤);②手部3根神经(正中、桡、尺)中任何1根合并肩关节或肘关节功能障碍(被动活动正常);③手部3根神经(正中、桡、尺)中任何1根合并前臂内侧皮神经损伤(非切割伤)。

上干损伤:其临床症状与体征和上臂丛神经根损伤相似。上臂丛(C_5—C_7)损伤:主要损伤腋神经、肌皮神经、肩胛上神经,桡、正中神经部分损伤。腋神经支配三角肌,肌皮神经支配肱二头肌、肱肌,肩胛上神经支配冈上下肌,正中神经支配桡侧腕屈肌、旋前圆肌,桡神经支配肱桡肌、伸腕肌群、旋后肌。临床表现为肩关节不能外展与上举,肘关节不能屈曲,腕关节虽然屈伸但肌力减弱,前臂旋转亦有障碍,手指活动尚属正常,上肢伸面感觉大部分缺失。

3. 肌电图检查在臂丛神经损伤的诊断意义

肌电图(electromyography,EMG)及神经传导速度(nerve conduction velocity,NCV)对有无神经损伤及损伤的程度有重要参考价值,由于神经损伤后,受累神经出现变性、坏死变化多在神经损伤后3周左右才出现,因此一般在伤后3周进行检查。感觉神经动作电位(sensory nerve action potential,SNAP)和体感诱发电位(somatosensory evoked potential,SEP)有助于节前节后损伤的鉴别。节前损伤时SNAP正常(其原因在于后根感觉神经细胞体位于脊髓外部,而损伤恰好发生在其近侧即节前,感觉神经无瓦勒变性,可诱发SNAP),SEP消失;节后损伤时,SNAP和SEP均消失。

4. 臂丛神经损伤的康复治疗

臂丛神经损伤后,根据损伤时间、程度、部位决定治疗方案。臂丛神经完全性损伤并且判断有损伤断裂,可以进行一期修复;如果是不完全性损伤,损伤病程短,最佳治疗是促进神经功能恢复,预防并发症的保守治疗。包括:①物理因子消除肿胀;②空气压力波治疗预防静脉栓塞;③关节被动运动;④推拿按摩;⑤感觉再训练;⑥支具;⑦作业治疗;⑧心理治疗等。

六、思考题

1. 臂丛神经的组成及主要分支有哪些?

2. 如何判断上臂丛神经损伤?

3. 以本案例为例,如何进行臂丛神经不完全性损伤康复治疗?

七、参考阅读文献

1. 赵定麟.临床骨科学[M].1版.北京:人民军医出版社,2003:420-425.

2. 周俊明,徐晓君,张沈煜等.臂丛神经损伤规范化康复治疗的临床研究[J].中国康复医学杂志,2011,26,(2):124-127,142.

3. 徐晓君,周俊明,张沈煜等.臂丛神经损伤康复治疗研究进展[J].中国康复医学杂志,2010,25,(10):1102-1106.

（白跃宏　曹曼林）

一、病例资料

1. 现病史

患者,男,25 岁,因"右下肢伸膝关节活动不能 25 天"入院。患者 25 天前因车祸致右下肢大腿外伤,当地医院急诊行 X 线检查,右膝关节正侧位、腰椎正侧位、骨盆正位片均未见明显异常。急诊行清创缝合术,术后右下肢伸膝关节活动不能。家中自行锻炼,无明显改善,为进一步诊治,来康复医学科就诊,拟"右股神经损伤"收住入院。

患者自发病以来一般情况正常,食欲正常,大小便正常,夜间睡眠良好。体重无明显变化。

2. 既往史

否认其他手术外伤病史。否认高血压、糖尿病病史,否认其他慢性病史。否认药物过敏史。

3. 体格检查(含康复评定)

(1) 查体:T 36.7℃,P 78 次/min,R 12 次/min,BP 110 mmHg/70 mmHg。神志清,营养良好,发育正常,推入病房,主动体位,查体配合。双肺呼吸音粗,未闻及干湿啰音。心脏检查、腹部检查无异常。

(2) 康复评定:右膝关节肿胀,右膝关节外侧可见一长约 14 cm 斜行瘢痕,无压痛。右股四头肌萎缩,髌骨上 10 cm 测大腿周径右 54 cm,左 57 cm。右股四头肌肌张力降低,肌力 1 级,余右下肢肌张力正常,肌力 5 级。右下肢各关节被动活动范围正常。右膝关节内翻试验(+)、研磨试验(一)、抽屉试验(一),右踝关节及各足趾运动未见异常。右髌骨外上方 Tinel 征(+)。右下肢感觉未见明显异常,右膝腱反射消失,病理反射未引出。日常生活活动能力(active of daily living, ADL)评定:改良 Barthel 指数 90 分。

4. 实验室和影像学检查

(1) X 线片:右膝关节正侧位、腰椎正侧位、骨盆正位片均未见明显异常。

(2) 肌电图:右股神经运动传导检查见潜伏期延长、波幅减低。股神经支配肌静息下见自发电位,轻收缩见多相电位,重收缩募集类型减少。考虑右股神经不完全损伤。

二、诊治经过

初步诊断:右股神经不完全损伤,右下肢运动功能障碍,日常生活活动能力障碍。

诊治经过:患者入院后予完善相关检查,予股四头肌中频电刺激、肌力训练增强肌力;持续关节被动活动保持膝关节活动度;作业疗法促进 ADL 恢复。给予甲钴胺片口服,每日三次,每次 0.5 mg,注射用鼠神经生长因子肌注,每日 1 次,每次 18 μg 以促进神经修复等药物治疗。3 周后患者右股四头肌肌力 2$^+$级。复查肌电图见右股神经运动动作电位波幅增加,股神经支配肌针电极检查见多相偏宽大电位,提示股神经损伤有所恢复。建议 3 个月后复查肌电图。

三、病例分析

1. 病史特点

(1) 患者,男,25 岁。

(2) 外伤后右下肢伸膝关节活动不能 25 天。

(3) 无高血压、糖尿病及其他慢性病史。无药物过敏史。

(4) 查体:右股四头肌萎缩,髌骨上 10 cm 测大腿周径右侧较左侧细 3 cm。右股四头肌肌张力降低,肌力 1 级,余右下肢肌张力正常,肌力 5 级。右髌骨外上方 Tinel 征(+)。右下肢感觉未见明显异常,右膝腱反射消失,病理反射未引出。改良 Barthel 指数 90 分。

(5) 辅检:肌电图示右股神经不完全损伤。

2. 诊断及诊断依据

诊断:右股神经不完全损伤,右下肢运动功能障碍,日常生活活动能力障碍。

诊断依据:

(1) 患者因"外伤后右下肢伸膝关节活动不能 25 天"入院。

(2) 患者有明确外伤史。

(3) 查体:股神经支配区肌肉萎缩,右股四头肌肌力减退,右髌骨外上方 Tinel 征(+)。右膝腱反射消失。ADL 部分受限。

(4) 辅检:肌电图示右侧股神经不完全损伤。

3. 鉴别诊断

(1) 腰椎间盘突出:腰椎间盘突出压迫神经也会导致下肢伸膝无力,一般同时伴有髂腰肌无力,下肢放射痛,查体可发现腰椎活动受限,下肢直腿抬高(+),腰椎局部压痛(+),腰椎 CT 或 MRI 可帮助鉴别。

(2) 腰椎肿瘤:肿瘤压迫神经 L$_2$—L$_4$ 也会导致下肢伸膝无力,一般患者伴有消瘦、低热等全身症状,腰椎 CT 或 MRI 可帮助鉴别。

4. 康复目标和计划

(1) 康复目标:防治各种并发症(炎症、水肿等),促进股神经再生,以促进运动功能的恢复,防治肢体发生挛缩畸形,最终改善患者日常生活能力和工作能力,提高生活质量。

(2) 康复计划:应用各种物理因子及药物促进神经损伤修复;中频电刺激、肌力训练等增强肌力,促进肌力恢复;步态训练提高 ADL。

四、处理方案与依据

1. 促进神经损伤修复治疗

股神经支配肌肉中频电刺激。甲钴胺片,口服,每日三次,每次 0.5 mg;注射用鼠神经生长因子 18 μg+生理盐水 2 ml 肌肉注射,每日一次。患者股神经损伤诊断明确,病程 25 天,处于神经损伤恢复期,应积极给予物理因子及药物治疗促进神经损伤恢复。

2. 综合康复治疗

针对患者存在的肌力下降、日常生活活动能力下降等给予针对性的康复治疗。股神经支配肌肌力训练,肌力 1 级中频电刺激治疗,肌力 2～3 级助力肌力训练。持续关节被动活动保持右下肢关节活动度。智能运动训练系统(Motomed)练习、上下楼梯训练等日常生活活动训练促进 ADL 恢复。

五、要点与讨论

1. 股神经的解剖、支配方式

股神经来自 L_2—L_4,腰丛各支中最粗者,经腹股沟韧带中点深面,股动脉外侧进入股部。在股部,分成多条肌支和皮支:肌支,支配耻骨肌、股四头肌和缝匠肌;皮支有股神经前皮支,分数支,分布于股前、内侧区及膝关节前面的皮肤,其中最长的分支是隐神经,伴股动脉和股静脉下行,在缝匠肌与股薄肌之间浅出至浅筋膜内,伴大隐静脉沿小腿内侧面下行,直至足内侧缘,分布于膝、小腿内侧面和足内侧缘皮肤。

2. 股神经损伤康复治疗要点

股神经损伤以伸膝受限为主要特征,因此得注重患侧膝关节伸膝全活动范围的训练。膝关节伸直主要为股四头肌作用,其中股直肌为双关节肌,具伸膝屈髋功能,其余均只有伸膝作用。膝由屈曲到伸直,大于 90°时伸膝主要靠股四头肌的股直肌起作用,而小于 90°以后则其他三个头的肌肉均参与伸膝作用。伸膝最后 10°～15°是股内侧肌作用,股四头肌萎缩的患者,如股内侧肌不恢复,最后 10°～15°的伸直运动将难以达到。在训练股四头肌时,应注意患侧膝关节伸膝全活动范围的训练,如仅在伸膝 150°～20°活动范围内训练,则股内侧肌不能达到很好的训练效果。对于股内侧肌萎缩、伸膝 150°～20°活动范围的患者,这一点在股四头肌训练中常易被忽视。

3. 要注重膝关节本体感觉训练

本体感觉,又称肌肉运动感觉、躯体感觉系统。位于韧带或关节囊中的本体感觉器损伤,会影响神经肌肉系统的保护反馈机制,使关节发生功能性的不稳定,从而对关节及附近的软组织产生继发性损伤。患者行走在不平路面时易膝打软跌倒,除与股内侧肌肌力丧失或不足有关外,还与患侧膝关节本体感觉损伤有关,进而产生膝关节的不稳定。除了肌力训练,本体感觉训练通过产生适当的反馈至中枢神经系统,提高关节稳定性及功能,进而对关节、肌肉、韧带产生保护机制,增进肌肉骨骼系统的能力。治疗可采用平衡板训练、股四头肌肌肉力量训练及改善患侧下肢膝关节本体感觉功能,增加膝关节稳定性。

六、思考题

1. 股神经损伤常见临床特征与原因有哪些?
2. 股神经起源于哪些神经根,如何走行,其肌支、皮支分布?
3. 股神经损伤的康复治疗应注意什么?

七、推荐阅读文献

1. 黄晓琳,燕铁斌.康复医学[M].5 版.北京:人民卫生出版社,2013:186-190.

2. 钟敏茹,刘锐,赵航,等.综合康复疗法治疗股神经损伤一例[J].中华物理医学与康复,2012,34(8):630.

3. [美]Joel A. Delisa 主编,励建安主译.物理医学与康复医学-理论与实践[M].5 版.北京:人民卫生出版社.2013.

(谢 青 顾 琳)

案例 78

踝关节扭伤伴腓总神经损伤

一、病例资料

1. 现病史

患者,女性,27岁,因"右踝背伸无力伴关节功能障碍6周"入院。患者6周前不慎跌倒,当即发现踝关节肿胀、疼痛伴活动受限,急查X线片未见明显异常,查MRI提示"右踝关节肿胀,少量积液,内外侧副韧带损伤,胫骨及腓骨下端斑片异常信号,骨挫伤、水肿,考虑右踝及右足背周围软组织肿胀"。遂予以石膏托固定,制动,无其他治疗,一周后患者自觉右足背麻木,但未予重视。今日拆除石膏托后发现右踝关节活动受限、足背伸无力伴步行困难。为进一步诊治,来康复医学科就诊,拟"右腓总神经损伤伴右踝关节运动功能障碍"收住入院。

患者自发病以来一般情况正常,食欲正常,大小便正常,夜间睡眠良好。体重无明显变化。

2. 既往史

否认其他手术外伤病史。否认高血压、糖尿病病史,否认其他慢性病史。否认药物过敏史。

3. 体格检查(含康复评定)

查体:T 36.5℃,HR 75次/min,R 18次/min,BP 125 mmHg/75 mmHg。神志清楚,精神好,查体合作。右踝关节肿胀,右小腿肌萎缩,小腿中段围度:左侧37 cm,右侧35 cm。右足背动脉搏动正常。右下肢无纵向叩击痛,右足背轻触觉及针刺觉减退。徒手肌力测试(manual muscle test,MMT):右髂腰肌5⁻级,股四头肌4级,右踝、趾背伸0级,腓肠肌肌力5⁻级。主动关节活动度(active range of motion,AROM):右髋膝正常范围,右踝背伸0°,跖屈15°;被动关节活动度(passive range of motion,PROM):右踝背伸0°,跖屈20°。站立平衡1级,日常生活活动能力(active of daily living,ADL)评定:改良Barthel指数90分。

4. 实验室和影像学检查

(1) MRI提示:右踝关节肿胀,少量积液,内外侧副韧带损伤,胫骨及腓骨下端斑片异常信号,骨挫伤、水肿,考虑右踝及右足背周围软组织肿胀,如图78-1所示。

(2) 肌电图(electromyography,EMG):右下肢胫前肌、腓骨长肌、蹈长伸肌静息状态下见大量纤颤、正锐波,轻收缩胫前肌、腓骨长肌未引出MUP,重收缩无募集,蹈长伸肌轻收缩正常,重收缩募集减少。NCV:右腓总神经CMAP波幅较对侧降低、跨腓骨小头传导阻滞,F波未引出。右侧腓浅神经SNAP波幅明显降低,余下肢被检神经运动和感觉神经潜伏期、波幅及传导速度均正常范围。F波潜伏期正常范围。微移:右腓骨小头下1~2 cm处潜伏期延长,波幅减低,如图78-2所示。

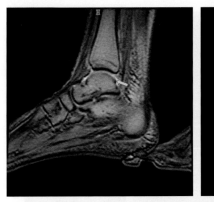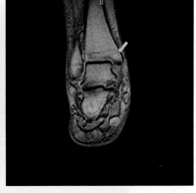

图 78-1　MRI 示：右胫腓骨下端挫伤，内外侧副韧带损伤

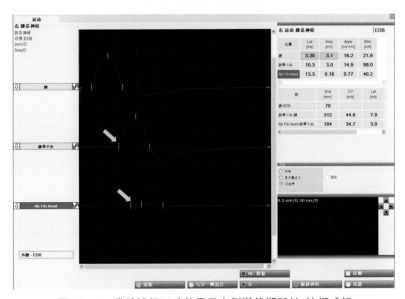

图 78-2　腓总神经运动传导示右侧潜伏期延长、波幅减低

二、诊治经过

初步诊断：右侧腓总神经损伤（右腓骨小头下 1～2 cm），右侧踝关节扭伤，废用性肌萎缩，右下肢运动、感觉障碍，日常生活活动能力障碍。

诊治经过：患者入院后予腓骨小头处腓总神经低频电刺激、踝趾背伸肌力训练增强肌力；关节松动、持续关节被动活动改善右踝关节活动度；冰刺激、毛刷刺激促进感觉恢复；平衡及步态等功能训练促进步行能力恢复，空气压力波治疗改善肢体血液循环。同时给予口服甲钴胺片，每日三次，每次0.5 mg、肌注恩经复（注射用鼠神经生长因子），每日一次，每次 1 支促进神经修复。3 周后患者右踝、趾背伸肌力不同程度增加，肌力 2 级，右足背麻木感好转。复查肌电图见右腓总神经运动、腓浅神经感觉动作电位波幅增加，如图 78-3 所示，腓总神经支配肌针电极检查见多相偏宽大电位，提示腓总神经损伤有所恢复。安排出院，门诊康复治疗。建议 1 月后复查肌电图。

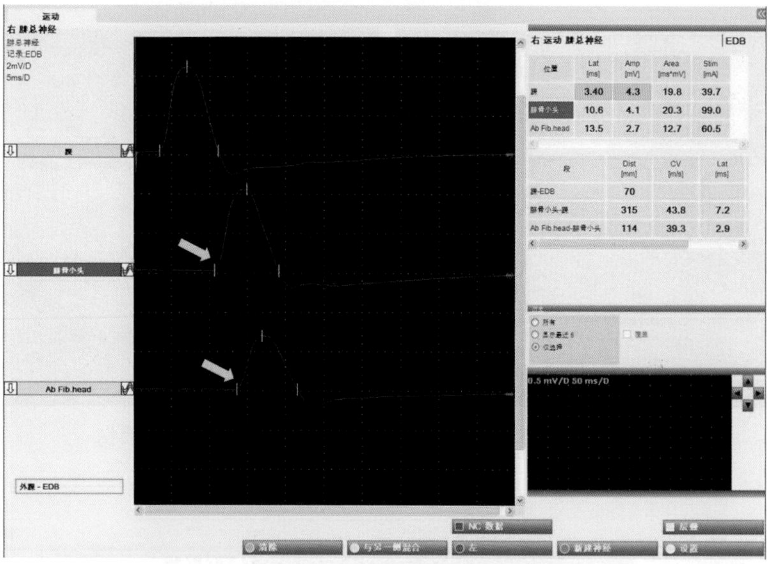

图 78-3　腓总神经运动传导示右侧潜伏期延长、波幅减低,较前好转

三、病例分析

1. 病史特点

(1) 患者,女性,27 岁,右踝背伸无力伴关节功能障碍 6 周。

(2) 右踝关节扭伤保守治疗后 6 周。

(3) 无高血压、糖尿病及其他慢性病史。无药物过敏史。

(4) 查体:右踝关节肿胀,右小腿肌萎缩,右足背轻触觉及针刺觉减退。MMT:右下肢肌力减退,右踝、趾背伸肌力 0 级。AROM:右髋膝正常范围,右踝背伸 0°,跖屈 15°。PROM:右踝背伸 0°,跖屈 20°。站立平衡 1 级,改良 Barthel 指数 90 分。

(5) 辅检:MRI 提示右踝关节内外侧副韧带损伤,胫骨及腓骨下端骨挫伤;肌电图提示右腓总神经损害,损害位于右腓骨小头下 1～2 cm 处。

2. 诊断及诊断依据

诊断:右侧腓总神经损伤(右腓骨小头下 1～2 cm),右侧踝关节扭伤,废用性肌萎缩,右下肢运动、感觉障碍,日常生活活动能力障碍。

诊断依据:

(1) 患者外伤及"右踝关节扭伤石膏托固定 6 周"。

(2) 石膏固定后自觉右足背麻木,拆除石膏托时发现右踝、趾背伸无力。

(3) 查体:右腓总神经支配区感觉减退伴肌无力。右踝关节主被动关节活动度不同程度受限,右下肢肌萎缩,肌力降低,且独立行走困难。ADL 部分受限。

(4) 辅检:MRI 提示右踝关节内外侧副韧带损伤,胫骨及腓骨下端骨挫伤。肌电图示右侧腓总神经在腓骨小头下 1～2 cm 处不完全损伤。

3. 鉴别诊断

(1) 神经根病:L_5—S_1 根性损害时也可出现踝趾背伸无力,但患者也常常有腰痛等不适症状,且肌电图检查腓总及腓浅神经传导应在正常范围,与本例不符。

(2) 脑卒中:脑卒中后患者常常出现患肢足下垂背伸功能障碍,但患侧上肢功能也多有异常,患侧肌张力升高,腱反射亢进,病理征(＋),且神经传导速度应在正常范围,与本例不符。

4. 康复目标和计划

(1)康复目标:促进腓总神经损伤修复,增强肌力,促进感觉恢复,改善关节活动度及步行能力,提高日常生活自理能力。

(2)康复计划:应用各种物理因子及药物促进神经损伤修复;低频电刺激、肌力训练等增强肌力,冰刷刺激促进感觉恢复;关节松动、音频电疗等改善踝关节活动度,平衡及步态等训练促进步行能力恢复。

四、处理方案与依据

1. 促进神经损伤修复治疗

腓总神经低频电刺激。甲钴胺片口服,每日三次,每次 0.5 mg,注射用鼠神经生长因子 18 μg＋生理盐水 2 ml,肌肉注射,每日一次。患者腓总神经损伤诊断明确,病程 1 月,处于神经损伤恢复期,应积极给予物理因子及药物治疗促进神经损伤恢复。

2. 综合康复治疗

针对患者存在的肌力下降、关节活动度下降、日常生活活动能力下降等给予针对性的康复治疗。康复治疗后予以局部冷疗减少渗出。腓总神经支配肌肌力训练,肌力 1 级以下低频电刺激,肌力 2～3 级助力肌力训练。关节松动、持续关节被动活动、关节主动活动改善右下肢关节活动度。冰刺激、毛刷刺激促进感觉恢复。平衡、步态及本体感觉训练改善步行能力。空气压力波治疗改善肢体血液循环。日常生活活动训练促进 ADL 恢复。

3. 预防畸形

给予踝足矫形器纠正足下垂,防止挛缩。

五、要点与讨论

在踝关节扭伤中,由内翻造成的损伤约占 90％,外翻造成的损伤约占 10％。内翻扭伤主要导致踝关节外侧韧带的牵拉损伤,内侧韧带亦可由于挤压而造成损伤;外翻扭伤主要导致踝关节内侧韧带的牵拉损伤,外侧韧带亦可由于挤压造成损伤。根据扭伤程度可分为:

(1)轻度扭伤:受伤后的一瞬间感觉疼痛,但不久就消失。运动员还能继续训练或比赛,而过 3～4 h 后,走动时有痛感,脚踝部肿胀,踝关节屈曲时疼痛。一般肿胀部位出现在踝关节表面。如不及时治疗,运动员仍进行训练,疼痛逐渐加重,完成动作困难,并有可能再次受伤。

(2)中度扭伤:此时,关节轮廓模糊,肿胀,运动员已感剧痛再不能坚持训练或比赛。甚至在平静状态时,踝部亦感疼痛,踝关节屈伸活动受限。

(3)重度扭伤:疼痛剧烈,踝关节已不能负荷。关节轮廓模糊不清,围长增大 3～4 cm。踝的下部肿胀最明显,直到足底。踝部与足部外侧皮肤,因为内出血的缘故,从第 2～3 天起呈紫褐色。稍微活动即感疼痛剧烈,且恢复亦慢,踝关节屈伸活动明显受限。

踝关节扭伤后,对急性期炎症反应的控制是创伤康复的重要因素,尤其是出血量的控制。急性期的处理原则是冷疗、压迫、抬高患肢、制动。在扭伤＞24 h 后再增加主被动运动训练,促进血液和淋巴回流,使关节活动范围加大,本体感觉及肌肉力量增强,发挥腓肠肌泵的作用,有效预防下肢深静脉血栓形成。患者右踝关节扭伤,MRI 检查后考虑胫腓骨远端骨挫伤,内外侧副韧带损伤,予以石膏托固定,行保守治疗。踝关节扭伤较少合并有神经损伤,但该例患者在石膏托固定过程中出现足背麻木,考虑石膏托卡压右腓骨小头下穿行的腓总神经,但当时未予重视,导致长时间腓总神经卡压,最终拆除石膏时出现踝趾背伸无力;同时患者保守治疗过程中踝关节制动,右下肢运动量下降,6周后踝关节被动活动受限伴右下肢肌萎缩;因此治疗主要从促进神经损伤修复、促进肌力恢复、改善肌肉萎缩、维持改善关节活动度、治疗关节挛缩、踝关节稳定性训练及提高日常生活活动能力等方面进行。

六、思考题

1. 足下垂常见于哪些疾病? 各有何特点? 如何鉴别?

2. 踝关节稳定性训练包括哪些内容?

3. 踝关节扭伤有哪些类型? 康复治疗过程中需要注意什么?

七、推荐阅读文献

1. 党静霞.肌电图诊断与临床应用[M].2版.北京:人民卫生出版社,2013:190-200.

2. 布拉德·沃克著,罗冬梅,刘晔等译.运动损伤解剖学[M].北京:北京体育大学出版社,2013:207-209.

(谢　青　崔立军)

胫神经损伤–踝管综合征

一、病例资料

1. 现病史

患者，男性，67 岁，退休工人，因"右侧足底麻木 5 月，加重 3 周"就诊。5 个月前患者右足底及足趾开始出现烧灼及麻木感，近 3 周麻木感明显加重，尤以夜间及负重或运动后明显，休息后可缓解，影响患者步行及生活。为进一步诊治，来康复医学科门诊就诊。

追问病史，患者自述数十年前曾有右踝外伤，当时予以膏药等简单处理，数周后痊愈。此后患者右足仅在天气变化或剧烈运动时偶发疼痛，步行、工作未受影响。

患者自发病以来一般情况正常，食欲正常，大小便正常，夜间睡眠一般。体重无明显变化。

2. 既往史

否认其他手术外伤病史。2 年前发现血糖升高，目前口服"拜糖平"控制欠佳。否认高血压、冠心病等病史，否认其他慢性病史。否认药物过敏史。

3. 体格检查(含康复评定)

查体：T 36.9℃，P 80 次/min，R 18 次/min，BP 130 mmHg/70 mmHg。神清，精神可。双足未见明显畸形。右足跖侧痛、温度觉及触觉减退。右侧踝关节内侧轻度肿胀，压之疼痛，Tinel 征阳性。徒手肌力测试(manual muscle test，MMT)：双下肢肌力 5 级。日常生活活动能力(active of daily living，ADL)评定：改良 Barthel 指数 95 分。

4. 实验室和影像学检查

(1) 血常规、肝肾功能指标均在正常范围；空腹血糖 8.7 mmol/L，餐后 2 h 血糖 12.5 mmol/L。

(2) 右踝关节 X 线片：右踝关节未见明显异常。

(3) 肌电图：右胫神经运动及感觉传导检查见潜伏期延长、波幅减低、传导速度减慢。考虑右胫神经不完全损伤，如图 79-1 所示。

二、诊治经过

初步诊断：

(1) 右胫神经损伤(右踝管综合征)，右足感觉障碍，日常生活活动能力障碍。

(2) 2 型糖尿病。

诊治经过：建议患者卧床休息，积极控制血糖，注意下肢局部保暖，避免剧烈运动及长距离步行。

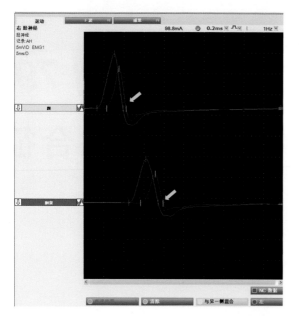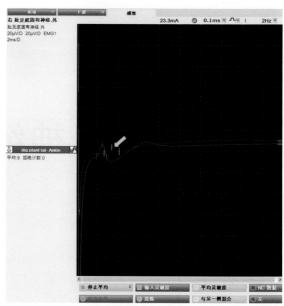

图 79‐1 胫神经运动及感觉传导右侧潜伏期延长、波幅减低

注：图中箭头所指为右侧，另一个为左侧。

康复治疗：予以低频电刺激止痛、超声松解粘连、微波促进炎症吸收；手法放松改善血液循环，结合适度运动疗法改善足趾运动。同时给予口服止痛、营养神经等药物改善症状。1月后患者症状明显改善，右足底麻木感及烧灼感减轻，步行时不适改善。

三、病例分析

1. 病史特点

（1）患者，男性，67 岁，右侧足底麻木、行走障碍 3 周。

（2）有踝部外伤史，未经正规治疗。

（3）有糖尿病病史，无高血压及其他慢性病史。无药物过敏史。

（4）查体：神清，精神可，双足未见明显畸形。右足跖侧痛、温度觉及触觉减退。右侧踝关节内侧轻度肿胀，边界欠清，压之疼痛，Tinel 征阳性。MMT：双下肢肌力 5 级。改良 Barthel 指数 95 分。

（5）辅检：右踝关节 X 线片示右踝关节未见明显异常。肌电图考虑右胫神经不完全损伤。

2. 诊断及诊断依据

诊断：

（1）右胫神经损伤（右踝管综合征），右足感觉障碍，日常生活活动能力障碍。

（2）2 型糖尿病。

诊断依据：

（1）患者右侧足底麻木、行走障碍 3 周。

（2）右踝外伤史明确。有糖尿病病史。

（3）查体：右足跖侧痛、温度觉及触觉减退。右侧踝关节内侧可触及肿块，边界欠清，压之疼痛，Tinel 征阳性。

（4）辅检：肌电图考虑右胫神经不完全损伤。

3. 鉴别诊断

踝管综合征为慢性病变,发病初期常表现为疼痛、麻木,而活动障碍仅限于足趾,容易被误诊为多发性神经炎、跖筋膜炎及类风湿关节炎等,应结合患者既往病史、查体及相关辅助检查予以鉴别。踝管综合征一般在内踝后方凹陷处(踝管)有明显压痛及向足底放射痛,肌力较少受影响,并且足部胫后神经的跟支和其主要分支跖内侧神经和跖外侧神经分布区感觉有减退。

(1) 多发性神经炎是由多种原因如中毒、营养代谢障碍、感染、过敏、变态反应等引起的多发性末梢神经损害的总称。临床主要表现为肢体远端对称性感觉、运动和自主神经功能障碍。

(2) 跖筋膜炎的典型症状是在晨起或长时间休息后开始站立行走时,逐渐出现跟底及足心的疼痛,体检可有整个跖筋膜的压痛,以跟骨结节内侧处明显,足趾、踝关节在被动背伸时疼痛和压痛更明显。

(3) 类风湿关节炎是手、足小关节的多关节、对称性、侵袭性关节炎症,经常伴有关节外器官受累及血清类风湿因子阳性,可以导致关节畸形及功能丧失。

4. 康复目标和计划

(1) 康复目标:消炎镇痛,改善症状,消除局部无菌性炎症;改善下肢肌力及步态,提高日常生活能力。

(2) 康复计划:进行健康宣教,药物治疗改善患者疼痛、营养神经,运用物理因子治疗减轻炎症,消除水肿;结合手法放松肌肉紧张,恢复肌力,改善日常生活能力。

四、处理方案与依据

1. 健康宣教

建议穿宽松合脚鞋子,避免穿高跟鞋;减少远距离步行及跑步踢球等剧烈运动,防止损伤加重症状。

2. 药物治疗

予以控制血糖(阿卡波唐片每天三次,每次 50 mg 口服,二甲双胍每天 2 次,每次 850 mg 口服),营养神经(甲钴胺注射液每天一次,每次 0.5 mg 肌注),止痛(布洛芬缓释胶囊每天 2 次,每次 0.3 g 口服)。

3. 物理因子治疗

针对患者胫神经卡压水肿及软组织粘连制订处方,如表 79-1 所示。

表 79-1　物理因子治疗处方

项目	部位	方法	剂量	时间	频次
低频脉冲电	右踝内侧	并置	耐受量	20 min	Qd,5 次/周
超声波	右踝内侧	移动	0.8 W/cm²	8 min	Qd,5 次/周
微波	右踝内侧	垂直 5~10 cm	无热量	10 min	Qd,5 次/周

4. 手法治疗

手法治疗可改善局部软组织肿胀,解除对神经、血管的压迫,同时通过局部手法以加速血液循环,促进新陈代谢,消除局部炎症反应,改善局部组织的营养供应,有利于损伤组织的修复。

五、要点与讨论

踝管综合征又称跖管综合征(metatarsal tunnel syndrome)亦称为跗管综合征,是指胫神经在通过位于内踝后下方的踝管至足底的行程中被卡压所引起的一系列临床症状和体征,由 Keck 于 1962 年首先报道。跗管为足内踝后下方与距、跟骨和屈肌支持带(又称分裂韧带)所构成的一缺乏弹性的骨纤维管,由后上向前下走行长 2~2.5 cm,跗管的深面为跟骨、距骨及关节囊;其浅面为横跨胫骨内踝与跟骨结节之间的屈肌支持带,管内有胫后肌腱、屈趾长肌腱、胫后神经、胫后血管及屈踇长肌腱。

主要病因是踝部扭伤、骨折畸形愈合,或慢性劳损,导致局部发生腱鞘炎;或由于足的外翻畸形以及分裂韧带张力增加,均可造成腱鞘充血、水肿,鞘壁增厚,管腔变窄,压力增大,压迫管内胫后神经而产生跗管综合征。患者起病缓慢,多发于一侧。在早期,表现为足底、足跟部间歇性疼痛、紧缩、肿胀不适或麻木感,疼痛有时向小腿放射,有时沿足弓有抽搐,久站或行走后加重,有夜间痛醒病史,多数患者在脱鞋后能缓解。随着病情的进展,疼痛常逐步加重,进一步可出现胫神经在足部的支配区感觉减退或消失。足跟部的皮肤感觉可以是正常的,这是因为跗内侧神经在跗骨以上从胫神经分出或是由于卡压的部位在跗管下方。晚期可出现足趾皮肤发亮、汗毛脱落、少汗等自主神经功能紊乱征象,甚至有足内在肌萎缩表现。检查时两点间距离辨别力消失是早期诊断的重要依据;内踝后下方的 Tinel 征常为阳性;将足外翻外旋时可诱发疼痛。

查体可见内踝后方可有肿胀,压痛。局部 Tinel 征阳性。部分患者为缓解疼痛,减少胫后神经牵拉,足呈内翻位。行走时,负重期缩短,呈痛性跛行步态。部分患者可发现足底痛觉减退,个别患者可见肌肉萎缩。

跗管综合征的治疗:

1. 手法治疗

早期可在内踝后部作推揉、分筋、理筋和按压手法,具有活血通络止痛作用,可指导患者自行操作。

2. 药物治疗

(1)内服药:血瘀气滞证治宜活血化瘀、舒经通络、消肿止痛,方用舒筋活血汤或活血舒筋汤。肝血不足证治宜滋补肝阴、养血壮筋,方用壮筋养血汤、左归丸之类。

(2)外用药:可外用活血消肿药物,如消肿化瘀散等。亦可用骨科外洗方剂熏洗。

3. 封闭疗法

可选用醋酸泼尼松龙 12.5 mg 加 1% 普鲁卡因 4 ml,作跗管内注射,每周 1 次,共4~5次。

4. 手术治疗

保守治疗 1~2 个月后仍无好转者可考虑手术治疗。手术切除造成卡压的纤维带,探查胫后神经,如有骨疣或囊肿,应一并切除。

六、思考题

1. 跗管的结构及其构成是什么?
2. 跗管综合征的发生原因有哪些?
3. 发生跗管综合征,如何治疗?

七、推荐阅读文献

1. 黄晓琳,燕铁斌.康复医学[M].5 版.北京:人民卫生出版社,2013:181-185.
2. 党静霞.肌电图诊断与临床应用[M].2 版.北京:人民卫生出版社,2013:222-225.
3. [日]木村淳著.郭铁成主译.神经肌肉疾病电诊断学原理与实践[M].3 版.天津:天津科技翻译出版公司,2008:623-624.

(谢　青　杨　帅)

坐骨神经损伤-梨状肌综合征

一、病例资料

1. 现病史

患者，女性，41岁，因"左侧臀部疼痛3年，加重伴左下肢放射痛2天"入院。3年前患者因"受凉"后反复出现左侧臀部隐痛，天气变化或活动劳累时疼痛加重，休息及局部热敷后好转，疼痛尚可忍受患者未予重视。2天前患者在做家务时，自感劳累后左侧臀部疼痛加重，卧床休息后未见缓解，并出现左下肢放射痛，疼痛夜间明显，步行一定距离后疼痛剧烈需休息，严重影响睡眠及日常生活。为进一步诊治，来康复医学科就诊，收住入院。

患者自发病以来一般情况正常，食欲正常，大小便正常，夜间睡眠欠佳。体重无明显变化。

2. 既往史

否认其他手术外伤病史。否认高血压、糖尿病病史，否认其他慢性病史。否认药物过敏史。

3. 体格检查（含康复评定）

查体：T 36.8℃，P 72次/min，R 18次/min，BP 120 mmHg/70 mmHg。神清，精神可。痛苦面容，行走时左下肢呈疼痛减重步态。腰椎活动无受限，双下肢未见短缩、外翻等畸形。双下肢感觉基本对称。左侧臀部坐骨神经走行区可及痛性结节，压痛（＋），疼痛数字评分（numerical rating scale，NRS）4分，并伴左下肢放射痛，腰部及右下肢未及明显压痛。

徒手肌力测试（manual muscle test，MMT）：左侧足趾背屈肌力 5^- 级，余下肢肌力5级。双侧腱反射（＋＋），直腿抬高试验：左下肢抬高30°开始出现疼痛，抬高60°后疼痛好转；右下肢阴性。左侧梨状肌紧张试验阳性。日常生活活动能力（active of daily living，ADL）评定：改良Barthel指数95分。

4. 实验室和影像学检查

（1）左髋关节X线片：左髋关节未见明显异常，如图80-1所示。

（2）腰椎CT：腰椎轻度退行性改变，$L_{4\sim5}$、L_5—S_1 腰椎间盘膨出。

（3）腰椎MRI：腰椎轻度退行性变，$L_{4\sim5}$、L_5—S_1 腰椎间盘膨出，硬膜囊轻度受压，如图80-2所示。

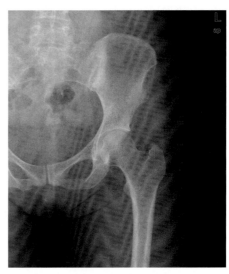

图80-1　X线示：左髋关节未见明显异常

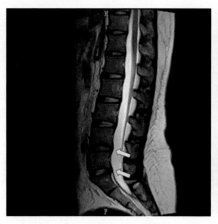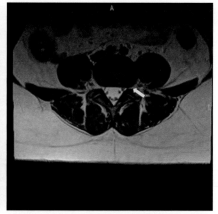

图 80 - 2 腰椎 MRI 示：$L_{4\sim5}$、L_5—S_1 腰椎间盘膨出

二、诊治经过

初步诊断：左侧坐骨神经损伤（左侧梨状肌综合征），左下肢疼痛，日常生活活动能力障碍。

诊治经过：建议患者卧床休息，注意下肢、臀部的保暖，避免过劳及风寒湿的不良刺激，避免剧烈运动及长距离步行，避免髋部内旋动作。康复治疗予以低频电刺激止痛、超声松解粘连、微波促进炎症吸收；手法放松痉挛的梨状肌，结合适度运动疗法改善下肢及腰部肌力。同时给予甲钴胺注射液（每天一次，每次 0.5 mg，肌注），布洛芬缓释胶囊（每天 2 次，每次 0.3 g，口服）改善症状。

目前状况：2 周后患者症状明显改善，左臀部疼痛及左下肢放射痛较前减轻，NRS 评分 1～2 分，肌力 5 级，双侧直腿抬高试验（－），予以出院，门诊随访及继续康复治疗。

三、病例分析

1. 病史特点

（1）患者，女性，41 岁，左侧臀部疼痛 3 年，加重伴左下肢放射痛 2 天。

（2）有"受凉"病史，3 年内反复出现左侧臀部隐痛，此次劳累后疼痛加重。

（3）无高血压、糖尿病及其他慢性病史。无药物过敏史。

（4）查体：痛苦面容，行走时左下肢呈疼痛减重步态。腰椎活动无受限，双下肢未见短缩、外翻等畸形。双下肢感觉基本对称。左侧臀部坐骨神经走行区可及痛性结节，压之疼痛并伴左下肢放射痛，腰部及右下肢未及明显压痛。MMT：左侧足趾背屈肌力 5⁻ 级，余下肢肌力 5 级。直腿抬高试验：左下肢抬高 30° 开始出现疼痛，抬高 60° 后疼痛好转；右下肢阴性。左侧梨状肌紧张试验阳性。改良 Barthel 指数 95 分。

（5）辅检：左髋关节 X 线片示左髋关节未见明显异常。腰椎 CT 及 MRI 示腰椎轻度退行性改变，$L_{4\sim5}$、L_5—S_1 腰椎间盘膨出。

2. 诊断及诊断依据

诊断：左侧坐骨神经损伤（左侧梨状肌综合征），左下肢疼痛，日常生活活动能力障碍。

诊断依据：

（1）左侧臀部疼痛 3 年，加重伴左下肢放射痛 2 天。

（2）有"受凉"病史，3 年内反复出现左侧臀部隐痛，此次劳累后疼痛加重。

（3）查体：痛苦面容，行走时左下肢呈疼痛减重步态。左侧臀部坐骨神经走行区可及痛性结节，压之疼痛并伴左下肢放射痛，直腿抬高试验：左下肢抬高 30° 开始出现疼痛，抬高 60° 后疼痛好转；右下肢阴性。左侧梨状肌紧张试验阳性。

（4）辅检：左髋关节 X 线片示左髋关节未见明显异常。腰椎 CT 及 MRI 示腰椎轻度退行性改变，

$L_{4\sim5}$、L_5—S_1 腰椎间盘膨出。

3. 鉴别诊断

梨状肌综合征的主要表现为坐骨神经压迫症状。在临床中造成坐骨神经压迫症状的疾病有多种，因此确诊梨状肌综合征时需要除外其他疾病造成的坐骨神经疼痛。

主要需要排除的疾病有坐骨神经炎和根性坐骨神经痛。

（1）坐骨神经炎起病较急，疼痛沿坐骨神经的通路由臀部经大腿后部、腘窝向小腿外侧放射至远端，其疼痛为持续性钝痛，并可发作性加剧或呈烧灼样刺痛，站立时疼痛减轻。

（2）根性坐骨神经痛多由于椎间盘突出症、脊柱骨关节炎、脊柱骨肿瘤及黄韧带增厚等椎管内及脊柱的病变造成。发病较缓慢，有慢性腰背疼痛病史，坐位时较行走疼痛明显，卧位疼痛缓解或消失，症状可反复发作。小腿外侧、足背的皮肤感觉减退或消失，足及趾背屈时屈肌力减弱，踝反射减弱或消失。这类病变可做 X 线片检查以协助诊断。

此外，梨状肌综合征还应该和其他造成干性坐骨神经痛的疾病相鉴别，如臀部脓肿、坐骨神经鞘膜瘤等病。

4. 康复目标和计划

（1）康复目标：消炎镇痛，改善症状，消除局部无菌性炎症；改善下肢肌力及步态，提高日常生活能力。

（2）进行健康宣教，药物治疗改善患者疼痛、营养神经，运用物理因子治疗减轻炎症，消除水肿；结合手法放松肌肉紧张，恢复肌力，改善日常生活能力。

四、处理方案与依据

1. 康复宣教

建议患者卧床休息，注意下肢、臀部的保暖，避免过劳及风寒湿的不良刺激。避免剧烈运动及长距离步行，避免髋部内旋动作以减少对梨状肌的牵拉。

2. 药物治疗

予以营养神经（甲钴胺注射液，每天一次，每次 0.5 mg，肌注，避开疼痛侧注射），止痛（布洛芬缓释胶囊，每天 2 次，每次 0.3 g，口服）。

3. 物理因子治疗

针对患者梨状肌卡压引起的神经水肿及软组织粘连制订处方，如表 80-1 所示。

表 80-1　物理因子治疗处方

项目	部位	方法	剂量	时间	频次
低频脉冲电	左梨状肌上下	并置	耐受量	20 min	Qd，5 次/周
超声波	左梨状肌	移动	0.8 W/cm²	8 min	Qd，5 次/周
微波	左臀部	垂直 5～10 cm	无热量	10 min	Qd，5 次/周

4. 手法治疗

手法治疗可缓解梨状肌痉挛，解除对神经、血管的压迫，同时通过局部手法以加速血液循环，促进新陈代谢，消除局部无菌性炎症，改善局部组织的营养供应，有利于损伤组织的修复。急性期以解痉止痛为主；慢性期以舒筋通络为主。手法包括拨法、推法、按法、压法、按揉法、擦法、屈伸下肢法等。

五、要点与讨论

梨状肌综合征是引起急慢性坐骨神经痛的常见疾病。一般认为，腓总神经高位分支，自梨状肌肌束间穿出,或坐骨神经从梨状肌肌腹中穿出。当梨状肌受到损伤,发生充血、水肿、痉挛、粘连和挛缩时,该肌间隙或该肌上、下孔变狭窄,挤压其间穿出的神经、血管,而出现的一系列的临床症状和体征,称为梨状肌损伤综合征。

梨状肌是臀部的深部肌肉,从骶椎前面开始,穿出坐骨大孔,而将其分成梨状肌上孔与下孔,止于股骨大转子。梨状肌主要是协同其他肌肉完成大的外旋动作。坐骨神经走行恰好经梨状肌下孔穿出骨盆到臀部。可见梨状肌和坐骨神经的解剖关系非常密切,梨状肌若受损伤或梨状肌与坐骨神经解剖发生变异就可能使坐骨神经受到挤压而发生各种症状。

梨状肌损伤是导致梨状肌综合征的主要原因,大部分患者都有外伤史,如闪、扭、跨越、站立、肩扛重物下蹲、负重行走及受凉等。某些动作如下肢外展、外旋或蹲位变直位时使梨状肌拉长、牵拉而损伤梨状肌。梨状肌损伤后,局部充血水肿或痉挛,反复损伤导致梨状肌肥厚,可直接压迫坐骨神经而出现梨状肌综合征。

疼痛是梨状肌综合征的主要表现。疼痛以臀部为主,并可向下肢放射,严重时不能行走或行走一段距离后疼痛剧烈,需休息片刻后才能继续行走。患者可感觉疼痛位置较深,放射时主要向同侧下肢的后面或后外侧,有的还会伴有小腿外侧麻木、会阴部不适等。疼痛严重的可诉说臀部呈现"刀割样"或"灼烧样"的疼痛,双腿屈曲困难,双膝跪卧,夜间睡眠困难。大小便、咳嗽、打喷嚏等因为能增加腹压而使患侧肢体的窜痛感加重。

梨状肌综合征的诊断还需要一些检查的支持:患侧臀部压痛明显,尤以梨状肌部位为甚,可伴萎缩,触诊可触及弥漫性钝厚、成条索状或梨状肌束、局部变硬等。专科查体方面,直腿抬高在 60°以前出现疼痛为试验阳性,因为梨状肌被拉长至紧张状态,使损伤的梨状肌对坐骨神经的压迫刺激更加严重,所以疼痛明显。但超过 60°以后,梨状肌不再被继续拉长,疼痛反而减轻。另外,除了直腿抬高试验外,还要做梨状肌紧张试验。通常梨状肌综合征时梨状肌紧张试验也为阳性。

梨状肌综合征的治疗要避免股骨内旋。患有宽扁足,步行良久便引发坐骨神经疾病,可以订制矫正鞋垫,纠正下肢力线,减轻梨状肌的牵拉。保守治疗方法包括手法、局部封闭、肌注、理疗、中草药、针灸等。通过良好的休息、药物治疗及康复治疗多数患者症状都可以得到改善。如病因不能解决,已形成较重瘢痕粘连或有骨痂压迫、神经行径变异应考虑外科行梨状肌切断或神经松解术。

六、思考题

1. 坐骨神经损伤常见原因包括什么?
2. 如何鉴别梨状肌综合征和腰椎间盘突出?
3. 梨状肌综合征坐骨神经损伤的康复治疗方法有哪些?

七、推荐阅读文献

1. 陆廷仁.骨科康复学[M].北京:人民卫生出版社,2007:701-702.

2. [日]木村淳著.郭铁成主译.神经肌肉疾病电诊断学原理与实践[M].3 版.天津:天津科技翻译出版公司,2008:622-623.

3. [澳]布拉德·沃克著.罗冬梅主译.运动损伤解剖学[M].北京:北京体育大学出版社,2013:158-159.

(谢 青 杨 帅)

案例 81
颈肩部肌筋膜炎

一、病例资料

1. 现病史

患者,男性,38岁,因"左侧肩颈部疼痛、僵硬数月,疼痛加重1天"来门诊就诊。患者10余年前因为托举重物导致左侧肩颈部肌肉拉伤,后愈合较好,平时无明显不适。近3年因为办公室文案工作较多,时常自觉左侧肩胛骨内侧缘肌肉酸痛,僵硬不适,尤其是文案工作1~2h后疼痛明显加重,时而伴有局部肌肉痉挛,活动或是耸肩后疼痛和僵硬不适症状可部分缓解。近日因为工作原因,文案工作时间较长,导致左侧肩颈部肌肉疼痛明显,伴有局部肌肉痉挛,活动后缓解不明显,导致患者精神紧张,食欲减退,睡眠不佳,特来就诊。发病以来无特殊医疗处理。

发病以来一般情况正常,食欲减退,二便正常,夜间睡眠不佳。体重无明显变化。

2. 既往史

有长期文案工作史,电脑使用较多。10余年前有左侧肩颈部肌肉拉伤病史,否认其他手术外伤及输血病史。否认高血压、糖尿病病史,否认其他慢性病史。否认长期大量吸烟饮酒史。否认药物过敏史。否认家族遗传病史。

3. 体格检查(含康复评定)

患者一般情况可,生命体征平稳,心肺腹无殊。左侧颈项部、肩部和上肢外形正常,活动基本不受限,皮肤无异常,无皮疹。颈项部左侧肌肉紧张,左侧颈肩部和肩胛骨内侧缘肌肉压痛明显,斜方肌、菱形肌亦有压痛,左侧肩胛骨内侧缘皮下可触及约黄豆大小的纤维结节,可触及筋膜摩擦音。双侧肩部活动不受限,前屈、外展和后伸活动可。双侧上肢运动感觉正常,压颈试验阴性。双侧 Hoffmann 征阴性。

疼痛评分:4分。日常生活活动能力评定:改良 Barthel 指数100分。

4. 实验室和影像学检查

颈椎 X 线片示:颈椎生理弧度轻度变直,轻度退行性改变。

血常规:RBC 4.93×10^{12}/L, Hb 157 g/L, WBC 5.46×10^9/L, GR 57.6%, LY 35.3%, MO 6.0%, E 0.9%, B 0.2%, PLt 133×10^9/L。

生化检查:RF<11.10 IU/mL, CRP<3.44 mg/L,抗链球菌溶菌素"O"(ASO)81.10 IU/mL。血沉(ESR):36 mm/h↑。HLA-B27 阴性。

二、诊治经过

1. 初步诊断

颈肩部肌筋膜炎,疼痛。

2. 诊治经过

仔细问诊和查体后,首先考虑颈肩部肌筋膜炎。予以安排血常规、血沉、风湿因子和 HLA‐B27 等实验室检查,以及颈部 X 线片检查。予以口服对乙酰氨基酚(每次 0.5～1 g,每日 3 次)、外用消炎止痛药物如扶他林乳胶剂或吲哚美辛外用凝胶膏止痛,口服维生素 E 和维生素 B_1 改善局部组织代谢。考虑患者疼痛明显,建议适当耸肩、扩胸活动、提伸肩胛骨等活动,缓解局部肌肉痉挛。疼痛部位予以经皮低频电刺激、中频电疗、激光和超声波等康复理疗改善局部微循环,促进炎症水肿消退,松解粘连。同时对患者进行健康宣教,改变工作生活方式,预防加重肩颈部损伤的动作出现。

3. 目前状况

经过 1 周的康复治疗,患者左侧肩颈部疼痛不适症状有明显缓解。疼痛评分:1 分。建议每 2～4 周复诊随访一次,2 月后复诊,必要时复查左侧肩颈部 MRI。

三、病例分析

1. 病史特点

(1) 患者,男性,38 岁,左侧肩颈部疼痛、僵硬不适数月,疼痛加重伴有痉挛 1 天。

(2) 有长期文案工作史,电脑使用较多,10 余年前有左侧肩颈部肌肉拉伤病史。

(3) 查体:颈项部左侧肌肉紧张,左侧颈肩部和肩胛骨内侧缘肌肉压痛为明显,斜方肌、菱形肌亦有压痛,左侧肩胛骨内侧缘皮下可触及约黄豆大小的纤维结节,可触及筋膜摩擦音。双侧肩部活动不受限,前屈、外展和后伸活动可。双侧上肢运动感觉正常,压颈试验阴性。双侧 Hoffmann 征阴性。疼痛评分:4 分。

(4) 辅检:颈椎 X 线片示颈椎生理弧度轻度变直,轻度退行性改变。血常规:正常。RF<11.10 IU/mL,CRP<3.44 mg/L, ASO 81.10 IU/mL。ESR 36 mm/h↑。HLA‐B27 阴性。

2. 诊断及诊断依据

诊断:颈肩部肌筋膜炎,疼痛。

诊断依据:

(1) 患者,男性,38 岁,左侧肩颈部疼痛、僵硬不适数月,疼痛加重伴有肌肉痉挛 1 天。

(2) 有长期文案工作史,电脑使用较多,10 余年前有左侧肩颈部肌肉拉伤病史。

(3) 查体:颈项部左侧肌肉紧张,左侧颈肩部和肩胛骨内侧缘肌肉压痛为明显,斜方肌、菱形肌亦有压痛,左侧肩胛骨内侧缘皮下可触及约黄豆大小的纤维结节,可触及筋膜摩擦音。双侧肩部活动不受限,前屈、外展和后伸活动可。双侧上肢运动感觉正常,压颈试验阴性。双侧 Hoffmann 征阴性。疼痛评分:4 分。

(4) 辅检:颈椎 X 片示颈椎生理弧度轻度变直,轻度退行性改变。血常规正常。RF、CRP、ASO 均在正常范围。ESR 36 mm/h↑。HLA‐B27 阴性。

3. 鉴别诊断

(1) 颈椎间盘突出症:主要鉴别点在 X 线平片有骨质增生,颈椎 MRI 平扫示有椎间盘突出,患者会有相应节段神经根受压症状和体征。

(2) 肩袖损伤:有肩关节活动受限,并且疼痛与压痛点限于肩关节周围。

（3）项韧带炎：与颈肩肌筋膜炎很相似，但它疼痛及压痛部位限于颈椎棘突部，低头时疼痛加重。

4. 康复目标和计划

（1）近期康复目标和计划：缓解疼痛不适症状，可以通过休息，药物，物理治疗措施如经皮电刺激、中频电疗、激光和超声波等治疗来实现，若是效果不明显也可以考虑建议患者接受局部封闭治疗或发散式体外冲击波治疗。

（2）远期康复目标和计划：通过前期的康复措施和药物治疗来缓解疼痛，改善左侧肩颈部肌肉疼痛症状，通过改变工作和生活方式，来维持和稳定康复效果。

四、处理方案与依据

1. 完成相关临床检查

明确诊断：予以安排血常规、血沉、类风湿因子和 HLA－B27 等实验室检查，以及颈部 X 线片检查。

2. 缓解疼痛

予以口服对乙酰氨基酚（每次 0.5～1 g，每日 3 次）、外用消炎止痛药物如扶他林乳胶剂或吲哚美辛外用凝胶膏止痛，口服维生素 E 和维生素 B_1 改善局部组织代谢。若是疼痛明显可以考虑局部软组织封闭治疗。

3. 综合康复治疗

局部可予以热敷治疗，缓解疼痛和痉挛；予以适当耸肩、肩部旋转、扩胸、提伸肩胛骨等运动疗法，缓解局部肌肉痉挛；疼痛局部予以经皮电刺激、中频电疗、激光和超声波等康复理疗改善局部微循环，促进炎症水肿消退，松解黏连。

4. 中医疗法

传统的针灸和推拿按摩治疗，能够明显缓解局部疼痛和肌肉痉挛。

5. 健康宣教、生活方式的调整和改变

生活方式的调整和改变是治疗的前提和关键；治疗是一个长期的过程，症状会时起时伏，要摸索自我防护与康复治疗相结合的规律；要注意避免颈肩部肌肉再受损伤。调整与纠正工作劳动中不良姿势，防寒防潮避免过分劳累。尽量使用质地软硬和高度适宜的枕头，睡姿要正确；女性更年期应预防骨质疏松。

6. 随访

长期服用非甾体类抗炎药物者要追踪观察有无胃肠道出血反应。一般每 2～4 周复诊随访一次，必要时行 MRI 检查。

五、要点与讨论

颈肩部肌筋膜炎是临床中常见病多发病，引起颈肩部肌肉疼痛、保护性僵直、活动障碍。该病的确切病因尚不十分明确，临床观察与轻微外伤、劳累及受寒等有关。颈肩肌筋膜炎所形成的激痛点是由于长期疲劳、感受风寒或外伤后失治，残留了粘连或瘢痕等因素，而造成一系列的疲劳性损伤和缺血问题，使机体局部达到临界点，而一些不合理的生活习惯或动作则成为诱发因素。

颈肩部肌筋膜炎是致病因子侵犯颈肩部肌肉间隙的纤维组织使之产生损伤及无菌性炎症，而引起广泛的颈部和肩部肌肉疼痛及痉挛等一组临床症状和体征。另外上呼吸道感染或其他引起发热的炎症，气候改变如寒冷潮湿时，以及躯体过度劳累等也可引起颈肩无菌性炎症。软组织创伤性无菌炎症及疼痛,刺激肌肉产生持久的收缩状态,出现肌紧张,肌肉长期痉挛造成局部软组织血管痉挛,肌肉和筋膜供血不足,营养障碍,组织无菌性炎症加重,如此形成恶性循环,使疼痛更加剧。

本病的激痛点病理性质与落枕有所不同,组织切片发现本病激痛点的硬结是由波浪形结缔组织构成的,其中有少数肌纤维,间质中有充血或出血,有浆液渗出,有的可见肌纤维的横纹消失,肌浆均匀变性,或有脂滴沿肌原纤维排列。在此类情况下,在本病急性早期如果应用推拿等刺激性治疗方式,则可加剧间质的充血或出血,使浆液渗出增加,而使患处局部压力增高,使疼痛加剧。颈肩部急性损伤后,使肌筋膜组织产生炎症、水肿,粘连、变性,以后逐渐纤维化,形成瘢痕。长期的慢性劳损,如伏案低头作业,使肌肉长时间过度紧张、痉挛,虽损伤轻微,病变部位小,但在肌肉筋膜组织中产生变性、肥厚,形成纤维小结而引起较广泛的疼痛。其机理是由于肌筋膜组织中的毛细血管及微循环不畅所致。

颈肩部肌筋膜炎在颈肩腰腿痛康复门诊中患者很多,文案工作者、电脑技术员、办公室文员等等职业的人员甚至是小学生都有颈肩肌筋膜炎的发生。起初是颈肩部刺痛、酸胀麻木,经过简单治疗,或是活动后可缓解,但炎症是不会随之消退的。颈肩背部广泛疼痛酸胀沉重感、麻木感、僵硬、活动受限,可向后头部及上臂放射。疼痛呈持续性,可因感染、疲劳、受凉、受潮等因素而加重。查体见颈部肌紧张,压痛点常在棘突及棘突旁斜方肌、菱形肌等,压痛局限,不沿神经走行放散。X线检查多为阴性结果。该病发病缓慢,病程较长,复发后加重。

本例患者通过上述体检和检查,应该比较容易与颈椎间盘突出症、肩袖损伤,以及单纯的项韧带炎或是其他颈肩部疾病相鉴别。对于颈肩部肌筋膜炎患者,除了前述的处理方案,还可以考虑针刀疗法,针刀疗法通过分离切断粘连的纤维组织和筋膜硬结达到治疗目的,有一定的疗效。若是通过休息,药物,物理治疗措施如经皮低频电刺激、中频电疗、激光和超声波等治疗效果不明显,也可以考虑建议患者接受局部封闭治疗或冲击波治疗。

六、思考题

1. 颈肩部肌筋膜炎致病原因和临床表现有哪些?
2. 颈肩部肌筋膜炎的病理特征是什么?
3. 颈肩部肌筋膜炎的康复治疗方案和依据是什么?

七、推荐阅读文献

1. 温江华,钟兰.颈肩肌筋膜炎中医临床研究概述[J].实用中医药杂志,2013,29(11):968-969.

2. 王华军,叶永亮,童飞飞,等.肩胛部深层肌筋膜痛的诊治及解剖学基础[J].颈腰痛杂志,2007,28(6):459-462.

3. 岳民生.颈肩腰腿痛临床诊断与治疗[M].北京:化学工业出版社,2014,85-205.

(姜从玉)

案例 82
颈椎关节紊乱

一、病例资料

1. 现病史

患者,女性,36 岁,因"颈痛伴活动受限 1 天"就诊。患者前一晚上加班批阅作业,晨起自觉颈部僵硬、疼痛、转动不便,向右旋转时疼痛加剧,无手麻、肢体乏力,无头晕、头痛,来医院就诊。患者从事教师工作,平时劳累后颈项部偶有不适症状,休息后可缓解。本院颈椎 X 线片示:生理曲度存在,颈椎 C_2/C_3 序列欠齐,C_3/C_4 椎间小关节异常,椎间隙无狭窄。

患者自发病以来一般情况可,食欲正常,大小便正常,夜间睡眠正常。体重无明显变化。

2. 既往史

既往体健,否认高血压、糖尿病、心脏病等慢性病病史,否认肿瘤病史,否认传染病病史,否认重大手术史,否认药物过敏史。

3. 体格检查(含康复评定)

查体:T 37.2℃,P 81 次/min,R 20 次/min,BP 128 mmHg/76 mmHg,颈椎强迫体位。颈椎生理曲度可,无侧弯畸形,皮肤正常。第 3、4 颈椎棘突压痛(+),右侧椎旁肌压痛(+),不向上肢放射。颈椎前屈 0°～25°,后伸 0°～10°,左侧屈－25°,右侧屈 25°。压顶试验(－),臂丛神经牵拉试验(－)。徒手肌力测试(manual muscle test,MMT):双上肢关键肌 5 级,肌张力正常,感觉正常。颈项部疼痛视觉模拟评分(visual analogue scale,VAS):6 分。

4. 实验室和影像学检查

(1) 颈椎 X 线片示:生理曲度存在,颈椎 C_2/C_3 序列欠齐,C_3/C_4 椎间小关节异常,椎间隙无狭窄。如图 82-1 所示。

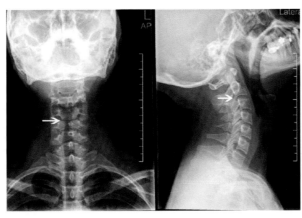

图 82-1　患者颈椎 X 线正侧位片

二、诊治经过

1. 初步诊断

颈椎关节紊乱。

2. 诊治经过

(1) 一般治疗：嘱患者休息，使用颈托。

(2) 口服药物：复方氯唑沙宗分散片 50 mg，一天 3 次，口服。

(3) 康复治疗：微波(采用圆形辐射电极照射颈部，辐射距离 10 cm，每次 15 min，一日 1 次)、颈椎牵引(枕颌布带牵引法，间断牵引，起始剂量 7 kg，每次 20 min，一日 1 次)、低频脉冲电治疗(电极于颈后并置，耐受量，每次 20 min，一日 1 次)。手法治疗(每次 20 min，一日 1 次)。运动疗法颈项部肌肉自我牵伸。

(4) 目前状况：维持 5 天的康复治疗后，患者颈部疼痛逐渐好转，VAS 评分：0 分。因患者目前颈部疼痛消失，颈椎活动正常，即终止治疗。

(5) 健康教育：注意颈椎姿势，忌低头伏案过久，注意颈部保暖，避免颈部大范围的快速运动，对患者进行颈椎操的练习指导。

三、病例分析

1. 病史特点

(1) 患者，女性，36 岁，颈痛伴活动受限 1 天。

(2) 发病前有劳作的诱因。

(3) 患者从事教师工作，平时劳累后颈项部偶有不适症状，休息后可缓解。

(4) 体格检查：颈椎强迫体位；C_3、C_4 椎棘突下压痛(＋)，右侧椎旁肌压痛(＋)，不向上肢放射；颈椎活动受限，颈椎前屈 0°～25°，后伸 0°～10°，左侧屈 −25°，右侧屈 25°；未发现神经根体征，压头试验(－)，臂丛神经牵拉试验(－)。MMT：双上肢关键肌 5 级，肌张力正常，感觉正常。颈项部疼痛 VAS 评分：6 分。

(5) 颈椎 X 线示：生理曲度存在，颈椎 C_2/C_3 序列欠齐，C_3/C_4 椎间小关节异常，椎间隙无狭窄。

2. 诊断与诊断依据

诊断：颈椎关节紊乱。

诊断依据：

(1) 患者出现颈痛伴活动受限 1 天。

(2) 有发病诱因，前一晚上加班批阅作业。晨起自觉颈部僵硬、疼痛、转动不便，向右旋转时疼痛加剧，无手麻、肢体乏力，无头晕、头痛。

(3) 患者从事教师工作，平时劳累后颈项部偶有不适症状，休息后可缓解。

(4) 颈椎强迫体位。C_3、C_4 椎棘突压痛(＋)，右侧椎旁肌压痛(＋)，不向上肢放射。颈椎活动受限，颈椎前屈 0°～25°，后伸 0°～10°，左侧屈 −25°，右侧屈 25°。压头试验(－)，臂丛神经牵拉试验(－)。MMT：双上肢关键肌 5 级，肌张力正常，感觉正常。颈项部疼痛 VAS 评分：6 分。

(5) 颈椎 X 线示：生理曲度存在，颈椎 C_2/C_3 序列欠齐，C_3/C_4 椎间小关节异常，椎间隙无狭窄。

3. 鉴别诊断

颈椎关节紊乱常有头颈部外力撞击或急骤转头等不协调动作史，也可因长期低头、抬头、偏头等不良姿势引起的慢性劳损，造成颈项肌力平衡失调，从而导致颈椎小关节错位或滑膜嵌顿，不能恢复至正常位置。临床常表现为颈项部的不适、发僵以及活动受限，一般无脊髓、神经、血管等刺激症状体征。颈椎关节紊乱的确诊须结合颈椎影像学（X线正位、侧位、动力位等）。

结合该病例特点，需和以下疾病鉴别：

（1）颈型颈椎病：是颈椎病中的一种，常与患者职业有关，有反复发作倾向。表现为颈项部酸胀疼痛及不适感，可累及整个肩背部、枕后部，严重者可伴有颈部活动受限。如不合并其他类型颈椎病，臂丛神经牵拉试验、病理征多为阴性。颈椎X线片常表现为颈椎退变，部分存在曲度改变，可同时伴有小关节紊乱。

（2）颈部肌肉劳损：患者常有长期伏案低头工作史，主要表现为颈项部肌肉的酸胀疼痛不适感，劳累后加重，休息后症状可减轻。

（3）软组织损伤：患者常有外伤史，有明显肌肉压痛，肌肉主动收缩或被动拉伸时加重。

4. 康复治疗目标和计划

（1）分析消除诱因，避免进一步损伤。

（2）通过药物及康复治疗，减轻滑膜及小关节炎症，复位嵌顿滑膜，改善颈部疼痛和活动度。

（3）指导患者学会该病的自我管理。

四、处理方案及依据

1. 局部制动

使用颈托可以限制颈椎的活动，避免椎间小关节的异常运动和进一步损伤。可以减轻头颅对颈椎的负荷，减轻局部受压。

2. 药物治疗

颈椎小关节的异常运动，可以造成局部损伤、炎症。如有滑膜嵌顿，滑膜也会发生炎性反应。抗炎止痛仍是治疗的必要选择。复方氯唑沙宗分散片，具有缓解肌肉痉挛，减轻炎症，改善疼痛的作用。

3. 康复治疗

物理治疗有良好的消炎镇痛解痉的作用。微波等高频治疗具有深层消炎作用，可以改善颈椎小关节与嵌顿滑膜的炎症；低频脉冲电治疗可改善颈项部周围组织的血液循环，放松肌肉，减轻患者的疼痛症状；牵引有助于解除颈部肌肉痉挛，增加间隙，有利于小关节复位和被嵌顿的滑膜回位。手法治疗可以直接复位，但需注意手法施术技巧和力度。运动疗法通过自我的肌肉牵伸可改善颈部软组织的柔韧性，减轻疼痛和发僵感。

4. 健康教育

患者经过有效的康复治疗后，症状明显改善，对其进行康复教育，可以有效预防疾病的再发，对延缓疾病的进程具有重要意义。

五、要点与讨论

颈椎关节紊乱是指颈椎的小关节超过正常的活动范围，小关节面之间发生微小的错位，即中医所指的"骨错缝，筋出槽"。该病常可经常复发，从而影响颈椎的稳定性，长期反复复发会促使颈椎的退行性改变，加速颈椎病的发展。颈椎关节紊乱的主要病因可有以下几种情况，如头颈部受到外力的撞击或急骤转头等不协调动作造成的急性损伤，风寒侵袭引起颈肌痉挛，睡觉时枕头过高，也可以是长期低头、抬头、偏头等不良姿势造成慢性劳损，导致颈肌平衡失调，从而使颈椎小关节发生错位或滑膜嵌顿，不能恢复到正常位置。

颈椎关节紊乱患者多有颈部强直、疼痛、活动受限,偶有头昏、视物不清、眼震、视物模糊等头颈综合征症状。病变颈椎棘突的一侧隆起或偏歪,椎旁有压痛点,神经、脊髓、血管刺激体征常为阴性。颈椎关节紊乱的康复评定包括:颈部活动范围评定,疼痛评定。

颈椎关节紊乱的治疗以非手术方法治疗为主。急性期需对颈部制动,牵引、理疗、手法、针灸等均可选用,可同时配合药物治疗。理疗常用高频电疗法、中频或低频电治疗、牵引等,手法应注意施术技巧和力度。健康教育对其防治尤为重要,应教会患者如何预防颈椎关节紊乱的发生。

六、思考题

1. 颈椎关节紊乱的定义及常见病因有哪些?
2. 颈椎关节紊乱的临床表现有哪些?
3. 颈椎关节紊乱有哪些康复治疗方法?

七、推荐阅读文献

1. 孙树椿,孙之镐. 临床骨伤科学[M]. 2 版. 北京:人民卫生出版社,2014:882-884.
2. 黄晓琳,燕铁斌. 康复医学[M]. 5 版. 北京:人民卫生出版社,2013:211-213.
3. 张铁良,王沛,马信龙. 临床骨科学[M]. 3 版. 北京:人民卫生出版社,2012:1583-1601.
4. 张长杰. 肌肉骨骼康复学[M]. 北京:人民卫生出版社,2008:239-253.

(白跃宏　陈　康　马燕红)

一、病例资料

1. 现病史

患者,男性,49 岁,因"颈痛伴右上肢放射性麻痛 2 月"入院。2 月前,患者举重物后开始出现颈部疼痛伴右上肢放射性麻木疼痛,以上臂外侧为主,偶放射至拇指。发病来无头痛头晕,无肢体乏力和步行不稳。1 月前曾于外院就诊,颈椎 X 线片显示颈椎生理曲度变直,颈椎退变,部分椎间隙变窄,予以药物治疗和膏药敷贴(具体不详)。用药后症状未见明显缓解,遂来康复科就诊。门诊予颈椎 MRI 检查,提示颈椎曲度变直,C_4—C_5 椎间盘膨隆,C_5—C_6、C_6—C_7 椎间盘突出,颈椎退变。为进一步诊治,门诊拟"颈椎间盘突出症"收治入院。患者从事会计工作,诉平时劳累后常有颈项部不适,以右颈肩部明显,休息后可缓解。患者自发病以来一般情况正常,食欲正常,大小便正常,夜间睡眠较差。体重无明显变化。

2. 既往史

既往体健,否认高血压、糖尿病、心脏病等慢性病病史,否认肿瘤病史,否认传染病病史,否认重大手术史,否认药物过敏史。

3. 体格检查(含康复评定)

查体:T 36.9℃,P 78 次/min,R 20 次/min,BP 134 mmHg/80 mmHg,颈椎生理曲度变直,无侧弯畸形,局部皮肤正常。C_4—T1 棘突压痛(+),C_5—C_7 右侧椎旁肌压痛(+),并向右上肢放射,两侧斜方肌紧张并压痛(+)。颈椎前屈 0°～30°,后伸 0°～20°,左侧屈 0°～25°,右侧屈 0°～25°,左侧旋转 0°～30°,右侧旋转 0°～35°。压顶试验(+),屈颈试验(+),右臂丛神经牵拉试验(+),左臂丛牵拉试验(－)。四肢肌力,肌张力正常,双上肢针刺觉对称。右肱二头肌腱腱反射减弱,双侧 Hoffmann 征(－)。下肢膝踝反射正常,踝阵挛(－)。颈项部疼痛视觉模拟评分(visual analogue scale, VAS):7 分,日本骨科协会(Japanese Orthopaedic Association, JOA)颈椎病判定标准(100 分法)评分:91 分。

4. 实验室和影像学检查

(1)颈椎 MRI 平扫:颈椎曲度变直,多节椎间盘退变。C_4—C_5 椎间盘膨隆,C_5—C_6、C_6—C_7 椎间盘突出,硬膜囊及脊髓轻度受压。颈椎退变。如图 83-1 所示。

(2)肌电图检查:右上肢三角肌、肱二头肌、肱桡肌、桡侧屈腕肌、尺侧屈腕肌可见少量失神经电位。上肢神经传导速度正常。

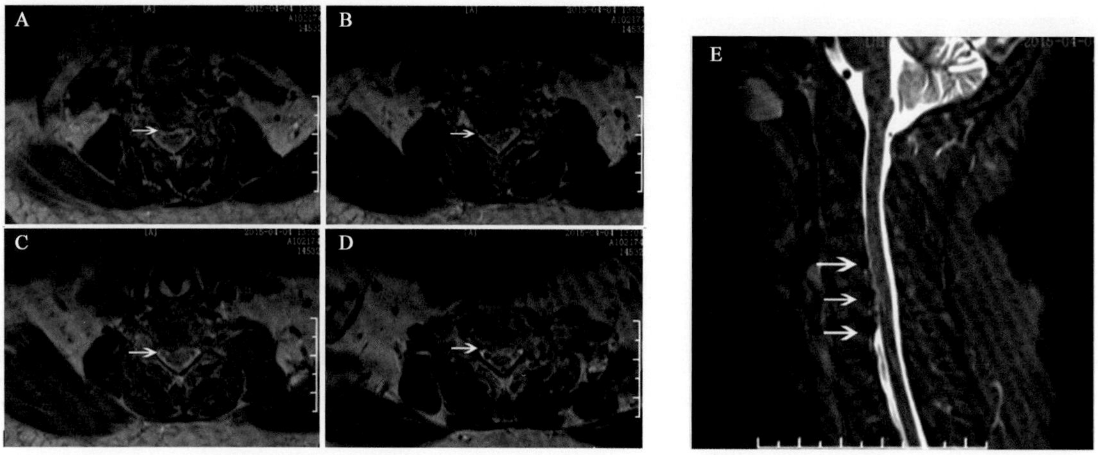

图 83-1 患者颈椎 MRI 平扫(图 A：C_4—C_5；图 B~C：C_5—C_6；图 D：C_6—C_7；图 E：矢状面)

二、诊治经过

1. 初步诊断

颈椎间盘突出症。

2. 诊治经过

(1) 一般治疗：入院后完善相关检查(三大常规、血生化等)。颈托固定。给予口服塞来昔布胶囊(0.2 g，一天一次，口服)，甲钴胺片(0.5 mg，一天三次，口服)。

(2) 康复治疗：针对患者临床表现与辅助检查结果，给予红外线疗法(功率 250~300 W，灯距 30~40 cm，以患者有舒适的温热感为度，每次照射 20 min，一日 1 次)、微波(采用圆形辐射电极照射颈部，辐射距离 10 cm，温热量，每次 15 min，一日 1 次)、颈椎牵引(枕颌布带牵引法，间断牵引，起始剂量 8 kg，每次 20 min，一日 1 次)、低频脉冲电治疗(电极于颈后并置，耐受剂量，每次 20 min，一日 1 次)。针灸可以舒经活血，镇痛。运动疗法：颈项部肌肉自我牵伸，核心肌肌力训练。

(3) 目前状况：维持近 20 天的康复治疗后，患者颈部疼痛及右上肢放射性麻木疼痛逐渐好转，VAS 评分：1 分，JOA 颈椎病判定标准(100 分法)评分：98 分，颈椎活动度较前有改善。因患者目前颈部疼痛消失，右上肢偶有短暂发麻，病情稳定，予以出院。

(4) 出院健康教育：注意颈椎姿势，忌低头伏案过久，注意颈部保暖，避免颈部各种情况的外伤(包括交通事故、运动等)，出院带药：芪蠲丸 2 盒，每次 25 丸，一天 2 次，口服。门诊定期随访。

三、病例分析

1. 病史特点

(1) 患者，男性，49 岁，颈痛伴右上肢放射性疼痛麻木 2 月余。

(2) 举重物后开始出现颈部疼痛伴右上肢放射性疼痛麻木，以上臂外侧为主，偶放射到拇指。无头痛、头晕，无肢体乏力。

(3) 患者从事会计工作，诉平时劳累后常有右颈肩部酸胀，休息后可缓解。

(4) 体格检查：颈椎生理曲度变直。C_4—T1 棘突压痛(+)，C_5—C_7 右侧椎旁肌压痛(+)，并向右上肢放射，两侧斜方肌紧张，压痛(+)。颈椎前屈 0°~30°，后伸 0°~20°，左侧屈 0°~25°，右侧屈 0°~25°，左侧旋转 0°~30°，右侧旋转 0°~35°。压头试验(+)，屈颈试验(+)，右臂丛神经牵拉试验(+)，左臂丛牵拉试验(一)。四肢肌力及肌张力正常。右上肢肱二头肌腱腱反射减弱，双侧 Hoffmann 征(一)。颈项部疼痛 VAS 评分：7 分，JOA 颈椎病判定标准(100 分法)评分：91 分。

(5) 辅助检查：颈椎 MRI 示颈椎曲度变直，多节椎间盘退变。C_4—C_5 椎间盘膨隆，C_5—C_6、C_6—

C_7 椎间盘突出,硬膜囊及脊髓轻度受压,以 C_5—C_6 显著,向右突出,右侧侧隐窝狭窄。颈椎退变。肌电图检查:右三角肌、肱二头肌、肱桡肌、桡侧屈腕肌可见少量失神经电位。上肢神经传导速度正常。

2. 诊断与诊断依据

诊断:颈椎间盘突出症。

诊断依据:

(1)患者举重物后出现颈痛伴右上肢放射性疼痛麻木2月余,以上臂外侧为主,偶放射到拇指。

(2)患者从事会计工作,诉平时劳累后素有颈项部不适,休息后可缓解。

(3)体格检查:颈椎生理曲度变直。C_4—$T1$ 棘突压痛(+),C_5—C_7 右侧椎旁肌压痛(+),并向右上肢放射。两侧斜方肌紧张并压痛(+)。颈椎活动度受限。压头试验(+),屈颈试验(+),右臂丛神经牵拉试验(+),左臂丛牵拉试验(−)。四肢肌力,肌张力正常,双上肢针刺觉对称。右肱二头肌腱腱反射减弱,双侧 Hoffmann 征(−)。下肢膝踝反射正常,踝阵挛(−)。颈项部疼痛 VAS 评分:7分,JOA 颈椎病判定标准(100分法)评分:91分。

(4)颈椎 MRI 示:颈椎退变。C_4—C_5 椎间盘膨隆,C_5—C_6、C_6—C_7 椎间盘突出,硬膜囊及脊髓轻度受压,以 C_5—C_6 显著,向右突出,右侧侧隐窝狭窄。肌电图检查:右上肢三角肌、肱二头肌、肱桡肌、桡侧屈腕肌、尺侧屈腕肌可见少量失神经电位。上肢神经传导速度正常。

3. 鉴别诊断

(1)肩关节疾病:肩部疼痛有时可引起颈部肌肉牵涉痛或产生放射性疼痛,肩关节疾病的特点是疼痛伴肩关节活动的受限。常见的肩关节疾病包括冻结肩(狭义的肩周炎)、肩峰下撞击综合征、肩袖损伤、肱二头肌肌腱炎、冈上肌肌腱炎、肩峰下滑囊炎等。这些疾病常在肩部有固定压痛点,当肌肉进行抗阻运动或离心运动时,疼痛加重。肩袖损伤的患者还伴有肌力的下降。

(2)臂丛损伤:该病常有明确外伤史,或颈肩臂牵拉史。本例累及 C_5—C_7 神经根,需与上干、中干损害鉴别。上干损伤常有肩肘关节受累,手不受累,表现为肩上举外展肌力下降,三角肌、冈上肌、冈下肌、小圆肌萎缩,腕部屈曲旋前,手指屈曲,伸肘、肩内旋。中干独立损伤极少见,仅有食、中指指腹麻木,伸肌群肌力减弱等。上中干损伤还可以累及肌皮神经,导致屈肘肌力下降。结合病史、影像学和上肢肌电图可明确诊断。

(3)腕管综合征:该病主要原因是正中神经在腕管出口处受到卡压,临床表现为:拇指、食指、中指和无名指桡侧半麻木,刺痛或呈烧灼样痛。常有紧握或手部劳作后加重,夜间麻醒的表现。病程长者可出现大鱼际肌肉的萎缩,出现捏物困难。体格检查常有腕部正中神经 Tinel 征和屈腕试验阳性。神经超声和肌电图检查对诊断有积极意义。

4. 康复治疗目标和计划

(1)分析和消除可能诱因,避免进一步损伤。

(2)颈部的消炎、解痉和镇痛治疗,改善局部软组织的炎症、阻止进一步损害、减轻症状。

(3)教育患者进行颈椎间盘突出症的自我管理。

四、处理方案及依据

1. 一般治疗

嘱咐患者休息,以避免进一步损伤。使用颈托,可以减轻头颅对颈椎的负荷,同时通过限制颈椎的活动来减轻受累神经的进一步损伤。

2. 药物治疗

受压的神经根、脊髓脊膜以及变性或破裂的椎间盘也可能存在炎症反应。因此可给予非甾体类抗炎药比如塞来昔布胶囊。甲钴胺片具有营养周围神经促进神经生长的作用,也可使用。

3. 康复治疗

微波等高频治疗可促进炎症的消散和吸收,改善微循环,减轻压迫带来的局部炎症;红外线可改善颈项部周围组织的血液循环,放松肌肉,缓解患者的疼痛症状;低频治疗具有镇痛解痉的作用;牵引可减轻对椎间盘的压力,增大椎间隙和椎间孔,减少神经根所受的刺激和压迫,解除颈部肌肉痉挛。针灸促进肢体血液循环和疏通经络,进一步改善症状;运动疗法可改善颈部活动度及周围肌肉的柔韧性,增强核心肌肌力,提高颈椎稳定性。

4. 健康教育

可以普及颈椎病防治的相关知识,让患者学会疾病管理,预防反复发作,延缓疾病进程。

五、要点与讨论

1. 颈椎间盘突出症的临床表现和分型

颈椎间盘突出症可分急性和亚急性或慢性,急性者常有创伤史或交通事故、提举或拉拽重物等特定病史,多见于年轻人。亚急性或慢性者常无上述病史,多见于老年人。已经证实与颈椎间盘突出相关的因素包括举重物、吸烟、跳水等,可能(并非必然)与颈椎间盘突出有关的因素包括操作或驾驶振动装置和长时间驾驶汽车。临床表现为颈痛,僵硬,肩部、上臂、手部疼痛或麻木,肌肉无力等。症状可较广泛且不按体节分布,或相对局限,呈特异性神经根病表现。严重者如有中重度脊髓压迫者,可出现肌肉萎缩,肢体活动笨拙,下肢反射亢进,病理征阳性。除了周围神经症状,还可以出现头晕头痛等椎动脉症状和体征,或交感神经功能异常的症状。

2. 颈椎间盘突出症的康复评定

颈椎间盘突出症的评定包括颈部关节活动度,肢体肌力和肌张力,上下肢神经反射(含浅反射、腱反射、病理反射),疼痛等。综合评估可选取特定量表,如 JOA 颈椎病判定标准(100 分法)和颈部失能问卷表(NDI)。

3. 颈椎间盘突出症治疗

以康复治疗为主的保守治疗对大多数颈椎间盘突出症患者具有良好的效果。药物治疗和康复治疗手段多种多样。颈椎制动,可用支具、围领、颈托、头颈胸石膏等制动。围领的制动范围小,难以达到确切的制定,颈托能达到 70% 的制动效果。牵引治疗可以用于大多数颈椎间盘突出症,但是脊髓明显压迫者,或急性疼痛明显的不宜使用,如治疗后症状无改善或者出现加重,也应该及时终止牵引。物理因子治疗主要包括红外线疗法、超短波疗法、微波疗法、低频脉冲电、超声波等。运动疗法改善颈部肌力和灵巧性,提高颈椎稳定性,预防复发,但颈椎间盘突出患者不适合大范围的颈部活动。有效的健康教育可加强治疗的依从性,有利于疾病的康复,防止病情的复发或反复。

如经保守治疗,症状及功能障碍严重,无改善或加重者,应及时转入脊柱外科进一步治疗,目前常用颈前路手术治疗,行颈椎间盘切除,减除脊髓压迫并行椎间融合术或人工椎间盘置换术。

六、思考题

1. 颈椎间盘突出症的临床表现有哪些?
2. 颈椎间盘突出症的康复评定有哪些?
3. 颈椎间盘突出症的主要的康复治疗有哪些?

七、推荐阅读文献

1. 白跃宏. 颈肩痛临床与康复[M]. 上海:上海交通大学出版社,2010:170-176.
2. 于长隆. 骨科康复学[M]. 北京:人民卫生出版社,2010,452-458.
3. 孙树椿,孙之镐. 临床骨伤科学[M]. 2 版. 北京:人民卫生出版社,2014,862-866.

(白跃宏　陈　康　马燕红)

案例 84

腰部肌筋膜炎

一、病例资料

1. 现病史

患者,男性,56 岁,因"腰背部酸痛 5 年,加重伴腰肌痉挛 2 天"来门诊就诊。患者近 5 年经常感到腰部酸痛,肌肉僵硬,有沉重感,常在天气变化时(如阴雨天)、夜间、或受凉时腰部疼痛加重,晨起腰部酸痛加重,适当活动可部分缓解不适感,劳累后症状又加重。近日天气转凉期间患者因久坐导致腰部酸胀感加重,伴有烧灼感。近 2 天症状加重,腰部活动后,不适感缓解不明显,有加重趋势,左侧腰部肌肉时有痉挛,伴腰部压痛。患者精神紧张,难以集中精力工作学习,食欲减退,睡眠不佳,特来就诊。发病以来无特殊医疗处理。追问病史,患者 20 余年前经常背负较多重物,时常出现腰背部酸痛。

发病以来一般情况正常,食欲减退,二便正常,夜间睡眠不佳。体重无明显变化。

2. 既往史

患者从事杂志编辑工作,文案较多。腰部肌肉劳损 20 余年,否认其他手术外伤及输血病史。否认高血压、糖尿病病史,否认其他慢性病史。否认长期大量吸烟饮酒史。否认药物过敏史。否认家族遗传病史。

3. 体格检查(含康复评定)

患者一般情况可,生命体征平稳,心肺腹无殊。腰背部皮肤无明显异常,无皮疹,无肿胀。脊椎向痛侧轻度侧弯。左侧椎旁肌紧张、僵硬,有明显压痛,L_3 和 L_4 椎旁左侧深部可摸到硬结,压痛更为明显,L_5 棘突压痛。腰部活动轻度受限,前屈和患侧侧弯基本不受限,后伸和健侧侧弯时,腰部疼痛加重,活动受限。双侧下肢无放射性疼痛,左侧下肢直腿抬高时腰部有不适感,双侧下肢直腿抬高试验阴性,双侧下肢运动感觉如常,膝踝反射正常,病理征阴性。双侧髋部压痛无,叩痛无,双侧髋部"4"字征阴性。

疼痛评分:5 分。日常生活活动能力评定:改良 Barthel 指数 100 分。

4. 实验室和影像学检查

腰椎 X 线片示:腰椎轻度侧弯,腰椎退行性改变。

血常规:RBC 4.93×10^{12}/L,Hb 157 g/L,WBC 9.6×10^9/L,GR 76.2% ↑,LY 20.0%,MO 3.0%,E 0.6%,A 0.2%,PLT 133×10^9/L。

生化检查:RF 11.10 IU/mL,CRP<3.44 mg/L,ASO 79.20 IU/mL,ESR 40 mm/h↑。HLA - B27 阴性。

二、诊治经过

1. 初步诊断

腰部肌筋膜炎,疼痛。

2. 诊治经过

仔细问诊和查体后,首先考虑腰部肌筋膜炎。予以安排血常规、血沉、风湿因子和 HLA - B27 等实验室检查,以及腰部 X 线片检查。予以口服对乙酰氨基酚(每次 0.5~1 g,每日 3 次)、外用消炎止痛药物如扶他林乳胶剂或复方水杨酸甲酯巴布膏消炎止痛,口服维生素 E 和维生素 B_1 改善局部组织代谢。考虑患者疼痛明显,建议做适当舒展腰背部、左右侧弯、轻度腰部旋转等活动,缓解局部肌肉痉挛。疼痛局部予以经皮低频电刺激、中频电疗、激光和超声波等康复理疗改善局部微循环,促进局部筋膜组织炎症水肿消退,松解筋膜组织粘连。同时对患者进行健康宣教,改变工作生活方式,预防加重腰部肌肉和筋膜组织损伤的动作出现。经过 1 周的康复和药物治疗,患者左侧腰部痉挛疼痛不适症状有明显缓解。疼痛评分:1 分。建议每 2~4 周复诊随访一次,2 个月后复诊,必要时建议腰椎 MRI 平扫。

三、病例分析

1. 病史特点

(1) 患者,男性,56 岁,腰背部酸痛 5 年,加重伴腰肌痉挛 2 天。

(2) 从事杂志编辑工作,文案较多,腰部肌肉劳损 20 余年。

(3) 查体:腰背部皮肤无明显异常,无皮疹,无肿胀。脊椎向痛侧轻度侧弯。左侧椎旁肌紧张、僵硬,有明显压痛,尤其 L_3 和 L_4 椎旁左侧深部可摸到硬结,压痛更为明显,L_5 棘突压痛。腰部活动轻度受限,前屈和患侧侧弯基本不受限,后伸和健侧侧弯时,腰部疼痛加重,活动受限。双侧下肢无放射性疼痛,左侧下肢直腿抬高时腰部有不适感,双侧下肢直腿抬高试验阴性,双侧下肢运动感觉如常,膝踝反射正常,病理征阴性。双侧髋部压痛无,叩痛无,双侧髋部"4"字征阴性。疼痛评分:5 分。日常生活活动能力评定:改良 Barthel 指数 100 分。

(4) 辅检:腰椎 X 线片示腰椎轻度侧弯,腰椎退行性改变。WBC 9.6×10^9/L(GR 76.2%↑), RF、CRP、ASO 均正常。ESR 40 mm/h↑。HLA - B27 阴性。

2. 诊断及诊断依据

诊断:腰部肌筋膜炎,疼痛。

诊断依据:

(1) 患者,男性,56 岁,腰背部酸痛 5 年,加重伴腰肌痉挛 2 天。

(2) 从事杂志编辑工作,文案较多,腰部肌肉劳损 20 余年。

(3) 查体:脊椎向痛侧轻度侧弯。左侧椎旁肌紧张、僵硬,有明显压痛,尤其 L_3 和 L_4 椎旁左侧深部可摸到硬结,压痛更为明显,L_5 棘突压痛。腰部活动轻度受限,前屈和患侧侧弯基本不受限,后伸和健侧侧弯时,腰部疼痛加重,活动受限。双侧下肢无放射性疼痛,左侧下肢直腿抬高时腰部有不适感,双侧下肢直腿抬高试验阴性,双侧下肢运动感觉如常,膝踝反射正常,病理征阴性。双侧髋部压痛无,叩痛无,双侧髋部"4"字征阴性。疼痛评分:5 分。日常生活活动能力评定:改良 Barthel 指数 100 分。

(4) 辅检:腰椎 X 线片示腰椎轻度侧弯,腰椎退行性改变。血常规:GR 76.2%↑,ESR 40 mm/h↑。

3. 鉴别诊断

(1) 急性腰部扭伤:多有明显的扭转腰部病史,伤后立刻出现疼痛,活动受限,有明显压痛点,体位不能自如转换,疼痛为痉挛性疼痛,X 线片无异常。

（2）腰椎间盘突出症：多有腰背痛，伴有肢体放射性疼痛，症状时轻时重，活动受限，咳嗽、喷嚏、转头、弯腰则可加重症状，休息后疼痛缓解。棘突间或棘旁有明显压痛，直腿抬高试验阳性，并有相应的神经根支配区域感觉及运动障碍。X线片、CT和MRI可协助确诊。

（3）腰椎管狭窄症：腰部疼痛反复发作，双侧下肢麻木行走无力、间歇性跛行，X线片或腰椎CT可见椎间隙变窄，椎管内径变窄。

（4）L_3椎横突综合征：多有扭伤或劳损病史，L_3椎横突处明显压痛并向下腰及臀部放射，L_3横突附近可触及条索状或结节状物。

（5）肿瘤转移疼痛：在高龄患者，近期体重减轻明显，尤其是存在夜间疼痛需要鉴别，可行相关检查排除肿瘤。

4. 康复目标和计划

（1）近期康复目标和计划：缓解疼痛不适症状，可以通过休息，药物，物理治疗措施如经皮低频电刺激、中频电疗、激光和超声波等治疗来实现，若是效果不明显也可以建议患者接受局部封闭治疗或发散式体外冲击波治疗。

（2）远期康复目标和计划：通过前期的康复措施和药物治疗来缓解疼痛，改善腰背部疼痛，僵硬不适症状，通过改变工作和生活方式，来维持和稳定康复效果。

四、处理方案与依据

（1）完善相关临床检查，明确诊断：予以安排血常规、血沉、类风湿因子和HLA-B27等实验室检查，以及腰椎正侧X线片检查。

（2）缓解疼痛：予以口服对乙酰氨基酚（每次$0.5\sim1$ g，每日3次）、外用消炎止痛药物如扶他林乳胶剂或复方水杨酸甲酯巴布膏消炎止痛，口服维生素E和维生素B_1改善局部组织代谢。若是疼痛明显可以考虑局部软组织封闭治疗会或发散式体外冲击波治疗。

（3）综合康复治疗：局部可予以热敷治疗，缓解疼痛和痉挛；适当舒展腰背部、左右侧弯腰部、轻度腰部旋转等活动，缓解局部肌肉痉挛；疼痛局部予以经皮低频电刺激、中频电疗、激光和超声波等康复理疗改善局部微循环，促进炎症水肿消退，松解筋膜组织粘连。

（4）中医疗法：传统的针灸和推拿按摩治疗，能够明显缓解局部疼痛和肌肉痉挛。

（5）健康宣教、生活方式的调整和改变：生活方式的调整和改变是治疗的前提和关键；要摸索自我防护与康复治疗相结合的规律；要注意避免腰背部肌肉筋膜组织再受损伤。调整与纠正工作劳动中不良坐姿，避免久坐，防寒防潮避免过分劳累。尽量卧硬板或硬质床垫，选择舒适的睡姿；女性更年期应预防骨质疏松。

（6）随访：长期服用非甾体类抗炎药者要追踪观察有无胃肠道出血反应。一般每$2\sim4$周复诊随访一次，必要时行腰椎MRI检查。

五、要点与讨论

腰部肌筋膜炎是临床中常见病多发病，引起腰部肌肉疼痛、保护性僵直、活动障碍。该病的确切病因尚不十分明确，临床观察与轻微外伤、劳累及受寒等有关。

寒冷、潮湿、慢性腰部劳损可使腰背部肌肉血管收缩，缺血，水肿引起局部纤维浆液渗出，最终形成纤维织炎等一系列无菌性炎症反应，而出现相关临床症状：如腰部隐痛，时轻时重，劳累加重，休息好转，反复发作。另外，慢性劳损会造成腰背部肌肉和筋膜组织受损后出现纤维化改变，进而使局部软组织处于高张力状态,而高张力状态会导致局部出现微小的撕裂性损伤,最后又使纤维样组织增多、收缩,挤压局部的毛细血管和末梢神经,使局部组织代谢发生障碍,组织胺及激肽类物质增高而出现疼痛。其他如长期处于某个姿势、缺少相应的活动、久坐电脑前及病毒感染和风湿疾病导致的肌肉变态反应等都是诱因。中医认为本病以局部经络阻滞、气血运行不畅为主,但因病人体质不同及患病期间感受风寒湿之异,各有不同。

腰部肌筋膜炎在颈肩腰腿痛康复门诊中患者很多,文案工作者、电脑技术员、办公室文员等等职业的人员甚至是小学生都有腰部肌筋膜炎的发生。起初是腰部不适、酸胀麻木,经过简单治疗,或是活动后可缓解。腰背部广泛疼痛酸胀沉重、僵硬不适感,活动受限,可向臀部放射。疼痛呈持续性,可因感染、疲劳、受凉、受潮等因素而加重。查体可见腰部肌一侧肌肉紧张、痉挛,明显僵硬,脊椎向痛侧轻度侧弯。患侧椎旁肌有明显压痛,尤其 L_3 和 L_4 椎体患侧深部部分可摸到硬结,压痛更为明显,腰椎棘突部分亦有压痛。腰部活动轻度受限,前屈和患侧侧弯基本不受限,后伸和健侧侧弯时,腰部疼痛加重,活动有受限。双侧下肢一般无放射性疼痛,双侧下肢直腿抬高试验阴性居多。双侧髋部"4"字征完成较好。X 线检查多为阴性结果。该病发病缓慢,病程较长,复发后加重。

对于腰部肌筋膜炎患者,除了前述的处理方案,还可以考虑针刀疗法,针刀疗法通过分离切断粘连的纤维组织和筋膜硬结达到治疗目的,有一定的疗效。若是通过休息、药物、物理治疗措施如经皮低频电刺激、中频电疗、激光和超声波等治疗效果不明显,也可以考虑建议患者接受局部封闭治疗或发散式体外冲击波治疗。

六、思考题

1. 腰部肌筋膜炎致病原因和临床表现有哪些?
2. 腰部肌筋膜炎的病理特征有哪些?
3. 腰部肌筋膜炎的处理方案和依据是什么?

七、推荐阅读文献

1. 周贤刚,钟渠.中西医康复疗法治疗肌筋膜炎的临床研究现状[J].中国康复医学杂志,2008,23(7):669-671.
2. 岳民生.颈肩腰腿痛临床诊断与治疗[M].北京:化学工业出版社,2014,239-335.
3. 曾成,王宁华.肌筋膜疼痛综合征的治疗进展[J].中国康复理论与实践,2014,20(3):245-249.

(姜从玉)

案例 85

腰椎关节紊乱

一、病例资料

1. 现病史

患者,男,36岁,因"腰部剧烈疼痛3小时"就诊。患者3小时前弯腰拾物后腰部开始剧烈疼痛,伴有腰部活动受限,咳嗽或腰部活动时疼痛进一步加剧,无下肢麻木和放射痛,至门诊就诊时,患者呈弯腰、屈髋、屈膝、两手扶膝体位,行走时跛行,需要搀扶。现为进一步诊治就诊康复科。

患者近日一般情况正常,食欲正常,大小便正常,夜间睡眠良好。体重无明显变化。

2. 既往史

否认其他手术外伤病史。否认高血压、糖尿病病史,否认其他慢性病史。否认药物过敏史。

3. 体格检查与康复评定

查体:T 36.8℃,HR 86次/min, R 21次/min, BP 135 mmHg/70 mmHg,强迫体位,侧卧,腰部僵直,呈前屈、屈髋、屈膝体位,腰部皮肤无明显红肿,腰椎左侧弯,椎旁肌肉明显紧张,L_4、L_5右侧椎旁深压痛明显,叩击痛(+),腰椎前屈、后伸、侧屈因疼痛拒绝检查,双侧直腿抬高试验因强迫体位拒绝检查,双下肢皮肤深、浅感觉正常,双下肢各肌群肌力、肌张力正常,双下肢膝、踝反射正常,Babinski征(-)。视觉疼痛模拟评分(Visual Analogue Score,VAS)评分为7.5分。

4. 实验室和影像学检查

腰椎X线片提示:腰椎侧弯,腰椎轻度退变。如图85-1所示。

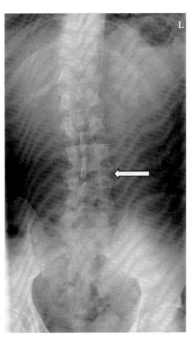

图85-1 腰椎小关节紊乱X线(正位片)

二、诊治经过

1. 初步诊断

腰椎关节紊乱。

2. 诊治经过

患者在门诊立即试行"对角反背"法复位,患者经过复位后,腰痛症状较前明显缓解,VAS评分为4分。随后给予腰部低周波、干扰电、微波治疗。给予口服盐酸乙哌立松片(每次50 mg,每日3次)和双氯芬酸钠缓释片(每次75 mg,每日1次)。嘱卧床休息,无痛或少痛情况下进行拱桥、仰卧起坐训练练习腰腹肌肌力。经过 5 天的治疗，患者腰痛症状进一步缓解，VAS 评分为 0 分。腰部前屈 45°、后伸 30°、左右侧屈 30°，均达腰椎正常活动范围。

三、病例分析

1. 病史特点

(1) 患者，男性，36 岁，主诉腰部剧烈疼痛 3 小时。

(2) 无腰部外伤史。

(3) 体检发现患者强迫体位，侧卧，呈腰部僵直前屈、屈髋、屈膝体位，腰部皮肤无明显红肿，腰椎向左侧弯，椎旁肌肉明显紧张，L_4、L_5 右侧椎旁深压痛明显，叩击痛（＋），腰椎前屈、后伸、侧屈因疼痛拒绝检查，双侧直腿抬高试验（－），双下肢皮肤深、浅感觉正常，双下肢各肌群肌力、肌张力正常，双下肢膝踝反射正常，Babinski 征（－）。VAS 评分为 7.5 分。

(4) 辅助检查：腰椎 X 线片提示腰椎侧弯，腰椎轻度退变。

2. 诊断与诊断依据

诊断：腰椎关节紊乱。

诊断依据：

(1) 腰痛急性发作，发病时腰部剧烈疼痛，活动受限。

(2) 体检发现患者强迫体位，腰椎向左侧弯，椎旁肌肉明显紧张，L_4、L_5 右侧椎旁深压痛明显，叩击痛（＋）。VAS 评分为 7.5 分。同时体检无神经压迫体征。

(3) 辅助检查：腰椎 X 线摄片提示腰椎侧弯，腰椎轻度退变。

3. 鉴别诊断

(1) 急性腰扭伤：有明确的外伤史，腰椎棘突无压痛，肌肉附着点压痛明显，手法复位无法缓解疼痛。本病例不符。

(2) L_3 横突综合征：一般在 L_3 横突尖处有明显压痛，手法复位无法缓解疼痛，X 线片提示 L_3 横突较长。本病例不符。

(3) 腰肌劳损：慢性起病，无急性外伤史。腰痛劳累后加重、休息后减轻，反复发作，肌肉起止点附近较固定压痛点。本病例不符。

4. 康复治疗目标和计划

(1) 尽快通过各种措施减轻急性期剧烈腰痛。

(2) 继续进行亚急性期腰痛康复治疗。

(3) 指导康复训练，预防复发，回归社会。

四、处理方案及依据

1. 手法复位

怀疑腰椎关节紊乱时，首选手法复位解除关节滑膜嵌顿，以减轻患者疼痛。

2. 物理治疗

应用低、中、高频电疗进一步减轻腰部疼痛。

3. 药物治疗

通过非甾体类抗炎止痛药和肌松药物进一步改善腰部肌肉紧张和腰痛症状。

4. 腰腹肌肌力训练

通过肌力训练增强腰部稳定性，从而减少腰椎小关节嵌顿复发。

五、要点与讨论

1. 腰椎关节紊乱症的病因、病理机制

广义的腰椎关节紊乱症包括腰椎关节突关节错位、关节突关节滑膜嵌顿和关节突关节炎，狭义的腰椎关节紊乱症主要指腰椎关节突关节滑膜嵌顿，其发病机理为：腰椎关节突关节面有软骨覆盖，具有一小关节腔，周围有关节囊包绕，其内层为滑膜，能分泌滑液，以利关节运动。腰椎关节突关节面的排列则为半额状位及半矢状位，其横切面近似弧形，对伸屈、侧屈及旋转均较灵活。当腰部突然闪扭、弯腰前屈和旋转运动时，小关节间隙张开，关节内负压增大，滑膜即可进入关节间隙中。如果伸屈时关节滑膜被夹于关节间隙，就会造成小关节的滑膜嵌顿或小关节半脱位。滑膜可因关节的挤压而造成严重的损伤。滑膜和关节囊有丰富的感觉和运动神经纤维，因而引起剧烈的疼痛和反射性肌痉挛。如不及时解脱嵌顿，就会产生慢性严重腰痛和关节炎。

2. 腰椎关节紊乱的影像学特征

腰椎关节紊乱的影像学检查不具有特征性，X线片发现腰椎侧弯是由于腰椎关节紊乱后腰痛强迫体位引起，其他引起一侧腰痛疾病也可能产生此表现。虽然有时能从 CT 平扫中发现关节突关节间隙不对称性变化，但有研究发现关节突关节的退变也可引起此关节间隙变化，因此关节间隙的变化也不能作为本疾病的特征影像学表现，临床诊断时需要结合病史、临床表现、体格检查进行诊断。但是，不可否认通过 X线或进一步的影像学检查有利于与其他疾病进行鉴别。

3. 康复治疗

怀疑腰椎关节紊乱时，首选手法复位解除关节滑膜嵌顿，以减轻患者疼痛。"对角反背"复位法操作要领：背对背将患者背起，患处抵于术者的臀部，术者向前弯腰时，使患者双足离地，并左右摆动，再将臀部突然一顶，嵌顿绞锁即可解除。操作者实施前需掌握要领，平时不断练习，手法到位，否则不但达不到效果，反而加重症状。

腰椎关节紊乱亚急性期，患者腰痛有所缓解，此时即使滑膜嵌顿解除，关节突和滑膜周围仍存在水肿，局部炎症因子刺激滑膜神经末梢或脊神经后支引起腰痛。此时物理因子治疗就显得尤为重要。常用低、中、高频电治疗协同作用，既减轻腰部疼痛，又能促进炎症因子消退，从而根本上缓解腰痛。

腰椎关节紊乱症其发病的根本原因还在于腰椎关节突周围肌肉退变，肌力下降，造成关节突关节不稳定，因此，患者虽然经过治疗症状得到缓解，但是需要嘱患者应加强腰腹肌肌力锻炼，预防疾病复发。

六、思考题

1. 腰椎关节突关节的解剖特点是什么？
2. 腰椎关节紊乱症常在什么情况下发病？
3. 腰椎关节紊乱亚急性期应如何康复治疗？

七、推荐阅读文献

1. 杜春林，王庆普，黄沪，等.腰椎小关节紊乱症临床症状与影象学相关性的研究[J].中国中医骨伤科杂志，2010,18(10)：20－24.

2. 谭远超.谭远超接骨疗伤经验　脊柱脊髓伤病篇[M].北京：北京科学技术出版社，2013：264－266.

3. 柳登顺.疼痛治疗点的定位和用药[M].郑州：河南科学技术出版社，2012：68.

（白跃宏　徐义明）

案例 86

腰椎管狭窄症

一、病例资料

1. 现病史

患者，男性，55岁，因"腰痛3年伴间歇性跛行6月"入院。患者3年前开始出现腰痛，无明显腰部外伤史，腰痛间断发作，无下肢麻木和放射痛，休息后减轻。6月前患者无明显诱因出现症状加重，并见行走后双小腿麻木乏力，下蹲或坐下休息后才能继续行走，间歇性跛行距离从1 km逐渐减少到50 m。平时上坡容易下坡困难，腰背后伸时双下肢有放射痛，无踩棉花感、大小便失禁等症状，外院腰椎间盘CT提示腰椎后纵韧带钙化、黄韧带肥厚、腰椎管狭窄，为进一步治疗，以"腰椎管狭窄症"收入住院。

患者自发病以来一般情况正常，食欲正常，大小便正常，夜间睡眠良好。体重无明显变化。

2. 既往史

否认其他手术外伤病史。否认高血压、糖尿病病史，否认其他慢性病史。否认药物过敏史。

3. 体格检查与康复评定

查体：T 36.5℃，HR 78次/min，R 18次/min，BP 135 mmHg/80 mmHg。患者站立，脊柱居中，生理曲度存在，无明显畸形，腰椎棘突无明显压痛，椎旁肌肉未及压痛，腰椎前屈90°，后伸10°，左右侧屈各30°。患者仰卧位，双下肢未见明显肿胀，皮肤深浅感觉正常，双下肢各肌群肌力5级，肌张力正常，双膝反射、踝反射正常，双侧Babinski征（－）。双侧直腿抬高试验70°（－），双侧股神经牵拉试验（－），双侧"4"字试验（－）。双足背动脉搏动正常，双下肢皮温正常，腰部后伸时疼痛，视觉疼痛模拟评分（Visual Analogue Score，VAS）评分为5分，Oswestry功能障碍指数为28%。

4. 辅助检查

腰椎间盘CT平扫示L$_3$—L$_4$、L$_4$—L$_5$后纵韧带钙化、黄韧带肥厚、腰椎管狭窄，如图86-1所示。

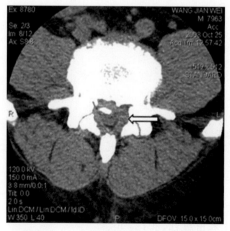

图86-1 腰椎管狭窄症CT(横断面)

二、诊治经过

1. 初步诊断

腰椎管狭窄症。

2. 诊治经过

患者入院后以卧床休息为主,给予腰部低周波、干扰电、微波、激光、红外线等物理治疗,指导患者进行仰卧起坐、卧位抱膝、空中自行车等训练练习腹肌,间断佩戴腰托。经过 4 周康复治疗,患者腰痛症状较前明显缓解,行走距离增加至 500 m,VAS 评分为 1 分,Oswestry 功能障碍指数为 10%。出院后康复科门诊随访,嘱避免腰部后伸,继续进行腹肌锻炼。

三、病例分析

1. 病史特点

(1) 患者,男性,55 岁,腰痛 3 年伴间歇性跛行 6 月。

(2) 既往无腰部外伤、手术史。

(3) 体检发现脊柱居中,生理曲度存在,无明显畸形,腰椎棘突无明显压痛,椎旁肌肉未及压痛,腰椎前屈 90°,后伸 10°,左右侧屈各 30°。患者俯卧位,双下肢未见明显肿胀,皮肤深浅感觉正常,双下肢各肌群肌力 5 级,肌张力正常,双膝反射、踝反射正常,双侧 Babinski 征(—)。双侧直腿抬高试验 70°(—),双侧股神经牵拉试验(—),双侧"4"字试验(—)。双足背动脉搏动正常,双下肢皮温正常,腰部后伸时疼痛,VAS 评分为 5 分,Oswestry 功能障碍指数为 28%。

(4) 辅助检查:腰椎间盘 CT 平扫示 L_3—L_4、L_4—L_5 后纵韧带钙化、黄韧带肥厚、腰椎管狭窄。

2. 诊断与诊断依据

诊断:腰椎管狭窄症。

诊断依据:

(1) 患者为老年男性。

(2) 主诉腰痛 3 年伴间歇性跛行 6 月。

(3) 查体发现患者腰部后伸受限,间歇性步行,距离小于 50 m,双下肢运动感觉正常。VAS 评分为 5 分,Oswestry 功能障碍指数为 28%。

(4) 腰椎间盘 CT 平扫示 L_3—L_4、L_4—L_5 后纵韧带钙化、黄韧带肥厚、腰椎管狭窄。

3. 鉴别诊断

(1) 血管源性间歇性跛行:血管源性间歇性跛行表现与腰椎管狭窄神经源性间歇性跛行类似,但患者多数伴有下肢动脉血管疾病,如脉管炎、动脉硬化,因此,多伴有足背动脉搏动减弱或消失,跛行时出现的感觉障碍为袜套样,随病程发展行走距离变化不大,下肢血管彩超或造影可以发现病变动脉狭窄或闭塞,本病例与此不符。

(2) 腰椎间盘突出症:腰痛伴下肢放射痛或麻木为主要症状,腰部前屈时症状加重,后伸时症状减轻,腰椎间盘 CT 或 MRI 可以发现突出椎间盘,本病例与此不符。

4. 康复治疗目标和计划

(1) 通过多种措施改善腰痛及间歇性跛行症状。

(2) 控制腰椎管狭窄发展,提高患者生活质量。

四、处理方案及依据

1. 物理治疗

通过低频电、中频电、高频电、热疗等物理治疗改善局部血液循环,减轻神经根缺血,从而减轻腰痛及间歇性跛行症状。

2. 腹肌锻炼

通过腹肌锻炼增强腰椎前屈肌力,纠正脊柱前凸,从而增大椎管容量,达到减轻症状的目的。

3. 腰部支具

固定腰部,避免腰部后伸,减轻腰部疼痛。

五、要点与讨论

1. 腰椎管狭窄的病因

主要包括先天性(发育性)腰椎管狭窄和获得性腰椎管狭窄,在获得性腰椎管狭窄中,以椎管周围组织退变引起者居多,在进行康复诊断和治疗时,应分清病因,进行针对性治疗才能取得良好的疗效。本病例中,通过病史和腰椎间盘 CT 检查发现腰椎管狭窄的原因主要为椎管的前壁后纵韧带钙化和椎管的侧壁黄韧带肥厚引起,因此在治疗上以通过增加椎管容量为主要措施,通过腹肌训练改正脊柱前凸,从而增加椎管容量。假如腰椎管狭窄是由于椎间盘向后突出引起,此时就应该以治疗椎间盘突出为主;假如腰椎管狭窄是由于椎管内占位性病变引起,此时就应以手术切除占位为主要治疗方向。

2. 腰椎管狭窄症突出的临床表现

典型表现是间歇性跛行,其主要原因是,人体行走时脊柱处于直立状态,此时退变增厚的黄韧带相对松弛,在椎管内堆叠,引起椎管容积相对减小,继发神经根压迫或缺血,双下肢出现酸痛或麻木,从而出现跛行;若患者停止行走,弯腰休息一会,脊柱在弯腰时黄韧带紧张,椎管容积相对增加,神经根压迫或缺血缓解,因此能够再次行走,但行走一段距离后会再次出现跛行,需要再次弯腰休息后才能行走。在患者主诉间歇性跛行时,尤其注意需要与血管源性间歇性跛行鉴别,鉴别方法如上文所述,同时要注意,老年患者可能同时两者并存,此时容易忽视血管源性间歇性跛行的治疗,临床工作时要详细询问病史,患者是否存在糖尿病、动脉粥样硬化、高血压、高血脂等疾病,患者间歇性跛行距离是否随病程增加而减少,跛行时下肢的麻木感在什么区域,体检时要观察下肢是否肿胀,足背动脉搏动是否正常,必要时还可以进行下肢肌电图检查和下肢动脉彩超等辅助检查确认间歇性跛行病因,对于两者合并存在者,应同时治疗才能取得良好的疗效。本病例从病史和辅助检查来看,主要为神经源性间歇性跛行,因此治疗上未进行抗凝、活血等药物治疗。

如前所述,腰椎管狭窄症多数由于椎管周围组织退行性变引起,因此部分患者随年龄增加椎管容积逐渐减小,病情持续发展,间歇性跛行可能进行性加重,甚至行走距离小于 10 m,此时应考虑手术治疗,不应一味主张保守治疗,延误手术时机。

六、思考题

1. 腰椎管狭窄症的病因有哪些? 康复治疗上与腰椎间盘突出症有何异同?
2. 间歇性跛行的原因有哪些? 如何鉴别?
3. 腰椎管狭窄症为什么主要表现为间歇性跛行?

七、推荐阅读文献

1. 董健,姜晓幸. 细说腰椎退行性疾病[M]. 上海:上海科学技术文献出版社,2011:50-65.

2. 贾连顺,李家顺. 现代腰椎外科学[M]. 上海:上海远东出版社,1995:350-376.

3. 卓大宏. 中国康复医学[M]. 北京:华夏出版社,2003:1162-1164.

4. 潘明芒,薛锋. 轻中度退变性腰椎管狭窄症的治疗选择[J]. 中国骨与关节损伤杂志,2014,29(9):966-968.

(白跃宏　徐义明)

腰椎滑脱症

一、病例资料

1. 现病史

患者,男性,61 岁,因"反复腰痛 10 余年伴右下肢放射痛 3 月"入院。患者年轻时从事体力劳动,反复腰痛 10 余年,期间无明显外伤史,一般劳累后加重,休息后减轻,发病时腰痛以钝痛为主,无下肢放射痛。3 月前患者腰痛较前明显加重,疼痛放射至右侧臀部、大腿后侧及小腿外侧,平卧时症状稍有缓解,起立后症状会再次加重,无双下肢麻木、乏力、踩棉花感、间歇性跛行、大小便失禁等症状。外院 X 线摄片提示腰椎退变,L_4 轻度滑脱,给予口服药物治疗无明显缓解,遂至康复医学科就诊,为进一步治疗,拟以"腰椎滑脱症"收入住院。

患者自发病以来一般情况正常,食欲正常,大小便正常,夜间睡眠良好。体重无明显变化。

2. 既往史

否认其他手术外伤病史。否认高血压、糖尿病病史,否认其他慢性病史。否认药物过敏史。

3. 体格检查(含康复评定)

查体:T 36.9℃,HR 83 次/min,R 19 次/min,BP 130 mmHg/70 mmHg,患者站立位,脊柱居中,腰椎生理前凸增加,骶骨轻度后突,L_4—L_5 棘突可触及轻度台阶样变化,L_4、L_5 棘突轻度压痛,腰椎旁竖脊肌紧张,右侧臀部沿坐骨神经压痛(+),腰椎叩击痛(-),腰椎前屈 40°,后伸 20°,左侧屈 30°,右侧屈 30°,腰椎旋转受限。患者仰卧位,右侧直腿抬高试验 50°(+),右侧直腿抬高加强试验(+),左侧直腿抬高试验(-),加强试验(-),双侧股神经牵拉试验(-),双侧"4"字试验(-),双下肢各肌群肌力 5 级,肌张力正常,皮肤浅感觉正常,深感觉正常,双膝反射正常,双踝反射正常,双侧 Babinski 征(-)。视觉模拟疼痛评分(Visual Analogue Score,VAS)评分为 6.4 分。Oswestry 功能障碍指数为 37.8%。

4. 辅助检查

腰椎 X 线片提示:腰椎退变,L_4 轻度滑脱。如图 87-1 所示。

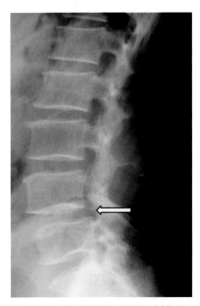

图 87-1 腰椎滑脱症 X 线片(侧位片)

二、诊治经过

1. 初步诊断

腰椎滑脱症。

2. 诊治经过

患者入院后进一步进行腰椎 MRI 检查,腰椎 MRI 检查结果提示 L_4 I度滑脱,腰 L_4—L_5 椎间盘膨隆。给予口服甲钴胺片(每次 0.5 mg,每日 3 次)、维生素 B_1(每次 10 mg,每日 3 次)、维生素 B_6(每次 10 mg,每日 2 次)等药物营养周围神经;给予塞来昔布胶囊(每次 200 mg,每日 2 次)改善腰部疼痛,盐酸乙哌立松片(每次 50 mg,每次 3 次)缓解腰部肌肉紧张;给予腰椎牵引、短波、电脑中频电、磁热疗等物理治疗消除神经根炎症、改善神经根刺激症状;指导患者卧位进行腰腹肌肌力训练增加腰椎稳定性,并要求起床时佩戴腰托,平卧时撤除腰托。患者经过 3 周康复治疗,腰痛及右下肢放射痛症状明显缓解,VAS 评分降至 2.5 分,Oswestry 功能障碍指数为 8.9%。出院后康复科门诊随访,嘱避免负重、长时弯腰和注意腰部保暖。

三、病例分析

1. 病史特点

(1) 男性,61 岁。反复腰痛 10 余年伴右下肢放射痛 3 月。

(2) 既往无腰部外伤、手术史。

(3) 体检发现患者腰椎生理前凸增加,骶骨轻度后突,L_4—L_5 棘突可触及轻度台阶样变化,L_4、L_5 棘突轻度压痛,腰椎旁竖脊肌紧张,左侧臀部沿坐骨神经压痛(+),腰椎前屈 40°,后伸 20°,左侧屈 30°,右侧屈 30°,腰椎旋转受限。患者仰卧位,右侧直腿抬高试验 50°(+),右侧直腿抬高加强试验(+)。VAS 评分为 6.4 分。Oswestry 功能障碍指数为 37.8%。

(4) 辅助检查:腰椎 X 线片提示腰椎退变,L_4 轻度滑脱。

2. 诊断与诊断依据

诊断:腰椎滑脱症。

诊断依据:

(1) 患者为老年男性。

(2) 主诉反复腰痛 10 余年伴右下肢放射痛 3 月,既往无腰部外伤、手术史。

(3) 体检发现患者腰椎生理前凸增加,骶骨轻度后突,L_4—L_5 棘突可触及轻度台阶样变化,L_4、L_5 棘突轻度压痛,腰椎旁竖脊肌紧张,左侧臀部沿坐骨神经压痛(+),腰椎前屈、后伸、旋转不同程度受限,右侧直腿抬高试验 50°(+),右侧直腿抬高加强试验(+)。

(4) X 线摄片提示:腰椎退变,L_4 轻度滑脱。

3. 鉴别诊断

(1) 腰椎峡部裂:腰椎滑脱的一种,也以反复腰痛为主要症状,一般病程长,50 岁以下发病较多,X 线斜位片可以看到"狗带项链征",本病例不符合。

(2) 腰椎间盘突出症:也以腰腿痛为主要症状,X 线检查有时能观察到腰椎椎间隙狭窄,通过腰椎间盘 CT 或腰椎 MRI 可以进一步确认腰椎间盘突出。本病例不符合。

(3) 腰椎管狭窄:也以腰腿痛为主要症状,多数患者存在间歇性跛行,患者腰椎前屈时症状减轻,腰椎后伸受限,腰椎 CT 或 MRI 可以确诊,本病例不符合。

4. 康复治疗目标和计划

(1) 通过药物和物理治疗改善和消除腰痛等神经刺激症状。

(2) 发病期间卧床休息,并通过腰腹肌锻炼和佩戴腰围预防腰椎滑脱进一步发展。

(3) 提高患者生活质量,回归家庭和社会。

四、处理方案及依据

1. 腰椎进一步检查
腰椎 MRI 检查能进一步了解腰椎整体情况,尤其是腰椎间盘和腰椎管情况,有利于与腰部其他疾病鉴别。

2. 改善腰腿痛症状的物理治疗
腰椎牵引、短波、电脑中频电、磁热疗等物理治疗消除神经根炎症、改善神经根刺激,从而减轻患者症状。

3. 改善腰腿痛症状的药物治疗
使用维生素 B 族营养周围神经,使用盐酸乙哌立松片缓解腰部肌肉紧张,进一步缓解患者症状。

4. 腰腹肌肌力锻炼
能够增强腰椎周围肌群肌力,防止滑脱进一步加重。

5. 腰部支具的使用
增加腰椎稳定性,急性发作时能够减轻患者腰痛症状,同时也是为了预防滑脱进一步加重。

五、要点与讨论

1. 腰椎滑脱病因和分度
按照其病因可以分为先天性滑脱、峡部裂、创伤性滑脱、退行性滑脱、病理性滑脱,腰椎滑脱最常见的部位为 L_4—L_5 和 L_5—S_1,国内常用的是 Meyerding 分度,如图 87-2 所示,即将下位椎体上缘分为 4 等份,根据椎体相对下位椎体向前滑移的程度分为 I～V 度。I:指椎体向前滑动不超过椎体中部矢状径的 1/4(0～25%)者。II:超过 1/4,但不超过 2/4 者(25%～50%)。III:超过 2/4,但不超过 3/4 者(50%～75%)。IV:超过椎体矢状径的 3/4 者(75%～100%)。V:超过整个下位椎体者(>100%)。退行性腰椎滑脱常见于老年人,是由于腰椎周围组织退化,腰椎继发不稳产生的腰椎滑脱,尤其需要与腰椎峡部裂鉴别,前者在 I 度滑脱以下时一般可行牵引治疗,而后者一般不推荐牵引治疗。

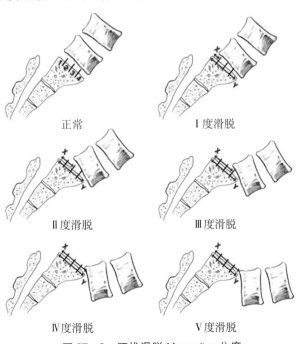

正常　　　　　　　 I 度滑脱

II 度滑脱　　　　　 III 度滑脱

IV 度滑脱　　　　　 V 度滑脱

图 87-2　腰椎滑脱 Meyerding 分度

2. 腰椎滑脱康复治疗要点(以本案例为例)

临床上腰椎滑脱常合并腰椎间盘突出和腰椎管狭窄,在进行康复治疗时要注意分清主要问题和次要问题,也要考虑康复治疗措施后三者间的相互影响,由腰椎滑脱引起的椎管狭窄时应以腰椎滑脱为主要康复治疗问题,此时,腰腹肌肌力训练就尤为重要;腰椎滑脱合并腰椎间盘突出时都可能引起下肢放射痛,要通过 MRI 检查观察神经根受压情况,椎间盘引起的神经根压迫牵引治疗往往有效,而滑脱后退变的关节突刺激神经根引起的下肢放射痛牵引往往无效。

本例患者在既往治疗时只使用了药物对症治疗,没有指导患者进行腰腹肌肌力训练,而此时患者腰腹肌肌力减弱,腰椎稳定性差,因此患者症状难以有效缓解。此类患者出院后一定嘱咐继续进行腰腹肌肌力训练,才能减少腰腿痛复发。

六、思考题

1. 退行性腰椎滑脱的常见的部位是哪些节段? 对应的临床症状是什么?

2. 退行性腰椎滑脱都可以进行腰椎牵引治疗吗?

3. 为什么退行性腰椎滑脱往往合并腰椎管狭窄?

七、推荐阅读文献

1. 李家速,陈守剑,肖红兴,等.退行性腰椎滑脱治疗的循证医学进展[J].颈腰痛杂志,2014,35(3):224-226.

2. 孙树椿,孙之镐.临床骨伤科学[M].2 版.北京:人民卫生出版社,2014:1018-1028.

3. 张铁良,王沛,马信龙.临床骨科学[M].3 版.北京:人民卫生出版社,2012:1649-1676.

(白跃宏　徐义明)

腰椎间盘突出症

一、病例资料

1. 现病史

患者,女性,46岁,因"腰骶部疼痛不适伴左下肢放射痛2月"入院。患者2月前无明显诱因出现腰骶部疼痛不适,疼痛放射至左臀部、左大腿后外侧、左小腿外侧及左足跟,以左臀部为甚。翻身、弯腰、坐位起立、步行后加重,休息后症状减轻。无双下肢麻木、乏力、踩棉花感、间歇性跛行、大小便失禁等症状。曾就诊于外院,行腰椎间盘CT平扫,结果提示:L_3—L_4、L_5—S_1椎间盘膨隆,L_4—L_5椎间盘突出,腰椎轻度骨质增生。诊断为"腰椎间盘突出症"。予口服药物(具体不详)治疗后临床症状稍好转,后又反复,现为进一步治疗以"腰椎间盘突出症"收入院。

患者发病以来,食欲、睡眠、大小便均正常,体重无明显变化。

2. 既往史

无腰部外伤、手术史、高血压、糖尿病等慢性疾病史。

3. 体格检查与康复评定

查体:T 36.8℃,P 70次/min,R 14次/min,BP 120 mmHg/70 mmHg。行走略跛行,脊柱居中,生理曲度存在,无明显畸形,无肿胀,腰部皮肤未见明显红肿、破溃。L_3—S_1棘突旁压痛(+),L_5左侧椎旁肌压痛(+),叩击痛(+),沿左下肢放射痛(+),腰椎前屈0°~30°,后伸0°~30°,左侧屈0°~35°,右侧屈0°~50°,左侧旋转0°~30°,右侧旋转0°~35°,左侧直腿抬高试验45°(+),加强试验(+),右侧直腿抬高试验(-),加强试验(-)。双下肢未见明显肌肉萎缩,肌力5级,肌张力、皮肤感觉正常。膝反射两侧对称,均为(++),踝反射两侧对称,均为(++),病理反射未引出。视觉模拟评分(Visual Analogue Score,VAS)为6分。Oswestry功能障碍指数为56%。

4. 辅助检查

腰椎间盘CT平扫示L_3—L_4、L_5—S_1椎间盘膨隆,L_4—L_5椎间盘突出,腰椎轻度骨质增生。如图88-1所示。

二、诊治经过

1. 初步诊断

腰椎间盘突出症。

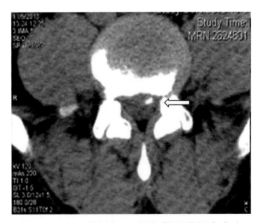

图88-1 腰椎间盘CT平扫提示椎间盘突出

2. 诊治经过

患者入院后予以完善相关检查(三大常规、血生化等);给予卧床休息,腰椎牵引,物理因子治疗(低频、中频、高频电疗法、红外线照射疗法、磁疗)及塞来昔布胶囊、甲钴胺片药物治疗。经过 2 周治疗后,患者病情好转,VAS 评分降至 2 分,Oswestry 功能障碍指数降为 29% 出院。出院后康复科门诊随访,嘱患者注意腰部保暖。避免久坐久站,避免腰部负重。出院带药:塞来昔布胶囊(口服,每天一次,每次 100 mg),甲钴胺片(口服,每天三次,每次 0.5 mg)。

三、病例分析

1. 病史特点

(1) 女性,46 岁。因"腰骶部疼痛不适伴左下肢放射痛 2 月"入院。

(2) 既往无腰部外伤、手术史。

(3) 体检发现行走略跛行,L_3—S_1 棘突旁压痛(+),L_5 左侧椎旁肌压痛(+),沿左下肢放射痛(+),腰部前屈、左侧屈及腰部旋转活动受限,左侧直腿抬高试验(+),加强试验(+)。VAS 评分为 6 分,Oswestry 功能障碍指数为 56%。

(4) 辅助检查:腰椎间盘 CT 平扫示 L_3—L_4、L_5—S_1 椎间盘膨隆,L_4—L_5 椎间盘突出,腰椎轻度骨质增生。

2. 诊断与诊断依据

诊断:腰椎间盘突出症。

诊断依据:

(1) 患者出现腰骶部疼痛不适伴左下肢放射痛 2 月,既往无腰部外伤、手术史。

(2) 体检发现行走略跛行,L_3—S_1 棘突旁压痛(+),L_5 左侧椎旁肌压痛(+),沿左下肢放射痛(+),腰部前屈、左侧屈及腰部旋转活动受限,左侧直腿抬高试验(+),加强试验(+)。VAS 评分为 6 分,Oswestry 功能障碍指数为 56%。

(3) 腰椎间盘 CT 平扫示 L_3—L_4、L_5—S_1 椎间盘膨隆,L_4—L_5 椎间盘突出。

3. 鉴别诊断

(1) 腰椎管狭窄症:是由于各种原因引起椎管前后、左右内径缩小或断面形态异常,引起脊髓或神经根受压所造成的腰腿痛,发病年龄多在中年以后,主要表现两侧坐骨神经根性症状和间歇性跛行,有时虽无间歇性跛行,神经根压迫症状能随腰部前屈或下蹲而减轻或消失。MRI 和 CT 检查可以观察椎管狭窄的程度。与本病例不符。

(2) 梨状肌综合征:梨状肌局部有明显压痛或放射痛,而且可扪及该肌肿胀和痉挛,但患者无腰痛或腰部阳性体征。局部封闭后,症状和体征立即减轻或消失。与本病例不符。

(3) 强直性脊柱炎:病程较长,腰痛范围广泛,与风寒湿关系密切。检查脊柱及两侧肌肉僵硬,各方面活动受限。血沉增快,X 线片可见早期骶髂关节密度增高,晚期可表现为脊柱呈竹节样改变。与本病例不符。

4. 康复治疗目标和计划

(1) 消炎、镇痛,改善损伤局部血液循环,促进炎症消散,松解粘连,减轻疼痛。

(2) 促进突出物回纳,或改善突出物与其周围组织的结构关系,防止病变继续发展。

(3) 纠正不良体位、姿势,注意劳逸结合,保护腰椎,加强腰腹肌训练。

四、处理方案及依据

1. 卧床休息

卧位状态可使椎间盘处于休息状态,有利于椎间盘的营养供应,去除体重对腰椎间盘的压力。制动可减轻肌肉收缩力与椎间诸韧带紧张力对椎间盘所造成的挤压,使损伤纤维环得到修复,突出髓核回纳。

2. 腰椎牵引

促使突出物部分还纳,减轻突出物对神经根的机械刺激,松解神经根粘连,增加椎间孔面积,增宽上下关节突关节间隙,减轻对关节滑膜的挤压。

3. 物理因子治疗

采用低频、中频、高频电疗法、红外线照射疗法、磁疗等,具有消炎、止痛,改善局部微循环,消除神经根水肿,松解粘连等作用。

4. 药物治疗

塞来昔布胶囊(口服,每天一次,每次 100 mg)消炎止痛,甲钴胺片(口服,每天三次,每次 0.5 mg)营养神经。

五、要点与讨论

1. 腰椎间盘突出症病因、病理机制和分型

腰椎间盘突出症(lumbar disc herniation,LDH)主要是指腰椎,尤其是 L_4—L_5、L_5—S_1、L_3—L_4 的纤维环破裂和髓核组织突出压迫和刺激相应水平的一侧和双侧腰骶神经根所引起的一系列临床症状和体征。在腰椎间盘突出症的患者中,L_4—L_5、L_5—S_1 突出占 90% 以上,年龄以 20~50 岁多发。诱发因素有退行性变、职业、吸烟、心理因素、医源性损伤、体育活动以及寒冷、肥胖等。

椎间盘由髓核、纤维环和软骨终板构成。由于椎间盘组织承受人体躯干及上肢的重量,在日常生活及劳动中,劳损较其他的组织为重。又因椎间盘仅有少量血液供应,营养依靠软骨终板渗透甚为有限,从而极易退变。有关突出椎间盘压迫神经根引起疼痛的机制目前主要的理论包括机械压迫学说、化学性神经根炎学说、椎间盘自身免疫学说等。

腰椎间盘突出的分型方法较多。较常见的分型方法为按突出部位分为中央型、后外侧型、外侧型(又称椎间孔型)和极外侧型。按突出程度分为膨出型、突出型、脱出型和游离型。

2. 腰椎间盘突出症的临床症状和体征

腰痛是腰椎间盘突出症最常见的症状,临床上以持续性腰背部钝痛为多见,平卧位减轻,站立则加剧。患者稍有劳累和受凉即会诱发,腰痛可因咳嗽或打喷嚏而加重。坐骨神经痛也是常见症状。典型的坐骨神经痛是从下腰部向臀部、大腿后方、小腿外侧直到足部的放射痛。早期常表现为痛觉过敏,病情较重者出现感觉迟钝或麻木。疼痛轻者仍可步行,但步态不稳,呈跛行,重者则卧床休息,喜欢屈髋、屈膝、侧卧位。凡增加腹压的因素和动作均可使坐骨神经疼痛增加。多数患者为单侧疼痛,少数患者可有双侧坐骨神经痛。

麻木是腰椎间盘突出症的另一主要症状。麻木是突出的椎间盘压迫本体感觉和触觉纤维引起的,随受压神经根受累区域分布。有少数患者自觉下肢发凉或无汗,与腰部交感神经根受刺激有关。巨大的中央型腰椎间盘突出者,常压迫突出平面以下的马尾神经,出现大小便障碍、鞍区感觉异常,严重者大小便失禁、双下肢不完全性瘫痪。此外,腰椎间盘突出症患者还可出现下腹部痛或大腿前侧痛、肌肉痉挛和麻痹、肢体肿胀等症状。

腰椎间盘突出症患者的体征包括以下方面:

(1) 步态异常:疼痛较重者为跛行步态,又称减痛步态,其特点是尽量缩短患肢支撑期,重心迅速从患侧下肢移向健侧下肢,并且患腿常以足尖着地,避免足跟着地坐骨神经被牵拉。

(2) 压痛及放射痛:椎间盘突出间隙、棘上韧带、棘间韧带及棘旁压痛及沿神经走行呈放射性疼痛,压痛点也可出现在受累神经分支或神经干上,如臀部、坐骨切迹、腘窝正中、小腿后侧等。

（3）脊柱代偿性侧弯：出现腰椎曲度变直，侧凸等。

（4）活动范围：患者常会出现不同程度的腰部活动受限。

（5）直腿抬高试验及加强试验阳性：直腿抬高试验是诊断腰突症较有价值的试验。直腿抬高试验阳性也可见于急性腰扭伤、强直性脊柱炎、腰骶椎肿瘤和髋关节病变等，此时直腿抬高加强试验是区分真假腰椎间盘突出症的有效方法。高位腰椎间盘突出时，直腿抬高试验阳性率较低。

（6）神经系统检查：腰椎间盘突出症可引起下肢感觉异常、肌肉萎缩、肌力下降、反射异常。如 L_5 神经根受累者，小腿前外侧和足内侧的痛、触觉减退，踝及趾背伸力下降；S_1 神经根受压时，外踝附近及足外侧痛、触觉减退，趾及足跖屈力减弱。膝反射减弱或消失提示 L_3、L_4 神经根受压；踝反射减弱或消失提示 S_1 神经根受压。如马尾神经受压，则为肛门括约肌张力下降，肛门反射减弱或消失。

腰椎间盘突出症的影像学检查包括腰椎 X 线平片、CT 平扫及 MRI。CT 能清楚地显示椎管内的各种软组织结构，观察椎间盘对神经根的影响，亦可观察到骨性结构及韧带的变化，如关节突退变、黄韧带肥厚与后纵韧带骨化等。因此在诊断腰突症及椎管其他病变中普遍受到重视，临床应用广泛。

3. **腰椎间盘突出症的治疗**

腰椎间盘突出症的治疗以非手术治疗为主，但对于巨大突出并伴有明显马尾刺激症状或下肢肌力明显降低者、游离型腰椎间盘突出者，主张尽早手术治疗。

非手术治疗中首选卧床休息，可减少椎间盘承受的压力，缓解突出椎间盘组织对神经根局限性的压迫，但应注意绝对卧床时间过长可造成肌肉失用性萎缩、心血管疾病和骨质疏松等。牵引是治疗腰突症的有效方法，但要严格掌握其适应证与禁忌证，牵引的重量及角度要依据患者的突出节段和程度而定。物理治疗的主要目的是镇痛、消炎、促进组织再生、兴奋神经肌肉和松解粘连，促进腰部及患肢功能的恢复。常用物理因子有：超短波、微波、直流电药物离子导入、干扰电、低频调制的中频电、红外线、磁疗、水疗等。物理治疗还包括牵张训练和腰腹肌肌力训练。另有经皮神经阻滞疗法、传统中医推拿、针灸治疗，及西方 Mckenzie 疗法和 Maitland 手法治疗及运动疗法。

腰椎间盘突出症治疗强调综合治疗，急性期以缓解神经根水肿和减轻疼痛为主，恢复期要加强腰部肌肉的功能训练，避免受凉和重体力劳动，防止复发。

六、思考题

1. 不同部位椎间盘突出症的临床表现分别是什么？
2. 腰椎间盘突出症应与哪些疾病进行鉴别诊断？
3. 腰椎牵引治疗腰椎间盘突出症的禁忌证有哪些？

七、推荐阅读文献

1. 张绍岚.疾病康复[M].北京：人民卫生出版社，2010：174-180.

2. 黄晓琳，燕铁斌.康复医学[M].5版.北京：人民卫生出版社，2013：218-223.

3. 于长隆.骨科康复学[M].北京：人民卫生出版社，2010：467-470.

4. 孙树椿，孙之镐.临床骨伤科学[M].2版.北京：人民卫生出版社，2014：983-1000.

（白跃宏　冯宪煊）

案例 89

指屈肌腱断裂

一、病例资料

1. 现病史

患者,女性,47 岁,因"左中指屈曲活动受限 6 周"入院。6 周前患者不慎被利器割伤左中指掌面近节指端,伤后即感左手中指剧烈疼痛、伤口流血,手指活动不能。于外院就诊,行 X 线检查未见明显骨折。术中探查见左中指腱鞘区指深、浅屈肌腱断裂,行"左中指深屈肌腱修复术",术后予石膏托固定制动,使腕关节屈曲 30°,掌指关节屈曲 45°~60°,指间关节为 0°,用橡皮筋做指甲牵引,做控制下主动伸指练习。1 周前拆除石膏固定后患者左中指屈伸活动障碍,于外院行超声检查示:左中指肌腱吻合处回声接近正常,周围有乱回声包绕,可见散在强回声钙化点,较正常肌腱增厚,肌腱粘滞明显,滑动度十分有限。现患者为进一步诊治,来康复医学科就诊,拟"左中指屈肌腱修复术后功能障碍"收住入院。

自发病以来一般情况正常,食欲正常,大小便正常,夜间睡眠良好。体重无明显变化。

2. 既往史

否认其他手术外伤病史。否认高血压、糖尿病病史,否认其他慢性病史。否认药物过敏史。

3. 体格检查(含康复评定)

查体:T 37℃,P 85 次/min,R 20 次/min,BP 115 mmHg/75 mmHg。左中指掌侧见长约 4 cm 手术瘢痕,局部软组织未见明显肿胀,无明显压痛。主动关节活动度(active range of motion,AROM):左中指远端指间关节(distal interphalangeal joint,DIP)屈曲 30°伸展－10°,近端指间关节(proximal interphalangeal joint,PIP)屈曲 40°伸展－10°,掌指关节(metacarpophalangeal joints,MP)屈曲 40°伸展 0°。左中指总主动活动度(total active motion,TAM):90°。徒手肌力测试(manual muscle test,MMT):左中指伸肌肌力 2 级,屈肌肌力 2 级。左手肌肉无明显萎缩,左手握力较右手差。经明尼苏达手灵巧度评定和普渡手精细运动评定,左手手指的灵活性及精细运动明显下降。

4. 实验室和影像学检查

(1) X 线片提示:左中指未见明显骨折线,如图 89－1 所示。

(2) 超声:左中指肌腱吻合处回声接近正常,周围有乱回声包绕,可见散在强回声钙化点,较正常肌腱增厚,肌腱粘滞明显,滑动度十分有限,如图 89－2 所示。

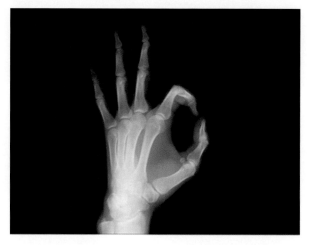

图 89-1 左手 X 线片：左中指未见明显骨折线

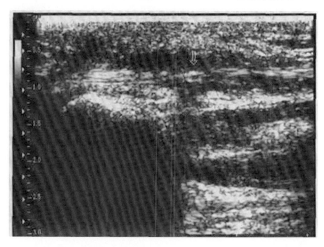

图 89-2 左中指肌腱超声：左中指肌腱吻合处回声接近正常，周围有乱回声包绕，可见散在强回声钙化点，较正常肌腱增厚，肌腱黏滞明显，滑动度十分有限

二、诊治经过

1. 初步诊断

左中指屈肌腱修复术后，肌腱粘连，左中指运动功能障碍。

2. 诊治经过

患者入院后予红外线、水疗促进血液循环，超声波增加胶原蛋白的弹性，增强肌腱延伸作用，从而减轻肌腱粘连；关节松动术、持续关节被动活动改善关节活动范围；在治疗师指导下，主动屈曲及伸展指间关节及掌指关节运动；作业训练增加手指灵活性及精细运动，改善患手功能。治疗 4 周后，左中指主动活动范围增加，AROM：左中指 DIP 屈曲 50°伸展－10°，PIP 屈曲 60°伸展 0°，MP 屈曲 70°伸展 0°。左中指 TAM：170°，左中指伸肌肌力 3 级，屈肌肌力 3 级。手功能有所改善，安排出院，嘱患者继续门诊康复治疗。

三、病例分析

1. 病史特点

(1) 患者，女性，47 岁，左中指屈伸活动障碍 6 周。

(2) 左中指屈肌腱修复术后 6 周。

(3) 左中指掌侧见长约 4 cm 手术瘢痕，AROM：左中指 DIP 屈曲 30°伸展－10°，PIP 屈曲 40°伸展－10°，MP 屈曲 40°伸展 0°。左中指 TAM：90°。左中指伸肌肌力 2 级，屈肌肌力 2 级。左手握力下降。左手手指的灵活性及精细运动明显下降。

(4) 辅检：超声示左中指肌腱吻合处回声接近正常，周围有乱回声包绕，可见散在强回声钙化点，较正常肌腱增厚，肌腱黏滞明显，滑动度十分有限。

2. 诊断及诊断依据

诊断：左中指屈肌腱修复术后，肌腱粘连，左中指运动障碍。

诊断依据：

(1) 外伤后左中指屈伸活动障碍 6 周。

(2) 有明确左中指屈肌腱修复术手术史。

（3）查体：左中指掌侧见长约 4 cm 手术瘢痕，左中指 TAM：90°。左中指伸肌肌力 2 级，屈肌肌力 2 级。左手握力下降。左手手指的灵活性及精细运动明显下降。

（4）辅检：超声示左中指肌腱吻合处回声接近正常，周围有乱回声包绕，可见散在强回声钙化点，较正常肌腱增厚，肌腱黏滞明显，滑动度十分有限。

3. 鉴别诊断

（1）左中指指骨骨折：骨折后可出现中指屈伸活动障碍，行 X 线检查可见明显骨折线，本例行 X 线检查，未见明显骨折线，与此不符。

（2）左中指伸肌腱损伤：伸肌腱损伤后可出现中指伸直困难，本病例中指屈伸活动障碍，有明确的屈肌腱修复术史，与此不符。

（3）中指指间关节脱位：有外伤史，伤后指间关节明显肿胀，压痛，屈伸功能受限。X 片：指间关节脱位。本病与此不符，可以排除。

4. 康复治疗目标和计划

（1）手的制动解除后，目的是控制水肿，防止关节僵硬和肌腱粘连。

（2）肌腱愈合牢固，可用被动活动和抗阻力运动，重点是继续减轻水肿、瘢痕处理、渐进性抗阻力运动、功能活动训练等。

四、处理方案及依据

1. 松解肌腱黏连

红外线照射后纤维组织温度升高，增强纤维组织弹性，为关节牵伸治疗做好准备；超声微动按摩效应能使黏连纤维组织的细胞容积发生改变，细微的震荡按摩作用使胶原纤维的共价键打开，促使黏连组织松解；水疗能刺激皮肤感觉神经末梢的热感受器，使皮肤血管反射性扩张，促使皮肤温度升高、增加皮肤的弹性。水的机械涡流作用对组织细胞具有按摩效应，粘连的手指在水疗作用下，皮肤及纤维组织的含水量增加，胶原蛋白的弹性增加，肌腱的延伸作用明显，达到松解黏连组织的目的。

2. 改善关节活动范围

关节松动术，应用关节松动术的Ⅲ级和Ⅳ级手法；持续关节牵伸及关节主动活动训练，增加右中指关节屈伸活动度。

3. 改善手功能

钉板、九孔柱等作业疗法改善患手的灵活性，促进手功能恢复。

五、要点与讨论

1. 手屈肌腱分区

临床上屈指肌腱分为五区：Ⅰ区——深肌腱抵止区，从中节指骨中份至深腱抵止点。Ⅱ区——腱鞘区，从腱鞘开始至指浅屈肌的附着处。Ⅲ区——手掌区，腕横韧带远侧至肌腱进入腱鞘之前的区域。Ⅳ区——腕管区，九条肌腱及正中神经挤在腕管内，空间较小。Ⅴ区——前臂区，从肌腱起始至腕管近端，即前臂下 1/3 处。

手屈肌腱修复术后肌腱粘连的发病率很高，特别是Ⅱ区屈肌腱的损伤，在此区深、浅屈肌腱被限制在狭小的腱鞘内，肌腱粘连的发生率比其他部位的损伤更高。

2. 超声检查在手屈肌腱损伤中的意义

康复治疗前了解肌腱的粘连程度在选择关节松动术的级别和关节牵伸的强度和时间有指导意义。

应用超声波检查可以了解肌腱粘连的程度。轻度肌腱粘连,肌腱吻合处回声厚度均接近正常,周围组织分层较清晰;动态观察,肌腱初始运动状态几乎与正常肌腱相同,仅在运动到一定程度时才出现轻度的黏滞现象,滑动度略低于正常肌腱。中度肌腱粘连,肌腱吻合处回声接近正常肌腱,周围有杂乱回声包绕,可见散在强回声钙化点,较正常肌腱增厚;动态观察,肌腱带动周围的粘连组织一起滑动,因周围的瘢痕组织与其他也有粘连,因此肌腱黏滞现象明显,滑动度十分有限。重度肌腱粘连,肌腱吻合处的肌腱几乎失去正常肌腱所特有的短细条索状略强回声间以少许细条状低回声的特点,代以杂乱的强弱不均的回声,呈强回声的钙化组织多,且与周围组织混合成团,分界不清,厚度明显增加;动态观察,肌腱滑动距离极短,粘连最严重时,可不滑动或仅在原地作变形运动。

3. 手屈肌腱修复术后的康复治疗

手屈肌腱修复术后早期积极康复治疗,能降低肌腱粘连的发生率及减轻肌腱粘连的程度,有利于手功能的恢复。屈肌腱损伤修复术后的早期康复原则如表89-1所示。

表89-1　屈肌腱损伤修复术后的康复原则

手术后阶段	夹板的使用	运动
手术后14天内	术后动态屈曲夹板:腕屈曲20°～30°,掌指关节屈曲至45°～60°,近端指间关节及远端指间关节则可维持0°伸展	从手术后第2天开始,患者每小时主动伸展每只手指10次在手部治疗师带领下,腕屈曲并作被动运动,以减少屈肌腱的张力
14～21天	同上	开始由治疗师带领做主动屈曲运动
21～35天	逐渐减少夹板的使用	患者可开始独自做主动屈曲运动
35天	免除夹板的使用	增加主动及被动屈曲运动;加强手握力训练

一旦术后发生肌腱粘连,可以采用水疗、红外线、超声波等松解粘连,增加肌腱的滑动;关节牵伸、关节松动术等增加关节活动度;手部的作业治疗提高手部的灵活性,改善手部功能。

六、思考题

1. 目前有哪些治疗方法可有效预防肌腱粘连?
2. 手部屈肌腱如何分区?
3. 屈肌腱粘连的康复治疗有哪些方法?

七、推荐阅读文献

1. 唐强.临床康复学[M].上海:上海科学技术出版社,2009:107-111.
2. 王月香.肌骨超声诊断[M].北京:人民军医出版社,2013:1-14.
3. 于长隆.骨科康复学[M].北京:人民卫生出版社,2010:394-399.
4. 潘小杰,张改英.超声评价指屈肌腱损伤后粘连程度的可行性研究[J].临床影像技术,2011,26(6):149-151.

(白跃宏　李　超　曹曼林)

指伸肌腱断裂

一、病例资料

1. 现病史

患者,男性,27岁,因"右食指活动受限1周"入院。1周前患者不慎被利器割伤右食指近节指间关节背面,伤后即感右手食指剧烈疼痛、伤口流血,手指不能伸直,于外院就诊,行X线检查未见明显骨折,术中探查见右食指伸肌腱于近节指间关节区断裂,行"右食指伸肌腱修复术",术后予患者食指伸直位支具固定制动。目前患者右食指肿胀、疼痛伴活动障碍,为进一步诊治,来康复医学科就诊,拟"右食指伸肌腱修复术后"收住入院。

患者自发病以来一般情况正常,食欲正常,大小便正常,夜间睡眠良好。体重无明显变化。

2. 既往史

否认其他手术外伤病史。否认高血压、糖尿病病史,否认其他慢性病史。否认药物过敏史。

3. 体格检查(含康复评定)

查体:T 37.3℃,P 78次/min,R 20次/min,BP 110 mmHg/70 mmHg。右食指近节指间关节及近节指骨背侧见长约3 cm手术伤口,伤口对合良好,无渗出及分泌物。右食指支具固定中,局部软组织明显肿胀,伤口处皮温稍高,有明显压痛点,伸肌腱损伤在Ⅲ、Ⅳ区。未进行关节活动度及肌力等检查。感觉功能正常。视觉疼痛模拟评分(Visual Analogue Score,VAS)评分8分。

4. 实验室和影像学检查

X线片提示:右食指未见明显骨折线,局部软组织肿胀,如图90-1所示。

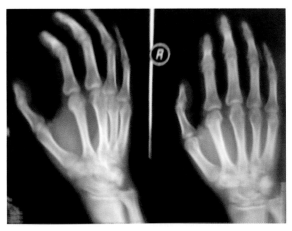

图90-1 右手X线片:右食指未见明显骨折线

二、诊治经过

1. 初步诊断

右食指伸肌腱修复术后,右食指运动障碍。

2. 诊治经过

患者入院后予抬高患肢、红外线、微波促进血液循环,消肿止痛。佩戴动力性支具,术后第 1 周,掌指关节屈曲 0°~20°,允许近节指间关节有 30°主动屈曲被动伸直练习;术后第 2 周,允许近节指间关节有 40°主动屈曲被动伸直练习;术后第 3 周,允许近节指间关节有 50°主动屈曲被动伸直练习,上述练习每 1~2 h 1 次,每次 10~20 回。晚上佩戴静力型支具,近节指间关节 0°,掌指关节 0°~20°屈曲位,可以佩戴 8 周。术后第 4 周,停止或继续使用动力性支具,可以进行近节指间关节小范围主动屈伸练习。治疗 3 周后,患指疼痛及肿胀有明显缓解,食指近节指间关节主动屈伸范围有所增加。安排出院,嘱患者逐渐减少支具使用,可逐渐增加近节指间关节主动活动,门诊继续康复治疗改善手部功能。

三、病例分析

1. 病史特点

(1) 患者,男性,27 岁,右食指肿胀疼痛、活动受限 1 周。

(2) 右食指伸肌腱修复术后 1 周。

(3) 查体:右食指近节指骨和近节指间关节背侧见长约 3 cm 手术瘢痕,伤口对合良好。右食指支具固定中,局部软组织明显肿胀,有明显压痛点。

(4) 辅检:X 线示右食指未见明显骨折线,局部软组织肿胀。

2. 诊断及诊断依据

诊断:右食指伸肌腱修复术后,右食指运动障碍。

诊断依据:

(1) 年轻男性,有明确食指外伤史。

(2) 有明确的右食指伸肌腱修复术手术史。

(3) 查体:右食指近节指骨和近节指间关节背侧见长约 3 cm 手术伤口,右食指支具固定中,局部软组织明显肿胀,有明显压痛点。

(4) 辅检:X 线示右食指未见明显骨折线,局部软组织肿胀。

3. 鉴别诊断

(1) 右食指指骨骨折:骨折后可出现食指肿胀疼痛伴活动受限,行 X 线检查可见明显骨折线,本例行 X 线检查,未见明显骨折线,与此不符,可以排除。

(2) 右食指屈肌腱损伤:屈肌腱损伤后可出现食指肿胀疼痛,食指屈曲困难,本病例食指近节指间关节伸直困难,行超声检查可鉴别。

(3) 桡神经损伤:桡神经损伤后,可出现食指伸指困难,伴有食指及虎口背侧的感觉功能障碍,本病例无感觉障碍,伸腕及其余指伸指功能正常,故本病例与此不符,可以排除。

4. 康复治疗目标和计划

(1) 预防感染,促进血液循环,加速组织伤口愈合。

(2) 控制水肿,预防肌腱粘连。肌腱愈合牢固后,可用被动活动和抗阻力运动,重点是继续减轻水肿、瘢痕处理、渐进性抗阻力运动、功能活动训练等。

四、处理方案及依据

1. 消肿止痛治疗

抬高患肢,微波、红外线等物理治疗。红外线照射后局部组织温度升高,热传导的作用,促进局部血液循环,消除肿胀。微波的温热疗法能促进局部组织生长,有抑菌作用,促进伤口愈合。

2. 促进肌腱愈合,预防肌腱粘连

术后 14 天伤口拆线后,采用超声波治疗,超声波具有机械效应、温热效应、理化效应,可以起到促进肌腱愈合,预防肌腱粘连的效果。

3. 保持关节活动范围

在治疗师指导下,在动力性支具的保护下,每小时做近节指间关节主动屈曲被动伸展运动,在伸肌腱无张力的条件下,进行小范围的滑动,预防术后伸肌腱粘连,预防指间关节的僵硬。

五、要点与讨论

1. 手指伸肌腱损伤的诊断

指伸肌腱分为七区：Ⅰ区——远侧指间关节区；Ⅱ区——中节指骨区；Ⅲ区——近侧指间关节区；Ⅳ区——近节指骨区；Ⅴ区——掌指关节区；Ⅵ区——掌骨区；Ⅶ区——腕背区。

临床上手部外伤后出现手指的肿胀、疼痛和活动受限,需要考虑是否有指骨骨折存在,伤后及时行X 线检查,对存在可疑骨折患者,需告知 1 周后复查 X 线,并进行局部制动。

对于伸肌腱损伤程度的判定,主要依靠超声和手指伸展活动的检查。轻度的闭合性的指伸肌腱损伤,如肌腱轻度撕裂,可以保守治疗,行支具固定,定期门诊随访即可。对于指伸肌腱完全断裂者,则需要手术治疗,行指伸肌腱修复术。

2. 手指伸肌腱修复术后的康复

术后积极康复治疗可获得较理想的手功能。肌腱断裂修复过程在组织学上分为 4 个时期：术后第 1 周为纤维支架形成期、第 2 周为纤维组织增生期、第 3 周为肌腱塑形初期,第 4～12 周为肌腱塑形期。伸肌腱修复术后 3 周内的手指主动伸指运动,易发生修复处肌腱的断裂,因此,强调术后 3 周内进行手指的主动屈曲被动伸指运动,既增加修复伸肌腱的滑动,又没有张力的增加,减少修复伸肌腱断裂的风险。早期保护性活动,使肌腱反复滑动打断肌腱修复部位与周围组织的接触,阻断二者之间的粘连,能有效预防肌腱粘连的发生。

指伸肌腱修复术后早期积极康复治疗,能降低肌腱粘连的发生率及减轻肌腱粘连的程度,有利于手功能的恢复。伸肌腱损伤修复术后的早期康复原则如表 90 - 1 所示。

表 90 - 1　伸肌腱损伤修复术后的康复原则

夹板的使用	运动
第 1、2 区的伸肌腱损伤	
0～5 周　持续远端指间关节伸展	每小时主动屈曲及伸展近端指间关节及掌指关节
6 周　夹板只需于不做运动时及晚上带上	每小时主动屈曲及伸展远端指间关节
7 周　夹板只需于不做运动时及晚上带上	每小时被动屈曲及伸展远端指间关节
8 周　如没有被动及主动伸展幅度差距,可逐渐停止使用夹板	继续主动及被动远端指间关节

（续表）

夹板的使用		运动
第 3、4 区的伸肌腱损伤		
0～2 日	让远端指间关节及近端指间关节定于平放位置	让手指保留于夹板内，每小时运动
0～2 周	第 1 夹板：允许近端指间关节有 30°的活动及远端指间关节有 25°的活动 第 2 夹板：让近端指间关节定于平放位置	让手指保留于夹板内呈伸展状，并每小时做 30°～40°的掌指关节屈曲运动
2～3 周	如没有被动及主动伸展幅度差距： 第一夹板：可增加近端指间关节屈曲至 40° 第二夹板：继续定位	让手指保留于夹板内运动：逐步增加掌指关节屈曲度
4～5 周	如没有被动及主动伸展幅度差距，可逐渐减少夹板的使用	逐渐增加近端指间关节和远端指间关节活动
6 周	如没有被动及主动伸展幅度差距，可免除夹板的使用	允许主动近端指间关节及远端指间关节活动至可达范围
第 5～7 区的伸肌腱损伤		
0～4 周	侧功能夹板/动态伸展夹板（dynamic extension splint）晚上使用的夹板：掌指关节	让手指保留于夹板内呈伸展状，并每小时做 30°～40°的掌指关节屈曲运动 由受训练的治疗师辅助，将手腕屈曲至 20°，并被动地将掌指关节屈曲至 30°，患者则负责每天做主动手指伸展运动
4 周	继续于日间使用动态夹板，晚上使用静态夹板	增加主动活动范围至 50°～60°
5 周	免除动态伸展夹板，晚上及不做运动时，掌指关节继续佩戴防止活动夹板	增加主动活动范围至关节的全幅度
6 周	防止掌指关节活动夹板	在贴扎（buddy tape）保护下，对掌指关节及指间关节（IP）进行被动屈曲运动

六、思考题

1. 伸肌腱损伤不同部位夹板使用的原则是什么？
2. 如何有效预防肌腱粘连？
3. 什么是手的功能位和休息位？

七、推荐阅读文献

1. 唐强.临床康复学[M].上海：上海科学技术出版社，2009：107-111.
2. 王月香.肌骨超声诊断[M].北京：人民军医出版社，2013：1-14.
3. 于长隆.骨科康复学[M].北京：人民卫生出版社，2010：394-399.
4. 潘小杰，张改英.超声评价指屈肌腱损伤后粘连程度的可行性研究[J].临床影像技术，2011，26（6）：149-151.

（白跃宏　李　超　曹曼林）

一、病例资料

1. 现病史

患者,男性,35 岁,因"右侧口角歪斜 2 天"就诊。有受凉史,主要表现为右侧口角歪斜,讲话漏风,吃饭时食物残留在右侧齿颊间隙,右眼闭合不全,症状呈进行性加重;无味觉障碍、无泪液唾液分泌障碍;无听觉过敏;外耳道无疱疹。患者遂至神经内科就诊,考虑"右周围性面瘫",治疗给予泼尼松消炎、维生素 B_1、B_{12} 营养神经,现为进一步功能恢复,来康复医学科就诊,拟"右周围性面瘫"门诊治疗。

患者自发病以来食纳、夜眠可,二便无异常,体重无明显变化。

2. 既往史

否认高血压、糖尿病、心脏病病史,否认其他慢性病史,否认手术外伤史,否认食物药物过敏史。

3. 体格检查(含康复评定)

神志清,精神可,体温平,心率 75 次/分,呼吸 15 次/分,血压 120 mmHg/80 mmHg。右侧额纹变浅,眼裂扩大,闭眼不全,露白 5 mm。右侧鼻唇沟变浅,口角下垂,露齿时口角偏向左侧。右侧皱眉、闭目、露齿、吹口哨等动作不能完成。右侧乳突无压痛。House-Brackmann 面神经分级Ⅳ级。

4. 实验室和影像学检查

(1) 患者发病 7 天后行肌电图提示:右侧面神经传导速度减慢。瞬目反射:刺激右侧时,右侧 R1、R2 未引出,但左侧 R2 潜伏时正常。刺激左侧时左侧 R1、R2 潜伏时正常,右侧 R2 未引出。如图 91-1、

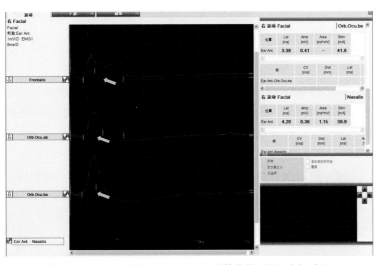

图 91-1　面神经运动传导示右侧潜伏期延长、波幅减低

图 91-2、图 91-3 所示。

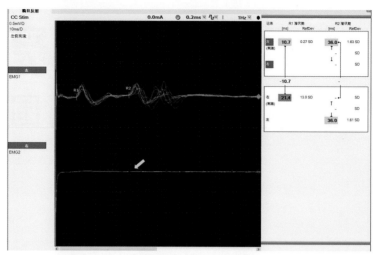

图 91-2 瞬目反射示左侧刺激时左侧 R1、R2 潜伏时正常,右侧 R2 未引出

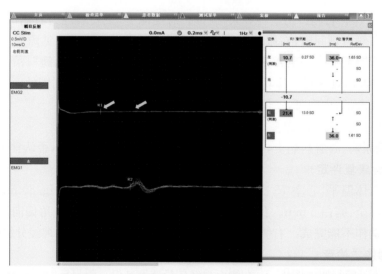

图 91-3 瞬目反射示右侧刺激时右侧 R1、R2 未引出,左侧 R2 潜伏时正常

二、诊治经过

初步诊断:右侧特发性面神经麻痹,右侧面部运动功能障碍。

诊治经过:急性期在乳突附近给予高频电疗(无热量)、激光疗法、面神经功能训练。恢复期给予红外线照射、中频电刺激、针灸治疗等。当患者面肌可以活动时,鼓励患者对镜练习皱眉、闭目、露齿、吹口哨等动作,同时给予面部按摩,每日数次,每次 10~15 min。当眼睑闭合不全时,注意保护暴露的眼角膜。

目前状况:治疗 4 周后,患者面神经功能恢复良好,我科门诊复诊,House-Brackmann 面神经分级Ⅱ级。

三、病例分析

1. 病史特点

（1）患者，男性，35 岁，右侧口眼歪斜 2 天。

（2）发病前有受凉史。

（3）无高血压、糖尿病及其他慢性病史。无药物过敏史。

（4）查体：右侧额纹变浅，眼裂扩大，闭眼不全，存在 Bell 现象。右侧鼻唇沟变浅，口角下垂，露齿时口角偏向左侧。右侧皱眉、闭目、露齿、吹口哨等动作不能完成。

（5）辅检：右侧面神经传导速度减慢。瞬目反射：刺激右侧时，右侧 R1、R2 未引出，但左侧 R2 潜伏时正常。刺激左侧时左侧 R1、R2 潜伏时正常，右侧 R2 未引出。

2. 诊断及诊断依据

诊断：

右侧特发性面神经麻痹，右侧面部运动功能障碍。

诊断依据：

（1）青年患者，急性起病，2 日内症状到达高峰。

（2）单侧面神经麻痹，无肢体运动感觉功能障碍。

（3）查体：单侧面神经损害体征。

（4）辅检：肌电图右侧面神经传导速度减慢。瞬目反射：刺激右侧时，右侧 R1、R2 潜伏时延长，但左侧 R2 潜伏时正常。刺激左侧时左侧 R1、R2 潜伏时正常，右侧 R2 潜伏时延长。

3. 鉴别诊断

（1）Guillain-Barrè 综合征：肢体对称性下运动神经元瘫，可伴有双侧周围性面神经瘫，脑脊液有蛋白-细胞分离现象。

（2）颅后窝病变：如颅后窝占位，多发性硬化、颅底脑膜炎等可导致面神经麻痹，根据原发病的表现可供鉴别。

4. 康复目标和计划

（1）康复目标：消除面神经炎症和水肿，促进其功能恢复，改善面神经支配肌群运动功能。

（2）康复计划：早期诊断，早期治疗，根据患者病程选择适合的方案，详见处理方案。

四、处理方案与依据

1. 促进神经损伤修复药物治疗

（1）糖皮质激素急性期尽早使用。泼尼松，1 mg/(kg·d)；清晨顿服或分次服用，7～10 天后逐渐减量，3～4 周减完。

（2）维生素 B_1 100 mg，维生素 B_{12} 500 μg，肌内注射，每日一次。急性期后可改用口服药物治疗。

2. 综合康复治疗

急性期一般为发病后 5～7 天内。首先明确病因，给予药物治疗减少神经损害，同时给予物理因子治疗。早期炎症水肿消退后，进入恢复期，此时治疗的重点是促进神经再生，促进运动功能的恢复；此时期的康复治疗方案主要给予神经肌肉电刺激疗法、肌力训练、物理因子治疗等。

3. 康复宣教

注意保暖，避免着凉，温水洗脸，饮食宜清淡，忌辛辣等。

五、要点与讨论

1. 定位诊断

面神经内有 4 种纤维成分,主要为躯体运动纤维、躯体感觉纤维、内脏运动纤维、内脏感觉纤维。该患者主要损伤的是面神经的躯体运动纤维。一侧面神经发生周围性病变时,同侧面肌可有下运动神经元瘫,可根据伴发体征确定病变的具体部位,如表 91-1 所示。结合该患者症状及体征,病变主要定位在茎乳孔附近。

表 91-1　面神经核及核下病变鉴别诊断要点归纳

病变部位	伴发症状及体征
桥脑	可伴发同侧外展神经麻痹,对侧锥体束征
脑底	伴发同侧或对侧的其他脑神经如第五—第十二脑神经损伤
内听道	伴耳鸣、神经性聋等,也可产生泪腺、唾液腺分泌障碍
面神经管	伴舌前三分之二味觉丧失,唾液分泌障碍(鼓索受累)
膝状神经节	耳鼓膜或外耳疱疹
镫骨神经以上	听觉过敏
茎乳孔以外	同侧下运动神经元瘫,无味觉障碍

2. 定性诊断

参考鉴别诊断。注意患者既往病史,如患者有乳突炎、中耳炎、腮腺炎、糖尿病等疾病时,需同时考虑原发病的治疗。

3. 注意事项

急性期切忌强刺激治疗,以免加重神经水肿,导致神经功能更难恢复。面神经恢复期进行中频电刺激治疗时,如果出现面肌抽动,应立即停止该治疗。

五、思考题

1. 如何对面神经的损害进行定位诊断? 什么是 Hunt 综合征?
2. 肌电图瞬目反射检测的意义是什么?
3. 肌电图检查中哪些检测指标对患者的预后有提示作用?

六、推荐阅读文献

1. Pereira LM, Obara K, Dias JM. Facial exercise therapy for facial palsy: systematic review and meta-analysis [J]. Clin Rehabil, 2011,25(7): 649-658.

2. 党静霞.肌电图诊断与临床应用[M].2 版.北京:人民卫生出版社,2013:96-100.

3. 黄晓琳.康复医学[M].5 版.北京:人民卫生出版社,2013:181-183.

（谢　青　李秀明）

案例 92

颞颌关节紊乱（颞颌关节综合征）

一、病例资料

1. 现病史

患者，女，28 岁。主诉"张口受限伴左耳前疼痛近 4 月"。

患者近 4 月前进食甘蔗后出现左耳前疼痛，张口时疼痛明显，未重视，此后疼痛症状反复，渐发展为张口困难，进食、言笑均受影响，偶可闻及耳前弹响声。患者常自行揉搓痛处或刻意活动下颌，症状无明显好转，且患者因反复张口受限、耳前疼痛等，常感情绪焦躁、并伴发颈肩部酸痛不适，工作休息均受影响。先后至医院五官科、口腔科就诊，查颞下颌关节 MRI 示"左侧颞下颌关节未见明显关节盘移位"，建议理疗，现为进一步诊治来求诊。患者自发病以来精神一般，饮食睡眠差，体重无明显变化，大小便如常。

2. 既往史

2 年前曾因打哈欠致"颞下颌关节半脱位"，后经手法复位。平素有单侧咀嚼、喜食硬物、张口大笑、张大嘴打哈欠等习惯。年幼时曾因"反颌"行牙套正畸治疗，具体不详。否认其他慢性或传染性疾病史。否认外伤、手术、输血史。否认食物药物过敏史。否认肿瘤或家族遗传性疾病史。不嗜烟酒。

3. 体格检查（含康复评定）

神清，对答可，焦虑貌。双侧额纹对称，双侧瞳孔等大等圆，直径 3 mm，对光反射灵敏。双侧鼻唇沟对称，口唇不绀，伸舌居中。张口度 2 指，下颌前伸及侧向活动差，在张口末期可闻及"砰"的弹响声，双侧髁突活动不协调，左侧颞颌关节区、咀嚼肌压痛（＋），疼痛视觉模拟评分法（Visual Analogue Scale，VAS）3 分。双侧颜面部针刺觉及痛温觉对称。下颌无明显偏斜。下颌、颈部浅表淋巴结无肿大。颈肩部肌紧张，颈后脊旁、左肩胛骨内缘轻压痛，颈椎活动尚可。心肺腹无殊。四肢活动可，双侧肢体感觉对称。日常生活活动部分受限，社会参与稍减退。

4. 实验室和影像学检查

颞下颌关节 MRI：左侧颞下颌关节未见明显关节盘移位。

二、诊治经过

1. 初步诊断

颞颌关节紊乱。

2. 诊治经过

患者来求诊后，予健康宣教，改变不良习惯，下颌休息位训练。并予超短波（20 min，每日 1 次）、超声波(20 min，每日 1 次)、干扰电(20 min，每日 1 次)等理疗；手法治疗：肌肉放松、关节松动训练(每日 1 次)；并指导其进行本体感觉训练、颈项部肌肉主动牵伸训练(每日 1 次)等。

三、病历分析

1. 病史特点

(1) 患者，青年女性，因"张口受限伴左耳前疼痛近 4 月"就诊。

(2) 既往 2 年前曾因打哈欠致"颞下颌关节半脱位"，后经手法复位。平素有单侧咀嚼、喜食硬物、张口大笑、张大嘴打哈欠等习惯。年幼时曾因"反颌"行牙套正畸治疗。

(3) 查体：张口度 2 指，下颌前伸及侧向活动差，在张口末期可闻及"砰"的弹响声，双侧髁突活动不协调，左侧颞颌关节区、咀嚼肌压痛(＋)，VAS 3 分。双侧颜面部针刺觉及痛温觉对称。下颌无明显偏斜。下颌、颈部浅表淋巴结无肿大。颈肩部肌紧张，颈后脊旁、左肩胛骨内缘轻压痛，颈椎活动尚可。

(4) 辅检：颞下颌关节 MRI 示左侧颞下颌关节未见明显关节盘移位。

2. 诊断及诊断依据

诊断：颞颌关节紊乱。

诊断依据：

(1) 患者青年女性，因"张口受限伴左耳前疼痛近 4 月"就诊。

(2) 既往有"颞下颌关节半脱位"史。

(3) 查体张口度 2 指，下颌前伸及侧向活动差，在张口末期可闻及"砰"的弹响声，双侧髁突活动不协调，左侧颞颌关节区、咀嚼肌压痛(＋)，VAS 3 分。下颌无明显偏斜。

(4) MRI 示左侧颞下颌关节可复性盘前移。

3. 鉴别诊断

(1) 颌面部肿瘤：可引起开口困难或牙关紧闭等，常伴发育脑神经症状或其他症状。本例患者有开口困难、疼痛等表现，但无其他神经症状，且 MRI 已除外其他疾病，故可排除。

(2) 耳源性疾病：外耳道疖和中耳炎症也常放射到关节区疼痛并影响开口和咀嚼，仔细进行耳科检查不难鉴别。本患者曾至医院五官科就诊，已除外此类疾病。

(3) 癔病性牙关紧闭：多发于女青年，既往有癔病史，有独特的性格特征，一般在发病前先有精神因素，然后突然发生开口困难或牙关紧闭。此病用语言暗示或间接暗示常能奏效。本患者既往病史、病程与之不符，可排除。

4. 康复目标和计划

康复目标：

(1) 减轻左耳前疼痛及弹响，改善张口度。

(2) 改善颈肩部疼痛不适。

(3) 改善焦虑情绪，减轻对日常生活及工作的影响，提高生存质量。

康复计划：

(1) 健康宣教。

(2) 物理因子治疗。

(3) 手法治疗。

(4) 运动疗法。

(5) 心理治疗。

(6) 定期评估，必要时其他治疗。

四、处理方案与依据

1. 健康宣教

避免用力张口、纠正不良姿势及咀嚼习惯、注意面部保暖、肌肉功能锻炼、下颌休息位训练，必要时适当热敷。本患者素有单侧咀嚼、喜食硬物、张口大笑、张大嘴打哈欠等习惯，此次发病为进食硬物后，故纠正此类习惯对疾病的治疗相当重要。

2. 理疗

左颞下颌关节处行超声波（20 min，每日 1 次，扶他林导入）、超短波（20 min，每日 1 次），颈肩痛处行干扰电（20 min，每日 1 次）。本患者左耳前疼痛、张口受限，局部理疗可改善血液循环、促进炎症吸收，改善韧带条件，放松肌肉、解除肌紧张、解痉止痛，促进血管神经功能和颞下颌关节正常功能的恢复。

3. 手法治疗

肌肉放松（每日 1 次）、关节松动训练（每日 1 次）。可放松患者的翼外肌和翼内肌，按摩颞下颌关节区及痛点，改善张口角度并缓解局部疼痛。

4. 运动疗法

本体感觉训练（每日 1 次）、颈项部肌肉主动牵伸训练（每日 1 次）。可帮助患者体会颞下颌关节的活动及帮助关节活动后正确归位。本患者存在颈肩不适，颈肩部疾病与颞颌关节紊乱常互为影响，故颈项部肌肉的主动牵伸（利用弹力带等）可帮助患者放松板滞肌肉，缓解颈肩部疼痛，并进而帮助改善颞下颌关节区疼痛。

5. 心理治疗

对患者进行手法或运动疗法同时，通过倾听、安慰、疏导等方法，改善患者的焦躁情绪，调整精神状态。本患者存在焦虑情绪，如情况严重可建议其至心理科进一步评估及治疗。心理因素是颞颌关节紊乱的重要发病因素之一，此方面的治疗不可忽视。

6. 其他

每周对患者症状进行评估，若患者疼痛较明显，可酌情使用芬必得等非甾体类镇痛药。若患者经以上保守治疗后无明显好转，可考虑转科，行调颌、关节腔冲洗或封闭、关节镜外科或开放外科等进一步治疗。

五、要点与讨论

1. 诊断与分类

颞颌关节紊乱，现多称颞下颌关节紊乱病（temporomandibular disorders，TMD），是指累及咀嚼肌系统和（或）颞下颌关节，具相关临床问题（疼痛、弹响、张口受限等）的一组疾病的总称。主要分四类：咀嚼肌紊乱疾病、结构紊乱类、炎症性疾病（滑膜炎和关节囊炎）、骨关节病或骨关节炎。该病病因复杂，与咀嚼习惯、咬合关系、精神因素等均有关。对 TMD 的诊断主要依靠病史、临床检查，必要时结合关节影像学检查。

2. 康复评定中的注意点

除常规颞下颌关节周围的疼痛、活动等检查外，各种标准化、行之有效的心理学测试也用于评价TMD 患者的社会心理状态。在确定治疗方案前，推荐采用 TMD 双轴诊断方法对患者进行躯体疾病和精神心理状况的全面评估。

3. 治疗要点

TMD 的治疗应遵循：个性化治疗原则（躯体和心理；对症和对因）、"保存和恢复关节功能至上"原则、程序治疗原则(可逆性保守治疗→不可逆性保守治疗→关节镜外科和各种手术治疗)。常用治疗方法：健康宣教(纠正不良姿势及咀嚼习惯等)、理疗及药物(局部冷热敷、超声波、短波、中频、激光等。口服消炎镇痛药、中药外敷、关节腔注药等)、手法(肌肉放松、关节松动等)及运动疗法(本体感觉训练、关节稳定性训练、等长收缩训练等)、心理治疗、调颌、关节腔冲洗或封闭、外科手术等。

4. 颞下颌关节脱位

这是 TMD 中较常见的一种特殊情况,即下颌骨的髁突滑出关节窝以外不能自行回复原位。多发生于老年及体弱者,以急性前脱位最常见。关节脱位后必须予以及时复位。本例患者年轻女性,2 年前曾因打哈欠致"颞下颌关节半脱位",后经手法复位,这既可能是颞颌关节紊乱发病因素中的重要一环,也可能在此次疾病未经合理治疗后发生类似情况,故对 TMD 患者进行早期合理的治疗及习惯纠正尤为重要,以免发生习惯性脱位。

5. 疾病管理

TMD 具一定自限性但病程多迁延反复,疾病管理对避免复发加重相当重要。自我管理涉及饮食(需软硬适中,适度咀嚼)、心理(自我管理情绪,保持心情舒畅)、生活(规律作息,避免过劳,增强抵抗力)、就诊(病情反复或加重应及时就医)等多方面。

六、思考题

1. 颞下颌关节的组成及运动特点是什么?
2. 颞颌关节紊乱的致病因素及临床表现有哪些?
3. 颞颌关节紊乱康复治疗的原则和常用方法有哪些?

七、推荐阅读文献

1. 邱蔚六.口腔外科学[M].北京：人民卫生出版社,2004：201-209.

2. 马绪臣,张震康.颞下颌关节紊乱病双轴诊断的临床意义和规范治疗的必要性[J].中华口腔医学杂志,2005,40(5)：353-355.

3. 谷志远.颞下颌关节紊乱病病因学研究[J].中国实用口腔科杂志,2009,2(3)：129-131.

4. Giannakopoulos NN, Keller L, Rammelsberg P, et al. Anxiety and depression in patients with chronic temporomandibular pain and in controls [J]. J Dent,2010,38(5)：359-376.

(陈文华 何霏)

带状疱疹后遗神经痛

一、病例资料

1. 现病史

患者,女性,60岁,因"右腰肋部疼痛3月"就诊。3月前患者自觉劳累后右侧腰肋部出现疼痛,疱疹,至外院皮肤科就诊,诊断为"带状疱疹"。予以抗病毒及营养神经等药物治疗,3周后带状疱疹逐渐愈合,但遗留有腰肋部疼痛,口服普瑞巴林,局部涂抹扶他林,效果欠佳,患者考虑普瑞巴林副作用大,自行停用。现为求进一步治疗来康复科求诊。发病以来,患者饮食可、睡眠较差、大小便均正常,体重略有减轻。

2. 既往史

否认腰肋部外伤、胸部、肾脏疾病病史,否认肿瘤、体内金属内植物病史,否认其他神经肌肉疾病史。

3. 体格检查(含康复评定)

神志清楚,精神一般,对答可。胸廓运动正常对称,双肺呼吸音清,未及明显干湿啰音,右侧腰肋部疱疹愈合可,皮肤轻度发红,皮温正常,局部痛觉过敏,轻触疼痛(+),疼痛视觉模拟评分法(Visual Analogue Scale,VAS)8分。

4. 实验室和影像学检查

暂无。

二、诊治经过

初步诊断　带状疱疹后遗神经痛

诊治经过　予以超短波、超声、激光治疗,每天1次;口服弥可保、维生素 B_1 营养神经;一个疗程(10天)治疗后,患者自诉物理治疗后1h内,疼痛较前有所减轻,但效果欠持续,与患者沟通,签署知情同意书后,采用肉毒素局部多点注射,一周后疼痛明显缓解,VAS 1~2分。

三、病例分析

1. 病史特点

(1) 女性,60岁,因"右腰肋部疼痛3月"来我科就诊。

(2) 3月前带状疱疹病史。

（3）否认腰肋部外伤、胸部、肾脏疾病病史，否认肿瘤、体内金属内植物病史，否认其他神经肌肉疾病史。

（4）体格检查：胸廓运动正常对称，双肺呼吸音清，未及明显干湿啰音，右侧腰肋部疱疹愈合可，皮肤轻度发红，皮温正常，局部痛觉过敏，轻触疼痛（＋），VAS 8 分。

2. 诊断与诊断依据

诊断：带状疱疹后遗神经痛。

诊断依据：

（1）患者，老年女性，3 月前带状疱疹病史。

（2）疱疹愈合后遗留腰肋部（疱疹部位）疼痛。

（3）无腰肋部外伤、胸部、肾脏疾病病史。

（4）体格检查：胸廓运动正常对称，双肺呼吸音清，未及明显干湿啰音，右侧腰肋部疱疹愈合可，皮肤轻度发红，皮温正常，局部痛觉过敏，轻触疼痛（＋），VAS 8 分。

3. 鉴别诊断

（1）胸膜炎：有肺部疾患相关病史，可有体温增高、胸痛、胸闷、咳嗽、呼吸困难、气急等临床表现，疼痛非特定沿肋间神经走行区域，呼吸、咳嗽时呼吸加重。实验室检查可有白细胞增高、血沉增快、痰菌阳性，胸部影像学检查病变部位密度增高，胸腔积液时肋膈角变钝。根据该患者病史及临床表现、体格检查暂不考虑该病。

（2）肋骨骨折：有胸肋部撞击、摔倒等病史，损伤部位可有明显疼痛，呼吸、咳嗽时加重，多根肋骨骨折可伴随有血气胸，异常胸廓运动，体格检查局部有压痛，浅表胸式呼吸，肋骨正侧位 X 线检查可有助于明确诊断。

（3）肋骨软骨炎：有上呼吸道感染病史或无明显诱因，女性发病率高于男性，病变部位多见于第2～4 肋软骨，也可见于肋弓。局部肿胀、疼痛，压痛明显，疼痛较局限，少数患者可放射至胸背部，X 线检查阴性。

4. 康复目标与计划

（1）康复目标：减轻患者胸肋部疼痛不适，提高生活质量。

（2）康复计划：物理因子治疗减轻局部疼痛，口服药物营养神经，促进神经修复。根据患者病情，调整治疗方案。

四、处理方案及基本依据

1. 减轻疼痛

予以短波、超声、激光物理因子治疗，增加局部血液循环，促进炎性因子代谢，提高神经痛阈。受累区域 A 型肉毒素多点皮内注射，100U/2 ml，每位点 2.5～5U，共 60U。

2. 促进神经修复

甲钴胺片，每日 3 次，每次 0.5 mg，口服；维生素 B1，每日 3 次，每次 10 mg，口服。

五、要点与讨论

带状疱疹是由水痘-带状疱疹病毒（varicella-zoster virus，VZV）引起的一种较常见的皮肤病。带状疱疹原发感染后，VZV 隐藏在感觉神经节中，终身潜伏。在各种诱因的刺激下，病毒复制，并侵蚀神经节及相应的感觉神经而产生疱疹部位的皮肤常有感觉异常、痛觉过敏、痛阈减低或自发性疼痛等表现。疼痛呈烧灼样、割裂样剧痛，常因与病变皮肤的接触而加重，例如极其轻微的衣物摩擦、深呼吸均可引起疼痛加剧。疼痛学上把它称之为带状疱疹后遗神经痛（postherpetic neuralgia，PHN）。发病率与年龄成正相关，研究显示 62% 的 50 岁以上的带状疱疹患者发生 PHN。治疗方法主要有药物治疗、物理治疗、手术治疗、神经阻滞、神经毁损和心理治疗。对于顽固性疼痛，抗癫痫药物与神经毁损治疗较为有效，但存在副作用或破坏性大。A 型肉毒毒素注射是近年来一种较为安全有效，副作用小的治疗方法。A 型肉毒毒素缓解疼痛可能存在多种机制，如调节 P 物质、脑磷脂的表达，减少谷氨酸的释放，抑制神经元的中枢致敏作用而减轻疼痛。对于顽固性疼痛无相关禁忌症的患者可尝试皮下注射治疗，避免深度注射引起气胸、呼吸肌麻痹等并发症。在临床上我们可以采用综合性方案尽早治疗，如药物配合物理因子治疗以缩短病程。

六、思考题

1. 试述带状疱疹后遗神经痛的发病机制？
2. 带状疱疹后遗神经痛的物理因子治疗有哪些？
3. A 型肉毒毒素治疗 PHN 的作用机制是什么？

七、推荐阅读文献

1. 中华医学会. 临床诊疗指南（物理医学与康复分册）[M]. 北京：人民卫生出版社，2005：297.

2. Voller B，Sycha T，Gustorff B，et al. A randomized，double-blind，placebo controlled study on analgesic effects of botulinum toxin A [J]. Neurology，2003，61(7)：940 – 944.

3. Aoki KR. Evidence for antinmficeptive activity of botnlinum toxin type A in pain management [J]. Headache，2003，43(Suppl 1)：S9 – 15.

（陈文华　缪　芸）

案例 94

膝骨关节炎

一、病例资料

1. 现病史

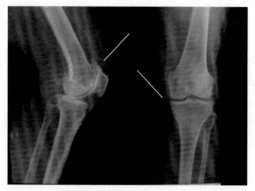

图94-1　左膝关节正侧位X线片示膝关节退行性改变

注：图中箭头所指为病变处。

患者，女性，68岁，因"反复左膝关节疼痛伴活动受限6年，加重1周"入院。患者自诉6年前无明显诱因出现左膝关节疼痛，当时未予特别关注，休息后缓解。其后反复发作，逐渐加重，对天气变化敏感，劳累时加重，休息后可缓解，无其他部位疼痛和放射痛，曾予以药物、针灸、拔罐等治疗（具体治疗方法不详），病情反复发作。外院X线提示左膝关节退行性改变，如图94-1所示。近1周患者自觉左膝关节疼痛再次加重，伴左下肢乏力、膝关节不能屈伸，晨起出现左膝关节僵硬，时间少于30 min，活动后改善。下蹲、上下楼梯困难。自发病以来患者神清、精神可，饮食二便正常。为求康复治疗，收入院。

2. 既往史

患者有高血压10年，血压最高：180 mmHg/100 mmHg，每日晨服络活喜5 mg，血压控制可，否认糖尿病病史。否认肝炎、肺结核病史。否认手术、外伤史。否认药物、食物过敏史。预防接种不详。

3. 体格检查（含康复评定）

T 36.7℃，P 82次/min，R 13次/min，BP 125 mmHg/88 mmHg。神清、精神可、表情痛苦，心肺腹检查（一），脊柱、右侧肢体及左侧上肢无畸形、活动自如。左膝关节肿胀、内翻畸形，皮肤温度略高，内侧关节线压痛，活动时疼痛加重，研磨试验（±），浮髌试验（一），前后抽屉试验、侧方应力试验（一），双侧脐踝线，双侧大腿、小腿周径无异常。左膝关节活动度：伸展：主动0°，被动0°，屈曲：主动10°～110°，被动10°～120°。左膝关节周围肌力：股四头肌5⁻级，腘绳肌5⁻级，胫前肌5⁻级，腓肠肌5⁻级。Barthel指数＝进食10＋洗澡5＋修饰5＋穿衣10＋控制大便10＋控制小便10＋如厕5＋转移15＋行走10＋上下楼梯5＝85分。视觉模拟（visual analogue scale，VAS）评分5分。

4. 实验室和影像学检查

血常规：WBC 6.3×10⁹/L，GR 67%，RBC 3.5×10¹²/L，Hb 125 g/L，PLt 205×10⁹/L。凝血功能：凝血酶原时间国际正常化比值1.1，D-二聚体1.6 mg/L。血钾4.4 mmol/L，血钠143 mmol/L，血氯103 mmol/L，血钙2.35 mmol/L。X线检查提示关节间隙变窄，关节边缘骨赘形成。

二、诊治经过

1. 初步诊断

(1) 左膝骨关节炎,左下肢功能障碍。

(2) 高血压病 2 级,高危。

2. 诊疗经过

患者入院后 1 周内予以左膝关节活动度训练,屈、伸到有抵抗感,维持 5～15 s,每天 1 次,每次训练 3～5 个动作。多点等长肌力训练,60% 最大等长收缩,维持 6 s,每次训练 10 个动作,每组 10 次,每天 3 组。

1～2 周:训练强度逐渐增加,予以左膝关节活动度训练,屈、伸到有抵抗感,维持 20～30 s,每天 2 次,每次训练 3～5 个动作。多点等长肌力训练,80% 最大等长收缩,维持 6 s,每次训练 10 个动作,每组 10 次,每天 3 组。关节松动术治疗,进行胫股关节和髌股关节的关节松动。逐级开始站立和平地行走训练。

2～3 周:予以左膝关节活动度训练,屈、伸有抵抗感,维持 30～40 s,每天 3 次,每次训练 3～5 个动作。开始进行等张肌力训练,逐渐增加强度和频次,开始上下楼梯训练。

配合物理治疗:

(1) 中频电疗法:具有明显镇痛,促进血液循环作用。处方:患膝关节内外对置,肌肉放松方,耐受量,20 min,每日 1 次。

(2) 高频电疗法:能达到改善血液循环,解除肌痉挛,消炎消肿作用。处方:患膝关节内外对置,中等剂量(15 W),20 min,每日 1 次。

药物止痛治疗(疼痛难忍时予以西乐葆,200 mg,口服,每日 1 次)。

经 3 周治后,患者膝关节疼痛和肿胀基本消失,生活完全自理。

三、病例分析

1. 病史特点

(1) 患者,老年女性,无明显诱因出现膝关节反复疼痛加重。

(2) 膝关节疼痛和僵硬,晨起较明显,活动后减轻,活动多时又加重,休息后症状缓解。有晨僵,但时间小于 1 h。

(3) 左膝关节活动度和肌力均降低。Bathel 指数 85 分,VAS 评分 5 分。

(4) X 线提示左膝关节间隙变窄,关节边缘骨赘形成。

(5) 患者经运动配合物理因子治疗的方法治疗后,症状明显缓解,取得了良好疗效。

2. 诊断与诊断依据

诊断:

(1) 左膝骨关节炎,左下肢功能障碍,日常生活活动障碍。

(2) 高血压病 2 级,高危。

诊断依据:

(1) 左膝骨关节炎:患者 6 年前开始出现左膝关节反复发作的疼痛,外院 X 线片提示左膝关节退行性变,近 1 周患者自觉症状加重,伴左下肢乏力、活动受限,晨起出现左膝关节僵硬,时间少于 30 min,活动后改善。左膝关节肿胀、内翻畸形,皮肤温度略高,内侧关节线压痛,活动时疼痛加重,研磨试验(±)。X 线片提示关节间隙变窄,关节边缘有骨赘形成。据 2010 年中华医学会风湿病学分会的《骨关节炎诊断及治疗指南》(见表 94-1),明确诊断。

(2) 左下肢功能障碍:患者左膝关节肿胀、疼痛、内翻畸形。左膝关节活动度:伸展:主动 0°,被动 0°,屈曲:主动 10°～110°,被动 10°～120°。左膝关节周围肌力:股四头肌 5⁻级,腘绳肌 5⁻级,胫前肌

5⁻级,腓肠肌5⁻级。VAS评分5分。诊断明确。

（3）日常生活活动障碍：Barthel指数85分,诊断明确。

（4）高血压：患者有高血压病史,且目前在服药治疗,诊断明确。

表94-1　膝骨关节炎诊断标准

临床标准
1. 近1个月大多数时间有膝关节疼痛
2. 有骨摩擦音
3. 晨僵时间≤30 min
4. 年龄≥38岁
5. 有骨性膨大
满足1+2+3+4条,或1+2+5条或1+4+5条者可诊断膝骨关节炎
临床+放射学+实验室标准
1. 近1个月大多数时间有膝关节疼痛
2. X线片示骨赘形成
3. 关节液检查符合骨关节炎
4. 年龄≥40岁
5. 晨僵≤30 min
6. 有骨摩擦音
满足1+2条或1+3+5+6条,或1+4+5+6条者可诊断膝骨关节炎

3. 鉴别诊断

（1）膝关节半月板损伤：有外伤史,急性期膝关节明显疼痛、肿胀和积液,关节屈伸活动障碍。急性期后,肿胀和积液可自行消退,但活动时关节仍有疼痛,尤以上下楼、上下坡、下蹲起立、跑、跳等动作时疼痛更明显,严重者可跛行或屈伸功能障碍,部分患者有交锁现象,或在膝关节屈伸时有弹响。麦氏征和研磨试验阳性。本患者无外伤史,麦氏征及研磨试验阴性,故可鉴别。

（2）髌下脂肪垫损伤：有外伤、劳损或膝部受凉病史。膝关节疼痛,下楼梯为甚,膝过伸位疼痛加重,髌下脂肪垫压痛明显,膝过伸试验阳性,髌腱松弛压痛试验阳性。以膝关节过伸站立时酸痛无力,髌韧带及两膝眼的部位肿胀,膨隆,有压痛等为主要表现的疾病。X线膝侧位片,可见脂肪垫支架的纹理增粗,少数可见脂肪垫钙化阴影。本患者症状与此不符。

（3）髌骨软化症：本病多发生于青壮年,且多有明显外伤史,或有慢性积累性小损伤,主要症状是膝关节髌骨后疼痛,轻重不一,一般平地走路症状不明显,在下蹲起立、上下楼,或走远路后疼痛加重。膝关节活动量越大,疼痛越明显,且有过伸痛,行走无力。膝前侧、下端、内侧、外侧及腘窝均有压痛,按压髌骨时伸膝,可触及摩擦感及疼痛。髌骨研磨试验阳性。本患者无相关阳性体征,故可区别。

4. 康复目标和计划

康复目标：

（1）短期目标：改善患肢关节活动范围,减轻疼痛和肿胀。

（2）长期目标：提高独立生活的能力,早日回归工作和家庭。

康复计划：告知患者良姿位摆放,予以髌股关节松动术,肌力训练,关节活动度训练等运动疗法减轻疼痛,增强肌力,增加关节活动度,予以中频、高频电疗法镇痛、促进血液循环。配合药物非甾体抗炎药减轻疼痛。

四、处理方案及依据

1. 药物治疗

非甾体药物消肿止痛。西乐葆200 mg,口服,每日1次。

2. 康复治疗

（1）运动与休息之间的平衡：进行左膝关节周围肌群肌肉等长收缩训练，缓解疼痛，防止肌肉萎缩及粘连，改善关节活动度。

（2）疼痛处理：

控制活动量：处理关节疼痛的重点是把体力活动限制在关节能耐受的范围内。

物理治疗：①中频电疗法：具有明显镇痛，促进血液循环作用，处方：患膝关节内外对置，肌肉放松方，耐受量，20 min，每日 1 次。②高频电疗法：能达到改善血液循环，解除肌痉挛，消炎消肿作用，处方：患膝关节内外对置，中等剂量（15 W），20 min，每日 1 次。

药物治疗：疼痛难忍时予以西乐葆，200 mg，口服，每日 1 次，镇痛。

（3）运动疗法：予以髌股关节松动术，肌力训练，关节活动度训练等运动疗法减轻疼痛，增强肌力，配合器械训练进行主动、抗阻运动以增强膝关节周围肌群肌力，增大关节活动度。

（4）关节保护要点：告知患者避免同一姿势长时间负重；保持正确体位，以减轻膝关节负荷；保持关节正常的对位对线；工作或活动的强度以不产生或加重疼痛为度；在急性疼痛时，膝关节不应负荷或活动以减轻关节的反应，必要时可应用辅具保护。

五、要点与讨论

骨关节炎（osteoarthritis，OA）亦称退行性骨关节病等，是以关节软骨退行性改变为特征，累及骨质并包括滑膜、关节囊及关节其他结构全关节疾病。膝关节是骨关节炎临床常见的发病部位，对患者影响较大。治疗目的是减轻或消除疼痛，矫正畸形，改善或恢复关节功能，改善生活质量，膝关节 OA 的总体治疗原则是非药物与药物治疗相结合，必要时手术治疗。治疗方案应个体化，结合患者自身情况，如年龄、性别、体重、自身危险因素、病变部位及程度等选择合适的治疗方案。非药物治疗是药物治疗及手术治疗等的基础，对于初次就诊且症状不重的 OA 患者，非药物治疗是首选的治疗方式，目的是减轻疼痛、改善功能，使患者能够很好地认识疾病的性质和预后，包括：患者教育、物理治疗、行动支持、改变负重力线等。如非药物治疗无效，可根据关节疼痛情况选择药物治疗。包括：局部药物治疗、全身镇痛药物治疗、关节腔注射药物治疗和改善病情类药物及软骨保护剂。

六、思考题

1. 膝骨关节炎的诊断标准是什么？
2. 膝骨关节炎的康复治疗措施有哪些？
3. 膝骨关节炎康复的注意事项？

七、推荐阅读与文献

1. 中华医学会风湿病学分会，中华风湿病学杂志编辑委员会.骨关节炎诊断及治疗指南 2010[J].中华风湿病学杂志，2010，14（6）：416 - 419.

2. McAlindon TE, Bannuru RR, Sullivan MC. OARSI guidelines for the non-surgical management of knee osteoarthritis [J]. Osteoarthritis and Cartilage，2014，22（3）：363 - 388.

3. 王亦璁.骨与关节损伤[M].4 版.北京：人民卫生出版社，2007，1299 - 1367.

4. 黄晓琳，燕铁斌.康复医学[M].5 版.北京：人民卫生出版社，2013.

（郑洁皎　安丙辰）

案例 95

强直性脊柱炎

一、病例资料

1. 现病史

患者,男性,27岁。因"腰骶部发作性疼痛1年,加重6周"入院。患者于1年前无明显诱因下出现腰骶部疼痛,晨起症状较重,起床活动后症状减轻或消失,由于不影响学习和生活,未引起患者注意。6周前上述症状加重,夜间翻身困难,晨僵明显,并出现双膝关节疼痛,活动受限,阴雨天时疼痛加重,伴有腰膝酸软,体倦乏力,夜间盗汗。外院查 HLA - B27 阳性,诊断为"强直性脊柱炎",服用柳氮磺吡啶治疗2周患者症状无明显改善,现为进一步诊治来就诊,门诊拟"强直性脊柱炎"收入病房。

患者发病以来,精神可,食欲、睡眠、大小便均正常,体重无明显变化。

2. 既往史

无腰部外伤史、手术史,否认高血压、糖尿病等慢性疾病史。

3. 体格检查(含康复评定)

T 36.8℃,P 85 次/min,R 16 次/min,BP 128 mmHg/75 mmHg。脊柱居中,生理曲度存在,无肿胀,腰部皮肤未见明显红肿、破溃。L_3—S_1 椎旁肌压痛(+),骶髂关节处压痛(+),颈椎前屈 0°~60°,后伸 0°~50°,左侧屈 0°~50°,右侧屈 0°~50°,左侧旋转 0°~70°,右侧旋转 0°~70°。胸腰部前屈 0°~30°,后伸 0°~25°,左侧屈 0°~30°,右侧屈 0°~35°,左侧旋转 0°~25°,右侧旋转 0°~30°。双下肢未见肿胀、肌肉萎缩,肌力 5 级,肌张力正常。左髋屈 0°~90°,伸 0°~5°,内收 0°~30°,外展 0°~30°,内旋 0°~25°,外旋 0°~20°。右髋屈 0°~100°,伸 0°~5°,内收 0°~35°,外展 0°~30°,内旋 0°~30°,外旋 0°~25°。双侧膝关节无明显肿胀,双膝内、外侧压痛(+),左膝屈 0°~130°,伸 0°,右膝屈 0°~135°,伸 0°。双下肢直腿抬高试验(一),4 字试验(+)。视觉模拟评分(Visual Analogue Score, VAS)为 6 分。Schober 试验(腰椎活动度试验)小于 14 cm,提示腰椎功能受限,指地距 12 cm,枕墙距 0 cm,胸围呼吸差 3.5 cm,下颌胸骨距 0 cm。

4. 实验室和影像学检查

(1)实验室检查:HLA - B27 阳性,CRP 32.2 mg/L,ESR 73 mm/h,RF 阴性。

(2)腰椎正侧位 X 线片:腰椎诸骨骨质疏松,椎小关节及左侧骶髂关节面模糊。如图 95-1、图 95-2所示。

(3)骨盆 CT 平扫:骨盆轻度骨质疏松,双侧骶髂关节关节面模糊毛糙,骨质不均,两髋关节间隙变窄。如图 95-3、图 95-4 所示。

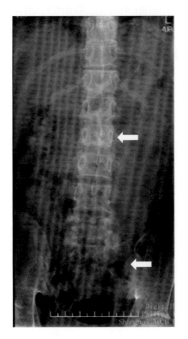

图 95-1　腰椎正位片提示腰椎诸骨骨质疏松，椎小关节及左侧骶髂关节面模糊

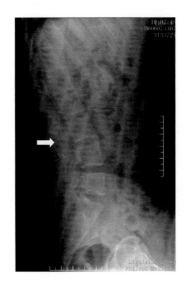

图 95-2　腰椎侧位片提示腰椎诸骨骨质疏松，椎小关节关节面模糊

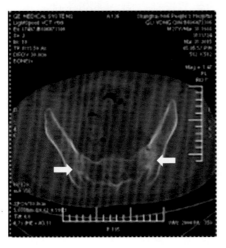

图 95-3　骨盆 CT 平扫示骨盆轻度骨质疏松，双侧骶髂关节关节面模糊毛糙，骨质不均

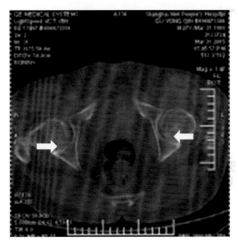

图 95-4　骨盆 CT 平扫示骨盆轻度骨质疏松，两髋关节间隙变窄

二、诊治经过

1. 初步诊断

强直性脊柱炎。

2. 诊治经过

患者入院后予以完善相关检查（三大常规、血生化、HLA-B27、CRP、ESR、RF、腰椎正侧位 X 线片、骨盆 CT 平扫等），给予布洛芬缓释胶囊（口服，每天 2 次，每次 300 mg）、柳氮磺吡啶肠溶片（口服，每天 3 次，每次 1 g）药物治疗，物理因子治疗（红外线、微波、低中频电疗法、磁疗、水疗）等减轻疼痛、缓解症状及功能训练、心理疏导等。经过 2 周治疗，患者病情好转，晨僵、腰骶部疼痛、夜间翻身困难及膝关

节疼痛症状缓解，VAS 评分降至 1 分，Schober 试验 16 cm，指地距 10 cm，予出院。出院后康复科门诊随访。嘱患者注意防范风寒、潮湿，坚持经常锻炼，保持精神愉快。出院带药：布洛芬缓释胶囊（口服，每天 2 次，每次 300 mg）、柳氮磺吡啶肠溶片（口服，每天 3 次，每次 1 g）。

三、病例分析

1. 病史特点

（1）男性，27 岁，因"腰骶部发作性疼痛 1 年，加重 6 周"入院。

（2）既往无腰骶部外伤、手术史。

（3）体检（含康复评定）：骶髂关节和椎旁肌肉压痛，腰椎、左右髋关节活动受限，双下肢 4 字试验（＋）。VAS 为 6 分。Schober 试验小于 14 cm，指地距 12 cm。

（4）实验室及影像学检查：HLA - B27 阳性，CRP 32.2 mg/L，ESR 73 mm/h。腰椎正侧位 X 线片：椎小关节及左侧骶髂关节面模糊。骨盆 CT 平扫：双侧骶髂关节关节面模糊毛糙，骨质不均，两髋关节间隙变窄。

2. 诊断与诊断依据

诊断：强直性脊柱炎。

诊断依据：

（1）患者出现腰骶部发作性疼痛 1 年，加重 6 周。既往无腰骶部外伤、手术史。

（2）体检发现骶髂关节和椎旁肌肉压痛，腰椎、左右髋关节活动受限，Schober 试验小于 14 cm，指地距 12 cm。

（3）辅助检查：HLA - B27 阳性，C 反应蛋白升高，血沉加快。腰椎正侧位 X 线片：椎小关节及左侧骶髂关节面模糊。骨盆 CT 平扫：双侧骶髂关节关节面模糊毛糙，骨质不均，两髋关节间隙变窄。

3. 鉴别诊断

（1）腰骶关节劳损：慢性腰骶关节劳损为持续性、弥漫性腰痛，以腰骶部最重，脊椎活动不受限，X 线片无特殊改变。急性腰骶关节劳损，疼痛因活动而加重，休息后可缓解。与该患者不符。

（2）骨关节炎：常发生于老年人，特征为骨骼及软骨退变，滑膜增厚，以负重的脊柱和膝关节等较常见。累及脊椎者常以慢性腰背痛为主要症状，不发生关节强直及肌肉萎缩，无全身症状，X 线片表现为骨赘生成和椎间隙变窄，与该患者不符。

（3）类风湿关节炎：类风湿关节炎在女性多见，通常先侵犯手足小关节，且呈双侧对称性，骶髂关节一般不受累，如侵犯脊柱，多只侵犯颈椎，有类风湿皮下结节，血清类风湿因子常阳性，HLA - B27 抗原常阴性，与该患者不符。

4. 康复治疗目标和计划

（1）早期控制炎症，减轻疼痛，保持脊柱等受累关节的正常活动。

（2）防止出现关节强直畸形，使患者保持独立工作及日常生活的能力，增进患者适应社会的能力。

四、处理方案及依据

1. 药物治疗

（1）消炎止痛、减轻僵硬和肌肉痉挛（布洛芬缓释胶囊）。

（2）柳氮磺吡啶是 5 - 氨基水杨酸和磺胺吡啶的偶氮复合物，长期应用可达到缓解疼痛等症状的作用。

2. 物理因子治疗

红外线、微波、磁疗等温热疗法可增加病变部位的血液循环,消炎消肿,解痉止痛,低中频电疗法具有促进代谢、消炎止痛作用,还可改善受累关节的功能活动。一定温度的水疗不仅可以解痉止痛,水的浮力还有助于病变关节的活动。

3. 功能训练

每日重复数次,可有效改善脊柱功能状态,对于强直性脊柱炎患者的关节功能恢复及防止强直有重要作用。

4. 心理治疗

可消除患者的抑郁、焦虑、自卑等,树立战胜疾病的信心。

五、要点与讨论

1. 强直性脊柱炎的临床表现和诊断标准

强直性脊柱炎(ankylosing spondylitis,AS)是一种以中轴关节(脊椎和骶髂关节)慢性非特异性炎症为主的全身性、进行性、风湿性疾病。强直性脊柱炎有明显家族聚集性,主要见于青壮年,发病高发年龄 20~30 岁。

AS 起病隐匿,多以腰背或骶髂部疼痛、僵直及关节活动受限开始,逐渐向上发展可波及胸椎和颈椎,晚期可出现驼背畸形。本病也可侵犯脊柱外关节,多为非对称性大关节肿痛,最终形成关节强直。关节外表现有腱端病、复发性虹膜炎或葡萄膜炎、心脏主动脉瓣闭锁不全、主动脉炎、心脏传导阻滞、肺尖纤维化或囊性变等。本病的全身表现轻微,少数重症者有发热、疲倦、消瘦、贫血或其他器官受累。约90%的患者 HLA-B27 阳性(无诊断特异性);类风湿因子阴性;活动期可有血沉、C 反应蛋白、免疫球蛋白升高。骶髂关节的 X 线异常改变是强直性脊柱炎临床诊断的重要依据。该处的 X 线片显示软骨下骨缘模糊,骨质糜烂,关节间隙模糊,骨密度增高及关节融合。脊柱的 X 线片表现有椎体骨质疏松和方形变,椎小关节模糊,椎旁韧带钙化以及骨桥形成。晚期广泛而严重的骨化性骨桥表现称为"竹节样脊柱"。与 X 线片相比,CT 及 MRI 分辨力高,在发现骶髂关节炎微小病变上更加敏感,有利于早期诊断。

AS 诊断标准多沿用 1966 年纽约标准或 1984 年修订的纽约标准,1984 年修订的纽约标准为:①下腰背痛的病程至少持续 3 个月,疼痛随活动改善,但休息不减轻;②腰椎在前后和侧屈方向活动受限;③胸廓扩展范围小于同年龄和性别的正常值;④双侧骶髂关节炎Ⅱ~Ⅳ级,或单侧骶髂关节炎Ⅲ~Ⅳ级。如果患者具备④并分别附加①~③条中的任何一条可确诊为强直性脊柱炎。本病误诊漏诊率较高,因此凡有急性或慢性腰或下背部疼痛、僵硬感的男性青少年,均应疑及本病,必须及早作骶髂关节 X 线摄片检查以明确诊断。

2. 强直性脊柱炎的康复评定

康复评定主要包括疼痛评定、脊柱活动度评定及心理功能评定。疼痛评定又包括总体疼痛评定、夜间痛评定和脊柱痛评定,其中总体疼痛评定可采用目测类比评分法。脊柱活动度评定除了常规的颈、胸、腰椎前屈、后伸、侧弯及旋转功能的测定外,还包括 Schober 试验(腰椎活动度试验)、指地距(脊柱前屈功能评定)、枕墙距、胸围呼吸差(胸廓活动度评定、下颌胸骨距评定等。其他的生理功能评定还包括"4"字试验、骨盆分离挤压试验、四肢关节活动范围测量、肌力评定、心肺功能评定等。心理功能评定常采用焦虑自评量表(self-rating anxiety scale,SAS)和抑郁自评量表(self-rating depression scale,SDS)。

3. 强直性脊柱炎的康复治疗

康复治疗在强直性脊柱炎治疗中有积极的意义,几乎所有的强直性脊柱炎患者均适合康复治疗。

应用康复治疗可提高综合治疗效果。

（1）健康教育：包括疾病知识教育，遵医治疗及改变不良生活方式，包括采取对抗畸形或维持关节生理位置的卧、立、坐、行姿势等。

（2）运动疗法：包括维持胸廓活动度的运动，保持脊柱灵活性的运动，肢体运动等。

（3）药物治疗：非甾体类消炎药（NSAIDs）起效快，可减轻疼痛、增加关节活动范围。糖皮质激素短期应用有消炎、镇痛作用，但不良反应多，不宜长期使用。慢作用药物需用药 1～3 个月左右才发生作用，常用的有柳氮磺砒啶、甲氨蝶呤、雷公藤等。另有中药治疗。

（4）物理因子治疗：可以减轻症状，维持关节活动度，防治畸形。包括温热疗法（红外线、超短波、微波、蜡疗等），电疗（低中频电疗法、药物离子导入疗法等），水疗法（全身气泡浴、涡流浴等）。

（5）针灸火罐疗法：可调节机体免疫功能，能直接阻断局部炎症介质，增加患处血流量，改善组织循环，消除疼痛。

（6）作业治疗：重点在于解决脊柱及外周大关节功能障碍所造成的日常生活能力减退。例如对部分脊柱强直和髋关节功能障碍的患者，应训练其穿脱衣裤、行走、下蹲、弯腰、如厕及上下楼梯等日常活动。训练患者日常生活中尽量保持脊柱的功能位，必要时使用辅助用具或佩戴矫形器。

（7）心理治疗：可消除患者的抑郁、焦虑、自卑等心理障碍，树立战胜疾病的信心。包括自我放松技术等。

（8）其他治疗：封闭治疗、推拿按摩、小针刀治疗、中药熏蒸及外敷治疗、软组织松解术等。晚期畸形严重则需手术治疗，如关节融合术等。

六、思考题

1. 强直性脊柱炎好发部位及临床表现是什么？
2. 强制性脊柱炎与类风湿关节炎的区别是什么？
3. 适合强直性脊柱炎患者的关节功能训练有哪些？

七、推荐阅读文献

1. 张绍岚.疾病康复［M］.北京：人民卫生出版社，2010：181-186.

2. 立彦，王自正，徐婷.强直性脊柱炎和 HLA-B27 相关性的研究现状［J］.放射免疫学杂志，2008，21(6)：578-581.

3. 南登崑，黄晓琳.实用康复医学［M］.北京：人民卫生出版社，2009：1009-1011.

（白跃宏　沈晓艳　冯宪煊）

一、病例资料

1. 现病史

患者,女,45 岁,因"双手近端指间关节肿胀伴活动障碍半年"就诊。患者诉近半年来出现双手腕关节、掌指关节、指间关节对称性肿胀、疼痛伴活动障碍,多晨起后加重,晨僵持续时间大于 1 h,活动后双手近端指间关节肿胀及活动度稍好转。同时伴有下肢膝关节、踝关节肿胀,劳累后加重,卧床休息后次日晨转轻。后就诊于外院,查抗 CCP 抗体阳性,抗核抗体阳性,抗 SSA 阳性,抗 dsDNA 阴性,血沉(ESR)为 22 mm/h。目前予以口服强的松(每日 10 mg)、扶他林(每日 2 次,每次 25 mg)控制症状。现患者为行进一步治疗收治入院。病程中,患者饮食睡眠可,近期体重无明显下降。

2. 既往史

有间质性肺病史多年,否认高血压、糖尿病、心脏病等慢性系统性疾病史。否认肝炎、伤寒、结核等传染病史。否认外伤、手术史。否认输血史。否认肿瘤,金属植入物病史。否认药物、食物过敏史。预防接种随社会。

3. 体格检查(含康复评定)

T 36.5℃,P 75 次/min,R 18 次/min,BP 130 mmHg/75 mmHg。神志清楚,发育正常,营养中等。双眼球各向活动可,睑裂无增宽,眼睑无外挛缩,角膜无外露,双眼无明显突出。双侧甲状腺未及明显肿大,质软,无压痛,未及明显血管杂音,未及明显结节。心肺腹未见明显病理性异常。脊柱四肢无畸形,大关节无红肿。双上肢细颤(一),未见胫前黏液性水肿。双侧足背动脉搏动可,双下肢不肿。双侧轻触觉、针刺觉、温度觉、振动觉、位置觉正常。四肢肌张力可,肌力 V 级。双膝反射(+),双巴氏征(一)。双手近端指间关节对称性轻度梭形肿胀,皮温略高,疼痛视觉模拟评分法(Visual Analogue Scale,VAS)4 分,食指与中指屈曲受限,中指尖至掌心距离约 1.5 cm,伸直活动范围基本正常,余关节未见明显肿胀,主动及被动范围基本正常。巴氏指数 95 分。

4. 实验室和影像学检查

抗 CCP 抗体阳性,抗核抗体阳性,抗 SSA 阳性,抗 dsDNA 阴性,ESR 22 mm/h。

二、诊治经过

初步诊断　类风湿性关节炎、手指间关节痛

诊治经过　入院后予以完善相关检查,ANA、ENA、dsDNA 检查阴性,RF 85.00 IU/mL,双手关节 X 线检查未见异常。患者类风湿性关节炎诊断明确,予以类固醇激素控制病情,短波、经皮神经电刺激疗法(Transcuataneous electrical nerve stimulation,TENS)镇痛、消除肌肉痉挛,增加关节活动度训练,上下肢肌力训练预防废用性萎缩。患者目前双手关节肿胀减轻,VAS 1～2 分,食指中指屈曲活动度改善。

三、病例分析

1. 病史特点
(1)患者,45 岁女性。
(2)主诉:双手近端指间关节肿胀伴活动障碍半年。
(3)查体:双手近端指间关节对称性轻度梭形肿胀,皮温略高,VAS 4 分,食指与中指屈曲受限,中指尖至掌心距离约 1.5 cm,伸直活动范围基本正常,余关节未见明显肿胀,主动及被动范围基本正常。巴氏指数 95 分。
(4)辅助检查:抗 CCP 抗体阳性,抗核抗体阳性,抗 SSA 阳性,抗 dsDNA 阴性,ESR 22 mm/h。

2. 诊断与诊断依据
诊断:类风湿性关节炎。
诊断依据:
(1)患者,女,45 岁,因"双手近端指间关节肿胀伴活动障碍半年"收入院。
(2)查体:双手近端指间关节对称性轻度梭形肿胀,皮温略高,VAS 4 分,食指与中指屈曲受限,中指尖至掌心距离约 1.5 cm,伸直活动范围基本正常,余关节未见明显肿胀,主动及被动范围基本正常。巴氏指数 95 分。
(3)辅检:抗 CCP 抗体阳性,抗核抗体阳性,抗 SSA 阳性,抗 dsDNA 阴性,ESR 22 mm/h,ANA、ENA、dsDNA 检查阴性,类风湿因子:85.00(IU/mL),双手关节 X 线检查未见异常。

3. 鉴别诊断
(1)骨性关节炎:多见于 50 岁以上患者,晨僵时间短,多累及大关节,并且以运动后加重、休息后缓解为特点。结合病史,不考虑该病。
(2)反应性关节炎:一般与某种感染相关,引起的免疫变态反应,多为单关节肿痛,去除病因后,一般会逐渐好转,该患者之前没有感染病史,故目前依据不足,需进一步检查排除。
(3)系统性红斑狼疮:患者为中年女性,近半年来双手近端指间关节肿胀伴活动障碍,无狼疮特异症状,如面部红斑、光敏感等症,目前不考虑 SLE 诊断,待入院后可进一步查 ANA、ENA、dsDNA 排除。

4. 康复目标与计划
(1)康复目标:减轻患者在日常活动中关节的肿胀、疼痛不适,预防关节畸形、挛缩。
(2)康复计划:完善相关检查,如生化常规、血常规、免疫球蛋白等;治疗上予强的松口服,每日 1 次,每次 10 mg 控制病情。短波、TENS 镇痛、消除肌肉痉挛,关节活动度训练增加关节活动度,预防关节挛缩畸形,上下肢等长肌力训练防治因关节疼痛、活动受限所致肌肉废用性萎缩。

四、处理方案及依据

1. 减轻关节炎性反应
糖皮质激素有强大的抗炎作用,能对抗各种原因如物理、化学、生物、免疫等所引起的炎症,同时具有细胞免疫抑制与体液免疫抑制作用。在炎症早期可减轻渗出、水肿、毛细血管扩张、白细胞浸润及吞噬反应,从而改善关节炎症状;在后期可抑制毛细血管和纤维母细胞的增生,延缓肉芽组织生成,防止黏连及瘢痕形成,减轻后遗症。小剂量的糖皮质激素对早期类风湿关节炎患者可以控制病情,减少关节损害,避免副作用。

2. 减轻关节疼痛

短波通过非热效应减轻局部炎症,消除肿胀,减轻局部张力,减轻关节疼痛,在慢性期可通过温热效应消除肌肉痉挛,增加局部微循环,缓解疼痛。TENS可以引起脑内吗啡样多肽的释放,闸门控制机制,减轻疼痛。

3. 预防关节畸形

类风湿性关节炎存在多种因素可导致关节畸形:由于疼痛患者关节长期处于非功能位置,使肌肉、肌腱挛缩而引起关节畸形;关节内的炎症可突破关节囊侵犯到附近的肌腱,腱鞘,引起局部的炎症、黏连、断裂,导致关节脱位、畸形。骨骺的破坏、也是重要的因素,药物、物理因子治疗控制关节炎症,适度的维持关节活动度训练可以预防,减轻、延缓关节畸形的发生。

4. 预防肌肉废用性萎缩

等长肌力训练,可以预防患者因疼痛、活动减少导致的废用性萎缩,也可以避免诱发疼痛不适,加重病情。

五、要点与讨论

1. 类风湿关节炎诊断

类风湿关节炎(rheumatoid arthritis,RA)是一种以侵蚀性关节炎为主要表现的全身性自身免疫病。本病以女性多发。RA可发生于任何年龄,以30~50岁为发病的高峰。表现为以双手和腕关节等小关节受累为主的对称性、持续性多关节炎。病理表现为关节滑膜的慢性炎症、血管翳形成,并出现关节的软骨和骨破坏,最终可导致关节畸形和功能丧失。RA的诊断主要依据患者的临床表现,实验室和影像学检查来确定。典型病例按1987年美国风湿病学会(ACR)的分类标准诊断并不困难(见表96-1),但对于不典型及早期RA易出现误诊或漏诊。对这些患者,除RF和抗CCP抗体等检查外,还可考虑MRI及超声检查,以利于早期诊断。对可疑RA的患者要定期复查和随访。

2. 类风湿关节炎的治疗

RA治疗的目的在于控制病情,改善关节功能和预后。除了药物治疗,正确的关节活动和肌肉锻炼等对于缓解症状、改善关节功能具有重要作用。可采用短波、关节主动活动、肌肉等长收缩、水疗、夹板固定、低中频电疗来减轻炎症、消除肌肉痉挛、缓解疼痛、预防、延缓关节畸形,提高患者的日常活动能力,此外急性期患者需避免热疗以免加重关节肿胀、疼痛。积极治疗后病情仍不能控制,为纠正畸形,改善生活质量可考虑手术治疗。但手术并不能根治RA,故术后仍需药物治疗。常用的手术主要有滑膜切除术、人工关节置换术、关节融合术以及软组织修复术。

表96-1 RA分类标准及注释(ACR,1987年)

条件	定义
1. 晨僵	关节及其周围僵硬感至少持续1小时
2. ≥3个以上关节区的关节炎	医生观察到下列14个关节区(两侧的近端指间关节、掌指关节、腕、肘、膝、踝及跖趾关节)中至少3个有软组织肿胀或积液(不是单纯骨隆起)
3. 手关节炎	腕、掌指或近端指间关节区中,至少有一个关节区肿胀

（续表）

条件	定义
4. 对称性关节炎	左右两侧关节同时受累（两侧近端指间关节、掌指关节及跖趾关节受累时，不一定绝对对称）
5. 类风湿结节	医生观察到在骨突部位、伸肌表面或关节周围有皮下结节
6. RF 阳性	任何检测方法证明血清中 RF 含量升高（该方法在健康人群中的阳性率＜5%）
7. 影像学改变	在手和腕的后前位相上有典型的 RA 影像学改变，必须包括骨质侵蚀或受累关节及其邻近部位有明确的骨质脱钙

注：以上 7 条满足 4 条或 4 条以上排除其他关节炎可诊断 RA，条件 1～4 必须持续至少 6 周。

六、思考题

1. RA 与骨性关节炎、痛风性关节炎的鉴别要点是什么？

2. 不同阶段类风湿性关节炎的康复治疗措施有哪些？

3. RA 常见的关节畸形有哪些？早期夹板固定手、腕关节常采取何种姿势？

七、推荐阅读文献

1. 中华医学会风湿病学分会. 类风湿关节炎诊断及治疗指南[J]. 中华风湿病学杂志,2010,14(4):265-270.

2. 南登崑. 康复医学[M]. 3 版. 北京：人民卫生出版社,2013,241-246.

（陈文华 缪 芸）

案例 97

原发性高血压

一、病例资料

1. 现病史

患者,男性,50岁,体检发现血压升高3年,头部昏沉感1月。3年前体检时发现血压升高,当时为152 mmHg/86 mmHg,后多次监测血压,最高为158 mmHg/92 mmHg,偶有头昏,未在意,无头痛、视物模糊、胸闷等症状。遂遵医嘱服用硝苯地平控释片(30 mg,口服,每日一次)至今,血压控制在130~146 mmHg/80~90 mmHg,无明显头昏感。近1月来无明显诱因下出现头昏,无头痛等其他不适,自测血压波动较大,最高156 mmHg/95 mmHg,夜间睡眠欠佳,饮食尚可。曾就诊于心内科,医生建议或更换降压药物,或在原来药物的基础上,改变生活方式,增加运动。患者考虑后选择增加运动量,遂来康复科就诊。

2. 既往史

既往体健。2年前发现胆固醇升高(具体不详),未服药。无糖尿病等。不抽烟。无饮酒史。其父亲患者高血压病30余年。

3. 体格检查(含康复评定)

(1)查体:BP 146 mmHg/90 mmHg,体态偏胖。双肺呼吸音清。心尖搏动不明显,心前区未及震颤,叩诊心界不大,HR 78次/min,心律齐,各瓣膜区未闻及明显杂音,S_1不亢进,P2不亢进。无枪击音等,无双下肢浮肿等。

(2)康复评定:6 min步行距离610 m;改良Barthel指数100分。

4. 实验室和其他检查

(1)心电图:窦性心律,心室率75次/min。

(2)生化检查:BUN 7.4 nmol/L,Cr 56 μmol/L,BUA 340 μmol/L,TC 6.28 mmol/L,TG 1.23 mmol/L,HDLP 4.18 mmol/L,LDLP 1.21 mmol/L,BIS 5.4 mmol/L,电解质、血尿常规等均正常。

(3)颈动脉血管彩超:双侧颈动脉内膜增厚,未见斑块形成。

(4)24 h动态血压:收缩压最高值158 mmHg(见于下午5:45),收缩压最低值112 mmHg(见于下午1:01);舒张压最高值94 mmHg(见于下午5:45),舒张压最低值62 mmHg(见于下午1:01);白天平均血压131 mmHg/77 mmHg,夜晚平均血压142 mmHg/88 mmHg,全天平均血压134 mmHg/81 mmHg。

(5)心脏超声检查:各房室大小正常,左室壁不增厚,静息状态下左室收缩功能未见明显减弱;二尖瓣不增厚,CDFI未测及二尖瓣反流;主动脉根部未增宽,CDFI未测及主动脉瓣反流,肺动脉未增宽,三尖瓣未见明显异常。LVEF：69%。

二、诊治经过

1. 初步诊断
（1）原发性高血压1级，中危。
（2）高脂血症。

2. 诊治经过
（1）药物治疗：硝苯地平控释片，口服，每次30 mg，每日一次。
（2）康复治疗：运动疗法。采用中低强度的有氧运动。患者选择长跑，每周四次，即周一、二、三、五慢跑各4 500～5 000 m，每次25～30 min，运动时目标心率维持在110次/min左右。每次慢跑前做好热身活动，跑步结束后做5～10 min的整理活动。
（3）其他治疗：生活方式改变，注意清淡饮食，并保证充足睡眠。
（4）目前状况：一月后随访血压稳定在126～130 mmHg/68～74 mmHg。3个月后胆固醇恢复正常。无头昏等症状。

三、病例分析

1. 病史特点
（1）50岁男性患者，高血压3年，头部昏沉1月。
（2）曾有血脂偏高，其父亲有高血压病，无抽烟等。
（3）查体：BP 146 mmHg/90 mmHg，体态偏胖。双肺呼吸音清。心尖搏动不明显，未及震颤，叩诊心界不大，HR 78次/min，心律齐，各瓣膜区未闻及明显杂音，S_1不亢进，P2不亢进。
（4）实验室及影像学检查：总胆固醇、高密度脂蛋白，胆固醇升高，肝肾功能、血糖、血尿酸、电解质等均正常；心电图及心脏超声检查未发现心脏扩大，LVEF值69%；24 h动态血压监测示全天平均血压134 mmHg/81 mmHg，收缩压最高值158 mmHg。

2. 诊断及诊断依据
诊断：
（1）原发性高血压1级，中危。
（2）高脂血症。
诊断依据：
（1）原发性高血压1级，中危的诊断依据：50岁男性患者，发现血压升高3年，平时服用硝苯地平控释片，血压控制在130～146 mmHg/80～90 mmHg，24小时动态血压：收缩压最高值158 mmHg。危险因素：胆固醇增高（总胆固醇6.28 mmol/L）。血糖正常，无心脏扩大、心衰、肾功能不全、视网膜病变等靶器官损害。
（2）高脂血症：体型偏胖，总胆固醇6.28 mmol/L，低密度脂蛋白胆固醇4.18 mmol/L。

3. 鉴别诊断
原发性高血压应与继发性高血压相鉴别，可参考《内科学》，在此不赘述。

4. 康复目标和计划
康复目标：有效地协助降低血压、减少药物剂量和靶器官损害，提高机体活动能力和生活质量。
康复计划：选择中低强度的运动疗法，本例采用长跑，每周4次，每次4 500～5 000 m；纠正危险因素，限盐、限脂肪摄入。

四、处理方案及依据

1. 生活方式的改变

改善生活行为,建立良好的生活习惯,适用于所有高血压患者,包括已经使用降压药物治疗的患者。该患者为1期高血压患者,既往体健,有参与运动疗法的基础,无运动疗法的禁忌证,故可采取运动疗法,辅助降血压。同时运动有助于降低血脂。

2. 有氧运动

我国高血压防治指南(2010)明确指出合理的有氧运动可以降低收缩压4~9 mmHg。运动的形式可以根据自己的爱好灵活选择,如步行、快走、慢跑、游泳、太极拳等均可,运动训练强度为中等强度。该患者喜欢长跑,故建议采取慢跑4 500~5 000 m,每周4~5次,心率维持在110次/min左右,并建议游泳等其他有氧运动方法以交替使用。

3. 降压药物

在运动治疗的同时,继续服用硝苯地平控释片,该患者服用后未出现下肢浮肿等副作用,且在有氧运动的配合下,取得满意疗效。

五、要点与讨论

1. 运动疗法降低血压的机制

康复治疗目标是协助降低血压,减少药物用量及靶器官损害,提高机体活动能力和生活质量。运动疗法是原发性高血压主要的康复措施,其作用机制主要有:

(1)调节自主神经系统功能:降低交感神经兴奋性可借助耐力训练或有氧训练;放松性训练可缓解小动脉痉挛。

(2)降低外周阻力:运动训练时由于活动部位的血管扩张,血液循环和代谢加快,总外周阻力降低,这样就有利于降低血压,尤其是舒张压。

(3)纠正高血压危险因素:如果能把运动训练和饮食控制相结合,就会降低血液中蛋白胆固醇的含量,从而有利于血管硬化过程的控制。

(4)分子生物学研究发现脂肪组织内含有丰富的心房钠肽清除受体信使,肥胖时该系统活跃,心房钠肽浓度下降,血压增加。长期运动后体重下降,该系统抑制,心房钠肽水平增高,促进钠从肾脏排泄,从而参与血压调节。

(5)运动疗法还能降低红细胞聚集性和血液黏稠度,改善器官的灌注,可使血压下降。

(6)心理调节:焦虑、恐惧、紧张、愤怒等心理因素也影响着高血压的发生和发展。人在紧张等环境下,由于交感神经过度兴奋,会释放大量去甲肾上腺素,可直接导致血压升高。而合理的有氧运动,可调节人的心理状态,从而改善血压调节功能,血压随之下降。

2. 原发性高血压运动疗法的适应证和禁忌证

选择恰当的运动疗法可以降低一定程度的收缩压,但药物治疗仍然是这些患者的治疗的首选方法。同时由于运动过程中也可能发生血压上升,甚至诱发心绞痛等并发症,因此并不是所有高血压患者都可以选择该方法。

高血压病运动疗法的适应证:主要包括临界高血压,1、2期高血压病以及部分病情稳定的3期高血压患者。对于目前血压尚属于正常但偏高者,运动也有助于预防高血压的发生。锻炼对于以舒张压升高为主的患者疗效更显著。

高血压病运动疗法的禁忌证:任何临床情况不稳定者,如急进性高血压、高血压危象、病情不稳定的Ⅲ期高血压患者、合并严重并发症如严重心律失常、心力衰竭、不稳定心绞痛、脑血管痉挛,或者运动中血压超过 220 mmHg/110 mmHg,以及视网膜病变。

如果出现以下情况应该终止运动:运动达到最大心率 85% 以上,出现典型的心绞痛,血压≥230/130 mmHg 以上或血压不随运动量的增加而增加,出现运动失调,严重的头晕、乏力、苍白,诱发严重的心律失常,受试者要求停止运动。

3. 高血压病的运动处方的设置

运动方式:有氧运动,如常用方式:步行、踏车、游泳、慢节奏的交谊舞等。

运动强度:运动训练强调采用中小强度、较长时间、大肌群的动力性运动,50%~70% 最大心率,或者 40%~60% 最大吸氧量,主观用力计分 11~13。停止活动后心率应在 3~5 min 内恢复正常。

运动时间:运动时间与运动强度相互协调,除去热身运动和整理运动外,运动持续时间为 15~60 min,一般为 20~30 min。

运动频率:一般为 3~5 次/周。

4. 高血压患者采取运动疗法时的注意点

运动疗法是高血压治疗的有效方法之一,但应注意以下方面:

(1) 要持之以恒,若停止锻炼,其效果可以在 2 周内逐渐消失。

(2) 合并冠心病者,运动强度应偏小,宜参照冠心病康复。

(3) 不能轻易停用降压药物。

(4) 应注意药物对血管的反应,可能会出现血压下降明显。

5. 原发性高血压的综合治疗

药物治疗仍然是原发性高血压的首要方法,运动疗法只是辅助方法之一。运动疗法在一定程度上可以降低血压,但不能替代药物治疗,尽管在高血压的某个阶段或许可以单独采用,但应及时观测血压,一旦出现血压升高或者出现相应症状,应及时就医,并采取相应措施,如选择合适降压药物。此外,纠正过激的性格,降低体重,限制饮酒,减少食盐的摄入,慎用避孕药等也是高血压治疗的重要方面。

六、思考题

1. 原发性高血压运动疗法的适应证和禁忌证有哪些?
2. 原发性高血压采取运动疗法时的注意事项有哪些?
3. 高血压运动处方的基本内容是什么?

七、推荐阅读文献

1. 中国高血压防治指南修订委员会.中国高血压防治指南 2010[J].中华高血压杂志,2011,19(8):701 - 742.

2. 胡永善.新编康复医学[M].上海:复旦大学出版社,2005:240 - 243.

3. Daskalopoulou SS, Khan NA, Quinn RR, et al. The 2012 Canadian Hypertension Education Program Recommendations for the Management of Hypertension:Blood Pressure Measurement, Diagnosis, Assessment of Risk, and Therapy [J]. Can J Cardiol, 2012,28:270 - 287.

(胡世红　凌　晴)

案例 *98*

冠状动脉粥样硬化性心脏病

一、病例资料

1. 现病史

患者,男性,64 岁,因"反复胸闷 2 月"入院。患者于入院前 2 个月开始出现反复胸闷、心前区不适,无明显头晕、头痛,无黑朦、晕厥,无恶心、呕吐,发作无明显规律,有时夜间睡眠时也有发生,每次发作持续时间不等,自行休息后可有所改善。1 个月前查心电图示:窦律,V3～V6 T 段波倒置;行冠脉造影术提示"左主干(一),左前降支近段第一对角支分叉处 95% 偏心狭窄,第一对角支开口 80% 狭窄;回旋支中段 85% 狭窄;右冠中段 40% 狭窄",行经皮冠状动脉介入治疗,于左前降支狭窄处置入药物支架 1 枚。术后规律服用拜阿司匹林、波立维、阿托伐他汀、倍他乐克治疗,胸闷较前减轻,现为进一步治疗门诊拟"冠心病,经皮冠状动脉介入治疗后"收治入院。

2. 既往史

既往患者有高血压病史 10 余年,血压最高 200 mmHg/145 mmHg,现服用培哚普利控制;否认糖尿病、慢性支气管炎等其他慢性病史。吸烟史 40 年,每天 1 包左右,否认饮酒史。否认家族性遗传病史。

3. 体格查体

查体:T 36.8℃,P 70 次/min,R 18 次/min,BP 130 mmHg/70 mmHg,Ht 177 cm,Wt 65 kg,体重指数 20.75 kg/m²,神清,呼吸平稳,口唇无绀。颈软,颈静脉无怒张,气管居中,心前区未见异常隆起、凹陷,心脏相对浊音界叩诊无扩大,HR 70 次/分,律齐,各瓣区未闻及病理性杂音,双下肢无浮肿。

4. 实验室和影像学检查

(1) 心电图:窦律;T 波倒置(V4～V6)。

(2) 心超:轻度二尖瓣反流,轻度肺动脉压增高伴轻度三尖瓣反流,左室舒张功能减退(EF:60%)。

(3) 冠脉造影(入院第 2 日):左主干(一),左前降支近中段支架通畅无再狭窄,远段 50% 局限狭窄;回旋支中段 90% 狭窄;右冠状动脉中段 40% 狭窄,如图 98-1 所示。

(4) 心肺运动测试(入院第 5 日):

测试方案:RAMP 方案(斜率 20 W/min)。

测试经过:运动总时间 7 min,递增负荷踏车运动第 4 分钟患者自感劳累分级表大于 12 级,因处于术后第 3 日,患者存在思想顾虑放弃继续踏车运动,故停止递增负荷,目标心率 131 次/min,运动最大心率 113 次/min,未达到目标心率,运动负荷 45 W 时测得无氧阈摄氧量(摄氧量/kg:11 ml/(min・kg)),运动负荷 72 W 时测得峰值摄氧量(摄氧量/kg:13 ml/(min・kg)。因患者放弃继续踏车,故该指标仅作参考),与运动前相比运动中、运动后未见 ST 段异常变化,如表 98-1、图 98-2 所示。

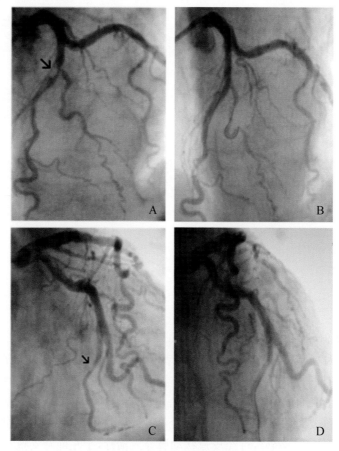

图 98-1　冠状动脉造影术及经皮冠状动脉介入治疗。A 左前降支近
端狭窄(箭头示);B 左前降近端支狭窄处置入支架后;C 左
回旋支狭窄(箭头示);D 左回旋支狭窄支架置入术后

表 98-1　心肺运动测试结果

	安静时	0 W 时	无氧阈时	峰值摄氧量时
心率/(次/min)	70	78	96	108
血压/mmHg	132/81	166/85	181/89	191/90
代谢当量	1.1	2.2	4.2	4.8
负荷/W	/	0	45	72
二氧化碳呼出量/(l/min)	0.222	0.476	0.805	0.967
摄氧量/(L/min)	0.251	0.490	0.799	0.842
每公斤摄氧量/(ml/(min·kg))	4	8	11	13

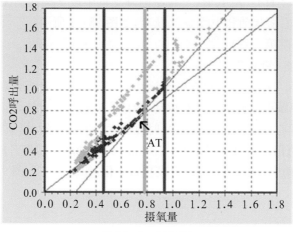

图 98-2　无氧阈

二、诊治经过

1. 初步诊断

冠心病,经皮冠状动脉介入治疗后;高血压病 3 级,极高危。

2. 诊治经过

(1) 一般治疗:抗血小板聚集(阿司匹林、氯吡格雷),稳定斑块(阿托伐他汀),控制血压、改善心室重构(培哚普利),降低心肌耗氧(倍他乐克),扩冠(单硝酸异山梨酯)。

(2) 冠脉造影＋经皮冠状动脉介入治疗(percutaneous coronary intervention,PCI)

(入院第 2 日):左主干(一),左前降支近中段支架通畅无再狭窄,远段 50％局限狭窄;回旋支中段 90％狭窄;右冠状动脉中段 40％狭窄。于回旋支狭窄处置入 Endeavor Resolute 2.75 mm×18 mm 进口药物支架 1 枚(见图 98－1D)。

(3) 康复治疗:

① 术后第 1 日,患者无胸闷、胸痛;查体:BP 125 mmHg/70 mmHg,两肺呼吸音清,未闻及干湿啰音,HR72 次/min,律齐,各瓣区未闻及病理性杂音,双下肢无浮肿;血肌酸激酶、肌钙蛋白无异常;心电图示窦律,T 波改变。康复治疗:缓慢翻身、坐起、床边椅子坐立、床旁行走,运动强度控制心率 87 次/min 以下(安静时心率 72 次/min),且患者感觉不大费力(自感劳累分级评分＜12),康复治疗前、中、后监测血压、指脉氧,全程进行心电监护。

② 术后第 2 日,患者晨起无疲劳感,无心悸、胸闷、胸痛。康复治疗:床边站立热身、走廊走动 5～10 min,共 2 次,运动强度控制心率 86 次/min 以下(安静时心率 71 次/min),且患者感觉不大费力(自感劳累分级评分＜12),康复治疗前、中、后监测血压、指脉氧,全程进行心电监护。

③ 术后第 3 日,患者无心悸、胸闷、胸痛,无疲劳感,安静时心率 69 次/min,律齐,进行心肺运动测试,于运动负荷 45 W 时测得无氧阈摄氧量(摄氧量/公斤:11 ml/(min·kg),制定运动处方,进行有氧运动。

(4) 目前状况:患者康复治疗过程中未出现胸闷、心悸、大汗,血压异常,心电监护示有氧运动过程中未出现室性心律失常,经过 12 周康复治疗,患者 20 min 可步行 1 200 m,复测心肺运动试验,运动负荷 63 W 时测得无氧阈(摄氧量/公斤:12 ml/(min·kg),运动负荷 95 W 时测得峰值摄氧量(摄氧量/公斤:16 ml/(min·kg),提示轻度运动心肺功能障碍。

三、病例分析

1. 病史特点

(1) 患者,男性,64 岁,反复胸闷 2 月。

(2) 出现反复胸闷、心前区不适,行经皮冠状动脉介入治疗后胸闷较前减轻。

(3) 有高血压病史 10 余年,吸烟史 40 年。

(4) 查体:T 36.8℃, P 70 次/min, R 18 次/min, BP 130 mmHg/70 mmHg, Ht 177 cm, Wt 65 kg,体重指数 20.75 kg/m²,HR 70 次/min,律齐,各瓣区未闻及病理性杂音,双下肢无浮肿。

(5) 辅助检查:

心电图:窦律;T 波倒置(V4～V6)。

心超:轻度二尖瓣反流,轻度肺动脉压增高伴轻度三尖瓣反流,左室舒张功能减退(左室射血分数 60％)。

冠脉造影:左前降支近中段支架通畅无再狭窄,远段 50％局限狭窄;回旋支中段 90％狭窄;右冠状动脉中段 40％狭窄。

心肺运动测试：峰值摄氧量 13 ml/(min·kg)(4.8 代谢当量)。

2. 诊断及诊断依据

诊断：冠心病,经皮冠状动脉介入治疗后;高血压病 3 级,极高危。

诊断依据：

(1) 反复胸闷、心前区不适,行经皮冠状动脉介入治疗后胸闷较前减轻。

(2) 有高血压病史 10 余年,吸烟史 40 年。

(3) 查体：T 36.8℃,P 70 次/min,R 18 次/min,BP 130 mmHg/70 mmHg,Ht 177 cm,Wt 65 kg,体重指数 20.75 kg/m²,HR 70 次/min,律齐,各瓣区未闻及病理性杂音,双下肢无浮肿。

(4) 辅助检查：冠脉造影示左前降支近中段支架通畅无再狭窄,远段 50％局限狭窄;回旋支中段 90％狭窄;右冠状动脉中段 40％狭窄。

3. 鉴别诊断

(1) 急性心肌梗死：胸骨上、中段之后疼痛,持续数小时或 1～2 天,使用硝酸甘油效果差,可有血压下降甚至休克,血清有心肌坏死标记物,心电图有特征性及动态变化。

(2) 扩张型心肌病：起病缓慢,有气急、端坐呼吸、水肿和肝大等充血性心力衰竭症状和体征,心超证实心腔扩大和心脏弥漫性搏动减弱,冠状动脉造影多无异常。

(3) 甲亢性心脏病：患者有怕热、多汗、纳亢、消瘦等高代谢表现,查体甲状腺肿大,常有心房纤颤,可进一步行甲状腺功能检查协诊。

(4) 风湿性心脏病：患者有风湿热活动史,有瓣膜损害特征性病理性杂音,可进一步行心超检查协诊。

4. 康复目标和计划

(1) 康复治疗目标：改善冠状动脉供血供氧能力,促进心肌氧供需平衡,提高心脏功能和运动耐力。促进日常生活及运动能力的恢复。

(2) 康复治疗计划：运动疗法,平衡转移训练。

四、处理方案与依据

1. 药物治疗

抗血小板聚集(阿司匹林、氯吡格雷),稳定斑块(阿托伐他汀),控制血压、改善心室重构(培哚普利),降低心肌耗氧(倍他乐克),扩张冠脉(单硝酸异山梨酯)。

2. 康复治疗

(1) 平衡转移训练。方式：缓慢翻身、坐起、床边椅子坐立、床旁行走。运动强度：在较静息心率增加 20 次/min,自感劳累分级表控制在 11～13 级的范围内。

(2) 运动疗法：进行有氧运动,形式为步行训练,每周 3～5 次,靶心率 87 次/min,运动强度 3.4 km/h(3.8 代谢当量),即 20 min 内完成 1 130 m。运动开始前做热身运动：慢步走 5 min。整理运动：步行训练结束后减慢速度慢步走 5～10 min 恢复至平时的呼吸和心率。运动过程中注意检测患者血压、心率、心律、呼吸、自感劳累分级评分。

3. 合理营养

患者体重指数 20.75 kg/m²,应注意保持体重,低盐膳食,谷物每日摄入量 250～400 g/d,食用盐用量控制在 5 g/d 以下,降低饱和脂肪酸肉类摄入量,低于总热量 7％;选择瘦猪、牛羊肉、去皮禽肉、鱼类;脱脂牛奶 250 g/d;蛋类(鸡蛋、鸭蛋、蛋清)3～4 个/周;保证新鲜蔬菜和水果的摄入。

4. 日常生活指导

根据心肺运动试验测得患者能量消耗水平达 4.8 代谢当量,故建议患者可进行铺床或脱衣服,做家务活动,搬运 6.0 kg 重物,但忌屏气动作。

5. 健康教育

提醒戒烟。

五、要点与讨论

对急性心肌梗死后、冠状动脉旁路移植术后、经皮冠状动脉介入治疗后、心力衰竭急性期、不稳定性心绞痛、起搏器或置入性心律转复除颤器术后、其他如严重心律失常等患者及合并脑卒中患者,患者一旦脱离急性危险期,病情处于稳定状态,运动康复即可开始。参考标准:①过去 8 h 内无新发或再发胸痛;②心肌损伤标志物水平肌酸激酶和肌钙蛋白没有进一步升高;③无明显心力衰竭失代偿征兆(静息时呼吸困难伴湿性啰音);④过去 8 h 内无新发严重心律失常或心电图改变。运动康复应循序渐进,从被动运动开始,逐步过渡到坐位、坐位双脚悬吊在床边、床旁站立、固定踏车训练、床旁行走以及上 1 层楼梯。

心肺运动测试是综合评价人体呼吸系统、心血管系统、血液系统、神经生理以及骨骼肌系统对同一运动应激的整体反应。该测试通过采集运动过程中患者的气体代谢,包括递增负荷过程中氧气的摄入和二氧化碳的呼出,同时监测运动过程中患者的心电图,根据运动过程中的心率、峰值摄氧量和无氧阈,观察患者整体运动水平,制定安全、有效、个体化的有氧运动处方。其临床应用价值包括评价心肌缺血程度和心脏功能;危险分级以确定运动康复的分层;评价药物和/或介入治疗的临床效果;风险预测;评价心肺对运动的耐受性,制订精确的运动处方,指导日常生活和工作中的活动等。

六、思考题

1. 通过本案例的分析经皮冠状动脉介入治疗后患者早期康复应如何开展?
2. 通过本案例的分析应如何确定经皮冠状动脉介入治疗后患者有氧运动的运动强度?
3. 在何种情况下可以考虑经皮冠状动脉介入治疗后患者开展康复治疗?

七、推荐阅读文献

1. 王吉耀,廖二元,黄从新. 内科学[M]. 2 版. 北京:人民卫生出版社,2012:282 - 293.

2. 中华医学会心血管病学分会,中国康复医学会心血管病专业委员会,中国老年学学会心脑血管病专业委员会. 冠心病康复与二级预防中国专家共识[J]. 中华心血管病杂志,2013,41(4):267 - 275.

3. 丁荣晶. 冠心病心脏康复二级预防中国专家共识解读[J]. 岭南心血管病杂志,2013,19(2):123 - 126.

(杨 坚 李 擎)

案例 99

心肌梗死支架置入术后伴心律失常

一、病例资料

1. 现病史

患者,男,55岁,因"反复胸闷、心悸3月"入院,患者3月前无明显诱因下突发胸闷,症状持续不缓解,至医院急诊就诊过程中突发意识丧失,呼吸心跳骤停,遂于气管插管、心肺复苏、电除颤、呼吸机辅助通气、可达龙抗心律失常等治疗。查心电图示:Ⅱ、Ⅲ、avF 导联 ST 段抬高,Ⅰ、avL、胸前导联 ST 段压低;肌红蛋白 218.90 ng/ml,肌钙蛋白 I 0.03 ng/ml,肌酸激酶同工酶 1.6 ng/ml。后患者意识、呼吸逐渐恢复,脱机后急诊行冠脉造影及冠脉介入术,术中见:冠脉 2 支病变(左前降支、右冠脉),右冠脉闭塞性血栓病变。予血栓抽吸后植入支架一枚,术后入重症监护室进一步治疗,予双联抗血小板(拜阿司匹林、替格瑞洛),抗凝(低分子肝素),稳定斑块,降压,减轻心脏负荷,抗心律失常,抗感染等对症支持治疗。入院第 8 日再次行冠脉造影,结果示:左前降支近段至中段弥漫性狭窄 90%,第一对角支开口管状狭窄 90%,右冠原支架通畅,并在左前降支植入支架 1 枚。术后患者生命体征平稳,一般情况可,予出院。现患者偶感胸闷、心悸,活动后稍有气促,休息后可缓解,无明显胸痛。现为进一步治疗门诊拟"冠心病,心肌梗死,经皮冠状动脉介入治疗后"收治入院。

2. 既往史

既往患者有高血压病史,未正规治疗。有高血脂症病史,口服阿托伐他汀治疗中。否认传染病病史,2011 年行房间隔缺损封堵术,术后规律随访,自诉随访心超示:心脏增大,肺动脉压力增高(具体不详)。否认输血史,有青霉素过敏史,预防接种史不详,否认烟酒不良嗜好,否认家族性遗传病史。

3. 体格查体

查体:T 37.1℃,P 80 次/min,R 18 次/min,BP 110 mmHg/60 mmHg,末梢血氧饱和度 100%。Ht 165 cm,Wt 70 kg,体重指数 25.71 kg/m²,神志清醒,对答切题,无贫血貌,双肺听诊呼吸音清,未及干湿啰音。心浊音界大致正常,HR 80 次/min,律齐,主动脉瓣区第二心音等于肺动脉瓣区第二心音,各瓣膜区未闻及病理性杂音。腹壁柔软,无腹部压痛,双下肢无水肿。

4. 实验室和影像学检查

(1) 安静时心电图:窦律,陈旧性下壁、右壁心梗。

(2) 动态心电图:窦性心律,室上性早搏,部分成对,短阵室上性心动过速,多形性室性早搏,部分成对,部分成二、三联律。

(3) 心脏彩超:左室下节段收缩活动减弱,房间隔见封堵器回声,右心增大,中度肺动脉高压伴中度三尖瓣反流,左室舒张功能减退(左室射血分数 52%)。

（4）心肺运动测试：

测试方案：RAMP 方案（斜率 20 W/min）

测试经过：运动总时间 6 分 12 秒，递增负荷踏车运动第 4 min 患者自觉心悸，动态心电图示多形性室性早搏 8 次，部分二联律，如图 99－2 所示，停止递增负荷，目标心率 139 次/min，运动最大心率 114 次/min，未达到目标心率，运动负荷 50 W 时测得峰值摄氧量（摄氧量/公斤：12 ml/(min·kg)），未测得无氧阈，与运动前相比运动中、运动后未见 ST 段异常变化，如图 99－1 所示。

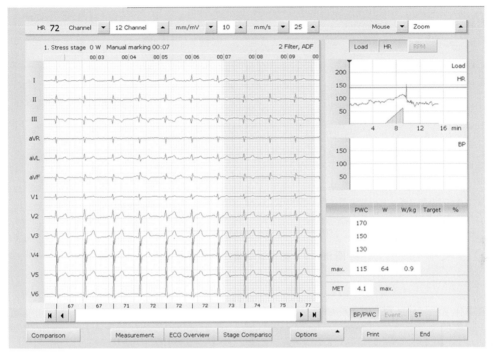

图 99－1 安静时心电图

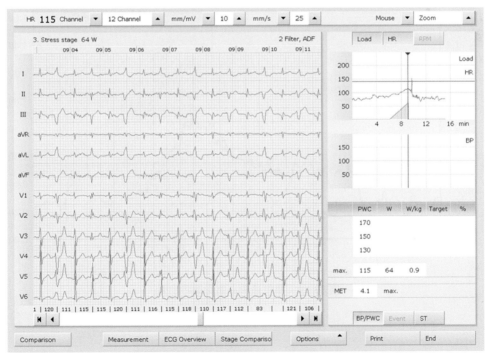

图 99－2 递增负荷第 4 分钟时心电图

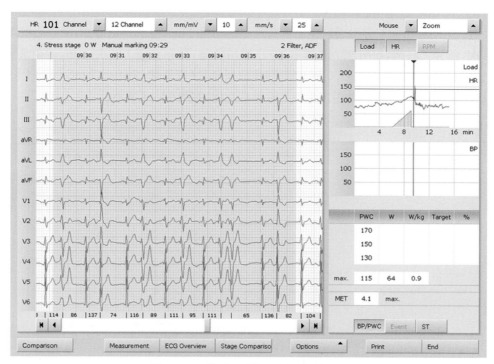

图 99‑3　整理运动第 1 分钟时心电图

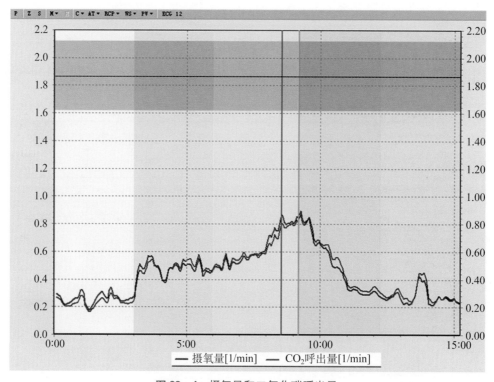

图 99‑4　摄氧量和二氧化碳呼出量

二、诊治经过

1. 初步诊断

冠状动脉粥样硬化性心脏病,陈旧性下壁、后壁心肌梗死,经皮冠状动脉介入治疗后,心律失常,室上性早搏,多形性室性早搏,房间隔缺损封堵术后,高血压病3级,极高危。

2. 诊治经过

(1) 一般治疗:抗血小板聚集(替格瑞洛),调脂、稳定斑块(阿托伐他汀),控制血压(福辛普利),控制心室率、降低心血管事件风险(倍他乐克),扩张冠脉(单硝酸异山梨酯)。

(2) 康复治疗:进行有氧运动、步行训练:每周3~5次,靶心率95次/min,运动强度2.2 km/h(2.3代谢当量),即20 min内完成730 m。

(3) 目前状况:患者康复治疗过程中未出现胸闷、心悸、大汗,血压异常,心电监护示有氧运动过程中未出现室性心律失常,经过12周康复治疗,患者20 min可步行900 m,复查心超示左室射血分数58%,复测心肺运动试验,运动负荷71 W时测得无氧阈(摄氧量/公斤:14 ml/(min·kg)),运动负荷88 W时测得峰值摄氧量(摄氧量/公斤:19 ml/(min·kg)),提示轻度运动心肺功能障碍。

三、病例分析

1. 病史特点

(1) 患者,男性,55岁,反复胸闷、心悸3月。

(2) 曾突发胸闷,意识丧失,呼吸心跳骤停,行冠脉介入手术治疗后偶感胸闷、心悸,活动后稍有气促,休息后可缓解,无明显胸痛。

(3) 有高血压病史、高血脂症病史,房间隔缺损封堵术病史,青霉素过敏史。

(4) 查体:BP 110 mmHg/60 mmHg,末梢血氧饱和度100%。双肺听诊呼吸音清,未及干湿啰音。心浊音界大致正常,HR 80次/分,律齐,主动脉瓣区第二心音等于肺动脉瓣区第二心音,各瓣膜区未闻及病理性杂音,双下肢无水肿。

(5) 辅助检查:

① 安静时心电图:陈旧性下壁、后壁心肌梗死。

② 动态心电图:室上性早搏,部分成对,短阵室上性心动过速,多形性室性早搏,部分成对,部分成二、三联律。

③ 心脏彩超:左室下节段收缩活动减弱,房间隔见封堵器回声,右心增大,中度肺动脉高压伴中度三尖瓣反流,左室舒张功能减退(左室射血分数52%)。

④ 心肺运动测试示中度运动心肺功能障碍。

2. 诊断及诊断依据

诊断:冠心病,陈旧性下壁、后壁心肌梗死,经皮冠状动脉介入治疗后,心律失常,室上性早搏,多形性室性早搏,房间隔缺损封堵术后,高血压病3级,极高危。

诊断依据:

(1) 曾突发胸闷,意识丧失,呼吸心跳骤停,行冠脉介入手术治疗后偶感胸闷、心悸,活动后稍有气促。

(2) 查体:BP 110 mmHg/60 mmHg,末梢血氧饱和度100%。双肺听诊呼吸音清,未及干湿啰音。心浊音界大致正常,HR 80次/分,律齐,主动脉瓣区第二心音等于肺动脉瓣区第二心音,各瓣膜区未闻及病理性杂音,双下肢无水肿。

（3）辅助检查：

心电图：陈旧性下壁、后壁心肌梗死。

动态心电图：室上性早搏，部分成对，短阵室上性心动过速，多形性室性早搏，部分成对，部分成二、三联律。

心肺运动测试示中度运动心肺功能障碍。

3. 鉴别诊断

（1）心绞痛：劳力、情绪激动、受寒、饱食后出现胸骨上、中段之后疼痛，持续 1～5 min 或少于 15 min，使用硝酸甘油可缓解，心电图无变化或暂时先 ST 段和 T 波变化。

（2）主动脉夹层：急起胸背部撕裂样剧痛，胸痛一开始即达高峰，常放射至背、肋、腹、腰和下肢，伴有虚脱表现，脉搏速弱甚至消失或两侧肢体动脉血压明显不等，可有主动脉瓣关闭不全表现，心超、CT、MRI 有助于明确诊断。

（3）急性肺栓塞：可发生胸痛、呼吸困难、咯血、休克，发绀、肺动脉瓣区第二心音亢进、颈静脉充盈、肝大、下肢水肿，心电图示 I 导联 S 波加深，III 导联 Q 波显著 T 波倒置，胸导联过度左移，可进一步血气、D 二聚体、肺 CT 检查协诊除外。

4. 康复目标和计划

（1）康复治疗目标：改善冠状动脉供血供氧能力，促进心肌氧供需平衡，提高心脏功能和运动耐力。

（2）康复治疗计划：运动疗法，进行有氧运动，形式为步行训练，每周 3～5 次，靶心率 95 次/min，运动强度 2.2 km/h（2.3 代谢当量）。

四、处理方案与依据

1. 药物治疗

抗血小板聚集（替格瑞洛），调脂、稳定斑块（阿托伐他汀），控制血压（福辛普利），控制心室率、降低心血管事件风险（倍他乐克），扩张冠脉（单硝酸异山梨酯）。

2. 康复治疗

该患者中度运动心肺功能障碍，心脏康复危险分层属高危，进行有氧运动，代偿性地改善冠状动脉供血供氧能力，改善心脏功能。该患者峰值摄氧量时的能量消耗水平为 3.5 代谢当量，但能量消耗水平大于 2.6 代谢当量时动态心电图多次测得室性早搏，部分呈二联律，为减少运动中出现室性心律失常可能，设定其有氧运动强度 2.2 km/h（2.3 代谢当量），靶心率 95 次/min。

3. 合理营养

患者体重指数 25.71 kg/m²，应适当减少能量摄入，控制体重，使体重指数小于 24 kg/m²。

4. 日常生活指导

根据心肺运动试验测得患者能量消耗水平在 2.6 代谢当量以下未出现室性心律失常，故建议患者可进行洗漱，剃须，穿衣，洗碗，轻家务，案头工作。

五、要点与讨论

1. 心脏康复危险分层

心血管疾病患者在开始康复治疗前应综合患者既往史、本次发病情况、冠心病的危险因素、平常的生活方式和运动习惯以及常规辅助检查，如心肌损伤标志物、超声心动图（判断有无心脏扩大、左心室射血分数）、运动负荷试验以及心理评估等对患者进行评定及危险分层。低危患者运动康复时无需医学监护,中危患者可间断医学监护,高危患者需严格连续医学监护。对于部分低、中危患者,可酌情使用心率表监护心率,同时应密切观察患者运动中表现,在患者出现不适反应时能正确判断并及时处理,并教会患者识别可能的危险信号。

2. 心脏康复的治疗程序

心肌梗死患者运动康复程序包括 3 个步骤。第一步:准备活动,即热身运动,多采用低水平有氧运动,持续 5～10 min。目的是放松和伸展肌肉、提高关节活动度和心血管的适应性,预防运动诱发的心脏不良事件及预防运动性损伤。第二步:训练阶段,包含有氧运动、抗阻运动、柔韧性运动等,总时间 30～90 min。常用有氧运动方式有行走、慢跑、骑自行车、游泳、爬楼梯,以及在器械上完成的行走、踏车、划船等,每次运动 20～40 min。建议初始从 20 min 开始,根据患者运动能力逐步增加运动时间,运动频率 3～5 次/周,运动强度为最大运动强度的 50%～80%。体能差的患者,运动强度水平设定为 50%。常用的确定运动强度的方法有心率储备法、无氧阈法、目标心率法、自我感知劳累程度分级法,其中前三种方法需心电图负荷试验或心肺运动负荷试验获得相关参数。第三步:放松运动,有利于运动系统的血液缓慢回到心脏,避免心脏负荷突然增加诱发心脏事件。放松方式可以是慢节奏有氧运动的延续或是柔韧性训练,根据患者病情轻重可持续 5～10 min,病情越重放松运动的持续时间宜越长。运动过程中注意检测患者血压、心率、心律、呼吸、自感劳累分级评分;如出现头晕、面色惨白、下肢无力、劳累感、心绞痛、恶性心律失常、血压异常、自感劳累分级表大于 14 级应立即停止运动。

六、思考题

1. 通过本案例的分析应如何对心肌梗死后患者进行心脏康复危险性分层?
2. 通过本案例的分析应如何确定心肌梗死后患者的运动强度?
3. 心肌梗死后患者在接受药物治疗及康复治疗的同时还应注意哪些方面?

七、推荐阅读文献

1. 王吉耀,廖二元,黄从新. 内科学[M]. 2 版. 北京:人民卫生出版社,2012:294 - 315.

2. 中华医学会心血管病学分会,中国康复医学会心血管病专业委员会,中国老年学学会心脑血管病专业委员会. 冠心病康复与二级预防中国专家共识[J]. 中华心血管病杂志,2013,41(4):267 - 275.

3. 丁荣晶. 冠心病心脏康复二级预防中国专家共识解读[J]. 岭南心血管病杂志,2013,19(2):123 - 126.

(杨　坚　李　擎)

案例 100

慢性阻塞性肺疾病

一、病例资料

1. 现病史

患者,男,75岁。因"反复咳痰喘30年,2周前加重一次"就诊。

患者30年前起无明显诱因下出现咳痰喘,每年冬天或气候变化时多见。2周前患者着凉后,出现胸闷气促加重。稍活动即感喘憋明显,休息时无法平卧。有咳嗽咳痰,咳痰不畅,伴流涕、心慌、出冷汗、乏力等。医院急诊查血常规:WBC $11.1×10^9/L$, GR 73.4%;血气 pH 7.287, P_{CO_2} 60.4 mmHg, P_{O_2} 50.0 mmHg。心电图:窦性心动过速,132 次/min。胸部 CT:两肺慢性支气管病变,肺气肿。予对症处理后收入院,入院当晚患者出现呼吸困难加重,查血氧饱和度低于 90%, HR 140 次/min,予 BIPAP 辅助通气后心率降至 105 次/分,血氧饱和度升至 98% 左右。后依据辅检结果及患者症状调整用药(可拉明、洛贝林兴奋呼吸,拜复乐抗感染,沐舒坦化痰,喘定平喘,舒利迭吸入,速尿、安体舒通利尿等)。患者症状渐好转,住院 1 周余后出院,现活动后仍稍有喘息、易疲,稍咳嗽,少量白痰,为进一步康复来求诊。患者自发病以来精神萎,饮食睡眠差,体重无明显变化,大小便如常。

2. 既往史

有哮喘及肺气肿病史数十年,平素不规律服用沐舒坦、氨茶碱、阿斯美等药物。9 年前因头部外伤致蛛网膜下腔出血,行钻孔引流术。1 年前脑梗,未遗留肢体运动障碍,目前口服拜阿司匹林(每日 1 次,每次 100 mg),立普妥(每晚 1 次,每次 20 mg)。否认其他慢性或传染性疾病史。否认其他外伤及手术史。否认输血史。否认食物药物过敏史。否认肿瘤或家族遗传性疾病史。吸烟史 40 年,已戒。不嗜酒。

3. 体格检查(含康复评定)

T 36.8℃, HR 90 次/min, R 18 次/min, BP 130 mmHg/80 mmHg。神清,精神一般,焦虑貌,对答可,前倾坐位。全身皮肤无黄染,全身浅表淋巴结未及肿大。口唇无明显紫绀,伸舌不偏,颈软,颈静脉无怒张,肝颈返流征阴性。桶状胸,双肺呼吸音低,双肺底可及散在细湿啰音,双侧语颤减弱,叩诊呈过清音,心前区无隆起,心界稍大,HR 90 次/min,律齐,心音稍远,未闻及杂音或心包摩擦音。腹软,无明显压痛,无反跳痛,肝脾肋下未及,肝肾区无叩击痛,移动性浊音阴性。四肢肌张力正常,双上肢肌力 5 级,双下肢肌力 5⁻级。双侧肢体针刺觉、痛温觉对称。双下肢无明显水肿,足背动脉搏动对称。改良 Borg 评分:3 级。日常生活能力(Activities of daily living, ADL)评定(Barthel 指数)90 分,日常生活活动能力部分受限,社会参与减退。

4. 实验室和影像学检查

胸部 CT:两肺慢性支气管病变,肺气肿;两肺上叶尖后段陈旧性肺结核;两上及右前下胸膜增厚、粘连。心包少量积液。

二、诊治经过

1. 初步诊断

(1) 慢性阻塞性肺疾病(chronic obstructive pulmonary disease，COPD)。

(2) 蛛网膜下腔出血引流术后。

(3) 脑梗后。

2. 诊治经过

患者来求诊后，进一步完善相关检查(肺功能等)，予沐舒坦化痰(口服，每日 3 次，每次 30 mg)，阿斯美镇咳(口服，每日 3 次，每次 1 片)，舒利迭平喘(吸入，每日 2 次，每次 1 吸)，拜阿司匹林抗血小板聚集(口服，每日 1 次，每次 100 mg)，立普妥调脂稳定斑块(口服，每晚 1 次，每次 20 mg)等药物治疗。并予超声雾化(20 min，每日 1 次)、呼吸训练(每日 1 次)、运动疗法、氧疗指导、健康宣教等治疗。

三、病例分析

1. 病史特点

(1) 患者，老年男性，因"反复咳痰喘 30 年，2 周前加重一次"来求诊。

(2) 患者既往有哮喘及肺气肿病史数十年，不规律服用沐舒坦、氨茶碱、阿斯美等药物。吸烟史 40 年，已戒。

(3) 查体：神清，焦虑貌，前倾坐位。口唇无明显紫绀，颈静脉无怒张。桶状胸，双肺呼吸音低，双肺底可及散在细湿啰音，双侧语颤减弱，叩诊呈过清音，心前区无隆起，心界稍大，心率 90 次/分，律齐，心音稍远，未闻及杂音或心包摩擦音。双上肢肌力 5 级，双下肢肌力 5⁻ 级。双下肢无明显水肿。

(4) 辅检：胸部 CT(住院前)示两肺慢性支气管病变，肺气肿；两肺上叶尖后段陈旧性肺结核；两上及右前下胸膜增厚、粘连。心包少量积液。肺功能(就诊后)：重度混合性通气功能障碍，支气管舒张试验阴性。

2. 诊断及诊断依据

诊断：

(1) 慢性阻塞性肺疾病(chronic obstructive pulmonary disease，COPD)。

(2) 蛛网膜下腔出血引流术后。

(3) 脑梗后。

诊断依据：

(1) 慢性阻塞性肺疾病：患者老年男性，因"反复咳痰喘 30 年，2 周前加重一次"来求诊。有哮喘及肺气肿史数十年。查体前倾坐位，桶状胸，双肺呼吸音粗，双肺底可及散在细湿啰音，双侧语颤减弱，叩诊过清音，心音稍远。胸部 CT：两肺慢性支气管病变，肺气肿。肺功能：重度混合性通气功能障碍。故此诊断。

(2) 蛛网膜下腔出血引流术后：患者 9 年前因头部外伤致蛛网膜下腔出血行钻孔引流术，诊断明确。

(3) 脑梗后：1 年前脑梗未遗留肢体运动障碍，现口服拜阿司匹林、立普妥，故此诊断。

3. 鉴别诊断

(1) 支气管哮喘：可有咳嗽咳痰、气促，以喘为主，多幼年发病。好发于夜间和清晨，常伴有过敏、鼻炎等，常有家族史。查体可闻及哮鸣音。气流受限大部分可逆。本患者此次发病与之不符，暂可排除。

(2) 支气管扩张：以反复发作的咳嗽、咳痰为特点，常伴有咯血，合并感染时有大量脓痰。查体常有固定性湿啰音，X 线片示肺纹理粗乱或呈卷发状，CT 可见支气管扩张改变。本例病史及影像学检查不支持，可排除。

(3) 肺部肿瘤：也可表现为咳嗽咳痰、胸闷气急、发热等症状，肺部影像学可见占位性病变或肺不张等。本患者暂不考虑。

4. 康复目标和计划

近期目标：

(1) 进一步改善喘息、气促、咳嗽咳痰症状。

(2) 改善易疲状态及活动能力。

远期目标：

(1) 尽可能建立生理性呼吸模式，延缓肺功能下降。

(2) 改善活动能力，尽量恢复生活自理能力。

(3) 消除心理影响，提高生存质量。

康复计划：

(1) 药物治疗及氧疗。

(2) 呼吸训练。

(3) 物理因子治疗。

(4) 运动疗法。

(5) 日常生活活动能力训练。

(6) 健康教育及心理治疗。

四、处理方案与依据

1. 药物治疗

本患者病程久，此次急性加重后仍有喘息、易疲，肺功能提示重度混合性通气障碍，规律吸入联合制剂对病情有益，予以舒利迭吸入平喘(吸入，每日 2 次，每次 1 吸)。咳嗽少痰，予以沐舒坦化痰(口服，每日 3 次，每次 30 mg)、阿斯美镇咳(口服，每日 3 次，每次 1 片)。脑梗二级预防：拜阿司匹林抗血小板聚集(口服，每日 1 次，每次 100 mg)，立普妥调脂稳定斑块(口服，每晚 1 次，每次 20 mg)。

2. 长期家庭氧疗(long-term domiciliary oxygen therapy, LTOT)

LTOT 指征：① $PaO_2 \leqslant 55$ mmHg 或 $SaO_2 \leqslant 88\%$，有或没有高碳酸血症。② PaO_2 在 $55 \sim 60$ mmHg，或 $SaO_2 < 89\%$，并有肺动脉高压、心力衰竭水肿或红细胞增多症。LTOT 能纠正低氧血症，延缓肺功能恶化，提高 COPD 患者运动耐受性和生活质量。予以面罩/双腔鼻导管。氧流量：$1 \sim 2$ L/min；时间：$12 \sim 15$ h/d。

3. 呼吸训练

(1) 放松体位：前倾或后背依靠位，完全放松坐 $5 \sim 15$ min(站立位同理)。

(2) 腹式呼吸：先闭嘴用鼻深吸气，吸气时膈肌尽量下移，不能再吸时稍屏息 $2 \sim 3$ s，后用口缓慢呼气，频率 $8 \sim 10$ 次/min，持续 $3 \sim 5$ min，每日数次。可双手分置胸腹以辅助呼吸。

(3) 缩唇呼吸：经鼻吸气，呼气时嘴唇缩紧，呈吹口哨样，在 $4 \sim 6$ s 内将气体缓慢呼出。口唇缩小以耐受为度。吸呼比 $1:2$ 或 $1:3$。腹式呼吸结合缩唇呼吸能提高肺泡通气，缓解呼吸困难，使患者建立生理性呼吸模式。

4. 超声雾化吸入治疗

将普米克令舒等作为吸入液(20 min，每日 1 次)，有利于消炎、抗痉、排痰，保护黏液毯和纤毛功能。

5. 运动疗法(运动处方)

(1) 运动程序：①准备操(8 min)。②训练运动(达靶心率或适合患者个人运动量)：呼吸康复操包括双手托天、压腿盘膝、左右开弓、转腰后撑、左右摆动、攀膝固腰、马步攒拳、抱膝呼吸、侧腰呼吸、转体呼吸、站桩呼吸。每次 30 min，通过改变用力程度和马步高低调整心率。患者应先试验全身运动锻炼量，逐步摸索适合自己的强度。③整理操(8 min)。

（2）运动强度：靶心率＝（220－年龄）×60％～70％。以个人基础状态、症状和目标为依据。

（3）运动频率和周期：每次 30 min，每周 2～3 次，为期 8～12 周。

6. 日常生活活动能力训练

使用适当辅助器具和周密活动安排与简化，减少活动能耗，提高患者的自理能力和作业活动能力。

7. 健康教育及心理治疗

向患者解释疾病本质及转归，强调稳定期 COPD 管理，鼓励其积极治疗。通过倾听、心理疏导等方式改善患者心理状态。

五、要点与讨论

1. 临床诊断

COPD 是一组进行性发展的肺部疾病，不完全可逆的气流受限是 COPD 诊断的必备条件，吸入支气管舒张药后 $FEV_1/FVC<70\%$ 及 $FEV_1<80\%$ 预计值可确定为不完全可逆性气流受限。COPD 的诊断应结合病史、查体及辅检报告。肺功能常提示阻塞性或混合性通气功能障碍。肺功能是诊断 COPD 并判断其严重程度的金标准。

2. 康复评定

COPD 康复评定可从身体功能、身体结构、活动和参与等层次进行。身体功能：如肺功能测试、运动能力评定、心理状态评定、呼吸困难评定。身体结构：早期胸片可无变化，后可出现肺纹理增粗紊乱、肺气肿等改变。COPD 伴肺心病者胸部 CT 可出现右下肺动脉干扩张、"残根"征、右室增大等。COPD 后期可出现桶状胸等。活动和参与：如日常生活活动能力评定、职业能力评定、生存质量评定等。

3. 康复治疗

COPD 是可防可治，合理的康复管理至关重要。康复治疗的目的是使患者尽可能建立生理性呼吸模式，改善呼吸功能，延缓肺疾患的进展，改善活动能力，尽可能恢复日常生活自理能力；消除心理影响，提高生存质量。放松、自然、量力而行、持之以恒是康复治疗的原则。主要康复治疗方法有：气道分泌物去除技术、呼吸训练、运动疗法、传统治疗、物理因子治疗、日常生活指导、营养支持、健康教育等。

六、思考题

1. 试述耐力训练的定义及 COPD 患者耐力训练的常见形式。
2. 试述运动处方的定义和组成。
3. 试述慢性阻塞性肺疾病患者应怎样进行腹式呼吸。

七、推荐阅读文献

1. 陆再英，钟南山. 内科学[M]. 7 版. 北京：人民卫生出版社，2001：60－68.

2. 中华医学会呼吸病学分会慢性阻塞性肺疾病学组. 慢性阻塞性肺疾病诊治指南（2007 年修订版）[J]. 中华结核和呼吸杂志，2007，30（1）：8－17.

3. 何权瀛，周新，谢灿茂，等. 慢性阻塞性肺疾病对中国部分城市患者生命质量和经济负担的影响[J]. 中华结核和呼吸杂志，2009，32（4）：256.

4. Nanshan Zhong，Chen Wang，Wanzhen Yao. Prevalence of Chronic Obstructive Pulmonary Disease in China [J]. American Journal of Respiratory and Critical Care Medicine，2007，176：753－760.

（陈文华　何　霏）

案例 101

2 型糖尿病康复

一、病例资料

1. 现病史

患者,男性,55 岁,因"发现血糖升高 10 余年,控制不佳 4 月"门诊就诊。十多年前单位体检时发现空腹血糖升高(8.1 mmol/L),无多饮、多食、多尿及体重变化等,随即进一步检查,餐后 2 小时血糖 11.3 mmol/L。当时胆固醇等升高(具体不详)。后随访血糖仍在 8.1～9.0 mmol/L 之间,遂诊断为 2 型糖尿病。医生建议患者采取饮食控制及适量运动以控制血糖。患者长期坚持长跑,每天 6 500～7 000 m,每周 5～7 天,血糖长期控制在 5.5 mmol/L 左右。近 4 个月来无明显诱因血糖升高,空腹血糖在 6.7～7.6 mmol/L 之间,遂就诊,医生建议口服格列吡嗪,并要求仍然坚持体育锻炼。患者最近 4 个月来,饮食无殊,大小便正常,体重增加约 2 kg。

2. 既往史

既往体健,2 型糖尿病史见前,否认其他慢性病病史,否认传染病病史,否认重大手术及外伤史,有输血史,具体不详,无药物过敏史,预防接种史不详。无糖尿病家族史。无烟酒嗜好。

3. 体格检查(含康复评定)

(1) 查体:T 37.1℃, P 76 次/min, R 20 次/min, BP 124 mmHg/78 mmHg。叩诊心界不大,HR 76 次/min,心音可,各瓣膜区未及明显杂音。双肺呼吸音清,未闻及干湿性啰音。腹软,无压痛,肝脾肋下未触及,肠鸣音不亢进。双下肢无浮肿,双侧足背动脉搏动对称,四肢肌力无明显异常,浅深感觉无明显减退,双侧膝反射对称,无减弱,双侧巴彬斯基征阴性。体重指数 24.1(65 kg/1.64 m²)。

(2) 康复评定:日常生活活动能力评分(Barthel 指数)100 分。

4. 实验室和影像学检查

(1) 实验室检查:BUN 7.0 nmol/L、Cr 58 μmol/L、BUA 312 μmol/L, TC 6.38 mmol/L, TG 1.23 mmol/L, LDLP 3.18 mmol/L, HDLP 1.21 mmol/L, FBS 6.2 mmol/L, GSP 7.9%,果糖胺 300 μmol/L,电解质、血尿常规等均正常。

(2) 心脏超声检查:各房室大小正常,左室壁不增厚,静息状态下左室收缩功能未见明显减弱;二尖瓣不增厚,CDFI 未测及二尖瓣反流;主动脉根部未增宽,CDFI 未测及主动脉瓣反流,肺动脉未增宽,三尖瓣未见明显异常。LVEF:72%。

二、诊治经过

1. 初步诊断

（1）2 型糖尿病。

（2）高脂血症。

2. 诊治经过

（1）一般治疗：包括饮食控制和药物治疗。药物治疗：格列吡嗪，口服，每日 1 次，每次 5 mg；调脂，立普妥。

（2）康复治疗：

运动方式：慢跑。运动强度：每天 6 500～7 000 m，目标心率在 110 次/min 左右。运动时间：早上 6 点钟左右，空腹，持续 45 min 左右。运动频率：每周 5～7 天。

（3）目前状况：在继续采取运动疗法的基础上，经过药物控制，目前血糖控制正常（5.6 mmol/L 左右），血压在 108 mmHg/72 mmHg 左右。GSP 6.5%，果糖胺 253 μmol/L。

三、病例分析

1. 病史特点

（1）55 岁男性患者，糖尿病史 10 多年，血糖控制不佳 4 月。

（2）患者长期坚持饮食及运动控制，近 4 月血糖控制不佳。

（3）查体：神清，HR 76 次/min，心音可，各瓣膜区未及明显杂音。双肺呼吸音清，未闻及干湿性啰音。腹软，无压痛，肝脾肋下未触及，肠鸣音不亢进。双下肢无浮肿，双侧足背动脉搏动对称，四肢肌力无明显异常，浅深感觉无明显减退，双侧膝反射对称，无减弱，双侧巴彬斯基征阴性。体重指数为 24.1。

（4）辅检：FBS 6.2 mmol/L，GSP 7.9%，果糖胺 300 μmol/L，TC 6.38 mmol/L；心脏超声示各房室大小正常，LVEF 72%。

2. 诊断及诊断依据

（1）2 型糖尿病：①55 岁男性患者，糖尿病史 10 多年，最近 4 个月血糖升高；②近期生化检查示 FBS 6.2 mmol/L，GSP 7.9%，果糖胺 300 μmol/L。

（2）高脂血症：成年男性患者，糖尿病史 10 多年，TC 6.38 mmol/L，诊断明确。

3. 鉴别诊断

2 型糖尿病与 1 型糖尿病、特殊类型糖尿病等鉴别诊断。

（1）1 型糖尿病：多见于青少年，起病急，症状明显，易发生糖尿病酮症酸中毒。本例为中年人，起病隐匿，不符合 1 型糖尿病的特点，可排除。

（2）甲状腺功能亢进症：临床表现多食、易饥饿、消瘦等，可伴有情绪激动甚至突眼等，可有一过性血糖升高，但空腹血糖等正常，甲状腺功能检查可排除。

（3）某些应激状态如脑卒中、感染，或者肾上腺皮质功能亢进等均有一过性血糖升高，但均有相应原发病的表现，本例临床表现不支持。

4. 康复目标和计划

康复目标：有效地协助降低血糖。

康复计划：

（1）饮食疗法：本例患者为轻体力劳动者，总热卡为 1 950 kcal，同时由于胆固醇升高，其食物脂肪的比例下调至 40 g。

（2）运动疗法：选择中等强度的有氧运动，本例采用慢跑，每次 6 500～7 000 m，每周 5～7 天。

（3）药物：格列吡嗪，口服，每日 1 次，每次 5 mg。

（4）康复教育：保持健康生活习惯，定期随访血糖，做好足部等护理。

四、处理方案及依据

1. 饮食治疗

饮食控制是糖尿病治疗的基础，部分糖尿病患者通过饮食控制即可获得血糖控制。根据患者的理想体重（理想体重(kg)=[身高(m)-100]×0.9)和生活工作方式，确定每日摄入的总热量，制定食谱，并按照一定比例（如早餐 1/5，午餐 2/5，晚餐 2/5）三餐或四餐分配。成人休息状态下每日每千克理想体重应给予的热量为 25～30 kcal，轻体力劳动者 30～35 kcal，中度体力劳动者 35～40 kcal，重度体力劳动者 40 kcal 以上。食物中碳水化合物占总热量的 50%～60%；脂肪量按照每公斤体重 0.6～1.0 g 计算，热量不超过全天总热量的 15%；蛋白质按照每公斤体重 0.8～1.2 g 计算，热量约占全天总热量的 15%；本例患者为轻体力劳动者，总热卡为 1 950 kcal，同时由于胆固醇升高，其食物脂肪的比例下调至 40 g。

2. 药物治疗

根据作用效果的不同，口服降糖药可分为以促进胰岛素分泌为主要作用的药物（磺脲类、格列奈类、DPP－4 抑制剂）和通过其他机制降低血糖的药物（双胍类、TZDs、α－糖苷酶抑制剂）。本例患者使用格列吡嗪治疗，本药物属于磺脲类，该类药物主要适用于新近诊断的糖尿病、或饮食和运动疗法治疗血糖控制不理想时。

3. 运动疗法

（1）运动方式：低至中等强度的有氧运动，通常采用有较多肌群参加的持续性的周期性运动，如步行、慢跑、登楼、游泳、划船、有氧体操、球类等活动，也可利用活动平板、功率自行车等器械来进行。

（2）运动强度：运动量是运动方案的核心，运动量的大小取决于运动强度和时间，在制定和实施运动计划的过程中，必须遵循个体化的差异，肥胖程度，由轻到重的原则进行。常采用运动中的心率作为评定运动强度大小的指标，靶心率=(220-年龄)×60%～80%。

（3）运动时间：运动持续的时间可以根据个体的耐受能力，一般以每次 20～30 min 为佳，包括准备活动、运动训练以及放松活动三部分。

（4）运动频率：一般每天一次或每周运动 3～4 次。次数过少，运动训练的效果及运动蓄积效应将减少，已获得改善的胰岛素敏感性将会消失，这样就难以达到运动的效果，故运动疗法实施必须每周 3 次以上。

4. 康复教育

糖尿病是一种终身性疾病，必须终身治疗。强调饮食治疗和运动疗法的重要性。教会病人使用血糖仪和自测量血糖方法，定期到医院复查。介绍低血糖的诱因和临床表现，掌握预防和自救方法。注意个人卫生做好足部护理。

五、要点与讨论

糖尿病的控制目标包括血糖水平、糖化血红蛋白、血脂、血压和体重指数等，如表 101－1 所示。

饮食控制是糖尿病的基础管理措施，而运动疗法在糖尿病管理中也占据重要地位，尤其是对于肥胖的 2 型糖尿病患者，运动疗法可以推迟糖尿病药物的使用。

表 101 - 1　糖尿病控制目标

			理想	尚可	差
血浆葡萄糖	mmol/L	空腹	4.4～6.1	≤7.0	>7.0
		非空腹	4.4～8.0	≤10.0	>10.0
GhbA$_{1c}$	%		<6.2	6.2～8.0	>8.0
血压	mmHg		<130/80	>130/80～	>160/95
				<160/95	
体重指数(BMI)	kg/m^2		男<25	男<27	男≥27
			女<24	女<26	女≥26
总胆固醇	mmol/L		<4.5	≥4.5	≥6.0
HDL - C	mmol/L		>1.1	1.1～0.9	<0.9
甘油三酯	mmol/L		<1.5	<2.2	≥2.2
LDL - C	mmol/L		<2.5	2.5～4.4	>4.5

1. 运动疗法降低血糖的机制

运动疗法预防和治疗糖尿病的机制主要有以下三方面：

（1）通过增加机体能量的消耗，减少脂质在骨骼肌细胞、胰腺细胞及肝细胞中的堆积，减少脂质对这些细胞的毒性作用，从而增强骨骼肌细胞摄取葡萄糖和胰腺细胞分泌胰岛素的能力。

（2）运动可使骨骼肌细胞内葡萄糖转运蛋白 4 基因转录增加，加强葡萄糖的转运和利用，降低血糖。

（3）长期运动可诱导骨骼肌细胞线粒体适应，修复糖尿病对肌肉线粒体造成的损伤。

（4）其他机制：运动疗法可以促进机体的新陈代谢，消除或减轻紧张状态，增强机体抵抗力，对于预防糖尿病慢性并发症有一定作用。

2. 糖尿病运动疗法的适应证和禁忌证

（1）适应证：主要适用于轻度和中度 2 型糖尿病患者，尤其是肥胖者。1 型糖尿病稳定者也可进行运动疗法。

（2）禁忌证：急性并发症如酮症酸中毒、高渗状态、糖尿病酮症；空腹血糖>15.0 mmol/L，或者严重的低血糖倾向；心力衰竭或严重心律失常；感染；严重糖尿病肾病；严重糖尿病视网膜病变；严重糖尿病足；新近发生的血栓等。

3. 运动疗法的注意事项

制订运动方案前，应对患者进行全面的检查，详细地询问病史及体格检查，并进行血糖、血脂、血酮、肝肾功能、血压、心电图、运动负荷试验、胸片、关节和足的检查。运动实施前后必须要有热身活动和放松运动，以避免心脑血管事件发生或肌肉关节的损伤；适当减少口服降糖药或胰岛素的剂量，以防发生低血糖；胰岛素的注射部位应避开运动肌群，以免加快该部位的胰岛素吸收，诱发低血糖，一般选择腹部为好；运动训练的时间应选择在餐后 1～2 h；运动中适当补充糖水或甜饮料，预防低血糖的发生。

4. 血糖自我检测及糖尿病健康教育

健康教育被认为是糖尿病治疗成败的关键。糖尿病是一种累及全身需要终身治疗的疾病，糖尿病患者及其家属必须接受康复教育，进行自我管理，配合医护人员，才能得到良好的治疗效果。教育的目的是使患者了解糖尿病基本知识，认清慢性并发症的危害，积极应用基本的饮食控制和运动治疗的康复措施，使糖尿病患者达到理想体重，少用甚至不用降糖药物，血糖控制良好，延缓和减轻糖尿病慢性并发症的发生和发展。血糖的自我监测为患者本人及医务人员提供动态数据,为及时调整治疗方案、长期保持良好疗效、检测并发症等提供支持。

六、思考题

1. 糖尿病运动疗法的适应症和禁忌症有哪些?
2. 糖尿病运动疗法的注意事项有哪些?
3. 糖尿病运动疗法的作用机制有哪些?

七、推荐阅读文献

1. 南登崑,黄晓琳,燕铁斌.康复医学[M].5版.北京:人民卫生出版社,2013:237-243.
2. 中华医学会糖尿病学分会.中国2型糖尿病防治指南(2013年版)[J].中华内分泌代谢杂志,2014,30(10):893-942.
3. 胡永善.新编康复医学[M].上海:复旦大学出版社,2005:248-251.

(胡世红　凌　晴)

糖尿病足

一、病例资料

1. 现病史

患者,男性,79岁,右侧大脚趾疼痛10天。10天前无明显诱因出现右侧跚趾疼痛,阵发性刺痛,数秒钟可缓解,反复发作数分钟,有时热水泡脚后缓解,因疼痛较轻,未在意。近4～5天来疼痛有所加重,疼痛持续时间延长至10 min以上,有时伴夜间疼痛,影响睡眠,无麻木等。2～3天前家属在给患者洗脚时发现右侧跚趾顶端局部发红,且有触痛感,遂就诊。

2. 既往史

既往2型糖尿病5年,长期服用格列吡嗪(每日2次,每次5 mg)、二甲双胍(格华止)(每日1次,每次500 mg)等治疗,平时血糖控制在5.5 mmol/L～8 mmol/L之间。2月前发生脑出血,左侧肢体偏瘫,现行康复治疗。

3. 体格检查(含康复评定)

体格检查:T 37℃,P 78次/min,R 20次/min,BP 124 mmHg/78 mmHg。右侧跚趾顶端甲缘下见范围约3 mm×5 mm局部皮肤发红,边界不清,表面光滑,触痛(+)。右侧足底、足趾皮肤轻触觉、痛觉减退,音叉振动觉两侧无明显异常。跟腱反射两侧对称。右侧足背动脉搏动良好,两侧对称。足趾背屈、跖屈肌力5级。踝关节无明显异常。

康复评定:视觉模拟评分法(Visual Analogue Score, VAS)评分5～6分。

4. 实验室和影像学检查

(1)实验室检查:FBS 7.8 mmol/L, GSP 7.8%,果糖胺298 μmol/L。

(2)血管超声检查:双下肢动脉内膜粗糙伴多处斑块形成,局部狭窄;双下肢深浅静脉未见血栓形成。

二、诊治经过

1. 初步诊断

糖尿病足,2型糖尿病,脑出血恢复期。

2. 诊治经过

(1)一般治疗:包括饮食控制,药物治疗:格列吡嗪(每日2次,每次5 mg)、二甲双胍(格华止)(每日1次,每次500 mg);调脂:立普妥,每晚1次,每次10 mg。

(2)康复治疗:穿宽松鞋袜:原皮鞋较小且质地硬,袜子偏紧;晚上温水泡脚;夜间休息时适当垫高右足;减少康复训练(步行训练)时间;物理治疗:微波及红外线,扩张血管,改善局部血液供应;药物西洛他唑扩张毛细血管,改善血供;弥可保改善神经营养。运动治疗:分三节。第一节,取平卧位,患肢直腿抬高45°,在此位置上进行足趾屈伸训练30次,每天1~2回;第二节,平卧,患肢直腿抬高45°,在此位置上进行踝关节屈伸训练30次,每天1~2回;第三节,平卧,直腿抬高患肢45°后维持2~3 min,然后平放于床上2~3 min,重复5~6次,每天1~2回。其他治疗方法还有正负压治疗等。

(3)目前状况:经综合治疗1周后,患者右侧足趾疼痛感逐渐减退并消失,原发红皮肤色泽恢复正常。

三、病例分析

1. 病史特点

(1)79岁男性患者,糖尿病史5年,2月前脑出血致左侧肢体偏瘫。

(2)右侧大踇趾疼痛10天,加重伴夜间痛4~5天。

(3)右侧大踇趾顶端见范围约3 mm×5 mm局部皮肤发红,边界不清,表面光滑,触痛(+)。右侧足背动脉搏动良好,右侧足底、足趾皮肤触觉、痛觉减退。足趾背屈、跖屈肌力5级。

(4)血管超声:双下肢动脉内膜粗糙伴多处斑块形成,局部狭窄;双下肢深浅静脉未见血栓形成。

2. 诊断及诊断依据

(1)诊断:糖尿病足,2型糖尿病,脑出血恢复期。

(2)诊断依据:①79岁男性患者,糖尿病史10多年;②右侧大踇趾疼痛10天,加重伴夜间痛4~5天;③右侧大踇趾顶端见范围约3 mm×5 mm局部皮肤发红,边界不清,表面光滑,触痛(+)。右侧足背动脉搏动良好,右侧足底、足趾皮肤触觉、痛觉减退。足趾背屈、跖屈肌力5级;④血管超声:双下肢动脉内膜粗糙伴多处斑块形成,局部狭窄;双下肢深浅静脉未见血栓形成。

3. 鉴别诊断

就足趾麻木、疼痛,应与以下疾病鉴别:

(1)血栓闭塞性脉管炎:多见于青壮年男性,有明确的吸烟史,病变主要累及肢体的中、小动脉及静脉,常并发血栓性静脉炎,病程进展慢,无动脉壁钙化,无糖尿病、高血压、高血脂等。临床可排除。

(2)雷诺病:多见于女青年,常因寒冷或情绪变化激发手指皮肤色泽的典型改变,多为双侧对称性。少数患者可发生于下肢或四肢。非发作期,患指(趾)颜色正常。本例可排除。

(3)腰椎间盘突出症:多为放射性下肢疼痛、麻木感,但无皮肤发红等表现,此外可有直腿抬高试验、皮肤感觉减退以及相应节段腰椎间盘病变的影像学表现。本例不支持。

4. 康复目标和计划

康复治疗的目标:改善局部血液循环,防止溃疡、感染和坏疽等不良后果发生。

康复计划:控制血糖(格列吡嗪、二甲双胍)、物理因子治疗(微波、红外线)、运动疗法、健康教育(宽松鞋袜等)。

四、处理方案及依据

糖尿病足一般采用综合治疗,包括内科、外科和康复治疗。本例在治疗糖尿病原发病的基础上,采用物理治疗、运动疗法及健康教育等康复手段。

1. 内科治疗

采取药物治疗格列吡嗪(每日2次,每次5 mg)、二甲双胍(格华止)(每日1次,每次500 mg)控制血糖。

2. 康复治疗

康复治疗的目的是改善下肢血液循环,预防感染、坏疽等。

(1) 改善下肢局部循环：抬高患肢,夜间垫枕,促进静脉回流。物理治疗：小剂量微波和红外线,两者均可扩张局部毛细血管、增加血流、改善局部组织血液循环,促进炎症物质清除,微波还具有降低感觉神经兴奋性,升高痛阈,达到消炎、镇痛的目标。

(2) 运动疗法：足趾、踝关节的主动运动,有利于改善下肢包括足部血液循环,促进足部病变改善。

3. 减少加重因素

穿宽松鞋袜,禁止穿硬质皮鞋;适当减少下肢康复训练量;避免蹭、碰足部。

五、要点与讨论

1. 糖尿病足的病因、临床表现和评定

糖尿病足病的基本发病因素是神经病变、血管病变和感染。神经病变的症状主要有下肢的麻木、刺痛或疼痛,尤其是夜间的疼痛;周围感觉迟钝、严重减退甚至感觉缺失的患者更容易罹患足病。糖尿病自主神经病变所造成的皮肤干燥、皲裂和局部的动静脉短路可以促使或加重足病的发生发展。周围动脉病变的表现主要有间歇性跛行、静息痛、足背动脉搏动明显减弱或消失。糖尿病足的皮肤可呈暗红、发紫,皮温度降低,胖胀;溃疡;皮肤干燥等。骨关节可出现畸形并导致关节活动障碍。不合适的鞋袜也可能是诱因。本例没有局部感染,可能与患者因左侧肢体偏瘫而过度使用右侧肢体、导致右下肢负重增加有关。

2. 糖尿病足的评定

糖尿病足的评定主要从神经功能、血管功能以及溃疡严重程度等多方面进行评估,如表 102-1 所示。对于周围神经病变而造成的感觉缺失可用 10 g 的尼龙丝检查、128 Hz 的音叉检查震动觉、用针检查两点辨别感觉、用棉花絮检查轻触觉、足跟反射。下肢动脉病变的检查可以通过触诊足背动脉、胫后动脉、腘动脉、股动脉搏动。采用多普勒超声检查踝动脉与肱动脉的比值（ABI≤0.9 提示有明显的缺血;ABI>1.3 也属于异常,提示有动脉钙化）。必要时可进行经皮氧分压（TcPO2）、血管超声、血管造影或 CT、磁共振血管造影检查。本例因在住院期间发生,发现及时,病损程度轻,干预及时、准确,疗效较好。

3. 糖尿病足的筛查与预防

糖尿病足病治疗困难,严重者需要截肢,造成严重的功能障碍,因此对于糖尿病足的治疗重点是预防、早期筛查和患肢的保护。对于无足病危险因素者(足部动脉搏动正常,尼龙丝触觉正常,没有足畸形及没有明显的糖尿病慢性并发症),可进行一般的糖尿病足病预防教育。对于有足病危险因素的糖尿病患者,应由糖尿病足病专业人员进行教育与管理,从细节做起,尽可能地降低糖尿病足病发病危险。如教育患者及其家属给每天检查双足,特别是足趾间;定期洗脚;洗脚水温要低于 37℃;不宜用热水袋、电热器等物品直接保暖足部;避免赤足行走;不穿过紧的或有毛边的袜子或鞋等。

表 102-1　糖尿病足的分级

0 级：皮肤完整,无开放性病灶

1 级：皮肤开放性病灶,未累及深部组织

2 级：感染病灶侵犯深部组织,无肌腱、韧带破坏

3 级：肌腱、韧带受损,大脓腔,无骨质破坏

4 级：骨质破坏、骨髓炎、假关节,部分肢端干、湿性坏疽

5 级：足大部分或全部感染、坏死

4. 糖尿病足合并溃疡的处理

糖尿病足一旦形成溃疡,临床处理有时非常困难。基本的处理原则是鉴别溃疡的性质(神经性溃疡、缺血性溃疡),是否合并感染,并根据溃疡的严重程度分级处理,如表102-1所示。神经性溃疡的处理主要是制动、减压,如应穿合适鞋袜。对于缺血性溃疡,则要重视解决下肢缺血。轻、中度缺血的患者可进行内科治疗。病变严重的患者可接受介入或血管外科成形手术。对于合并感染的溃疡,及时去除感染和坏死组织。部分患者甚至需要截肢等手术治疗。

六、思考题

1. 糖尿病足的评估方法有哪些?
2. 糖尿病足如何分级?
3. 糖尿病足的处理原则是什么?

七、推荐阅读文献

1. 南登崑,黄晓琳,燕铁斌. 康复医学[M]. 5版. 北京:人民卫生出版社,2013:242-243.

2. 中华医学会糖尿病学分会. 中国2型糖尿病防治指南(2013年版)[J]. 中华内分泌代谢杂志,2014,30(10):893-942.

3. 胡永善. 新编康复医学[M]. 上海:复旦大学出版社,2005:251-252.

(胡世红　凌　晴)

一、病例资料

1. 现病史

患者,女性,28 岁,因"体重逐渐增加,影响日常生活 5 年"入院。自诉幼年及青少年时期体重正常。5 年前参加工作后运动量少,饮食量大,食欲旺盛,餐前饥饿难忍,每餐进食量较多,喜甜食,有睡前饮食习惯。后体重逐渐增加,伴活动后劳累、气喘,偶有膝关节及腰部疼痛,无多饮、多尿、多汗,无头晕、头痛、心悸,无呼吸困难等症状。发病以来患者未就医诊治,现患者日常生活稍有困难,时感紧张焦虑,夜眠差,食欲佳,便秘,小便正常。

2. 既往史

否认高血压、糖尿病史,否认出生低体重史,否认长期大量应用药物史,否认药物、食物过敏史。母亲有肥胖史,否认其他家族遗传病史。月经史:初潮 12 岁,5~7 天/28~30 天,末次月经时间 2015 年 2 月 17 日,月经规律。未婚。

3. 体格检查(含康复评定)

T 36.5℃,P 78 次/min,R 18 次/min,BP 120 mmHg/75 mmHg。Ht 160 cm,Wt 80 kg。神志清,精神可,疲惫面容,发育正常,营养过度。全身黏膜无水肿,无皮肤紫纹。甲状腺无肿大、未触及肿块,血管无杂音。腹部膨隆,未见腹壁静脉曲张,肝脾肋下未触及,肝肾脏无叩击痛,移动性浊音阴性,肠鸣音 2~3 次/min。腰椎无压痛及叩击痛,双膝关节无红肿、压痛。肩胛下皮褶厚度 60 mm,腰围 90 cm,臀围 97 cm,腰/臀比 0.928。握力体重指数 65。右膝关节活动度:伸展:主动 0°、被动 0°,屈曲:主动 0~130°、被动 0~130°,余四肢主动、被动关节活动度未见明显异常。体质指数(Body Mass Index,BMI):31.25(kg/㎡)。

4. 实验室及影像学检查

血常规:白细胞 5.60×10^9/L,红细胞 5.0×10^{12}/L,血红蛋白 132 g/L。空腹血糖 6.0 mmol/L,随机血糖 10.0 mmol/L。脂代谢:总胆固醇 8.0 mmol/L;甘油三酯 6.2 mmol/L;高密度脂蛋白 1.13 mmol/L;低密度脂蛋白 3.15 mmol/L。甲状腺功能:游离 T_3 3.6 pmol/L;游离 T_4 15.2 pmol/L;T_3 1.17 nmol/L;T_4 75 nmol/L;促甲状腺素 2.054 mIU/L。心电图未见明显异常。超声心动图未见明显异常。腹部彩超未见明显异常。肾上腺 CT:未见明显异常。膝关节 X 线:右膝关节退行性改变,左膝未见明显异常,如图 103-1 所示。

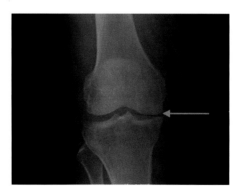

图 103-1　右膝关节正位 X 线片示膝关节退行性改变

注:图中箭头所指为病变处。

二、诊治经过

初步诊断：单纯性肥胖，糖耐量异常，高脂血症，右膝退行性变。

诊治经过：入院后予以低热量、低脂、低糖饮食，每天摄入 800～1 500 kcal 热量。跑步运动 30～60 min/d，5 次/周，高剂量；帕维尔器械训练 6 组/天，30 次/组，5 次/周，最大耐受剂量；全身垂直律动训练，律动强度、时间与频率逐渐增加，时间 10～15 min/次，强度低-高，5～10 次/周；腹部按摩治疗，5 次/周，45～60 min/次；仰卧起坐、俯卧撑等一组腹部运动，1～2 次/天，2～3 组/次，15 次/组。辅助使用口服药物：瑞舒伐他汀每日 10 mg 改善血脂；二甲双胍每日 3 次，每次 250 mg 改善糖耐量异常；奥利司他每日 3 次，每次 120 mg 抑制肠道脂肪吸收。经过 12 天治疗后，患者自觉食欲降低，体重下降 2 kg，腰围下降 2 cm，活动后劳累症状稍有改善。复查空腹血糖：5.0 mmol/L，脂代谢：TCH：6.0 mmol/L；TG：5.2 mmol/L。安排出院，门诊监督继续训练，随访血糖、血脂、肝肾功能。

出院后注意事项：低脂、低糖、低热量饮食，每日少食多餐。坚持每日跑步、游泳等有氧运动，按照在院频率和强度每日进行腹部运动。

出院后用药：瑞舒伐他汀每日 10 mg 口服，二甲双胍每日 3 次，每次 250 mg 口服，奥利司他每日 3 次，每次 120 mg 口服。

三、病例分析

1. 病史特点

（1）患者，女性，28 岁，运动量少，食欲旺盛，体重逐渐增加，伴活动后劳累、气喘，偶有膝关节及腰部疼痛。

（2）查体：BMI、腰/臀、肩胛下皮褶厚度增加，经治疗后改善。

（3）实验室和影像学检查：主要为血脂、血糖升高，余未见明显异常。经过治疗后血糖控制到正常水平改善，血脂改善。

（4）经过康复治疗结合药物治疗后体重下降，症状有所改善。

2. 诊断与诊断依据

诊断：单纯性肥胖，糖耐量异常，高脂血症，右膝退行性变。

单纯性肥胖：①青年女性、慢性病程；②少运动，食量大，体重逐渐增加数年，伴活动后劳累、气喘；③母亲有肥胖史；④查体：肩胛下皮褶厚度 60 mm，腰围 90 cm，臀围 97 cm，腰/臀比 0.928。BMI 31.25（kg/m^2）；⑤辅助检查血糖、血脂偏高，余未见明显异常；⑥排除其他继发性肥胖。肥胖的诊断标准如表 103-1 所示。

糖耐量异常：空腹血糖 6.0 mmol/L，随机血糖 10.0 mmol/L。可行糖耐量实验明确诊断。

高脂血症：总胆固醇 8.0 mmol/L；甘油三酯 6.2 mmol/L；高密度脂蛋白 1.13 mmol/L；低密度脂蛋白 3.15 mmol/L。故诊断明确。

右膝退行性变：患者活动后偶有膝关节疼痛，查体未见明显阳性体征，膝关节 X 线：右膝关节退行性改变。故明确诊断。

3. 鉴别诊断

（1）库欣综合征：可表现为向心性肥胖、满月脸、多血质、紫纹等，可通过测血、尿皮质醇排除诊断。

（2）原发性甲状腺功能减退：可表现为嗜睡、疲劳、体重增加等。该患者甲状腺功能正常，故可排除诊断。

（3）下丘脑性肥胖：指下丘脑能量稳态调节系统结构或功能损伤引起的食欲亢进和短期内体重显著增加综合征。可表现为食欲亢进，体重迅速增加，可进一步行头颅 MRI 排除诊断。

（4）多囊卵巢综合征：可表现为月经不规则伴肥胖等，可进一步行附件 B 超明确诊断。

表 103－1 不同国家、地区肥胖诊断标准

分级	BMI(kg/m²)			腰围(cm)		
	欧美	亚太	中国	欧美	亚太	中国
正常	18.5～24.6	18.5～22.9	18.5～23.9			
超重	25～29.9	23～24.9	24～27.9			
肥胖	≥30	≥25	≥28	≥94(男)	≥90(男)	≥85(男)
				≥80(女)	≥80(女)	≥80(女)

4. 康复目标与计划

短期目标：

(1) 降低体重、肩胛下皮褶厚度，改善 BMI、腰臀比。

(2) 控制血糖、血脂。

(3) 改变饮食、生活习惯，多运动。

长期目标：

(1) 预防和改善并发症。

(2) 提高社会参与能力。

康复计划：

(1) 健康教育：说明肥胖的标准，以及其可引起的并发症。指出其治疗是一个长期的过程。

(2) 行为控制与饮食疗法：改变甜食、睡前饮食习惯，予以低热量、低糖、低脂饮食，并且持之以恒。

(3) 运动疗法：有氧运动结合抗阻运动，有氧运动主要包括跑步、游泳、登山、骑车、有氧体操。抗阻训练包括器械训练(见图 103-2)、腹部肌群训练、哑铃及沙袋训练等。每日锻炼，强度为自觉疲劳程度为有一点累或稍累。

(4) 物理因子治疗：水中步行等水疗，腹部按摩治疗，全身垂直律动训练等。

(5) 药物治疗瑞舒伐他汀，二甲双胍，奥利司他，及时调整药物用量，控制血脂、血糖、体重在正常范围内。

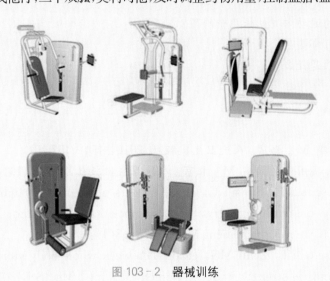

图 103-2 器械训练

四、处理方案与依据

1. 心理治疗

说明肥胖的严重性，以及其可能引起的并发症，指出长期减重需要充分的信心和毅力。

2. 饮食控制

改变甜食、睡前饮食习惯,减少脂肪、糖份、能量的摄入,改为低热量、低糖、低脂饮食,且持之以恒。

3. 康复治疗

抗阻训练如帕维尔器械训练、腹部运动等可以减去局部脂肪和锻炼单块肌肉力量。跑步、游泳等全身有氧运动可以增加机体代谢率,充分氧化体内糖分和消耗脂肪,调节精神状态。按摩和全身垂直律动训练等物理因子治疗可以减少局部脂肪的堆积。

4. 药物治疗

奥利司他抑制脂肪的吸收;二甲双胍降低对糖的吸收从而控制血糖;瑞舒伐他汀调节血脂。

五、要点与讨论

肥胖症作为代谢综合征的主要组分之一,与多种疾病如 2 型糖尿病、血脂异常、高血压、冠心病、卒中和某些癌症密切相关。我国成人超重率为 22.8%,肥胖率为 7.1%。

肥胖可能跟以下因素相关:①年龄因素:腰围跟年龄呈正相关。②脂肪代谢障碍因素:抗脂解的 α-肾上腺素受体增加。③内分泌异常因素:雄激素活性增加。④生活习惯性因素。

肥胖的诊断除了传统的 BMI、腰围外,还可以进行 CT 扫描,磁共振成像(MRI)以及双能 X 线吸收法(DEXA)下的体脂测定。肥胖可作为某些疾病的临床表现之一,称为继发性肥胖,约占肥胖症的 1%。原发性肥胖症需除外继发性肥胖症才能诊断。

肥胖症康复治疗尤其重要,包括饮食控制、运动疗法、行为治疗、药物及手术等方法,其中饮食控制和运动疗法是最常用的治疗方法。治疗前应该对患者进行评估,明确患者存在的主要问题,并且制定相应的治疗措施及康复目标。患者出院前再次进行评估,并嘱患者定期门诊随访。

六、思考题

1. 肥胖患者适宜的运动方案包括几个阶段?
2. 肥胖症的分类有哪些?
3. 肥胖的诊断标准是什么?

七、推荐阅读文献

1. 何成奇.康复医学[M].北京:人民卫生出版社,2010:454-457.

2. 南登崑,黄晓琳.实用康复医学[M].北京:人民卫生出版社,2009:1181-1183.

3. Milanese C, Piscitelli F, Simoni C, et al. Effects of whole-body vibration with or without localized radiofrequency on anthropometry, body composition, and motor performance in young nonobese women [J]. J Altern Complement Med, 2012,18(1):69-75.

4. Milanese C, Piscitelli F, Zenti MG, et al. Ten-week whole-body vibration training improves body composition and muscle strength in obese women [J]. Int J Med Sci, 2013,10(3):307-311.

5. Rubin CT, Capilla E, Luu YK, et al. Adipogenesis is inhibited by brief, daily exposure to high-frequency, extremely low-magnitude mechanical signals [J]. Proc Natl AcadSci, 2007,104(45):17879-17884.

6. 苑芳,路秋娣,孙天水.局部肥胖症的康复评估及治疗[J].现代康复,2001,5(10):102.

(郑洁皎　朱　婷)

骨质疏松症

一、病例资料

1. 现病史

患者,女,73岁,退休干部,因"反复腰背痛半年,加重三天"入院。半年前无明显诱因出现腰背痛,酸胀不适,活动加重,平卧可缓解,曾到康复科住院,查骨密度示:骨质疏松(T值−3.24)。经口服药物及物理治疗后好转出院。3天前无明显诱因感腰痛加重。病情加重以来患者紧张、焦虑,不敢行走,卧床不起,日常生活不能自理。为求康复治疗,收入院。

2. 既往史

否认腰部外伤史,否认长期使用糖皮质激素等药物史,否认高血压、糖尿病病史,否认骨质疏松家族史,否认吸烟、酗酒、长期饮用咖啡因饮料史。

3. 体格检查(含康复评定)

T 36.5℃, P 82 次/min, R 14 次/min, BP 130 mmHg/80 mmHg。神清,精神差,痛苦面容,推入病房,四肢无畸形,活动自如。圆背畸形。腰背部广泛肌肉紧张,T_{12}—L_5 棘突旁、棘间压痛、叩痛,腰部活动受限,以前屈后伸为甚,前屈 0~30°,后伸 0~10°,左、右侧屈 0~30°。直腿抬高试验(−)。腰背部肌力测试患者不配合,双下肢股四头肌、小腿三头肌肌力 4 级、肌耐力减弱,四肢、躯干感觉正常,膝、跟腱反射对称引出,病理征(−)。平衡功能:Berg 平衡量表患者不配合。视觉模拟(visual analogue scale, VAS)评分 8 分。Barthel 指数 50 分。

4. 实验室和影像学检查

血常规:WBC 6.5×10^9/L, GR 65%, RBC 4.0×10^{12}/L, Hb 135 g/L, PLt 250×10^9/L。生化＋电解质:血钾 4.2 mmol/L,血钠 133 mmol/L,血钙 2.7 mmol/L。骨代谢:Ⅰ型胶原羧端肽396 pg/ml,骨钙素21.3 ng/ml,Ⅰ型胶原羧氨基端肽 38.5 ng/ml,25 羟基维生素 D22 ng/ml。骨密度:T 值−3.24。激素代谢:血清黄体生成素 14.23 IU/L、促卵泡成熟素 6.96 IU/L、雌二醇 104 pmol/L、催乳素 610 mIU/L、睾酮 2.58 nmol/L、B−HCG0.98 IU/L。骨密度示:骨质疏松(T 值−3.24)。

二、诊疗经过

1. 初步诊断

老年骨质疏松症,腰部功能障碍,日常生活活动障碍。

2. 诊治经过

患者入院后予以芬必得 0.3 g,每日 2 次止痛;钙尔奇 D 0.6 g,每日 1 次、阿法迪三 0.5 μg,每日 1

次,治疗骨质疏松症。予以物理治疗:低频,腰部上下并置,耐受量,每日1次;中频,腰部上下并置,耐受量,每日1次;短波,腰部对置,低热量,每日1次。运动疗法:腰背肌,腹肌,股四头肌,小腿三头肌肌力训练,每日1次。康复宣教:卧硬板床,学会过伸仰卧位,学会每日2次背肌等长收缩(俯卧位),坚持正确的起、坐、卧、转身的方法和姿势,采取防止跌倒的各种措施。合理饮食。经过10天治疗后患者腰背部疼痛明显改善,VAS评分2分。Barthel指数90分。

三、病例分析

1. 病史特点

(1) 患者,老年女性,反复腰背痛。

(2) 骨密度检查显示严重骨质疏松,曾到康复科进行过骨质疏松症的治疗。

(3) 圆背畸形。腰背部广泛肌肉紧张,T_{12}—L_5 棘突旁、棘间压痛、叩痛,腰部活动受限,以前屈后伸为甚,前屈 $0\sim30°$,后伸 $0\sim10°$,左、右侧屈 $0\sim30°$。

(4) 骨密度示:骨质疏松(T值 -3.24)。

2. 诊断与诊断依据

诊断:老年骨质疏松症,腰部功能障碍,日常生活活动障碍。

诊断依据:

(1) 老年骨质疏松症:老年女性患者,腰背部疼痛,无外伤史,既往曾以"骨质疏松症"入院治疗。目前患者腰部疼痛。查圆背畸形,腰背部广泛肌肉紧张,T_{12}—L_5 棘突旁、棘间压痛、叩痛,腰部活动受限,以前屈后伸为甚,前屈 $0\sim30°$,后伸 $0\sim10°$,左、右侧屈 $0\sim30°$。直腿抬高试验(-)。辅助检查:骨密度T值 -3.24。可以明确诊断。

(2) 腰部功能障碍:老年女性患者。腰背部疼痛,弯腰、翻身、起坐等体位变化时加重。腰部活动受限,以前屈后伸为甚,前屈 $0\sim30°$,后伸 $0\sim10°$,左、右侧屈 $0\sim30°$。腰背部肌力测试患者不配合,双下肢股四头肌、小腿三头肌肌力4级、肌耐力减弱,四肢、躯干感觉正常,膝、跟腱反射对称引出,病理征(-)。平衡功能:Berg平衡量表患者不配合。VAS评分8分。诊断明确。

(3) 日常生活活动障碍:Barthel指数50分,诊断明确。

3. 鉴别诊断

(1) 急性腰扭伤:常见于中青年患者,有明显外伤史,可见与本例患者相似的腰部疼痛,活动受限,但本例患者有骨质疏松病史,骨密度T值 -3.24,可与之相鉴别。

(2) 腰肌劳损:常见腰背疼痛,活动时加剧,腰部明显压痛点,一般有劳损史,无典型急性损伤史。患者骨密度T值 -3.24,可与之相鉴别。

(3) 骨质疏松性骨折:患者虽有骨质疏松症病史,有明显腰背痛,活动受限,但骨折可在X线片上直观显示骨折的部位和类型,可相鉴别。

4. 康复目标与计划

康复目标:

(1) 近期目标:消炎止痛,改善血液循环,改善骨密度,预防骨折发生,增强肌力、防止肌肉萎缩,改善腰部功能,改善ADL能力。

(2) 远期目标:提高ADL能力,改善心理功能,恢复患者胸、腰椎生理活动,逐步回归家庭和社会。

康复计划:

发病后1~10天:腰部中频、短波等物理因子治疗;腰背肌、腹肌、股四头肌,小腿三头肌肌力训练。发病后10~30天:出院后自主腰背部肌群肌力训练,学会正确的起、坐、卧和转身的方法与姿势。发病一月后:进行平衡功能训练,改善步行能力,提高日常生活活动能力。

四、处理方案与依据

1. 药物治疗

口服消炎止痛药,补充钙和维生素 D 等抗骨质疏松等药物治疗。芬必得 0.3 g,每日 2 次止痛,钙尔奇 D 0.6 g,每日 1 次,阿法迪三 0.5 μg,每日 1 次,治疗骨质疏松症。

2. 康复治疗

目标是缓解骨痛,控制病情发展,提高骨质量,防止废用综合征,预防继发性骨折,降低骨折发生率,康复治疗应坚持早诊断、早治疗的原则,药物治疗、物理治疗、饮食与营养综合治疗的原则。

骨质疏松症的物理治疗包括运动疗法和物理因子治疗:运动疗法可以强化肌肉,增强肌力,以促进骨质代谢,包括四肢、躯干的抗阻训练、跳跃、跳绳等,对增加骨密度有肯定的作用;可以进行纠正畸形训练、背伸肌肌力训练、腹肌和四肢的牵伸练习对纠正脊柱后突有一定的作用;采用平衡训练增强下肢肌力、加强脊柱灵活性、增强本体感觉和协调性练习可以预防跌倒,预防骨折的发生。物理因子疗法可以采用全身低频脉冲弱磁场治疗,可缓解疼痛,增加骨密度。

五、要点与讨论

骨质疏松症是 Pommer 在 1885 年首次提出。人们对骨质疏松症的认识是随着历史的发展和技术的进步逐渐深化。早年一般认为全身骨量减少即为骨质疏松症,美国则认为老年脆性骨折为骨质疏松症。2003 年美国国立卫生院(NIH)专家会议强调骨质疏松是骨强度减少、骨折危险增加为特点的骨骼疾病。主要表现为老年人全身不明原因的疼痛、脊柱弯曲、驼背、四肢长骨及肌肉无规律的酸痛、钙沉积、骨质退行性病变、肌肉萎缩、骨折以及骨折后引起的各种并发症。对骨质疏松症的康复治疗作用在于改善肌肉痉挛状态,发挥肌肉质量对骨质代谢所起的调节促进作用;纠正患者常见的驼背;通过康复治疗防止或减少由于肌力不足而导致的跌倒;对已经发生的骨折进行及时的康复治疗;改善症状,增强全身功能,提高生活质量等。药物治疗的同时应用物理因子配合运动疗法,干预破骨过程,缓解肌肉痉挛的症状。

骨质疏松的严重后果是发生骨质疏松性骨折(脆性骨折),即在受到轻微创伤或日常活动中即可发生的骨折。骨质疏松性骨折的常见部位是脊椎、髋部和前臂远端。骨质疏松性骨折的危害很大,导致病残率和病死率的增加。如发生髋部骨折后 1 年之内,死于各种合并症者达 20%,而存活者中约 50% 致残,生活不能自理,生命质量明显下降。而且,骨质疏松症及骨质疏松性骨折的治疗和护理,需要投入巨大的人力和物力,费用高昂,造成沉重的家庭、社会和经济负担。因此,骨质疏松的康复治疗特别强调预防。

六、思考题

1. 骨质疏松症的概念及诊断要点是什么?
2. 骨质疏松症的康复治疗目标怎样制订?
3. 骨质疏松症常用康复治疗方法有哪些?

七、推荐阅读与文献

1. 原发性骨质疏松症诊治指南[J]. 中华骨质疏松和骨矿盐疾病杂志,2011,01: 2-17.

2. 谢雁鸣,宇文亚,董福慧等. 原发性骨质疏松症中医临床实践指南(摘录)[J]. 中华中医药杂志,2012,07: 1886-1890.

3. 黄晓琳,燕铁斌. 康复医学[M]. 5 版. 北京:人民卫生出版社,2013.

(郑洁皎　安丙辰)

案例 105

烧 伤

一、病例资料

1. 现病史

患者,男性,29 岁。因"电击烧伤致双上肢及躯干活动障碍 3 月余"就诊。患者 3 月前因鱼竿碰及高压电线,引燃火焰,被火焰灼伤面颈,躯干及四肢。在他人帮助下脱离火场,未作其他处理,至医院急诊,予以补液、输血浆抗休克、保留导尿,胸部、左上肢焦痂切开,创面清创后予 1‰磺胺嘧啶银(SD - Ag)外敷包扎,收住入院。2 日后患者头面颈部肿胀明显出现呼吸困难,予以行气管切开术,积极预防肺部感染以及加强呼吸道管理。病情平稳后多次行烧伤部位切削痂+自体皮取植术。期间患者多次出现感染后急性呼吸窘迫综合征以及全身炎症反应综合征、高热、肝功能明显异常、严重低蛋白血症、严重贫血、耐药菌、真菌感染等各种并发症,予以及时抢救、有效对症治疗后患者病情逐渐平稳。遗留双上肢及躯干活动障碍,为进一步恢复功能来康复科就诊。

患者近期一般情况正常,食欲正常,大小便正常,夜间睡眠良好,体重无明显变化。

2. 既往史

否认高血压、糖尿病病史,否认其他慢性病史。否认药物过敏史。

3. 体格检查(含康复评定)

T 36.9℃,P 73 次/分,R 20 次/min,BP 130 mmHg/79 mmHg。神志清楚,步入病房,查体配合。营养中等,发育正常。浅表淋巴结未触及。颈软,甲状腺未触及肿大,胸廓对称无畸形,胸骨无压痛。呼吸平稳,双肺呼吸音清,心脏听诊无异常,腹软,未及包块,肝脾未及,脊柱发育正常,神经系统(一)。专科情况:疤痕位于全身,面积约 43％体表总面积(total body surface area, TBSA),增生型瘢痕,处于增生期,部分鲜红色,质韧。头面部及颈部皮肤变薄、色红。口唇向右下歪斜。右侧颈部可见大小约为 10 cm×10 cm 水泡,表面有一处破溃。躯干以及四肢皮肤质韧,弹性差,痛觉减退。颈部、双肩关节、双肘关节、双侧掌指关节及指间关节活动范围均受限。双上肢肌力 3$^+$ 级。双下肢关节活动度基本正常,肌力 5$^-$ 级。日常生活活动能力(active of daily living, ADL)评定:改良 Barthel 指数:大便 10+小便 10+用厕 5+修饰 0+洗澡 0+进食 5+转移 10+穿衣 0+行走 10+上下楼梯 5=55 分。

4. 实验室和影像学检查

血常规、肝肾功能未见异常。创面培养以及血培养未见细菌生长。

二、诊治经过

初步诊断：瘢痕（全身多处烧伤，约 43% TBSA，增生型瘢痕，处于增生期），双上肢及躯干运动、感觉障碍，日常生活活动能力障碍。

诊治经过：患者右侧颈部水泡且表面有一处破溃，每日给予紫外线、激光照射、换药治疗，促进渗出吸收、创面愈合。予压力帽、压力衣、压力手套治疗预防疤痕增生，同时给予超声、音频电等物理因子治疗，软化疤痕、松解粘连。予运动疗法保持关节活动度，防止关节挛缩，保持肌肉力量和功能。运动包括未烧伤的部位，在治疗师指导下每日进行 1 次。作业治疗提高患者日常生活能力。同时给予定制双腕指支具以维持已获得的关节功能。经 3 月康复治疗，患者大部分瘢痕逐渐进入成熟期，运动感觉功能改善，日常生活活动自理（改良 Barthel 指数 100 分）。社区家庭康复治疗，每月复诊行康复评估，指导康复治疗，制订职业恢复计划，重返社会。

患者就诊时图片如图 105 - 1 所示，康复治疗 3 月后图片如图 105 - 2 所示。

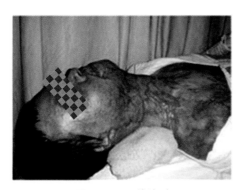

图 105 - 1　就诊时

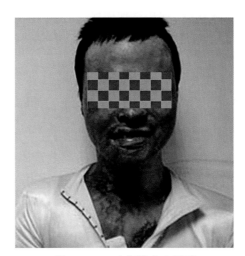

图 105 - 2　康复治疗 3 月后

三、病例分析

1. 病史特点

（1）患者，男性，29 岁，双上肢及躯干活动障碍 3 月余。

（2）3 月前烧伤，多次行烧伤部位切削痂＋自体皮取植术。

（3）无高血压、糖尿病及其他慢性病史。无药物过敏史。

（4）查体：疤痕位于全身，面积约 43% TBSA。头面部及颈部皮肤变薄、色红。口唇向右下歪斜。右侧颈部可见大小约为 10 cm×10 cm 水泡，表面有一处破溃。躯干以及四肢皮肤质韧，弹性差，痛觉减退。颈部、双肩关节、双肘关节、双侧掌指关节及指间关节活动范围均受限。双上肢肌力 3⁺级。双下肢关节活动度基本正常，肌力 5⁻级。改良 Barthel 指数：55 分。

（5）辅检：血常规、肝肾功能未见异常。创面培养以及血培养未见细菌生长。

2. 诊断及诊断依据

诊断：瘢痕（全身多处烧伤，约 43% TBSA，增生型瘢痕，处于增生期），双上肢及躯干运动、感觉障碍，日常生活活动能力障碍。

诊断依据：

（1）患者双上肢及躯干活动障碍 3 月余。

（2）烧伤，多次行烧伤部位切削痂＋自体皮取植术。

（3）查体：疤痕位于全身，面积约 43％ TBSA。右侧颈部可见大小约为 10 cm×10 cm 水泡，表面有一处破溃。躯干以及四肢皮肤质韧，弹性差，痛觉减退。颈部、双肩关节、双肘关节、双侧掌指关节及指间关节活动范围均受限。双上肢肌力 3⁺ 级。双下肢关节活动度基本正常，肌力 5⁻ 级。ADL 部分受限。

（4）辅检：血常规、肝肾功能未见异常。创面培养以及血培养未见细菌生长。

3. 鉴别诊断

患者烧伤后瘢痕病史明确，运动感觉功能障碍、日常生活活动障碍通过康复评定也可明确诊断。但大面积烧伤，尤其双上肢需注意是否合并周围神经损伤。肌电图可以帮助鉴别有无周围神经损伤。

4. 康复目标和计划

（1）康复目标：促进瘢痕成熟，增强肌力、改善关节活动度、提高日常生活自理能力，重返社会。

（2）康复计划：应用各种物理因子及药物抑制疤痕增生，促进瘢痕成熟；低频电刺激、肌力训练、冰刷刺激等增强肌力，促进感觉恢复；作业疗法促进 ADL 恢复与职业恢复，重返社会。

四、处理方案与依据

1. 促进瘢痕成熟治疗

红外线、激光、超声、音频电、磁疗等物理因子治疗与硅凝胶瘢痕表面贴敷抑制瘢痕增生，促进瘢痕成熟。每日康复治疗完成后即予压力帽、压力衣、压力手套治疗。

2. 促进颈部水泡吸收、破溃创面愈合

每日给予紫外线、超短波、红外线、激光照射、换药等治疗促进渗出吸收、创面愈合。

3. 综合康复治疗

针对患者存在的运动、感觉、关节活动度、肌力、耐力、日常生活活动等障碍给予针对性的康复治疗。主动、助动、抗阻肌力训练增强肌力与耐力。关节松动、持续关节被动活动、关节主动活动改善关节活动度。冰刺激、毛刷刺激促进感觉恢复。钉板、磨砂板等作业疗法促进手功能恢复。日常生活活动训练促进 ADL 恢复。后期针对其职业性质设计作业治疗方案，帮助患者重返工作岗位，重返社会。

4. 预防挛缩、畸形

给予腕、指支具纠正腕指屈曲，防止挛缩。

五、要点与讨论

该患者诊断明确，就诊目的也非常明确。所以康复治疗围绕改善运动感觉功能、提高日常生活自理能力进行。患者烧伤面积占全身 43％ TBSA（Ⅱ～Ⅲ度），从烧伤面积和烧伤深度上都属于重度烧伤。就诊时颈部皮肤存在水泡，故除了瘢痕治疗外，还要密切观察水泡变化，应警惕创面感染等并发症的发生。同时不仅要促进创面愈合，还要注意愈合质量，避免上皮反复破溃形成溃疡。患者全身多处瘢痕色泽鲜红色，处于增生期，应用物理、药物等手段促进其往成熟期发展为治疗核心。由于患者烧伤治疗期间的能量消耗，长期卧床导致的肌肉萎缩，体力下降，也给康复治疗带来了一些困难。针对患者实际情况，治疗师逐步增加运动治疗量，缓慢加强力量与耐力的训练。随着患者体能的恢复，逐步将日常生活活动训练与作业训练以及职业康复训练融入日常治疗中，最终患者日常生活自理，重返工作岗位，回归

社会。

该患者自受伤之日起就承受着巨大的心理压力,虽然患者无明显的性格改变,但治疗师发现患者时常有懊悔、焦虑、担忧、烦躁等各种表现。担心家庭、朋友、同事如何对待自己,自己在体能上或才能上是否仍有竞争力。不愿返回原工作岗位,不愿参与社会活动,甚至不愿上街购物,主要原因仍在于容貌和自尊。故在康复治疗时给予适当的心理疏导也是非常重要的。通过 3 个月的康复治疗,随着病情的好转,患者对康复充满信心。若通过心理疏导无法改善患者心理问题,则建议患者求助于心理医师。这与康复治疗同样重要。在疏导患者的情绪反应时,也应做好家属的工作,使家属了解病情,克服其震惊与焦虑。解释治疗措施的必要性和正确性,帮助患者渡过困难时期。

六、思考题

1. 烧伤面积、严重程度与烧伤创面愈合情况如何评定?
2. 烧伤瘢痕如何评定与治疗?
3. 烧伤康复治疗注意事项?

七、推荐阅读文献

1. [美]Henk J. Stam(chief editor),H. Muzaffer Buyruk,Gerold Stucki,Irene Burggraaf(managing editor),主编. 励建安,毕胜,主译. 急性医疗康复[M]. 北京:人民军医出版社,2013:131-148.
2. 中华医学会烧伤外科学分会,中国医师协会烧伤科医师分会. 烧伤康复治疗指南(2013 版)[J]. 中华烧伤杂志,2013,12(29):497-504.
3. 李曾慧平. 智能压力衣制衣指南. 中国香港:香港理工大学康复治疗科学系,2008:8-125.
4. 李荟元. 瘢痕的药物治疗进展[J]. 中国临床康复,2002,6(8):1090-1092.
5. Alster TS,West TB. Treatment of scar:a review [J]. Ann plast Surg,1997,39:418-432.
6. Van Den Kerckhove E,Stappaerts K,Bockx W,et al. Silicones in the rehabilitation of burns:a review and overview [J]. Burns,2001,27(3):205-214.

(谢 青 纵 亚)

案例 106

先天性多关节挛缩

一、病例资料

1. 现病史

患儿,男性,2月。因"发现四肢屈曲畸形2月"来院就诊。患儿出生后家长即发现其四肢屈曲畸形。于外院儿童骨科就诊,诊断"多关节挛缩",未予特殊治疗。患儿无外伤,无发热,无呼吸困难,无抽搐,无黄疸。患儿发病以来一般情况好,饮食可,睡眠可,二便正常,无明显体重减轻史。

2. 既往史

G1P1,足月剖腹产,出生时无窒息抢救史,出生体重约2 700 g,Apgar评分10分。母孕期产检发现羊水偏少,胎位臀位,余无特殊。生后母乳喂养,按时添加辅食,生长发育与正常同龄儿相似。无传染病史,按时预防接种,无药物、食物过敏史,无手术外伤史。家族中无遗传性疾病史。

3. 体格检查(含康复评定)

发育正常,营养中等,神志清楚,面容安静,表情自如,颈软。全身浅表淋巴结未及肿大。双肺呼吸音清,未闻及异常呼吸音或干湿啰音。心率112次/min,律齐,未闻及杂音。腹软,无压痛。脊柱正常无弯曲。神经系统正常反射存在,感觉正常,双侧巴氏征阴性。右侧面部、右眼较左侧小,头向右侧倾斜。鼻尖部可见一红色斑块,不高出皮肤,压之褪色,大小约1 cm×1 cm。右侧胸锁乳突肌中下段可及一梭形肿块,质地硬,边界清楚,大小2.5 cm×1 cm,无压痛。颈部向左侧侧屈受限,向右侧肩部旋转受限。双腕、双膝屈曲挛缩畸形,双足马蹄内翻内收(见图106-1),双腕、双肘、双膝、双踝关节处皮纹消失,双肘关节屈曲受限(见图106-2),双髋关节屈曲,不能主动伸直,Allis征(一),双髋外展试验(+),双下肢等长。足趾活动可。

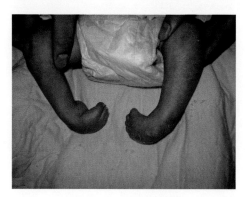

图 106-1 双下肢外观

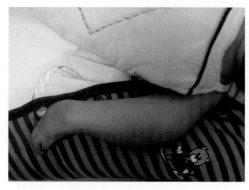

图 106-2 左上肢外观

4. 实验室和影像学检查

胸锁乳突肌超声检查：右侧胸锁乳突肌中下部肿块。

髋关节超声检查：左髋Ⅳ型，右髋Ⅳ型。

染色体检查：染色体核型未发现异常。

二、诊治经过

初步诊断：先天性多关节挛缩，双侧先天性马蹄内翻足，双侧髋关节发育不良，运动障碍；右侧先天性肌性斜颈；血管瘤。

诊治经过：屈曲挛缩的关节予以手法按摩、关节牵伸、被动关节活动训练、夜间矫形支具治疗。双侧先天性马蹄内翻足予以 Ponseti 方法治疗。对于双侧髋关节发育不良，先予以双下肢 Ponseti 方法长腿石膏固定后外展位放置，待 Ponseti 治疗结束后再行支具治疗。右侧先天性肌性斜颈予以手法牵伸治疗。血管瘤予以随访观察。17月后，患儿双足畸形纠正，右侧胸锁乳突肌肿块消失，颈部、双腕、双肘、双髋、双膝关节活动度明显改善，髋关节发育正常，血管瘤自行消退。

三、病例分析

1. 病史特点

(1) 男性，2月，发现四肢屈曲畸形2月。

(2) 出生史、孕产史、既往史无殊。

(3) 体检阳性发现：右侧面部、右眼较左侧小，头向右侧倾斜。鼻尖部可见一红色斑块，压之褪色，大小约 1 cm×1 cm。右侧胸锁乳突肌中下段可及一梭形肿块，质地硬，大小 2.5 cm×1 cm，无压痛。颈部向左侧侧屈受限，向右侧肩部旋转受限。双腕、双膝屈曲挛缩畸形，双足马蹄内翻内收，双腕、双肘、双膝、双踝关节处皮纹消失，双肘关节屈曲受限，双髋关节不能主动伸直，双髋外展试验(＋)。

(4) 辅助检查：胸锁乳突肌超声检查：右侧胸锁乳突肌中下部肿块。髋关节超声检查：左髋Ⅳ型，右髋Ⅳ型。染色体检查：染色体核型未发现异常。

2. 诊断及诊断依据

(1) 诊断：先天性多关节挛缩，双侧先天性马蹄内翻足，双侧髋关节发育不良，运动障碍；右侧先天性肌性斜颈；血管瘤。

(2) 诊断依据：

先天性多关节挛缩，双侧先天性马蹄内翻足，双侧髋关节发育不良，运动障碍：①婴儿；②发现四肢屈曲畸形2月；③体检见双腕、双膝屈曲挛缩畸形，双足马蹄内翻内收，双腕、双肘、双膝、双踝关节处皮纹消失，双肘关节屈曲受限，双髋关节屈曲，不能主动伸直。④髋关节超声检查：左髋Ⅳ型，右髋Ⅳ型。

右侧先天性肌性斜颈：①婴儿；②体检见右侧面部、右眼较左侧小，头向右侧倾斜，右侧胸锁乳突肌中下段可及一梭形肿块，质地硬，边界清楚，大小 2.5 cm×1 cm。颈部向左侧侧屈受限，向右侧肩部旋转受限；③胸锁乳突肌超声检查：右侧胸锁乳突肌中下部肿块。

血管瘤：①婴儿；②体检见鼻尖部可见一红色斑块，不高出皮肤，压之褪色，大小约 1 cm×1 cm。

3. 鉴别诊断

(1) 挛缩性蜘蛛指：为常染色体显性遗传病，临床表现为肢体修长、关节挛缩和弯曲，且耳廓皱褶。本例患儿无耳廓皱褶，故可鉴别。

(2) 翼蹼综合征：是一组变化多端的畸形，包括腘窝部蹼状翼伴膝关节挛缩，肘前翼蹼可合并多发翼蹼，致死性多发翼蹼，致死性腘窝翼蹼和翼蹼并发恶性高热症等七类。本例患儿无翼蹼，故可鉴别。

（3）Freeman-Sheldon 综合征：为一家族性疾患，特征是面部有撅嘴表情和多关节挛缩。本例患儿无撅嘴表情，故可鉴别。

（4）弯曲变形发育异常：为一综合征，包括身材矮小、多发关节挛缩、畸形足、拇指位置上移和进行性脊柱后突侧弯。本例患儿无拇指位置上移、脊柱后突侧弯，故可鉴别。

4. 康复目标和计划

（1）矫正头颈部、四肢畸形。

（2）改善颈部、四肢关节活动度。

（3）促进髋关节正常发育。

四、处理方案与依据

1. 先天性多关节挛缩治疗

根据病史、体检结果，该患儿存在双腕、双膝关节屈曲挛缩，故予以手法按摩、关节牵伸、被动关节活动训练、夜间矫形支具治疗，以改善屈曲挛缩关节的关节活动度。

2. 先天性马蹄内翻足治疗

根据病史、体检结果，该患儿存在双侧先天性马蹄内翻足，故予以 Ponseti 方法治疗，以矫正双足畸形。

3. 髋关节发育不良治疗

先天性多关节挛缩患儿常存在髋关节问题，因而需对此类患儿早期行髋关节 B 超检查，以便早期发现髋关节脱位，早期治疗，避免手术。根据髋关节超声检查结果，该患儿双髋均为Ⅳ型，故予以屈髋外展支架治疗 4～6 个月，每 2 个月随访。

4. 先天性肌性斜颈治疗

根据体检、胸锁乳突肌超声检查结果，该患儿存在头颈部畸形、颈部功能障碍，故予以手法牵伸治疗，以纠正患儿头颈部畸形、改善颈部活动功能。

5. 血管瘤治疗

血管瘤是常见的良性肿瘤，新生儿的发病率为 2%～3%，90% 的血管瘤可自行消退。该患儿鼻尖部血管瘤体积较小，故予以定期随访观察。

五、要点与讨论

先天性多关节挛缩症是一组多种原因导致的疾病，是指婴儿出生时即有 2 个或更多的关节先天性挛缩。多关节挛缩在婴儿中的发病率为 1/3 000，其病因不明，可能是多种因素引起的。此病常对称性累及双侧上肢或下肢关节，可累及腕、肘、肩和整个下肢关节，表现为多个关节屈曲挛缩畸形，屈侧皮肤短缩，正常皮肤纹理消失且紧缩发亮，肌肉发育不良。在挛缩的关节附近，有时骨与皮肤相连太紧时，因局部皮下组织与脂肪组织发育不好而造成皮肤凹陷。

多关节挛缩有肌发育不良和远端多关节挛缩。肌发育不良为多关节挛缩的一种常见类型，约占 1/3。其常见的临床表现有畸形足，膝屈曲或过伸，髋关节脱位，肩关节内旋和外展，前臂旋前，腕关节和手指屈曲等，躯干多不受累，肌肉发育不良或部分消失，关节纤维化和僵硬，关节部位的皮肤有正常皱纹或凹陷消失，智力正常，感觉无异常，多不影响日后行走的功能。远端多关节挛缩主要累及手、足，手指屈曲，向内侧偏移，手指重叠，握拳位，畸形足，垂直距骨。远端多关节挛缩又可分为 6 个亚型，包括手指重叠、尺偏；身材矮小、唇裂；肌肉僵硬、上睑下垂；唇、腭裂；脊柱侧弯；牙关紧闭。

先天性多关节挛缩治疗困难,原则是越早越好,治疗的目的是增加关节活动和稳定关节。出生时关节挛缩最严重,在婴幼儿阶段早期进行手法治疗,大多数患儿治疗效果满意。康复治疗应在患儿出生后不久开始,并正确指导家长进行家庭康复训练,包括手法按摩、关节牵伸和被动活动等,并在此过程中增进患儿与父母之间的情感交流,治疗手法要轻柔,避免造成损伤。患儿生后最初的 4 个月中的治疗是至关重要的,手法治疗能改善关节活动度、保持和加强肌肉生长、减少手术几率和程度。夜间用支具可减少畸形复发。

多关节挛缩患儿常存在髋关节问题、足畸形。根据报道其中髋关节问题的发病率为 56%～80%,髋关节的问题包括挛缩、半脱位、脱位。多关节挛缩中的髋关节脱位发生在胎儿发育早期,被认为是畸胎型髋脱位。畸胎型髋脱位比单纯髋脱位难治得多,可先行闭合复位,若失败则行切开复位。多关节挛缩伴发的畸形足中马蹄内翻足最常见,并有复发趋势,因此治疗特别困难。远端多关节挛缩的马蹄内翻足治疗,可使用 Ponseti 方法,对于肌发育不良使用 Ponseti 方法很难成功,可行周围松解术。保守治疗或手术治疗后应长期进行支具治疗,以免复发。

六、思考题

1. 多关节挛缩的定义是什么?
2. 多关节挛缩的康复治疗方法是什么?
3. 多关节挛缩的常见合并症有哪些?

七、推荐阅读文献

1. 严世贵,潘志军主编.临床小儿骨科学[M].北京:中国医药科技出版社,2010:718-719.
2. 赵定麟.现代骨科手术学(第三分册)[M].上海:上海世界图书出版公司,2012:2623-2624.
3. 陈安民,李锋主编;夏穗生,黄光英名誉总主编;陈安民,徐永健总主编.骨科疾病诊疗指南[M].3 版,北京:科学出版社,2013:510-511.

(杜 青 周 璇)

案例 107

先天性肌性斜颈

一、病例资料

1. 现病史

患儿，女性，35天。因"发现左颈部肿块2周"来院就诊。2周前，患儿母亲发现其左颈部有一肿块。患儿无发热，无抽搐，无黄疸。于外院儿童骨科就诊，查颈部超声示左胸锁乳突肌肿块，未予特殊治疗。患儿发病以来一般情况好，喂养可，睡眠可，二便正常，无明显体重减轻史。

2. 既往史

患儿G1P1，孕37周顺产，出生时无窒息抢救史，出生体重约3250 g，Apgar评分10分。生后母乳喂养，按时添加辅食，生长发育与正常同龄儿相似。母孕期无先兆流产及服用药物史。无传染病史，按时预防接种，无药物和食物过敏史，无手术外伤史。家族中无斜颈疾病史，无遗传性疾病史。

3. 体格检查（含康复评定）

发育正常，营养中等，神志清楚，面容安静，表情自如，颈软。全身浅表淋巴结未及肿大。双肺呼吸音清，未闻及异常呼吸音及干湿啰音。心率116次/min，律齐，未闻及杂音。腹软，无压痛。脊柱及四肢正常，关节无红肿，肌肉无萎缩。神经系统正常反射存在，感觉正常，双侧巴氏征阴性。双侧肌力、肌张力正常。左侧面部较右侧小，左眼位置较右眼低，头向左侧倾斜，下颌转向右侧。左侧胸锁乳突肌中下段可及一梭形肿块，质地硬，边界清楚，大小2 cm×3 cm，无压痛。颈部向右侧侧屈受限，向左侧肩部旋转受限。

4. 实验室和影像学检查

胸锁乳突肌超声检查：左侧胸锁乳突肌中下段可见梭形、非均质性低回声包块长约28 mm，厚约10 mm，宽约18 mm，包块内肌肉纹理模糊、紊乱，内部回声欠均匀。CDFI：肿块周边、内部未见明显血流信号，如图107-1（A）、（B）所示。

髋关节超声检查：左侧：骨性髋臼形态有缺陷，骨性髋臼外侧缘扁平，软骨性髋臼覆盖股骨头，股骨头内未见明显强回声点，髋关节α角54°，β角55°，左髋Ⅱb型。右侧：骨性髋臼形态有缺陷，骨性髋臼外侧缘扁平，软骨性髋臼覆盖股骨头，股骨头内未见明显强回声点，髋关节α角50°，β角64°，右髋Ⅱb型。

二、诊治经过

初步诊断：左侧先天性肌性斜颈，颈部运动障碍，双侧髋关节发育不良。

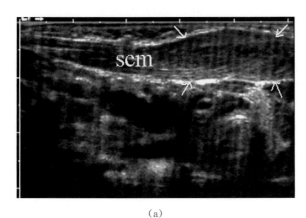
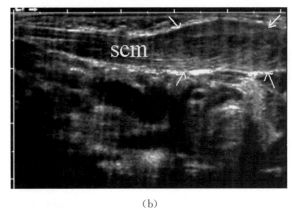

(a)　　　　　　　　　　　　　　　　(b)

图 107 - 1　胸锁乳突肌超声图像

注：scm 为胸锁乳突肌，箭头所示为胸锁乳突肌肿块。

诊治经过：予以综合康复治疗，包括手法牵伸、磁贴治疗和家庭体位矫治。手法牵伸治疗方法为，进行患侧胸锁乳突肌的手法推拿 8~10 min；然后在冠状面和矢状面分别进行患侧胸锁乳突肌被动牵伸治疗，每次各持续 10 s，重复 10 次；再对患侧胸锁乳突肌进行推揉法局部放松 3~5 min。选用磁贴 1 枚，贴于胸锁乳突肌的起止点之间，2~12 h 后取下。指导家长采用玩具、彩色图片等，吸引婴儿头部在矢状面向患侧转动，每天 3~5 次，每次 5 min。对患儿实施双髋关节屈曲外展位竖抱，仰卧位双下肢外展位睡姿，并使用宽尿布垫。治疗 11 月后，患者头无明显歪斜，左侧胸锁乳突肌肿块消失，颈部活动功能明显改善。

三、病例分析

1. 病史特点

(1) 女性，35 天，无明显诱因下出现左颈部肿块。

(2) 无外伤史。

(3) 体检阳性发现：左侧面部较右侧小，左眼位置较右眼低，头向左侧倾斜，下颌转向右侧。左侧胸锁乳突肌中下段可及一梭形肿块，质地硬，边界清楚，大小 2 cm×3 cm，无压痛。颈部向右侧侧屈受限，向左侧肩部旋转受限。

(4) 辅助检查：胸锁乳突肌超声检查：左侧胸锁乳突肌中下段可见梭形、非均质性低回声包块，长约 28 mm，厚约 10 mm，宽约 18 mm，包块内肌肉纹理模糊、紊乱，内部回声欠均匀。髋关节超声检查：左髋Ⅱb 型，右髋Ⅱb 型。

2. 诊断及诊断依据

(1) 诊断：左侧先天性肌性斜颈，颈部运动障碍，双侧髋关节发育不良。

(2) 诊断依据：①婴儿；②发现左颈部肿块 2 周；③体检见头向左侧倾斜，下颌转向右侧。左侧胸锁乳突肌中下段可及一梭形肿块，质地硬，边界清楚，大小 2 cm×3 cm，无压痛。颈部向右侧侧屈受限，向左侧肩部旋转受限；④胸锁乳突肌超声检查：左侧胸锁乳突肌中下段可见梭形、非均质性低回声包块，长约 28 mm，厚约 10 mm，宽约 18 mm，包块内肌肉纹理模糊、紊乱，内部回声欠均匀；⑤髋关节超声检查：左髋Ⅱb 型，右髋Ⅱb 型；⑥无外伤、家族史等其他可能导致斜颈的原因。

3. 鉴别诊断

(1) 先天性骨性斜颈：颈椎半椎体、齿状突畸形、颈椎间融合、颅底凹陷等先天性骨性畸形可引起斜颈、颈部活动受限。其胸锁乳突肌无肿块，X 线、CT 或 MRI 检查可鉴别。

(2) 眼性斜颈：屈光不正、斜视、上斜肌麻痹、外直肌麻痹，眼球震颤症等可引起斜颈，视力矫正后斜颈可消失。眼科视力检查可鉴别。

（3）局部感染：颈淋巴结炎、咽喉炎、扁桃体炎、中耳炎等，由于局部炎症刺激，软组织充血、水肿，颈椎韧带松弛，导致寰枢椎旋转移位，可引起斜颈。一般发病年龄较大，有局部感染病史，颈部淋巴结肿大。炎症消除后，斜颈即可消失。

（4）寰枢椎脱位：可引起斜颈，多伴有颈部旋转活动受限，但胸锁乳突肌正常，X线检查可鉴别。

（5）脊髓灰质炎：脊髓灰质炎可致一侧胸锁乳突肌瘫痪，引起斜颈，该病常有多处肌肉瘫痪、关节畸形。

（6）婴儿良性阵发性斜颈：是一种婴儿期自限性疾病。表现为周期性斜颈，女性多于男性。发作持续时间 10 min 到 10 天，缓解期 2～4 周，可反复发作，2～5 岁后逐渐减轻，无后遗症。

（7）神经性斜颈：后颅窝肿瘤、脊髓空洞等也可引起斜颈，同时有运动功能障碍、反射异常，MRI 检查可鉴别。

（8）习惯性斜颈：心理因素或姿势异常引起的斜颈，习惯性斜颈的诊断需要排除其他器质性疾病。

4. 康复目标和计划

（1）改善患儿颈部被动和主动关节活动度。

（2）促进胸锁乳突肌肿块消散。

（3）防止胸锁乳突肌肌纤维挛缩。

（4）矫正患儿头颈部畸形。

（5）促进髋关节正常发育。

四、处理方案与依据

1. 手法牵伸

根据该患者体检、胸锁乳突肌超声检查结果，患者存在头颈部畸形、颈部功能障碍，故予以手法牵伸治疗，以促进胸锁乳突肌肿块消散、改善患儿颈部活动功能、防止胸锁乳突肌肌纤维挛缩。

2. 磁贴治疗

该患者存在左侧胸锁乳突肌中下段肿块，故采用磁贴治疗，贴于胸锁乳突肌的起止点之间。磁贴治疗可诱导成纤维细胞系凋亡，并对成纤维细胞的活力有明显的抑制作用，促进血液循环，改善局部供氧，使包块软化。

3. 家庭体位矫治

根据该患者体检、胸锁乳突肌和髋关节超声检查结果，患者存在头部姿势异常、双侧髋关节发育不良，故指导家长进行头颈部、髋部体位矫治，以纠正头颈部畸形、促进髋关节正常发育。

五、要点与讨论

先天性肌性斜颈（Congenital muscular torticollis，CMT）是一侧胸锁乳突肌挛缩和纤维性变性所致头部向患侧偏斜的儿童骨与关节畸形常见病，是继发育性髋关节脱位和先天性马蹄内翻足的第三大儿童期高发的骨骼系统的先天性疾病，是儿童斜颈中最常见的疾病，发病率为 0.3%～1.9%。

CMT 其病因尚不明确，患儿母亲多有胎位不正或难产病史。CMT 按照胸锁乳突肌变性程度可分为三型，纤维型、肌肉型和混合型。纤维型以纤维组织为主，胸锁乳突肌中下段部分或全部由纤维组织代替，镜下可见多量纤维组织增生。肌肉型以肌肉为主，胸锁乳突肌增粗、变短，镜下见少量纤维组织。纤维组织和肌肉共存为混合型。此外，Cheng JC 等根据胸锁乳突肌受累的程度，将先天性肌性斜颈分为三类：第一类，胸锁乳突肌可触及肿块，此型最常见，胸锁乳突肌肿块通常在 1 岁之内消退，会遗留纤维瘢痕。第二类，胸锁乳突肌不能触及肿块，但可触及胸锁乳突肌明显紧张挛缩及条索状。第三类，胸锁乳突肌不能触及挛缩及肿块，仅有头部偏斜，也称为姿势性肌性斜颈。

CMT 患儿临床表现为患儿出生后头向患侧倾斜，下颌转向对侧，患侧胸锁乳突肌内可触及肿块，两侧颜面部发育不对称，健侧饱满，患侧窄平。患侧胸锁乳突肌早期表现为椭圆形或梭形肿块，质地硬，位于胸锁乳突肌的中下段，肿块表面皮肤正常，表面不红，皮温不高，无压痛，肿块随胸锁乳突肌移动，肿块在一定时期内会逐渐增长，其最大直径范围为 1～3 cm，后多数肿块可逐渐消失，逐渐出现肌肉的增粗、增厚，最后形成纤维性挛缩的条索。如果不予治疗，患儿双侧颜面部不对称会进一步加重，甚至出现颈椎活动受限、椎体变窄、颈椎侧凸畸形、颈部深筋膜增厚、前中斜角肌挛缩、颈动脉鞘及血管缩短、胸椎代偿性侧凸。由于 CMT 患儿双眼不在同一水平位，可能还会引起继发性斜视。

CMT 的诊断和疗效评估多通过胸锁乳突肌的触诊、颈部关节活动度、超声检查等进行。CMT 若早期诊断，早期采取手法牵伸、磁贴治疗、家庭体位矫治等康复治疗，约 80% 的病例预后良好。

六、思考题

1. 先天性肌性斜颈的定义是什么？
2. 先天性肌性斜颈的临床表现是什么？
3. 先天性肌性斜颈的康复治疗方法是什么？

七、推荐阅读文献

1. JeMe Cioppa-Mosce 等编著；陆芸，周谋望，李世民等主译. 骨科术后康复指南手册[M]. 天津：天津科技翻译出版公司，2009：299 - 313.

2. Cheng JC, Metreweli C, Chen TM, et al. Correlation of ultrasonographic imaging of congenital muscular torticollis with clinical assessment in infants [J]. Ultrasound Med Biol，2000，26：1237 - 1241. 1248.

（杜　青　周　璇）

案例 108

先天性马蹄内翻足

一、病例资料

1. 现病史

患者，男，7天，因"发现右足畸形7天"入院。患儿出生即发现右足畸形，当地医院诊断为"右侧先天性马蹄内翻足"，未予处理，现为进一步诊治来院就诊。门诊拟"右先天性马蹄内翻足"收住入院。

患者自发病以来一般情况正常，食欲正常，大小便正常，夜间睡眠良好。体重无明显变化。

2. 既往史(出生史)

G1P1，足月顺产，出生体重3 200 g，出生无缺氧抢救史，Apgar评分10分。母亲孕期无特殊。生后母乳喂养。否认其他手术外伤病史。否认肝炎、结核等传染病史。否认药物、食物过敏史。按时预防接种。

3. 体格检查(含康复评定)

神清，无异常毛发，腰骶部皮肤无异常。四肢肌张力正常。右足前足内收、内翻，内侧皮肤紧张，跖筋膜挛缩，跟腱挛缩。右踝关节及右足内翻位，外翻、外展受限。前足部宽，足跟尖小，足的内侧缘变短，足外侧缘呈弧形，如图108-1所示。右小腿略细，右足略小。

Pirani评分(治疗前)：

中足评分：足外侧边弯曲(CLB)1分＋足底内侧褶皱(MC)1分＋距骨头覆盖情况(LHT)1分＝3分。

后足评分：踝部后褶皱(PC)1分＋僵硬的跖屈(RE)1分＋空足跟(EH)1分＝3分。

4. 实验室和影像学检查

无。

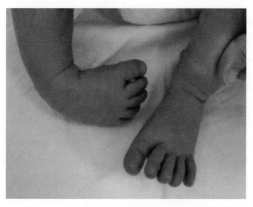

图108-1　先天性马蹄内翻足患儿足外观

二、诊治经过

初步诊断：右侧先天性马蹄内翻足。

诊治经过：患者入院后予Ponseti系列石膏矫形、经皮跟腱切断术矫正足部畸形，右足畸形纠正。

Pirani评分(石膏矫形后)：

中足评分：CLB 0分＋MC 0分 ＋LHT 0分＝0分

后足评分：PC 0分＋RE 0分＋EH 0.5分＝0.5分

Peabody 运动发育量表(Peabody developmental scales－2，PDMS－2)评定其运动发育功能,结果提示患儿粗大运动发育商(gross motor quotient，GMQ)83 分,中等偏下,根据评估结果,结合患儿年龄给予运动发育指导,并予支具穿戴。

支具穿戴 3 个月后复诊,评估患儿足部外形、肌力、肌张力、运动发育情况,并进行下肢表面肌电图检查。结果提示:患儿足部外形好,精细运动功能中等,粗大运动功能中等偏下;肌张力正常,表面肌电图提示右胫前肌、腓肠肌的均方根值(root mean square，RMS)较左侧弱。予运动疗法(踝关节持续被动活动、牵伸等)、推拿、物理治疗(神经肌肉电刺激等),并予家庭康复指导。逐渐减少支具穿戴时间。

3 个月后复诊,患儿足部外形可,关节活动度、肌张力正常。表面肌电图:右足胫前肌、腓肠肌 RMS 值较左侧弱,但差异较 3 月前减小。PDMS－2 结果显示患儿精细运动功能中等,粗大运动功能中等偏下,但较 3 个月前 GMQ 上升。根据患儿的运动发育进行运动发育指导,并指导患儿进行肌力训练,支具穿戴,嘱 3 个月后门诊复诊。

三、病例分析

1. 病史特点
(1) 患者,男,7 天,发现右足畸形 7 天。

(2) 出生史、既往史无特殊。无药物过敏史。

(3) 查体:右足前足内收、内翻,内侧皮肤紧张,跖筋膜挛缩,跟腱挛缩。右踝关节及右足内翻位,外翻、外展受限。前足部宽,足跟尖小,足的内侧缘变短,足外侧缘呈弧形。Pirani 评分时,中足评分:CLB 1 分＋MC 1 分＋LHT 1 分＝3 分;后足评分:PC 1 分＋RE 1 分＋EH 1 分＝3 分。

2. 诊断及诊断依据
(1) 诊断:右侧先天性马蹄内翻足。

(2) 诊断依据:①患者出生即发现右足畸形;②查体:右足畸形,呈现前足内收、后足马蹄表现,足外翻、外展受限。四肢肌张力正常,右小腿略细,右足略小。无异常毛发、无肌张力异常。

3. 鉴别诊断
(1) 神经源性马蹄内翻足:是神经系统疾病有关的僵硬的马蹄内翻足。随儿童发育畸形逐渐加重,常见的为脊髓栓系、脊柱裂,腰骶部可有小凹或窦道,皮肤色素改变,有异常毛发,局部可触及棘突缺如或脊膜膨出,必要时可行 MRI 检查确定是否存在脊髓栓系,肌电图及神经传导检查有助于鉴别。本病例腰骶部无异常,出生即发现足部畸形,与此不符。

(2) 脑性瘫痪:患儿多有早产史或围产期缺氧史,马蹄内翻足随生长发育逐渐明显,往往伴有肢体肌张力增高,腱反射亢进等中枢神经系统损伤表现。可伴有智力减退。本病例患儿无明显肌张力异常,与此不符。

(3) 多关节挛缩:出生后即发现,马蹄足多为双侧性,除足部畸形外常伴有全身多个关节畸形,关节僵硬,很难用手法纠正,皮纹减少,本病例仅为右足畸形,与此不符。

(4) 姿势性马蹄内翻足:与先天性马蹄内翻足外观相似,多数为一侧,呈马蹄内翻表现,但足内侧不紧,被动手法多可完全纠正,无明显挛缩、皮肤皱褶,无明显肌肉萎缩,轻柔手法即可纠正,本病例不符。

4. 康复目标和计划
(1) 康复目标:纠正右足踝部畸形;改善右踝关节活动度;增加右下肢肌肉力量;改善运动功能;预防复发。

(2) 康复计划:

① 纠正右足踝部畸形:通过 Ponseti 系列石膏矫形纠正右足前足内收、内翻,通过经皮跟腱切断术,纠正残留的踝跖屈畸形,术后通过石膏固定基本可纠正右足畸形;去除石膏后通过支具穿戴、康复手

治疗等巩固畸形矫治效果。

②改善右踝关节活动度：Ponseti系列石膏矫形、经皮跟腱切断术、关节松动、踝关节持续被动活动、牵伸等康复治疗可以改善右踝关节活动度。

③增加肌肉力量，改善运动功能：通过右下肢神经肌肉电刺激等物理治疗、推拿、Rood技术、PNF技术、运动疗法等康复治疗技术促进小腿及足部肌肉功能发育，增强患儿下肢肌肉力量。并针对患儿的年龄及PDMS-2评定结果对其进行发育训练，促进其运动发育。

④预防复发：根据支具穿戴要求，穿戴支具到位，并保证每天穿戴时间，穿戴间隙配合康复治疗维持、巩固治疗效果，防止复发。

四、处理方案与依据

1. 纠正畸形

通过Ponseti系列石膏矫形，结合经皮跟腱切断术，逐步纠正足部畸形，并通过后续的支具穿戴，关节松动技术等巩固矫形结果，使其维持良好的足部外形，避免复发。

2. 综合康复治疗

针对患者存在的右小腿细、右下肢胫前肌、腓肠肌RMS值较对侧低等表现，给予神经肌肉电刺激、下肢肌肉穴位推拿、运动疗法等加强下肢肌肉力量训练；针对患者足部畸形及踝关节活动受限，给予踝关节持续被动活动、关节松动、牵伸训练及马蹄内翻足支具穿戴等方法维持良好的右踝关节活动度；针对患儿PDMS-2评定GMQ中等偏下，通过头控、翻身、上肢支撑等运动功能训练，促进患儿粗大运动功能的发育。

五、要点与讨论

先天性马蹄内翻足为出生即发现的疾病，出生后即能看到足部畸形，通常诊断并不困难。但需与其他类型的马蹄内翻足相鉴别，如：神经源性马蹄内翻足、脑瘫导致的马蹄内翻足、多关节挛缩、姿势性马蹄内翻足等。本例患儿出生即发现右足畸形，但无异常毛发，无肌张力异常，无合并其他关节的畸形，足部畸形不能通过手法完全纠正，因此可以与上述其他马蹄内翻足相鉴别。

Pirani畸形程度评分是先天性马蹄内翻足的疗效评估中比较常用的方法，主要用于：①评估马蹄内翻足畸形的严重程度；②观察畸形矫治效果；③确定跟腱切断术的时机；④了解支具穿戴的时机；⑤确定是否有畸形复发。评定时应该让患儿舒适、放松。Pirani评分包括了马蹄内翻足的6个临床体征，每个体征评分分3级，分数越高表明畸形越严重。0＝无异常，0.5＝中度异常，1＝严重异常。其中足底内侧褶皱、距骨头覆盖、足外侧边弯曲3个体征用于评估中足挛缩变形，踝部后褶皱、空足跟、僵硬的跖屈3个体征用于评估后足畸形，如表108-1所示。

表108-1 Pirani评分

中足挛缩评分：0～3	后足挛缩评分：0～3
足底的内侧褶皱 MC	踝部的后褶皱 PC
距骨头覆盖情况 LHT	空足跟 EH
足外侧边弯曲 CLB	僵硬的跖屈 RE

总分：0～6(6＝最严重)。

PDMS-2是目前国际上应用较为广泛的运动发育评估量表，可以用于0～72月儿童粗大运动、精细运动功能的评估。发育商可直接用于不同患儿间,治疗前后的比较。

患儿初次就诊时,使用 Pirani 评分评价患足外形,了解患儿的肌肉功能、关节活动度、运动发育情况(1 月龄以上);在畸形矫治过程中,每次更换石膏都需进行 Pirani 评分,以了解畸形矫治情况,判断何时需要进行跟腱切断术;支具穿戴阶段,需评估患儿运动发育水平、肌力、肌张力、关节活动度等综合运动功能。

本例患儿通过 Ponseti 系列石膏矫形及经皮跟腱切断术右足畸形矫正,再结合马蹄内翻足支具、综合康复治疗巩固畸形矫治结果,增加右下肢肌力、促进其粗大运动功能发育,经过半年随访,患儿右下肢肌力增加,粗大运动功能提高,足部形态良好,但因该病 4 岁前均易复发,故患儿仍需要继续门诊、家庭康复治疗。3 个月后复诊,1 岁时检测足部 X 线,了解足部矫形情况。

六、思考题

1. 先天性马蹄内翻足畸形程度评分是什么?
2. 先天性马蹄内翻足畸形矫治后还需注意什么? 如何预防复发?
3. 马蹄内翻足常见的原因有哪些?

七、推荐阅读文献

1. 潘少川. 实用小儿骨科学[M]. 第 2 版. 北京:人民卫生出版社,2005:117 - 127.

2. Kathryn E. Cramer, Susan A. Scherl. 赵黎,钱济先主译. 儿童骨科[M]. 西安:第四军医大学出版社,2008:23 - 26.

3. 季敏,陈文华. 康复治疗师实训教程——常见疾病篇[M]. 上海:上海科学技术出版社,2013:376 - 393.

(杜　青　杨晓颜)

案例 109
先天性拇指扳机指

一、病例资料

1. 现病史

患儿,男性,3岁,因"发现左侧拇指不能伸直1月余"来院就诊。1月余前患儿家长发现患儿左手拇指不能伸直,被动活动有弹响,当时未予重视,现患儿左手拇指仍不能伸直,遂来医院就诊,查双侧拇指软组织超声检查示:左侧拇长屈肌肌腱在掌指关节处明显增粗,伴有A1滑车增厚。病程中,患儿意识清楚,胃纳可,夜眠可,二便如常,体重无明显变化。

2. 既往史

G1P1,足月顺产,出生体重3 500 g,无窒息抢救史,Apgar评分不详。生后母乳喂养,按时添加辅食,生长发育与正常同龄儿相似。既往体健,否认慢性病病史,否认传染病病史,否认家族性遗传性疾病史,否认其他重大手术史,否认输血史,否认青霉素等药物过敏史,预防接种史随社会。

3. 体格检查(含康复评定)

T 37.0℃,P 99次/min,R 20次/min,BP 100 mmHg/62 mmHg。神志清楚,营养良好,发育正常。全身皮肤及黏膜未及黄染,浅表淋巴结无肿大。双眼活动自如,双侧巩膜无黄染,双瞳孔等大瞪圆,φ3 mm,对光反射存在。双肺呼吸音清,未及干湿啰音。心率99次/min,律齐,未及病理性杂音。腹平

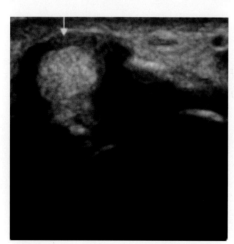

图109-1 左侧拇指软组织超声图像

软,无压痛。颈软,克氏征及布氏征阴性。左侧拇指不能伸直,左侧拇指指间关节屈曲75°,被动伸直有弹响,左侧拇指掌指关节处可触及硬结,其余手指活动自如,末梢血供好。四肢肌力、肌张力可,腱反射(+)病理征(-)。

4. 实验室和影像学检查

双侧拇指软组织超声检查:左侧拇长屈肌肌腱在掌指关节处明显增粗,伴有A1滑车增厚,如图109-1所示。

二、诊治经过

初步诊断:左侧先天性拇指扳机指,左拇指运动障碍。

诊治经过:予以左侧拇指指间关节牵伸治疗、夜间支具治疗和家庭康复治疗。左侧拇指指间关节牵伸治疗方法为,进行左侧指间关节的手法被动牵伸20~40次,每次各持续10 s。

选用左侧拇指外展伸直位支具，夜间佩戴该支具，佩戴前被动伸直患者左侧拇指指间关节。指导家长进行左侧拇指指间关节牵伸、拇指外展伸直位支具的佩戴方法和注意事项。拇指指间关节牵伸治疗每天3～5 次，每次 5～10 min。牵伸治疗前以 42℃左右(干、湿)热毛巾进行左侧拇指局部热敷。维持近 1 个月的康复治疗后，患者左拇指指间关节活动度明显改善，被动伸直仍有弹响，左侧拇指掌指关节处可触及硬结。继续进行门诊康复治疗及家庭康复治疗，定期复查。

三、病例分析

1. 病史特点

(1) 男性，3 岁，发现左侧拇指不能伸直 1 月余。

(2) 体检阳性发现：左侧拇指不能伸直，左侧拇指指间关节屈曲 75°，被动伸直有弹响，左侧拇指掌指关节处可触及硬结。

(3) 辅助检查：双侧拇指软组织超声检查：左侧拇长屈肌肌腱在掌指关节处明显增粗，伴有 A1 滑车增厚。

2. 诊断及诊断依据

(1) 诊断：左侧先天性拇指扳机指，左拇指运动障碍。

(2) 诊断依据：①3 岁儿童；②发现左侧拇指不能伸直 1 月余；③查体：左侧拇指不能伸直，左侧拇指指间关节屈曲 75°，被动伸直有弹响，左侧拇指掌指关节处可触及硬结；④辅检：双侧拇指软组织超声检查：左侧拇长屈肌肌腱在掌指关节处明显增粗，伴有 A1 滑车增厚；⑤无外伤、家族性遗传性疾病史。

3. 鉴别诊断

(1) 先天性钩状拇指：拇指掌指关节固定于屈曲位，但拇指指间关节活动正常。

(2) 脑瘫所致的拇指畸形：脑瘫可导致患儿拇指掌心位畸形，可通过上肢神经系统检查以鉴别。

4. 康复目标和计划

(1) 改善患者拇指指间关节活动度。

(2) 防止患者拇指指间关节囊挛缩。

(3) 矫正患者拇指屈曲畸形。

四、处理方案与依据

1. 关节牵伸治疗

根据该患者体检、拇指软组织超声检查结果，患者存在左侧拇指屈曲畸形、拇指功能障碍，故予以左侧拇指指间关节牵伸治疗，以改善患者拇指指间关节活动功能、防止关节囊挛缩。

2. 支具治疗

该患者存在左侧拇指屈曲畸形，故予以左侧拇指支具治疗，支具将左侧拇指固定于外展伸直位，予以夜间佩戴。佩戴前被动伸直患者左侧拇指指间关节。

3. 家庭康复治疗

根据该患者体检、拇指软组织超声检查结果，患者存在左侧拇指屈曲畸形、拇指功能障碍，故指导家长进行左侧拇指指间关节牵伸，牵伸治疗前以 42℃左右(干、湿)热毛巾进行左侧拇指局部热敷。此外，要指导家长注意防止患者左侧拇指脱离支具。

五、要点与讨论

1. 先天性拇指扳机指病因、症状及诊断

先天性拇指扳机指是指儿童拇长屈肌腱在腱鞘内滑动受阻,处于屈曲或伸展状态的拇指指间关节在被动活动时产生像枪的扳机一样的阻挡感,影响拇指指间关节正常的活动,导致拇指的屈伸功能障碍,多表现为无痛性拇指指间关节活动受限。大样本联合前瞻性研究发现该病发生在出生时。先天性拇指扳机指多发生于拇指 A1 环状滑车过紧和拇长屈肌肌腱肿胀或于 A1 腱鞘近端形成硬结。该病可能与以下因素有关:籽骨异常,使位于其间的腱鞘狭窄;腱鞘异常;肌腱异常。但其发病机制尚不清楚。

先天性拇指扳机指通常在婴儿晚期到 5 岁间发病。多在 6 个月到 1 岁时被家长无意中发现患儿拇指指间关节呈屈曲状而不能伸直,家长通常无法确定起病时间。先天性拇指扳机指双侧多见,也可仅表现为单侧受累,表现为拇指指间关节呈屈曲畸形,被动活动拇指指间关节也不能伸直,被动伸直时发生弹响。在拇指掌指关节掌指纹处皮下拇长屈肌肌腱上可扪及或看到一硬节,此硬结可随拇指屈伸而上下移动,阻碍肌腱向远端滑动及指间关节背伸。此外,长期屈曲畸形固定的患者可存在拇指掌指关节过伸松弛。先天性拇指扳机指患者功能障碍和疼痛并不常见。也有一些患者的硬节位于 A1 滑车远端,这些患者多表现为拇指指间关节处在伸直位,主动屈曲拇指指间关节受限,但被动屈曲拇指指间关节正常,伸腕腱固定后拇指指间关节屈曲不能。

24%～63% 的先天性拇指扳机指可自行缓解,拇指指间关节被动伸直至可达中立位,但不能达到正常过伸位。平均自行缓解时间为诊断后 48 个月。

对临床症状明显的患者,并不需要进行 X 线检查。如果发现肿胀、瘀斑则等创伤迹象,则需要考虑行 X 线检查,排除骨骼损伤。

2. 先天性拇指扳机指的康复治疗

先天性拇指扳机指的康复治疗方法包括拇指指间关节牵伸、夜间夹板固定、石膏固定等。夜间夹板固定治疗可用于可被动纠正的拇指扳机指,夜间夹板固定可有效改善症状。康复治疗需要经过数月甚至数年的每日训练或夹板固定,才能达到满意的治疗效果。然而,目前先天性拇指扳机指的康复治疗仍存在很多争议。如果患者经规范康复治疗无效,可考虑行手术治疗。

3. 先天性拇指扳机指的手术治疗

先天性拇指扳机指可行局麻下经皮穿针松解 A1 滑车,但此法成功率低于切开手术,可出现松解不完全和患儿无法耐受。

先天性拇指扳机指常用的手术方法为切开手术松解 A1 滑车,术后可予以多层纱布、胶布、弹力绷带、弹力袜等敷料包扎,以保护伤口,促进伤口愈合。术后无需石膏或夹板固定,术后没有活动限制。通常术后 1～2 周拇指可恢复全部活动度和功能。但是一些病程长的患者虽然术后立刻能达到中立位,但指间关节达到完全伸直位可能需要数月。这可能与患者长期处于锁定屈曲位导致掌指或指间关节关节囊挛缩有关。手术可能的并发症包括复发屈曲畸形、纵行切口瘢痕挛缩、指神经损伤、浅表伤口感染。切开手术松解 Al 滑车的预后较好。但有一项长期研究指出,约有 23% 的患者平均术后 15 年会出现中度指间关节活动度丧失。

目前对于手术时机的选择存在争议。大多数专家建议 1 岁以后进行手术。有专家建议 3 岁内进行手术,以避免患者出现代偿性掌指关节过伸松弛、永久性关节囊挛缩及冠状面畸形。有些专家建议延至 3～5 岁进行手术,也有专家建议术前先观察一段时间。但目前没有证据显示 3 岁或以后进行手术会对患者产生危害。

六、思考题

1. 先天性拇指扳机指的病因是什么?
2. 先天性拇指扳机指的临床表现是什么?
3. 先天性拇指扳机指的康复治疗方法是什么?

七、推荐阅读文献

1. 施诚仁,金先庆,李仲智.小儿外科学[M].4 版,北京:人民卫生出版社,2009:461-462.

2. 陈安民,李锋主编;夏穗生,黄光英名誉总主编;陈安民,徐永健总主编.骨科疾病诊疗指南[M].
3 版.北京:科学出版社,2013:514.

3. (美)威塞尔主编;张长青主译.WIESEL 骨科手术学第 2 卷[M].上海:上海科学技术出版社,
2013:1366-1370.

(杜　青　周　璇)

案例 110

肱骨外髁骨骺骨折术后

一、病例资料

1. 现病史

患儿,女性,3岁,因"右肱骨外髁骨骺骨折术后一月"来院就诊。一月前,患儿因"右肱骨外髁骨骺骨折"于医院儿童骨科行右肱骨外髁骨骺骨折切开复位内固定术,术后石膏固定4周,现石膏已拆,右上肢活动受限。患者无发热,无疼痛,无上肢麻木。患者发病以来,一般情况好,饮食可,睡眠可,二便正常,无明显体重减轻史。

2. 既往史

G1P1,足月剖宫产,出生体重不详,无窒息抢救史,Apgar评分不详。生后混合喂养,按时添加辅食,生长发育与同龄儿童相仿。既往体健,否认慢性病病史,否认传染病病史,否认其他重大手术史,否认输血史,否认青霉素等药物过敏史,预防接种史随社会。否认家族性遗传性疾病史。

3. 体格查体(含康复评定)

T 36.5℃,P 90次/min,R 25次/min,BP 100 mmHg/65 mmHg。神志清楚,营养良好,发育正常。全身皮肤及黏膜未及黄染,无皮疹,无出血点。浅表淋巴结无肿大。头颅无畸形,头皮完整无缺损,

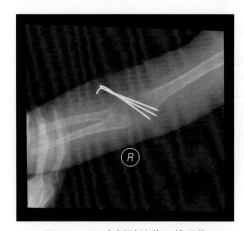

图110-1 右侧肘关节X线图像

毛发正常,双眼活动自如,双侧眼睛巩膜无黄染,角膜透明,结膜无充血,双瞳孔等大瞪圆,φ3 mm,对光反射存在。颈部软,气管居中,双侧甲状腺无肿大。双肺呼吸音清,未及干湿啰音。心率90次/min,律齐,未及病理性杂音。腹平软,无压痛。右肘关节可见手术瘢痕,右上肢肌肉萎缩,右肘关节无明显肿胀,压痛(一),纵向叩击痛(一)。右肘关节屈曲80°,伸直40°。右前臂旋转活动可,右肩关节、腕关节活动可,右手指分、并指活动良好,右拇指伸、屈、外展、对指活动良好。双上肢感觉对称。左上肢、双下肢肌力5级。手指血供良好。

4. 实验室和影像学检查

肘关节X线检查:右肱骨外髁骨骺骨折术后改变,如图110-1所示。

二、诊治经过

初步诊断：右肱骨外髁骨骺骨折术后，右肘关节运动障碍。

诊治经过：予以综合康复治疗，包括关节活动度训练、肌力训练、物理因子治疗。右肘关节采用持续被动关节活动训练、主动关节活动训练、关节松动术。右上肢肌力训练采用渐进抗阻训练。右肘关节处采用红外线、低频电等物理因子治疗。1月后，患者右侧肘关节活动度明显改善，右上肢肌力增强。

三、病例分析

1. 病史特点
(1) 患儿，女性，3 岁，右肱骨外髁骨骺骨折术后。

(2) 体检阳性发现：右肘关节可见手术瘢痕，右上肢肌肉萎缩，右肘关节无明显肿胀，压痛(-)，纵向叩击痛(-)。右肘关节屈曲 80°，伸直 40°。

(3) 辅助检查：肘关节 X 线检查示右肱骨外髁骨骺骨折术后改变。

2. 诊断及诊断依据
(1) 诊断：右肱骨外髁骨骺骨折术后，右肘关节运动障碍。

(2) 诊断依据：①右肱骨外髁骨骺骨折术后一月；②查体：右肘关节可见手术瘢痕，右上肢肌肉萎缩，右肘关节无明显肿胀，压痛(-)，纵向叩击痛(-)。右肘关节屈曲 80°，伸直 40°；③辅检：肘关节 X 线检查示右肱骨外髁骨骺骨折术后改变。

3. 鉴别诊断
需与病理性骨折相鉴别。病因及病史上，外伤性骨折见于各种年龄段的患者，常有明显的外伤及受暴力病史；病理性骨折病因上多种多样，最常见的原因为溶骨性的原发或转移性骨肿瘤，其次为骨质疏松、内分泌紊乱、先天性骨发育障碍如先天性成骨不全等，这类患者在病史上可无明显外伤史。外伤性骨折可能会出现不同程度畸形，常疼痛明显，伴有肢体肿胀，而病理性骨折可无明显肢体畸形，仅伴有疼痛、肿胀。影像学上外伤性骨折常可见骨折移位，病理性骨折则可见骨质疏松、骨肿瘤等病理改变。

4. 康复目标和计划
(1) 改善患侧肘关节活动度。

(2) 增强患侧肢体肌力。

(3) 提高日常生活活动能力。

四、处理方案与依据

1. 关节活动度训练
该患者右肱骨外髁骨骺骨折术后一月，存在明显的右侧肘关节屈伸功能障碍，故采用肘关节持续被动关节活动训练，并结合主动关节活动训练、关节松动术，以改善关节活动度。

2. 肌力训练
该患者右肱骨外髁骨骺骨折术后一月，查体见右上肢肌肉萎缩，故予以右上肢渐进抗阻训练，以增强右上肢肌力。

3. 物理因子治疗
采用红外线、低频电等物理因子治疗，以改善局部的血液循环、促进组织的生长修复。

五、要点与讨论

肱骨外髁骨骺骨折是儿童常见的肘部骨折,是一种关节内损伤,累及肱骨远端骺板,常发生于3~14岁,特别是6~10岁的儿童更为多发。肱骨外上髁的骨化中心约在9~11岁时出现,16~17岁时先与肱骨小头骨化中心融合,再与干骺端融合。桡侧副韧带、旋后肌和前臂伸肌总腱附着于肱骨外髁,此处骨折容易发生移位或骨块旋转。根据骨折块移位变化,可分为无移位骨折型、侧方移位型、旋转移位型及骨折脱位型4种类型。

肱骨外髁骨骺骨折多由间接暴力引起,如跌倒时前臂外展、肘关节伸直位于手掌触地,外力通过桡骨向上传导所致。外伤后,患者肘关节外侧肿胀明显,疼痛严重,可有皮下瘀斑,肘关节外侧部分局限性压痛,前臂旋转通常不受限制,但可引起疼痛加重。通常拍摄标准的肘关节正侧位X线片,即可确定骨折类型。如果仍不能确定,则应加摄斜位片或者进行关节造影、CT扫描、MRI及超声波等检查以明确有无骨折。需注意线型骨折及年龄特别小的儿童容易漏诊,当出现骨折临床征象显著,而无X线表现时,应进一步检查以帮助诊断。

肱骨外髁骨骺骨折术后患者就诊时,应对其骨折愈合情况等进行评定,包括骨折对位对线、骨痂形成情况,有无感染、畸形、周围神经及血管损伤等,并且详细评定患者肘关节的活动度、肌力、日常生活活动能力等。

肱骨外髁骨骺骨折的治疗目的是保证肢体功能及正常发育。维持生长发育对于年幼儿更为重要。无论采用闭合或开放复位,均应动作轻柔以免加重骺板软骨损伤,应尽量避免粗暴及反复的手法闭合复位,开放复位时应避免器械压迫骺板。骨骺骨折应立即复位,延误会增加复位困难。患儿年龄越小,骨折愈合越快,而复位也越困难。

对无移位的骨骺骨折,可采用肘关节屈曲90°、前臂充分旋后位长臂管型石膏固定,尽量减少伸肌的拉力。由于指总伸肌的牵拉,即使给予固定,骨折时常有移位倾向。如果有移位或旋转,则应考虑切开复位内固定。对有移位的骨折,如移位超过2 mm,就应切开复位和内固定治疗。最好用克氏针或螺钉固定干骺端于干骺端,而不通过骺板。因累及骺板的干骺端骨折块太小而无法固定干骺端时,可用细小、光滑的克氏针从骨骺端通过骺板固定于干骺端。如果克氏针纵行通过骺板,保留3周或更短时间,较少发生生长停滞。伤后1~2个月来就诊的移位的骨折患者,也可考虑切开复位,但时间愈长,复位也就越困难。术后石膏固定6周,若骨折已开始愈合,即可拔除克氏针,固定期间可间断性地取下石膏托作肘关节轻度活动,石膏托须等到X线证实骨折已牢固愈合后,才可拆除。

肱骨外髁骨骺骨折最常见的并发症有骨折不愈合或延迟愈合、骨骺早闭、骨长度减小、肘外翻畸型、迟发性尺神经麻痹。肘外翻畸型可通过肱骨远端截骨术得以矫正,但应避免在生长过早停止的情况下作手术,因为畸型可能再次复发。迟发性尺神经麻痹主要由于骨折不愈合伴有进行性肘外翻畸型,尺神经在畸型部位反复被牵拉所致,可在骨折后数年出现症状,可行尺神经前置术或切除内上髁。

肱骨外髁骨骺骨折的预后取决于损伤的部位及严重程度、患者年龄。任何损伤若累及骺板软骨细胞原始层及增殖层均会妨碍生长发育。患者的年龄非常重要,男孩15岁、女孩13岁后损伤,极少导致明显成角、短缩畸形。然而年幼儿童的任何骺板损伤均有骨骺早闭的潜在可能,应追踪观察。

六、思考题

1. 肱骨外髁骨骺骨折诊断要点是什么?
2. 肱骨外髁骨骺骨折术后患者采用的康复评定方法是什么?
3. 肱骨外髁骨骺骨折术后患者康复治疗方案是什么?

七、推荐阅读文献

1. 南登崑,黄晓琳,燕铁斌.康复医学[M].5 版.北京：人民卫生出版社,2013：186－190.

2. 邓星河,葛英辉.特殊与少见骨关节病影像诊断学[M].北京：中国协和医学大学出版社,2011：314－318.

3. JAMES H. BEATY,JAMES R. KASSER 著；王家让,李康华,胡建中,主译.洛克伍德.威尔金斯儿童骨折[M].5 版.湖南：湖南科学技术出版社,2005：87－98.

（杜　青　周　璇）

案例 *111*

髋关节发育不良术后

一、病例资料

1. 现病史

患者，女性，3 岁。因"跛行 2 年，右侧髋关节发育不良术后 7 周"来院就诊。患者因跛行 2 年于医院儿童骨科就诊，拍摄 X 线示右侧髋关节发育不良，诊断"右侧髋关节发育不良"。7 周前，患儿于儿童骨科行右髋关节切开复位＋骨盆截骨术＋股骨截骨术，术后髋人字石膏固定 6 周，现石膏已拆，右下肢活动障碍。患者无发热，无疼痛，无下肢麻木，无大小便困难。患者发病以来一般情况好，饮食可，睡眠可，二便正常，无明显体重减轻史。

2. 既往史

患儿 G1P1，足月顺产，出生体重 3 100 g，无窒息抢救史，Apgar 评分不详。生后母乳喂养，按时添加辅食，生长发育与正常同龄儿相似。无遗传性疾病，无传染病史，按时预防接种，无药物、食物过敏史，无其他手术史，无外伤史。

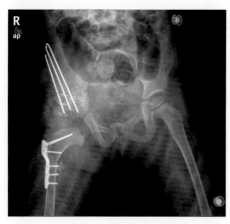

图 111 - 1　骨盆正位 X 线

3. 体格检查(含康复评定)

发育正常，营养中等，神志清楚，面容安静，表情自如，颈软。全身浅表淋巴结未及肿大。双肺呼吸音清，未闻及异常呼吸音及干湿啰音。心率 106 次/min，律齐，未闻及杂音。腹软，无压痛。脊柱正常无弯曲。神经系统正常反射存在，感觉正常，双侧巴氏征阴性。右侧髋关节处可见手术疤痕，愈合可，右下肢略细，右髋关节压痛(－)，右髋关节屈曲 30°，伸直 0°，右膝、踝关节活动正常，右侧足趾活动、血供好。

4. 实验室和影像学检查

骨盆正位 X 线：右侧髋关节发育不良术后改变，如图 111 - 1所示。

二、诊治经过

初步诊断：右侧髋关节发育不良术后，右下肢运动障碍。

诊治经过：予以综合康复治疗，包括双下肢皮牵引、关节活动度训练、肌力训练和物理因子治疗。双下肢皮牵引采用外展 45°位，牵引重量 1～2 kg，牵引时间 24 h。患侧髋关节采用被动关节活动训练，膝关节从主动辅助训练逐渐过渡到主动训练,踝关节采用主动活动训练,每天 2~3 次,每次 20 min。患侧髋部肌群采用等长肌肉收缩训练,胫前肌、小腿三头肌采用抗阻训练,每天 2~3 次,每次 20 min。患侧髋关节处采用红外线、低频电等物理因子治疗,每天一次。6 月后,患者右侧髋关节活动度明显改善,右下肢肌力增强,可以独立步行。

三、病例分析

1. 病史特点

(1) 女性,2 岁,跛行 2 年,右侧髋关节发育不良术后 7 周。

(2) 体检阳性发现:右侧髋关节处可见手术瘢痕,愈合可,右下肢略细,右髋关节压痛(一),右髋关节屈曲 30°,伸直 0°。

(3) 辅助检查:骨盆正位 X 线片示右侧髋关节发育不良术后改变。

2. 诊断及诊断依据

(1) 诊断:右侧髋关节发育不良术后,右下肢运动障碍。

(2) 诊断依据:①右侧髋关节发育不良术后 7 周;②体检见右侧髋关节处可见手术疤痕,愈合可,右下肢略细,右髋关节屈曲 30°,伸直 0°;③骨盆正位 X 线片示右侧髋关节发育不良术后改变。

3. 鉴别诊断

需和病理性髋关节脱位相鉴别,但患者有明确的右侧髋关节发育不良手术史,且患者 X 线片骨盆未见密度减低等病变,故可排除病理性髋关节脱位。

4. 康复目标和计划

(1) 改善患侧髋关节活动度。

(2) 增强患肢肌力。

(3) 获得独立步行能力。

四、处理方案与依据

1. 双下肢皮牵引

该患者右侧髋关节发育不良术后 7 周,存在明显的患侧髋关节功能障碍,故予双下肢外展位持续皮牵引,以起到相对制动和牵拉股骨头复位的作用。

2. 关节活动度训练

该患者存在明显的患侧髋关节功能障碍,故采用髋关节被动活动训练。膝关节从主动辅助训练逐渐过渡到主动训练,踝关节采用主动活动训练。

3. 肌力训练

该患者右侧髋关节发育不良术后 7 周,查体见右下肢略细,存在右下肢肌肉萎缩,故予以患侧髋部肌群采用等长肌肉收缩训练,胫前肌、小腿三头肌采用抗阻训练。

4. 物理因子治疗

采用红外线、低频电等物理因子治疗,以改善局部的血液循环、促进组织的生长修复。

五、要点与讨论

髋关节发育不良(developmental dysplasia of the hip, DDH)是儿童较常见的骨与关节畸形之一,婴儿期就有多种异常,包括髋关节的不稳定至完全脱位。据统计我国的发病率为 0.91‰～3.90‰,男女发病差异很大,80%～90% 为女性发病。有些婴儿轻微的发育不良可自行消失,但是其他未经治疗的髋部畸形会进行性加重,导致疼痛、活动受限、步态异常,最终导致成年的退行性关节炎。

DDH 的临床表现和病理变化十分复杂,随着年龄、脱位程度的不同,其诊断方法和治疗原则也随之而不同。

超声髋关节检查技术对小婴儿髋关节的影像敏感度高,有助于早期发现异常髋关节。髋关节超声检查结果参照 2000 年 Graf 超声髋关节类型予以分类。Graf 超声检查的分类为简单型和标准型,检查结果将髋关节分为 Ⅰ、Ⅱ、Ⅲ、Ⅳ 型。简单型的髋关节测量指标为:Ⅰ 型,α 角 > 60°,β 角 < 55°,属正常髋关节;Ⅱ 型,α 角 43°～60°,β 角 55°～77°;Ⅲ 型,α 角 < 43°,β 角 > 77°;Ⅳ 型,α 角和 β 角无法测量。标准型分类对 Ⅱ 型的髋关节作细化分型,即 Ⅱa、Ⅱb、Ⅱc 和 Ⅱd 4 个亚型。除了 Ⅰ 型和小于 3 个月婴儿的 Ⅱa 型为正常髋关节,其他各型均为异常髋关节。

6 个月以上婴儿通常拍摄骨盆正位 X 线检查髋关节,采用髋臼角或髋臼指数(Acetabular Index, AI)来评价髋关节。通过两侧 Y 形软骨顶部的水平线称 H 线。髋臼角是指经过髋臼外上缘与髋臼中心的直线,与 H 线相交形成的锐角。用来测量髋臼顶倾斜度和髋臼生长的指数。正常情况从出生到 8 岁,髋臼角逐渐减小,此后到成年期保持不变。Harris 等认为:1 岁以下,髋臼角 < 30°;1～3 岁,髋臼角 < 25°;4 岁～成年,髋臼角 < 21°。髋臼角小于或等于 21° 为正常;22°～24°,为轻度发育不良;大于等于 27°,为重度发育不良。

生后 8 周内患儿生理性不成熟的髋关节比例较高,超过半数的早期髋关节轻微异常可以自行恢复,无需治疗。如果髋关节异常持续存在,才需要进行治疗。因此,8 周后进行髋关节超声检查非常必要,准确率高,假阳性率减小。患儿龄 8 周时髋关节超声检查 α 角小于 50°,可行髋关节屈髋外展支架治疗;若 α 角为 50°～60° 之间,可采用髋关节屈曲外展位竖抱和仰卧位双下肢外展位睡姿,使用宽尿布垫。对于 Ⅱb 型和 Ⅲa 型患儿,可行持续的屈髋外展支架治疗 6 个月。对于 Ⅳ 型患儿,可采用外展位石膏固定 3 个月和屈髋外展支架治疗 4～6 个月,每 2 个月随访。18 个月～8 岁的患儿,常用治疗方法为:治疗髋臼旋转不良的截骨术;浅平髋臼的切骨术;各类股骨截骨术;截骨术、关节固定、全髋成形等后髋关节补救性手术。8 岁以上的患儿可行切开复位加石膏固定,以及各类纠正髋臼异常或髋关节残余畸形的手术。

DDH 手术治疗方式较多,本案例采取的骨盆截骨术和股骨截骨术,主要目的是髋关节复位的同时,改善患儿髋臼覆盖范围以及髋关节的负重功能,术后效果好,但手术操作复杂,手术范围涉及到髋臼、髋骨、股骨及其周围的骨膜、关节囊、肌肉组织,是一个创伤较大的手术,术后需要长期制动。因此如何在此过程中把握好时机,选择最安全而有效的康复治疗手段对手术预后疗效尤为重要。DDH 术后早期需要观察患儿伤口情况、疼痛情况、体温变化等。骨盆正位 X 线检查了解髋关节正确对线对位、截骨处愈合情况,以及是否出现股骨头缺血性坏死等并发症。由于 DDH 术后患儿需要长期的石膏或支具固定,因此在石膏拆除后需评定患儿下肢关节活动度、肌力等情况。

DDH 术后 3～4 周(髋人字石膏固定阶段),可根据患儿恢复情况进行髋关节无痛小范围屈曲和内外旋活动训练,主要目的是利用关节极小范围的运动促进关节内血液循环,防止囊内组织粘连过多产生,为后期全面恢复打好基础。术后 6～8 周,可进行皮牵引治疗,同时可根据患儿情况进行髋关节 CPM 训练,以无痛范围为准,循序渐进。术后 10～12 周,若患儿 X 线片显示股骨头复位佳,截骨处对位好,骨痂形成多,即可对患儿进行大范围关节活动度训练。

术后髋关节制动时间较长,预防下肢肌肉萎缩是康复治疗关键。肌肉萎缩程度严重,下肢稳定性和力量受损,会直接影响后续的康复进程和治疗疗效,因此要选择安全有效的方法保持下肢肌力。术后早期患儿有疼痛、伤口未愈合,此时应选择臀肌、股四头肌、小腿肌肉的等长收缩训练,以免加剧疼痛,引起患儿对训练的恐惧。石膏拆除后,可进行髋部外展肌、臀肌等长收缩训练、主动运动训练,小腿肌肉、股四头肌可进行抗阻训练、主动运动训练,逐渐过度到负重情况下的各种训练,站立平衡训练、肌力训练、本体感觉训练、步态训练。

六、思考题

1. 髋关节发育不良的超声诊断标准是什么?
2. 髋关节发育不良的治疗原则是什么?
3. 髋关节发育不良术后早期康复要点是什么?

七、推荐阅读文献

1. J. Richard Bowen, Anastacio Kotzias-Neto,著,潘少川,主译. 发育性髋关节发育不良[M].北京:人民卫生出版社,2009:35-82.

2. 孙德立,肖毅. 发育性髋关节脱位诊断与治疗[M]. 济南:济南出版社,2002:58-129.

3. 季敏,陈文华. 康复治疗师实训教程——常见疾病篇[M]. 上海:上海科学技术出版社,2013:362-376.

（杜　青　周　璇）

案例 112
特发性脊柱侧弯

一、病例资料

1. 现病史

患者，女性，11岁。因"发现肩部不对称1月"来院就诊。1月前，患儿母亲发现其肩部不对称。于医院儿童骨科就诊，X线检查示脊柱侧弯，未予特殊治疗。患者无外伤，无发热，无颈部不适，无疼痛，无呼吸困难，无心悸，无下肢麻木，无走路不便，无大小便困难。患者发病以来一般情况好，饮食可，睡眠可，二便正常，无明显体重减轻史。

2. 既往史

无传染病史，按时预防接种，无药物、食物过敏史，无手术外伤史。家族中无脊柱畸形、神经肌肉疾病史。

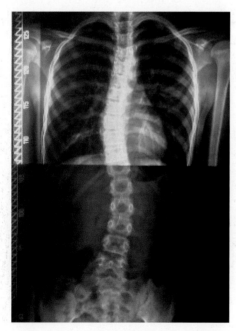

图 112-1 站立位全脊柱正位 X 线片

3. 体格检查（含康复评定）

发育正常，营养中等，神志清楚，面容安静，表情自如，颈软。全身浅表淋巴结未及肿大。双肺呼吸音清，未闻及异常呼吸音及干湿啰音。心率 90 次/min，律齐，未闻及杂音。腹软，无压痛。皮肤无异常色素沉着，无咖啡斑，无皮下组织肿物，无异常毛发，无囊性物。身材细长，双肩不等高，左肩高，脊柱偏离中线，剃刀背，右髂前上嵴高。胸廓不对称，无漏斗胸。躯干旋转角（Scoliometer）：11°。双下肢等长，四肢关节正常，无红肿，肌肉无萎缩。肌力、肌张力正常。无异常反射。巴氏征（一），踝阵挛（一）。

4. 实验室和影像学检查

站立位全脊柱正位 X 线片：脊柱侧弯，胸右腰左型，胸弯 Cobb 角 20°，腰弯 Cobb 角 23°，Risser 征 0，脊柱旋转角度（Nash-Moe 法）1 级，如图 112-1 所示。

平衡功能：跌倒指数 42，属于中等跌倒风险。

肺功能：峰流速 4.2 L/s，占预计值 74.4%，峰流速下降。

生活质量评估：脊柱侧凸研究学会患者问卷表：功能活动 4 分，疼痛 4.4 分，自我形象 3.2 分，心理健康 4.4 分。

二、诊治经过

初步诊断：青少年特发性脊柱侧弯，通气功能障碍。

诊治经过：予以综合康复治疗，包括运动疗法、手法治疗、支具治疗和家庭康复治疗。根据患者体检、X线片、平衡功能、肺功能等评定结果，制订个体化的运动治疗方案，由康复治疗师指导下进行三维自我矫正训练、核心肌力训练、本体感觉训练、牵伸训练、静态和动态平衡功能训练、呼吸功能训练，每周3次，每次60 min。根据个人疲劳程度设定训练强度。手法治疗采用肌筋膜放松术、摆位放松术，每周3次，每次5～10 min。支具治疗每天22 h，每3个月复查一次，根据患者情况调整支具。家庭康复体操训练每天1次，每次20 min。治疗3月后，患者躯干畸形改善，Cobb角减少，平衡功能改善，生活质量提高。

三、病例分析

1. 病史特点

(1) 女性，11岁，无明显诱因下出现肩部不对称1月。

(2) 无外伤史。

(3) 体检阳性发现：身材细长，双肩不等高，左肩高，脊柱偏离中线，剃刀背，右髂前上嵴高。胸廓不对称。躯干旋转角(Scoliometer)：11°。

(4) 辅助检查：站立位全脊柱正位X线片示脊柱侧弯，胸右腰左型，胸弯Cobb角20°，腰弯Cobb角23°，Risser征0，脊柱旋转角度(Nash-Moe法)1级。平衡功能：中等跌倒风险。肺功能：峰流速下降。

2. 诊断及诊断依据

(1) 诊断：青少年特发性脊柱侧弯，通气功能障碍。

(2) 诊断依据：①青少年；②发现肩部不对称1月；③体检见双肩不等高，左肩高，脊柱偏离中线，剃刀背，右髂前上嵴高，胸廓不对称，躯干旋转角(Scoliometer)：11°；④站立位全脊柱正位X线片示脊柱侧弯，胸右腰左型，胸弯Cobb角20°，腰弯Cobb角23°；⑤肺功能：峰流速4.2 L/s，占预计值74.4%，峰流速下降；⑥无外伤、手术、家族史等其他可能导致脊柱侧弯的原因。

3. 鉴别诊断

(1) 先天性脊柱侧弯：先天性脊柱侧弯发病较早，X线片可发现脊柱有结构性畸形，包括半椎体、蝴蝶椎、脊椎分节不良等。

(2) 神经肌源性脊柱侧弯：神经肌源性脊柱侧凸是由于神经和肌肉失去了对脊柱躯干平衡的控制调节作用所致，包括脑瘫、脊髓空洞症、脊髓灰质炎、肌营养不良、多关节挛缩等引起的脊柱侧弯。

(3) 神经纤维瘤病并发脊柱侧弯：有家族史，皮肤有6个以上咖啡斑，有纤维瘤结节，全身性或局限性骨骼异常，脊柱侧弯多进行性加重。

(4) 其他原因引起的脊柱侧弯：其他如骨软骨营养不良、代谢障碍疾病、广泛椎板切除术、感染、外伤、肿瘤等也可导致脊柱侧弯。

4. 康复目标和计划

(1) 尽可能阻止或减少侧弯进展。

(2) 改善呼吸功能障碍。

(3) 改善外观和形体。

(4) 预防脊柱疼痛。

四、处理方案与依据

1. 运动疗法

根据该患者体检、X线片、平衡功能、肺功能等评估结果，患者存在脊柱畸形、平衡功能障碍、肺功能障碍，故予以三维自我矫正训练、核心肌力训练、本体感觉训练、牵伸训练、静态和动态平衡功能训练、呼吸功能训练、家庭康复体操训练，以矫正畸形、增强肌力、改善平衡功能和肺功能。

2. 手法治疗

该患者存在明显的躯干畸形、姿势异常，故采用肌筋膜放松术、摆位放松术矫正姿势。

3. 支具治疗

该患者 Cobb 角大于 20°，属于中度脊柱畸形，其 Risser 征为 0，骨骼成熟度低，符合支具治疗的指征，故予以支具治疗以矫正脊柱畸形、阻止畸形进展。

五、要点与讨论

脊柱侧弯是指脊柱的一个或数个节段在冠状面上向侧方弯曲，形成一个带有弧度的脊柱畸形，通常伴有横断面上椎体旋转和矢状面上生理弧度的改变，是一种三维的脊柱畸形。国际脊柱侧弯研究学会对脊柱侧弯定义：应用 Cobb 法测量站立位全脊柱冠状面 X 线片上脊柱的侧方弯曲，如果 Cobb 角大于 10°则为脊柱侧弯。特发性脊柱侧弯（Idiopathic Scoliosis, IS）是指原因不明的脊柱侧弯畸形。脊柱侧弯在青少年中有较高的患病率，我国中小学生脊柱侧弯患病率为 0.1%～1.33%，女性患病率较高，其中 90% 以上为特发性脊柱侧弯。

X 线检查 Cobb 角是诊断脊柱侧弯的金标准。Cobb 角测量方法为，确定上端椎和下端椎后，在上端椎的椎体上缘画一横线，再在下端椎的椎体下缘画一横线，以此两横线为标准各作一垂直线，两条垂线的交角即为 Cobb 角。若端椎上、下缘不清，可取椎弓根上、下缘的连线，然后取其垂线的交角即为 Cobb 角。端椎是指脊柱侧弯弯曲发生中最上端和下端的椎体。

脊柱侧弯椎体旋转畸形通常采用 Nash-Moe 法测定，根据正位片椎弓根的位置，将椎体纵分为 6 等份，自凸侧至凹侧为 1～6 段。0 级（无旋转）：椎弓根卵圆形，两侧对称，并位于外侧段。1 级：凸侧椎弓根两侧缘稍变平，轻度内移，但仍在外侧段。凹侧椎弓根向外移位，外缘影像渐消失。2 级：凸侧椎弓根影像移至第 2 段，凹侧椎弓根基本消失。3 级：凸侧椎弓根影像移至椎体中线或在第 3 段。4 级：凸侧椎弓根越过中线至第 4 段，位于椎体凹侧。

IS 患者骨骼成熟度常通过 Risser 征来判断。将髂棘分为 4 等份，骨化由髂前上棘向髂后上棘移动，骨骺移动 25% 为 1°，50% 为 2°，75% 为 3°，移动到髂后上棘为 4°，骨骺与髂骨融合为 5°。

IS 常用康复治疗方法包括运动疗法、手法治疗、支具治疗等。IS 康复治疗目标主要为形态学和功能学两方面的目标，包括在青春期尽可能阻止或减少侧凸进展，改善外观和形体，预防或治疗呼吸功能障碍；预防或治疗脊柱疼痛。

运动疗法是指针对脊柱畸形或生物力学异常而设计的运动方案，是脊柱侧弯早期保守治疗的重要方法之一，包括三维方向的自我矫正、稳定性姿势矫正训练、日常生活姿势训练等等。

手法治疗对脊柱侧弯引起的肌肉、韧带、筋膜等软组织异常和疼痛等症状，可以起到一定的疗效，也有利于姿势的矫正。临床上常常联合采用手法治疗与运动疗法来治疗脊柱侧弯。

支具治疗是被人们普遍认可的 IS 的非手术治疗方法，支具治疗主要通过向患者身体施加纠正应力，控制脊柱侧凸畸形，阻止骨骼未发育成熟的脊柱畸形进一步进展，减少手术机会或推迟手术时间，使脊柱在维持良好的额状面形态下进行成熟生长，使脊椎生长板耐受的力能达到正常分布。根据矫正脊柱侧弯位置的高低,支具可分为颈胸腰骶支具和胸腰骶支具。颈胸腰骶支具如 Milwaukee 支具和改良 Boston 支具,可矫正颈椎范围的脊柱侧凸;胸腰骶支具是指不带颈托、高度只达腋下的支具,也称腋下型支具,如 Boston 支具、Charleston 支具,此类支具只限于侧弯顶点在 T7 以下的脊柱侧凸。支具治疗主要适用于 8 岁以上,骨骼生长尚未停止,能够配合治疗的脊柱侧弯患者,Cobb 角为 20°~45°,一般在骨骼成熟前或女性月经初潮 6 个月或 1 年内,且 Risser 征<2 时进行支具治疗为佳。伴有明显肋骨畸形或严重胸椎前凸者,骨骼生长期已完成,Cobb 角>45°,患儿及家长不合作时不宜行支具治疗。

六、思考题

1. 特发性脊柱侧弯的定义是什么?
2. 特发性脊柱侧弯的康复治疗方法有哪些?
3. 特发性脊柱侧弯的支具治疗指征是什么?

七、推荐阅读文献

1. Negrini S, Aulisa AG, Aulisa L, et al. 2011 SOSORT guidelines: Orthopaedic and Rehabilitation treatment of idiopathic scoliosis during growth [J]. Scoliosis, 2012,7(1): 3.

2. Romano M, Minozzi S, Zaina F, et al. Exercises for adolescent idiopathic scoliosis: a Cochrane systematic review [J]. Spine (Phila Pa 1976), 2013,38(14): E883-893.

3. Weinstein SL, Dolan LA, Wright JG, et al. Effects of bracing in adolescents with idiopathic scoliosis [J]. N Engl J Med, 2013,369(16): 1512-1521.

（杜　青　周　璇）

案例 113

Perthes 病(股骨头缺血性坏死)

一、病例资料

1. 现病史

患者,男,5岁,因"右下肢跛行4月余,右股骨截骨内固定术后1月余"入院。1月余前因"右下肢跛行4月余"至医院儿骨科就诊,摄片示:右股骨头无菌性坏死。门诊拟"右Perthes病"收入院,于1月余前行"右股骨截骨内固定术",术后右髋人字支具固定,复查X片示骨折对位对线好,内固定位置佳。术后6周去除右髋人字支具,右髋活动受限。患者为进一步诊治,来康复医学科就诊,拟"右Perthes病术后"收住入院。

患者自发病以来一般情况正常,食欲正常,大小便正常,夜间睡眠良好。体重无明显变化。

2. 既往史

G1P1,足月顺产,出生体重3600 g,无窒息抢救史,Apgar评分10分。生后母乳喂养,按时添加辅食,生长发育与同龄儿似。否认其他手术外伤病史。否认肝炎、结核等传染病史。否认药物、食物过敏史。按时预防接种。

3. 体格检查(含康复评定)

右髋外侧可见长约12 cm手术瘢痕,愈合良好。局部软组织未见明显肿胀,足背动脉搏动良好。右髋无压痛,右下肢无轴向叩击痛。左右下肢感觉对称。徒手肌力测试(manual muscle test,MMT):右屈髋肌3⁺级,右髋外展肌3级,右伸髋肌3级,右伸膝肌、屈膝肌4级,右踝背屈肌4级,右踝跖屈肌4级。主动关节活动度(active range of motion, AROM):右髋前屈45°,外展35°,后伸5°,内旋20°,外旋35°。右膝屈曲120°,伸展0°。右踝背屈10°,跖屈40°。坐位平衡1级,立位平衡0级。日常生活活动能力(active of daily living, ADL)评定:WeeFIM 60分。

4. 实验室和影像学检查

X线片提示:右股骨头骨骺形态欠光整,干骺端"杯口状"凹陷伴不规则高密度影,右侧股骨截骨术后,内固定在位,截骨线可见,如图113-1所示。

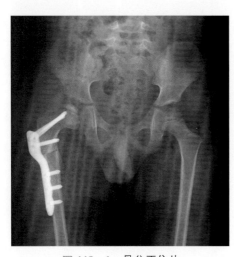

图113-1 骨盆正位片

二、诊治经过

初步诊断：右 Perthes 病术后，右下肢运动障碍，日常生活活动障碍。

诊治经过：患者入院后予红外线、低频电刺激每天一次，改善右髋局部血循环；下肢 24 h 持续皮肤牵引带进行皮牵引，并进行皮牵引下的下肢关节活动度训练、关节松动，结合持续关节被动活动，每天 2～3 次，以改善右髋关节活动范围；下肢肌力训练，增加下肢肌肉力量。口服维 D 钙咀嚼片补充活性维生素 D 与钙离子。3 周后患者右下肢髋、膝、踝各关节活动度明显改善，肌力不同程度增加。复测下肢肌力、关节活动度，MMT：右侧屈髋肌 4$^+$ 级，髋外展肌 4$^-$ 级，伸髋肌 4$^-$ 级，伸膝肌、屈膝肌 5 级，踝背屈肌 5 级，踝跖屈肌 5 级。AROM：右髋前屈 110°，外展 45°，后伸 15°，内旋 40°，外旋 50°。右膝屈 150°，伸 0°。右踝背屈 20°，跖屈 45°。配置下肢免负重支具，并进行免负重支具穿戴下的立位平衡及步行训练，1 周后患者可独走。坐位平衡 3 级，立位平衡 2 级，WeeFIM：104 分，安排出院，门诊康复治疗。建议 1 月后复查 X 线。

三、病例分析

1. 病史特点
(1) 患者，男，5 岁，右下肢活动受限 1 月余。
(2) 右 Perthes 病右股骨截骨内固定术后。
(3) 出生史、既往史无特殊。无药物过敏史。
(4) 查体：右髋无压痛，右下肢无轴向叩击痛。MMT：右侧屈髋肌 3$^+$ 级，右髋外展肌 3 级，右伸髋肌 3 级，右伸膝肌、屈膝肌 4 级，右踝背屈肌 4 级，右踝跖屈肌 4 级。AROM：右髋前屈 45°，外展 35°，后伸 5°，内旋 20°，外旋 35°。右膝屈曲 120°，伸展 0°。右踝背屈 10°，跖屈 40°。左右感觉对称。坐位平衡 1 级，立位平衡 0 级。WeeFIM 60 分。
(5) 辅检：X 线示右股骨头骨骺形态欠光整，干骺端"杯口状"凹陷伴不规则高密度影，右侧股骨截骨术后，内固定在位，截骨线可见。

2. 诊断及诊断依据
(1) 诊断：右 Perthes 病术后，右下肢运动障碍，日常生活活动障碍。
(2) 诊断依据：①患者右下肢活动受限 1 月余；②右 Perthes 病及"右股骨截骨内固定术"手术史明确；③查体：右髋、膝、踝周围肌群肌力减退。右髋、膝、踝 AROM 不同程度受限。ADL 部分受限；④辅检：右股骨头骨骺形态欠光整，干骺端"杯口状"凹陷伴不规则高密度影，右侧股骨截骨术后，内固定在位，截骨线可见。

3. 鉴别诊断
(1) 股骨上端骨髓炎：临床症状常见高热和全身感染，局部主要表现为患肢疼痛、肿胀、压痛和活动受限。有白细胞升高、血沉增快、血培养阳性等阳性表现，本病例无明显疼痛，且无感染症状，与此不符。
(2) 髋关节一过性（暂时性）滑膜炎：暂时性滑膜炎是原因不明的非细菌性炎症，好发于 3～8 岁的儿童，临床表现与 Perthes 病早期症状相似，且 5%～10% 可发展为 Perthes 病。两者发病年龄及临床表现相似，但病程不同，且一过性滑膜炎无异常的 X 线片表现。本病例术前 X 线片股骨头已明显受侵犯，与此不符。
(3) 股骨上端骨折：患者多有外伤、骨折史，X 线片可见骨折线等骨折征象。本病例与此不符。
(4) 髋关节结核：髋关节结核属感染性疾病，可累及股骨头、髋臼及股骨颈。患者有明显的全身症状，发热、关节或肢体肿胀、疼痛、活动受限等症状。血红细胞沉降率增快，Thomas 征阳性，X 线片显示骨破坏和关节间隙变窄。X线片因关节积液而显示关节囊肿胀；Perthes病为软骨下无菌性坏死病变，以坏死骨密度增高，变形及继发髋关节骨关节炎为主要X线片表现，不会有明显的关节积液或脓肿形成。X线片，血红细胞沉降率等指标可区别，本病例不符。

4. 康复目标和计划

（1）康复目标：改善右下肢各关节活动范围；增加右下肢肌肉力量；改善患者生活自理能力。

（2）康复计划：①改善右下肢关节活动范围：下肢皮肤牵引、牵引下进行下肢关节被动活动度训练、右下肢持续关节被动活动度训练、关节松动等；②增加右下肢肌肉力量：皮牵引状态下进行下肢肌力训练、抗阻肌肉力量训练、生物反馈肌肉力量训练等；③改善日常生活活动能力：通过改善右下肢关节活动度训练，改善患者的平衡功能，对其进行日常生活活动能力训练。

四、处理方案与依据

1. 促进截骨愈合的治疗

维D钙咀嚼片补充活性维生素D与钙离子，保证截骨愈合所需原料。右下肢肌肉力量的训练，通过肌肉的主动收缩训练让股骨承受适当应力刺激促进截骨愈合。

2. 综合康复治疗

针对患者存在的肌力下降、关节活动度下降、日常生活活动能力下降等给予针对性的康复治疗。右下肢因制动及手术原因，肌力降低，但肌力均在3级以上，故可通过抗阻肌力训练的方式（Thera-band、下肢力量训练设备结合助力电刺激等）加强肌力训练。下肢皮肤牵引及牵引状态下的下肢关节被动活动度训练、持续关节被动活动、关节松动、关节主动活动改善右下肢各关节活动度。日常生活活动训练促进ADL恢复。

3. 站立及步行训练

可根据患者下肢功能恢复情况，配置下肢免负重支具，给予患者免负重支具穿戴下的站立及步行训练。

五、要点与讨论

Perthes病又称股骨头缺血性坏死，或Legg-Calvè-Perthes病，是一种导致股骨头塌陷的儿童髋关节疾病，好发于3~10岁的小儿，男女之比为4~5∶1，病因不明。双侧发病者约占10%，病程需2~4年。本病为骨骺的缺血性坏死，主要侵犯股骨头的骨骺和股骨的干骺端，偶有影响髋臼者。

Perthes病有多种分类方法，其中Herring外侧柱分类是最广泛应用的影像学分类方法，它有助于预测最终的临床结果。该分类将髋关节前后位片上股骨头分为外侧柱（股骨头外侧15%~30%）、中间柱（股骨头宽度的50%）、内侧柱（股骨头宽度的20%~35%）。根据碎裂早期外侧柱受到最大累及的X线片分类：A组外侧柱未受累，B组外侧柱高度大于正常的50%，C组外侧柱高度小于正常的50%。A组患者不需任何正规治疗也有好的预后，B组患儿9岁前发病的预后较好，其中保持良好髋关节活动范围，没有表现出股骨头外移的患者仅需要少量的治疗，C组患儿预后均较差，但经过治疗后也会有好转。从本病例患者术前X线片可判断其属于C组。目前治疗的基本原则是：①恢复运动范围；②股骨头"包容"：使股骨头再骨化时保持髋臼对股骨头的限制。

本病例通过股骨截骨内固定术改善股骨头的"包容"，但术后髋关节需要进行下肢髋人字石膏或支具固定，加之患者害怕疼痛等因素，来康复科就诊时，患者关节活动明显受限，肌力下降，因此需要通过康复治疗恢复其活动范围及其周围的肌肉力量。

　　此病需与髋关节感染性疾病、髋关节脱位、股骨骨折等常见疾病鉴别，因该患者早期无明显感染症状，无外伤史，且术前 X 线片有明显股骨头破坏的表现，并有"右股骨截骨内固定"病史，查体发现右下肢各关节活动受限，肌力明显下降，故诊断明确。根据患者下肢的肌力等级，可选用抗阻肌力训练，包括 Thera-band 技术，也可以借助生物反馈进行肌力训练，增加趣味性，提高依从性。牵引、持续关节被动活动度训练、关节松动等技术都有助于关节活动度的恢复。关节活动、肌力改善后，患者的坐位平衡功能改善，日常生活活动能力提高，但因为股骨头的坏死与局部血供有关，因此站立训练需借助免负重支具进行。经治疗后患者下肢关节活动度、肌肉力量、日常生活能力均明显改善，安排出院，但是患者仍需要继续门诊、家庭康复治疗。建议 1 月后复查 X 线片。再次康复评定后调整治疗方案。

六、思考题

1. 不同肌力等级的肌肉力量训练原则是什么？
2. 髋关节活动受限的关节活动度训练方法包括哪些？应注意什么？
3. 股骨上段骨折术后与 Perthes 病术后髋关节活动受限，肌力减退的治疗有何不同？

七、推荐阅读文献

1. 潘少川. 实用小儿骨科学[M]. 2 版. 北京：人民卫生出版社，2005：272 - 288.

2. Kathryn E. Cramer，Susan A. Scherl. 赵黎，钱济先主译. 儿童骨科[M]. 西安：第四军医大学出版社，2008：55 - 58.

（杜　青　杨晓颜）

案例 114

病毒性脑炎

一、病例资料

1. 现病史

患儿,男性,9个月。因"发热5天,频繁抽搐4天,伴意识不清2天"入院。患儿入院前5天受凉后出现发热,无寒战及抽搐,偶有恶心,无呕吐,在当地诊所就诊,予庆大霉素、病毒唑,用药约1 h后患儿出现抽搐,表现为双眼上翻、口吐白沫、四肢强直,2~3 min后自行缓解,当时腋温约37.5℃,在诊所静滴葡萄糖酸钙,症状无缓解,再次出现类似抽搐3次,抽搐缓解期患儿可正常活动、玩耍。当晚至当地上级医院就诊,并收住院,住院期间,患儿反复高热,最高至40℃,伴频繁抽搐,表现为左侧嘴角、眼部肌肉痉挛,可伴有四肢强直,抽搐间期患儿精神差,意识尚清。本院入院前1天起,患儿在当地医院出现意识不清,无呕吐、尖叫、皮疹,予甘露醇、头孢地嗪、炎琥宁、丙球、甲强龙等对症支持,患儿症状无减轻,遂转至医院住院治疗。患儿发病前1周有"腹泻、发热"病史,患儿发病以来,胃管鼻饲牛奶,大便稀,小便量可。

2. 既往史

G2P2,足月顺产,出生体重3 650 g,无窒息抢救史,Apgar评分不详。生后混合喂养,按时添加辅食,生长发育与同龄儿童相仿。否认慢性病病史,否认传染病病史,否认手术史,否认输血史,否认药物过敏史,有接种"麻风"疫苗史,接种后未见发热、皮疹表现。否认家族性遗传性疾病史。

3. 体格查体(含康复评定)

T 37.6℃,P 117次/min,R 24次/min,BP 92 mmHg/61 mmHg。神志不清,营养良好,发育正常。全身皮肤及黏膜未见皮疹,无出血点,前囟平软。浅表淋巴结无肿大。双眼活动自如,双侧眼球巩膜无黄染,角膜透明,结膜无充血,双瞳孔等大瞪圆,ϕ2.5 mm,对光反射存在。颈部软,咽稍充血,气管居中。双肺呼吸音粗,可闻少许痰鸣音。心率117次/min,律齐,未及病理性杂音。腹平软,无压痛,肝脾未及。四肢肌力肌张力减弱,双侧巴氏征(一),Gordon、Chaddock、Oppenheim、Schaeffer、Gonda(一),克氏征,布氏征(一)。双眼无神,不追物,反应差。头控差,拉坐头后仰,双上肢无过中线运动,不能翻身,无肘支撑,不能爬,坐位平衡0级,四肢肌张力低,肌力检查不配合,双侧巴氏征(一),双侧踝阵挛(一)。格拉斯哥昏迷量表(Glasgow coma scale, GCS)评分:8分(睁眼4分+运动反应3分+言语反应1分)。

4. 实验室和影像学检查

脑脊液检查:颜色无色,透明度清,白细胞计数1×10^6/L,潘氏蛋白试验(一),糖3.34 mmol/L,氯化物123.00 mmol/L,蛋白定量118.00 mg/L。

影像学检查：头颅 MRI 示脑膜脑炎，脑萎缩，如图 114-1 所示。

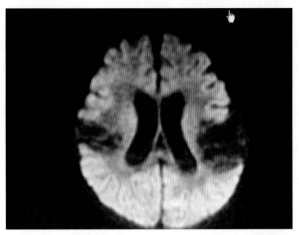

图 114-1　头颅 MRI(DWI 序列)：脑膜脑炎，脑萎缩

二、诊治经过

初步诊断：

(1) 重症脑炎，意识障碍，四肢运动功能障碍。

(2) 继发性癫痫。

(3) 肺炎。

诊治经过：完善相关检查，予心电监护、输氧、阿昔洛韦、利巴韦林、干扰素抗病毒，头孢呋辛、阿奇霉素抗感染，地塞米松抗炎，甘露醇降颅压，维生素 B 营养神经，德巴金、开浦兰控制抽搐，大剂量丙球支持治疗。康复治疗采用床上肢位的摆放、定时变换体位、瘫痪肢体关节被动活动训练、促醒治疗、按摩、低频电刺激治疗，每天一次。维持 2 周的康复治疗后，患儿神志改善，头控改善，可以靠坐数分钟，四肢主动活动性增加，GCS 评分：9 分(睁眼 4 分＋运动反应 4 分＋言语反应 1 分)。

三、病例分析

1. 病史特点

(1) 男性，9 个月，发热 5 天，频繁抽搐 4 天伴意识不清 2 天。

(2) 有前期感染史。

(3) 体检阳性发现：神志欠清，双肺呼吸音粗，可闻少许痰鸣音。双眼无神，不追物，反应差。头控差，拉坐头后仰，双上肢无过中线运动，不能翻身，无肘支撑，不能爬，坐位平衡 0 级，四肢肌张力低。GCS 评分：8 分(睁眼 4 分＋运动反应 3 分＋言语反应 1 分)。

(4) 辅助检查：脑脊液检查：颜色无色，透明度清，白细胞计数 1×10^6/L，潘氏蛋白试验(一)，糖 3.34 mmol/L，氯化物 123.00 mmol/L，蛋白定量 118.00 mg/L。头颅 MRI：脑膜脑炎，脑萎缩。

2. 诊断及诊断依据

诊断：(1)重症脑炎，意识障碍，四肢运动功能障碍。(2)继发性癫痫。(3)肺炎。

诊断依据：①患者有前期感染史；②发热 5 天，频繁抽搐 4 天伴意识不清 2 天；③查体：神志欠清，双肺呼吸音粗，可闻少许痰鸣音。双眼无神，不追物，反应差。头控差，拉坐头后仰，双上肢无过中线运动，不能翻身，无肘支撑，不能爬，坐位平衡 0 级，四肢肌张力低。GCS 评分 8 分；④辅检：脑脊液检查无色,透明度清,白细胞计数 $1×10^6/L$,潘氏蛋白试验(—),糖 3.34 mmol/L,氯化物 123.00 mmol/L,蛋白定量 118.00 mg/L。头颅 MRI：脑膜脑炎,脑萎缩。

3. 鉴别诊断

(1) 化脓性脑膜炎：化脓性脑膜炎大多急性起病,典型临床表现主要为发热、烦躁不安、进行性加重的意识障碍,有颅内压增高表现,查体可见脑膜刺激征阳性,脑脊液表现为白细胞增高,以中性分类为主,蛋白含量增高,糖含量减低。

(2) 结核性脑膜炎：呈亚急性起病,发热和头痛是主要表现,意识模糊是晚期表现,可有局灶性神经系统缺陷,脑脊液外观呈毛玻璃样,白细胞数多低于 $500×10^6/L$,分类以淋巴细胞为主,蛋白含量升高,糖含量减低,抗酸染色和结核分支杆菌培养可帮助确立诊断。

(3) 隐球菌性脑膜炎：临床和脑脊液表现与结核性脑膜炎相似,但病情进展可能更缓慢,头痛等颅压增高表现更持续和严重。诊断有赖脑脊液涂片墨汁染色和培养找到致病真菌。

(4) 中毒性脑病：中毒性脑病是在急性感染的病程中出现弥漫性中枢神经系统功能紊乱,但没有中枢神经系统感染的证据,脑脊液蛋白轻度升高,但细胞数和糖含量正常。

4. 康复目标和计划

(1) 改善意识障碍。

(2) 改善四肢功能障碍。

(3) 预防并发症。

四、处理方案与依据

1. 药物治疗

患者为重症脑炎,结合患儿头颅 MRI 有大面积脑损害,并发癫痫,故予阿昔洛韦、利巴韦林、干扰素抗病毒,头孢呋辛、阿奇霉素抗感染,地塞米松抗炎,甘露醇降颅压,维生素 B 营养神经,德巴金、开浦兰控制抽搐,大剂量丙球支持治疗。

2. 康复治疗

患者有意识障碍、四肢运动功能障碍,予以床上肢位的摆放、定时变换体位、瘫痪肢体关节被动活动训练、促醒治疗、按摩、物理因子治疗,以促进患者的意识恢复,保持关节活动度,促进肌肉收缩,预防肌肉萎缩、关节挛缩、吸入性肺炎、压疮等并发症。

3. 促醒治疗

患者有意识障碍,故采用多感官刺激进行促醒治疗,包括色彩鲜明的图片、玩具等视觉刺激;儿歌等听觉刺激;按摩、关节被动活动等触觉刺激等。

五、要点与讨论

病毒性脑炎是指各种病毒感染引起的脑实质的急性炎症,病死率、致残率高。多种病毒可引起病毒性脑炎,常见病毒包括肠道病毒、虫媒病毒、腮腺炎病毒、单纯疱疹病毒、风疹病毒、腺病毒等。病毒感染使大脑病灶血管内皮细胞变性及周围组织坏死,神经脱髓鞘,神经元破坏,造成脑组织的缺血缺氧,发生氧代谢障碍,氧自由基生成增加,从而使患儿出现运动、感觉、智力、语言等功能障碍。由于病毒侵犯的部位和范围不同,病情可轻重不一,症状亦多样,轻者预后良好,重者留有不同程度后遗症,甚至导致死亡。

病毒性脑炎起病急,发病之前常有低热、头痛、寒战、不适、食欲不振、呕吐、腹痛等非特异性的前驱症状。患者主要表现为惊厥、不同程度的意识障碍、精神行为异常、运动障碍、语言障碍,可有局灶性的神经系统体征,部分患儿有锥体外系损害表现。患者可有癫痫、肢体瘫痪、智力障碍等后遗症,其中肢体瘫痪约占后遗症的 33.9%。

病毒性脑炎急性期正确的支持与对症治疗,是保证病情恢复、降低病死率和后遗症发生的关键。必须给予足够的热量和营养物质,以维持水、电解质平衡和合理营养供给。重症患者给予呼吸道和心血管功能的监护与支持。应用安定、苯妥英钠或丙戊酸钠等药物,及时止痉。甘露醇、速尿等控制脑水肿,降低颅内压。危重患者可使用大剂量、短疗程激素治疗。神经生长因子等营养脑细胞。应用抗病毒药物治疗能改善病毒性脑炎的预后。

康复治疗对于降低病毒性脑炎致残率,预防和减少并发症,提高患者的日常生活活动能力和生存质量,有着重要的临床意义。急性期的康复治疗包括床上肢位的摆放、定时变换体位、瘫痪肢体关节被动活动训练、促醒治疗、翻身训练、早期坐位及坐位平衡训练等。恢复期的康复治疗包括瘫痪肢体的运动训练、站立训练、步行训练、上下楼梯训练,以及穿衣、解系衣扣、穿脱鞋袜、如厕、进食等日常生活活动能力训练等。运动疗法可采用 Bobath 疗法、神经肌肉本体促进法、运动再学习、Vojta 及上田法等神经促通技术,抑制异常姿势及异常运动,扩大关节活动度,降低肌张力,增强肌力、头控、翻身、坐位、爬行、行走能力。对于手功能障碍者可进行作业治疗,控制肩关节内旋、拇指内收、掌指关节抓握能力,由粗大逐渐向精细过渡,并将整个训练贯穿到日常生活中。此外,需根据患者语言所处阶段,进行基本言语功能的训练。可采用调制中频电疗法、低频电刺激等物理因子治疗,促进肌肉的节律收缩,抗肌痉挛。对于软瘫的肢体可行稍重手法按摩,对于痉挛肢体则以较轻手法按摩。早期的康复治疗介入及后遗症期的康复治疗可以有效改善本病预后。

六、思考题

1. 病毒性脑炎的临床特征是什么?
2. 病毒性脑炎的康复治疗方案是什么?
3. 病毒性脑炎的促醒治疗方法是什么?

七、推荐阅读文献

1. 南登崑,黄晓琳,燕铁斌.康复医学[M].5 版.北京:人民卫生出版社,2013:160-163.

2. 王卫平,毛萌,李廷玉,申昆玲,常立文.儿科学[M].8 版.北京:人民卫生出版社,2013:408-406.

3. 任成山,杜晓锋,李振川总主编;匡凤梧,白晓玲本册主编.新编儿科常见病防治学[M].郑州:郑州大学出版社,2012:61-63.

（杜　青　周　璇）

案例 115

痉挛型脑瘫术后

一、病例资料

1. 现病史

患者,男性,5 岁。因"尖足行走 3 年,双侧跟腱延长术后 6 周"来院就诊。患者 3 年前出现尖足行走,于医院儿童骨科就诊,诊断"痉挛型脑瘫"。6 周前,患者于儿童骨科行双侧跟腱延长术,术后长腿石膏管型固定,现石膏已拆除,双下肢活动障碍。患者无发热,无疼痛,无下肢麻木。患者发病以来一般情况好,饮食可,睡眠可,二便正常,无明显体重减轻史。

2. 既往史

G1P1,孕 31 周顺产,出生体重 1 800 g,Apgar 评分不详,生后不哭,拍打足底后始哭,生后十余天予以茵栀黄退黄治疗后黄疸消退。生后 3 月能抬头,8 月能独坐,18 月能爬,2 岁能独走,行走时双侧足尖着地。无传染病史,按时预防接种,无药物、食物过敏史,无其他手术外伤史。

3. 体格检查(含康复评定)

发育正常,营养中等,神志清楚,面容安静,表情自如,颈软。全身浅表淋巴结未及肿大。双肺呼吸音清,未闻及异常呼吸音及干湿啰音。心率 96 次/min,律齐,未闻及杂音。腹软,无压痛。脊柱正常无弯曲。圆背坐,能爬,直跪不能,独站不稳。双下肢肌肉萎缩,双侧跟腱切口愈合好。左腘角 150°,右腘角 155°。左踝关节背屈 0°,跖屈 20°,右踝关节背屈 0°,跖屈 15°。双髋关节、膝关节活动度正常。双侧股四头肌肌力 4⁻级,双侧屈膝肌肌力 4⁻级,双侧胫前肌肌力 4 级,双侧小腿三头肌肌力 3 级。生理反射存在,双侧巴氏征(+),双侧踝阵挛(+)。运动功能评定:脑瘫粗大运动功能分级系统(Gross Motor Function Classification System,GMFCS):3 级;脑瘫儿童手功能分级系统(Manual ability classification system,MACS):1 级;粗大运动功能评定(gross motor function measure,GMFM)66:43.79;GMFM 88:49.38;卧位与翻身:100;坐位:85;爬与跪:61.9;站立位:0;行走、跑、跳:0。

4. 实验室和影像学检查

无。

二、诊治经过

初步诊断:痉挛型脑瘫术后,双下肢运动障碍。

诊治经过:予以综合康复治疗,包括物理因子治疗、运动疗法、推拿治疗。双下肢采用红外线、低频电刺激等物理因子治疗。运动疗法采用关节活动度训练、肌力训练、躯干控制训练、跪位平衡训练。双踝关节采用被动关节活动训练,结合主动活动训练。双膝关节、双髋关节采用主动活动训练。双股四头肌、腘绳肌采用抗阻训练,双侧胫前肌、小腿三头肌采用等长肌肉收缩训练。此外,予以双下肢推拿治疗。治疗 3 月后,患者双侧踝关节活动度明显改善,双下肢肌力增强,可以独站、独走。

三、病例分析

1. 病史特点

(1) 男性,5 岁,双侧跟腱延长术后。

(2) 孕 31 周顺产,出生体重 1 800 g,生后不哭,拍打足底后始哭,生后十余天茵栀黄退黄治疗后黄疸消退。生后 18 月能爬,2 岁能独走,行走时双侧足尖着地。

(3) 体检阳性发现:圆背坐,直跪不能,独站不稳。双下肢肌肉萎缩,双侧跟腱切口愈合好。左踝关节背屈 0°,跖屈 20°,右踝关节背屈 0°,跖屈 15°。双侧股四头肌肌力 4⁻级,双侧屈膝肌肌力 4⁻级,双侧胫前肌肌力 4 级,双侧小腿三头肌肌力 3 级。双侧巴氏征(+),双侧踝阵挛(+)。

(4) 康复评定:运动功能评定:GMFCS 3 级,GMFM66 43.79,GMFM88 49.38,卧位与翻身 100,坐位 85,爬与跪 61.9,站立位 0,行走、跑、跳 0。

(5) 辅助检查:暂无。

2. 诊断及诊断依据

(1) 诊断:痉挛型脑瘫术后,双下肢运动障碍

(2) 诊断依据:①患者有早产、低体重、出生时窒息、黄疸晚退史,出生后运动发育较正常同龄儿落后;②双侧跟腱延长术后 6 周;③体检见圆背坐,直跪不能,独站不稳。双下肢肌肉萎缩,双侧跟腱切口愈合好。左踝关节背屈 0°,跖屈 20°,右踝关节背屈 0°,跖屈 15°。双侧股四头肌肌力 4⁻级,双侧屈膝肌肌力 4⁻级,双侧胫前肌肌力 4 级,双侧小腿三头肌肌力 3 级。双侧巴氏征(+),双侧踝阵挛(+);④运动功能评定:GMFCS 3 级,GMFM66 43.79,GMFM88 49.38,卧位与翻身 100,坐位 85,爬与跪 61.9,站立位 0,行走、跑、跳 0。

3. 鉴别诊断

(1) 精神发育迟滞:临床表现为认知、言语、情感和社会化等方面在成熟和功能水平上明显落后于同龄儿童,智力发育全面低下,部分患儿早期有运动功能落后,但以后运动功能会正常或接近正常,以智力落后为主要表现,可能伴有肌张力低,没有异常姿势及病理反射。

(2) 孤独症:表现为社交障碍、沟通障碍和刻板的重复性行为,对非生物的东西有特殊的依恋,语言呆板、动作刻板离奇,对大部分的刺激反应微弱或无反应,部分患儿早期表现为发育延迟、肌张力低下甚至可能有尖足步态,但没有关节活动度受限,腱反射不亢进,无病理反射,结合临床表现及体征可鉴别。

(3) 脑肿瘤:为进行性发展的疾病,伴有脑肿瘤的特征性症状,头颅 CT、MRI 可鉴别。

(4) 杜氏肌营养不良:主要发生于男孩。患者在学龄前就会因骨骼肌不断退化出现进行性肌肉无力,已经获得的运动能力水平逐渐下降、动作笨拙,由坐位起立困难而呈现 Gower 征,腓肠肌坚硬肥大,逐渐出现跟腱短缩,马蹄足变形,大概在 7～12 岁时,会彻底丧失行走能力。早期肌酸肌酶及其同工酶明显升高、肌电图检查显示肌源性损害不难与脑瘫鉴别,DMD 基因检测可以确诊。

(5) 进行性脊肌萎缩症:婴儿型脊肌萎缩症,于婴儿期起病,肌无力呈进行性加重,肌肉萎缩明显,腱反射减退或消失,肌电图检查提示神经源性损害,基因检测可确诊。

4. 康复目标和计划

(1) 改善双侧踝关节活动度。

(2) 增强双下肢肌力。

(3) 改善跪位平衡功能障碍。

(4) 纠正异常坐姿。

(5) 获得正常步态。

四、处理方案与依据

1. 物理因子治疗

该患者为双侧跟腱延长术后 6 周,目前双下肢肌肉萎缩,双侧跟腱切口愈合好,故予以双下肢红外线、低频电刺激等物理因子治疗,以改善局部的血液循环、增强肌力。

2. 运动疗法

根据该患者体检、运动功能评定结果,患者存在双踝关节活动受限、双下肢肌力下降、坐位姿势异常、跪位平衡功能障碍,故采用关节活动度训练、肌力训练、躯干控制训练、跪位平衡训练等运动疗法,以改善关节活动度、增强肌力、纠正异常姿势、改善平衡功能。

3. 推拿治疗

该患者为痉挛型脑瘫双侧跟腱延长术后,目前双踝关节活动受限明显,故予以双下肢推拿治疗,以促进血液循环,松解软组织粘连,缓解肌肉挛缩,改善肢体活动功能。

五、要点与讨论

脑性瘫痪(cerebral palsy, CP),简称脑瘫,是一组由于发育中胎儿或婴幼儿脑的非进行性损伤所致的持续性运动和姿势发育异常和活动受限综合征。脑瘫的运动障碍常伴有感觉、知觉、认知、交流障碍及行为紊乱,也可伴有癫痫及继发性肌肉骨骼问题。近年来,随着产科技术、围产医学、新生儿医学的发展,死胎、死产和新生儿病死率均明显下降,但脑瘫发病率并无减少,重症脑瘫的比例有增多趋势。脑瘫的预后与脑损伤的程度、是否早发现、是否早干预、家庭康复和社会支持程度相关。

随着脑瘫患儿的生长与体重增加,肢体畸形进一步加重,为康复训练带来困难,合适时机的手术可使肢体痉挛及畸形得到改善,为手术后功能训练打下基础,手术和康复训练相结合是治疗痉挛性脑瘫的有效方法之一。

脑瘫的矫形手术多适用于痉挛型患儿,有多种矫形手术方法,包括肌腱延长、肌腱转移、旋转截骨术等。手术治疗的目的为缓解肌肉痉挛、平衡肌力、矫正畸形、调整肢体负重力线、改善运动功能,为康复治疗创造有利条件。手术治疗最重要的理念是尽量推迟进行手术,到患者符合下列条件时方行手术治疗,包括:步态异常影响功能、康复对异常步态治疗无效、6 个月的康复治疗没有明显进展,即达到康复平台期。

脑瘫上肢矫形手术复杂且具有挑战性,但其疗效缺乏有效的证据支持。脑瘫上肢矫形手术有拇指内收畸形手术、尺神经运动分支切断术、骨间肌、小指展肌、掌骨间肌切断术、腕关节融合术、尺侧腕屈肌转移术、旋前圆肌松解术等,其目的在于恢复手的日常生活能力、运动功能,改善外观。

脑瘫导致的脊柱侧凸较为复杂。当患者 Cobb 角达 40°以上时,可以考虑手术治疗,多采用脊柱融合术,矫正脊柱畸形,纠正骨盆倾斜,手术时建议应用颈/脑干躯体感觉诱发电位进行脊髓监测,避免严重并发症。应避免同时进行髋关节和脊柱手术,以免引起异位骨化。

脑瘫患儿在发育过程中常出现异常步态,下肢骨与关节可产生各种挛缩畸形,下肢矫形手术主要原则在于矫正力线,平衡肌力。一次麻醉下的多部位手术(Single-event Multilevel Surgery, SEMS)也称为多部位手术或改善步态手术,是指在一次麻醉下矫正多个部位的软组织和骨性畸形。有移动能力的痉挛型脑瘫行 SEMS 治疗,可改善静态挛缩和膝关节运动功能,提高患儿的运动功能、步态、移动能力、粗大运动功能和生活质量,术后患儿家长满意度高。大龄脑瘫患儿行 SEMS 长期疗效较好。步态严重异常的痉挛型双瘫 SEMS 只能短期改善患儿的步态,很多患者需要进行其他手术治疗。

对于踝关节被动背屈不能达到中立位、存在固定性马蹄畸形的具备行走能力的痉挛型脑瘫患儿,可行跟腱延长术。跟腱延长术可矫正患儿马蹄畸形,改善痉挛,恢复其足背伸功能。但跟腱延长术也会导致患儿小腿三头肌力减弱。术后早期的康复治疗主要为缓解疼痛、痉挛、患儿及家长焦虑情绪,克服术后的僵硬、无力、不适。术后康复治疗的重点是恢复关节活动范围,恢复肌肉力量,改善运动功能,改善步态质量。

六、思考题

1. 脑瘫的定义是什么?
2. 痉挛型脑瘫跟腱延长术后的适应证是什么?
3. 痉挛型脑瘫跟腱延长术后康复治疗方法是什么?

七、推荐阅读文献

1. 中国康复医学会儿童康复专业委员会,中国残疾人康复协会小儿脑瘫康复专业委员会. 小儿脑性瘫痪的定义、分型和诊断条件[J]. 中华物理医学与康复杂志,2007,29(5):309.

2. 李晓捷. 实用小儿脑性瘫痪康复治疗技术[M]. 北京:人民卫生出版社,2009:1-31.

3. JeMe Cioppa-Mosce 等编著;陆芸,周谋望,李世民等主译. 骨科术后康复指南手册[M]. 天津:天津科技翻译出版公司,2009:274-281.

(杜　青　周　璇)

案例 116

脑性瘫痪（痉挛型偏瘫）

一、病例资料

1. 现病史

患者，男性，18 个月，因"出生至今左侧肢体不灵活"来诊。平素常用右手，不爱用左手，左手拇指喜内收，左手比右手小，18 个月独立行走，独走不稳，左脚拖行，脚尖着地。右侧肢体灵活，无异常姿势，视听力可，能叫爸爸、妈妈，理解简单指令，语言能力较同龄儿童相仿。无抽搐史。1 岁曾在外院做头颅MRI 示"右侧脑室扩张，脑室旁白质软化"。脑电图检查未见明显痫样放电。1 岁时曾在外院不规则推拿治疗 2 个月，自觉左侧肢体运动功能和姿势有所改善。后因"肺炎"住院，中断治疗至今，刚会独走，发现左足明显跛行，尖足，来院进一步诊断。

2. 既往史

孕产史：母 28 岁初产，G1P1，孕 38＋3 周，出生体重：3 700 g，难产（产钳产），出生后头颅 CT 示：右侧硬膜外血肿，蛛网膜下腔出血，右侧脑室下角出血。曾在新生儿重症监护室治疗 2 周出院。听力筛查通过。孕期无脐带绕颈、前置胎盘、羊水污染、先兆流产等症状，无保胎，无发热、无妊娠糖尿病、高血压；无饮酒、未接触农药、接触放射物质、接触化学制剂。无特殊疾病及服药史。无家族史。生后运动发育稍迟缓，不会爬，18 个月独走。

3. 体格检查（含康复评定）

神志清，精神可，视听反应可。左上肢肌张力高，左手拇内收，左前臂旋前；左下肢肌张力高，站立位左足尖承重，独走左足尖足，伴内旋步态，下肢内收肌张力可。右侧上下肢肌张力可，无明显异常姿势。肌力查体不合作，双侧膝反射可引出，左侧略亢进，病理征（一）。康复评估：Peabody 运动功能评估：粗大运动发育商（GMQ）：80；精细运动发育商（FMQ）：85。象征性游戏评估语言理解能力：相当于 18 月龄。

4. 实验室及影像学检查

出生后头颅 CT 示：右侧硬膜外血肿，蛛网膜下腔出血，右侧脑室下角出血。1 岁曾在外院做头颅MRI：右侧脑室扩张，脑室旁白质软化。脑电图：未见明显痫样放电。

二、诊治经过

初步诊断：脑性瘫痪（左偏瘫），脑瘫儿童粗大运动分级系统（Gross motor function classification system，GMFCS）1 级。

诊治经过：门诊收集病史、查体结合头颅 MRI 结果、运动功能评估后确诊，予安排：运动疗法，作业疗法，感觉统合治疗，物理因子治疗，传统疗法(针灸、推拿治疗)，矫形支具(上肢矫正带，下肢矫正鞋)并辅以家庭康复指导等。目前暂无需手术治疗。治疗频率隔日一次，3 个月为一疗程，疗程结束后康复门诊复诊。

三、病例分析

1. 病史特点

(1) 男性，18 个月，因"左侧肢体不灵活"来诊。

(2) 出生有难产致颅脑外伤，经不规则治疗，运动功能有改善，但仍有左侧肢体活动障碍，近期学会独走，左足尖足内旋步态明显。

(3) 体检及评估的阳性结果：左手拇内收，左前臂旋前，站立位左足尖承重，独走左足尖足，伴内旋步态，双侧膝反射引出，左侧略亢进。运动功能评估显示明显落后于同龄正常儿童标准。

(4) 实验室及影像学检查：出生后头颅 CT 示：右侧硬膜外血肿，蛛网膜下腔出血，右侧脑室下角出血。1 岁曾在外院做头颅 MRI：右侧脑室扩张，脑室旁白质软化。

2. 诊断与诊断依据

诊断：痉挛型脑瘫(左偏瘫)，GMFCS 1 级。

诊断依据：

(1) 出生后右侧颅脑损伤。

(2) 发育过程中明显的左侧肢体运动障碍和姿势异常：左手拇内收，左前臂旋前，站立位左足尖承重，独走左足尖足，伴内旋步态。

(3) 头颅 CT 示：右侧硬膜外血肿，蛛网膜下腔出血，右侧脑室下角出血。头颅 MRI：右侧脑室扩张，脑室旁白质软化。

临床病史结合头颅 MRI：右侧脑室扩张，脑室旁白质软化，以及运动功能评估结果，根据脑瘫定义可诊断为痉挛型脑瘫。根据其左侧肢体的运动障碍可确定为：痉挛型左偏瘫。

患儿 18 个月，能独立行走，粗大运动功能分级系统：GMFCS 1 级

3. 鉴别诊断

根据脑瘫定义和分型，主要注意和以下脑瘫类型鉴别：

(1) 痉挛型双侧瘫：两侧肢体肌张力增高(包括双瘫、四肢瘫、三瘫)。

(2) 不随意运动型脑瘫：肌张力处于变化状态中，运动时会出现自己不能控制的晃动或抖动。包括肌张力障碍型：肌张力整体处于增高状态，常常出现躯体扭曲，运动形式很少；手足徐动型：肌张力整体处于低下状态，在运动开始阶段(如伸手抓物)常出现不能控制的抖动，运动形式过多。

(3) 共济失调型脑瘫：广泛性的肌张力低下，运动时出现难以稳定的摇晃和颤动，维持平衡能力很差，在脑瘫中少见。

4. 康复目标与计划

缓解肌张力，改善异常姿势，防止骨骼畸形，提高运动功能。

四、处理方案及依据

1. 运动疗法

缓解左下肢肌张力，增加关节活动度，控制异常运动姿势，促进运动功能发育，改善左足步态。

2. 作业疗法

缓解左上肢肌张力，控制异常姿势，促进精细运动发育，提高左手功能。

3. 感觉统合治疗

增加本体感觉,促进左右侧肢体的平衡。

4. 物理因子治疗

左侧肢体低频电刺激,缓解肌张力。

5. 传统疗法

针灸、推拿(通过腧穴和经络的辩证疗法改善左侧肢体运动功能)。

6. 辅助矫形支具

上肢矫正带,下肢矫正鞋(控制和改善左侧肢体的异常姿势:纠正尖足和内旋步态、拇内收及前臂旋前)。

7. 暂无需手术治疗

左侧上下肢肌张力高,但未见明显关节畸形及挛缩。

8. 家庭指导

促进日常生活中左侧肢体的主动运动,提高日常生活活动能力。

9. 门诊每 3 个月随访复评运动功能

了解运动功能的改善情况,及时调整康复治疗方案。

五、要点与讨论

1. 根据脑瘫定义确定诊断

国际脑瘫定义指出脑瘫是指一组持续存在的导致活动受限的运动和姿势发育障碍症候群,这种症候群是由于发育中的胎儿或婴儿脑部受到非进行性损伤而引起的。脑性瘫痪的运动障碍常伴随感觉、认知、交流、感知、和/或行为障碍,和/或癫痫,和/或继发性肌肉骨骼障碍。

2. 根据粗大运动功能分级判断疾病的轻重

不同粗大运动功能分级脑瘫患者的表现(1 级最轻,5 级最重)。

对于小于 2 岁的患儿来说,GMFCS 分级如下:

1 级:可以坐位转换,还能坐在地板上用双手玩东西。能用手和膝盖爬行,能拉着物体站起来并且扶着家具走几步。18 个月～2 岁的孩子可以不用任何辅助设施独立行走。

2 级:孩子可以坐在地板上但是需要用手支撑来维持身体的平衡,能贴着地面匍匐爬行或者用双手和膝盖爬行,有可能拉着物体站起来并且扶着家具走几步。

3 级:需要在下背部有支撑的情况下维持坐姿,还能够翻身及用腹部贴着地面爬行。

4 级:可以控制头部,但坐在地板上的时候躯干需要支撑,可以从俯卧翻成仰卧,也可能从仰卧翻成俯卧。

5 级:生理上的损伤限制了其对自主运动的控制能力,在俯卧位和坐位时不能维持头部和躯干的抗重力姿势。只能在大人的帮助下翻身。

3. 根据改良 Ashworth 法判断肌张力,如表 116 - 1 所示。

表 116 - 1 改良 Ashworth 法

级别	评价方法
0 级	无肌张力升高
1 级	肌张力稍高,被动屈伸肢体时有"卡住"或突然释放感,或在 ROM 的最后出现很小的阻力
1⁺ 级	肌张力稍高,被动屈伸肢体时有"卡住"感,并在小于后 1/2 ROM 内一直伴有很小的阻力

（续表）

级别	评价方法
2级	肌张力明显升高,在大于 1/2 ROM 内有阻力,但被动活动容易
3级	肌张力显著升高,被动活动困难
4级	受累肢体僵硬于屈曲或伸展位

4. 注意事项

（1）癫痫：大约有三分之一的孩子会发生,包括各种不同类型的癫痫,有些孩子是偶尔发作,而也有孩子会持续发作,应该请儿科神经科医生诊治。

（2）智力或学习障碍：确实有部分的孩子存在不同程度的智力和学习障碍,往往在运动障碍比较严重的孩子更为常见。但是在这些孩子中也有不少的孩子拥有正常的智力,只是由于躯体障碍导致早期接受学习的机会减少或延迟,从而表现出一定的学习障碍。

（3）矫形外科问题：随着孩子的生长发育,痉挛的肌肉会变硬、短缩,导致肌肉和关节挛缩,常常发生在踝关节、膝关节、髋关节、肘关节和腕关节。定期拍摄 X 光片对于预防和控制关节脱位等障碍非常重要。

（4）骨骼问题：由于脑瘫孩子的活动能力与正常孩子相比明显低下,会产生不同程度的骨骼疏松症,一些轻微的伤害甚至在正常活动时也会发生骨折现象。有些孩子需要接受特殊的药物治疗以提高骨密度。

六、思考题

1. 脑瘫的国际定义是什么？
2. 儿童偏瘫的临床特征有哪些？
3. 儿童肌张力评估有哪些方法？

七、推荐阅读文献

1. 杨红,王素娟.脑瘫儿童家庭康复管理[M].上海：科学技术出版社.2008.

2. 史惟,杨红,廖元贵,等.1～6 岁不同级别脑瘫患儿粗大运动功能发育的初步研究[J].中国康复理论与实践,2009,15(9)：815－818.

3. 李晓捷,唐久来,马丙祥,等.脑性瘫痪的定义、诊断标准及临床分型[J].中华实用儿科临床杂志,2014,29(19)：1520.

（杨　红　朱　默）

案例 117

脑性瘫痪（痉挛型双瘫）

一、病例资料

1. 现病史

患者，女性，3岁5个月，因"运动发育落后2年余"收治入院。患儿生后因"早产儿、颅内出血"在新生儿监护室住院治疗15天后好转出院，出院后即有运动发育落后，家属不重视，至患儿2岁仍不会行走，遂就诊于康复科，行头颅MRI示"侧脑室旁软化灶，双侧侧脑室旁对称性斑片状异常信号影，脱髓鞘改变可能"，脑电图示"异常儿童脑电图，常见低电压慢波呈短程出现"，考虑"脑性瘫痪"，建议康复训练，家长因经济因素未行康复治疗。现患儿可四点爬，能独站3～5 min，可扶走，不会独走，双手会主动抓握，言语能力正常，今为进一步治疗收入院康复训练。

2. 既往史

出生史：G2P2，孕32周＋2天剖宫产，出生体重1 800 g，否认出生时有缺氧窒息史，生后母乳喂养。

发育史：运动发育落后。

预防接种史：按时进行预防接种。

家族史：父亲，30岁，体健；母亲，28岁，体健；有一姐姐，体健。否认近亲婚配，否认家族性、遗传性疾病。

3. 体格检查（含康复评定）

神志清，精神可，营养中等，发育正常。全身皮肤未见皮疹，皮肤巩膜未见明显黄染、色素脱失或牛奶咖啡斑。浅表淋巴结未触及肿大，无压痛，无粘连。头颅外形正常，前囟已闭，无特殊面容，口腔无畸形，伸舌居中。颈软，呼吸平稳，胸廓无畸形，双肺呼吸音清，未闻及干湿啰音。心界不大，心尖搏动位置正常，未触及震颤，律齐，未闻及病理性杂音。腹软，无压痛，移动性浊音阴性。四肢脊柱无畸形，正常女童外阴。双下肢关节活动度较差，双髋关节内旋，膝关节屈曲，足外翻。改良Ashworth分级：双上肢肌张力1级，双下肢肌张力2级。膝反射亢进，双侧巴氏征阳性。

Peabody运动功能评估：粗大运动发育商（GMQ）：68；精细运动发育商（FMQ）：85。

4. 实验室及影像学检查

头颅MRI：侧脑室旁软化灶，双侧侧脑室旁对称性斑片状异常信号影，脱髓鞘改变可能。

脑电图示：异常儿童脑电图，常见低电压慢波呈短程出现。

二、诊治经过

初步诊断：脑性瘫痪(痉挛型双瘫)，脑瘫儿童粗大运动分级系统(Gross motor function classification system，GMFCS)2 级。

诊治经过：完善检查及评估后，根据患儿的功能障碍情况，予以综合康复训练：粗大运动训练、精细运动训练、感觉统合训练、物理因子治疗(低频电刺激)、中西医结合康复治疗(针灸、推拿)。给予家庭康复指导，教导家长在日常生活中积极配合康复训练。经过半年的综合康复训练后，患儿粗大运动功能较前有明显进步，可独走，平衡能力欠佳。复评结果：粗大运动发育商(GMQ)：72；精细运动发育商(FMQ)91分。建议患儿继续康复训练，每 3 个月康复科门诊随访，评估患儿功能改善情况，调整治疗方案。

三、病例分析

1. 病史特点
(1) 女性，3 岁 5 个月，因"运动发育落后 2 年余"收治入院。
(2) 体格检查及康复评定：双下肢关节活动度较差，双髋关节内旋，膝关节屈曲，足外翻。改良 Ashworth 分级：双上肢肌张力 1 级，双下肢肌张力 2 级。膝反射亢进，双侧巴氏征阳性。康复评定，粗大运动功能明显落后。
(3) 实验室及影像学检查
头颅 MRI：侧脑室旁软化灶，双侧侧脑室旁对称性斑片状异常信号影，脱髓鞘改变可能。
脑电图：异常儿童脑电图，常见低电压慢波呈短程出现。

2. 诊断与诊断依据
诊断：脑性瘫痪(痉挛型双瘫)，GMFCS 2 级。
诊断依据：
(1) 早产儿，粗大运动功能发育落后。
(2) 患儿双下肢肌张力增高，膝反射亢进，双侧巴氏征阳性。
(3) 头颅 MRI 提示侧脑室旁白质异常信号影。
该患儿为早产儿，粗大运动功能明显落后，查体双下肢肌张力明显增高，结合有颅脑损伤病理，故患儿痉挛型双瘫的诊断明确。

3. 鉴别诊断
(1) 肝豆状核变性：本病是一种遗传性铜代谢障碍性疾病，累及基底节可出现神经系统症状，主要为锥体外系病征，如肢体舞蹈样及手足徐动样动作，可有肌张力障碍、运动发育迟缓等表现，临床表现为进行性加重，该患儿临床表现不符合，故不支持，必要时予以血清铜蓝蛋白检测加以鉴别。
(2) 脊髓性肌萎缩：本病为常染色体隐性遗传病，病理改变仅限于脊髓前角细胞，是下运动神经元变性导致进行性、对称性肌无力、肌萎缩和肌张力减低，受累肌群丧失运动功能而触觉、痛觉、温觉存在。该患儿无肌张力减低，故不支持，必要时可行肌电图和基因检查等进行鉴别。
(3) 精神运动发育迟滞：本病临床表现为运动、认知、语言、社交、自理等能力普遍性落后，发育落后程度与智商水平密切相关，运动发育落后、不协调、速度慢、缺乏灵活性，患儿常常表现为肌张力减低，腱反射正常，无明显异常姿势。该患儿认知能力基本正常，临床表现不符合该病特征。

4. 康复目标和计划
纠正异常的活动和姿势，减轻功能障碍，防止肢体挛缩和变形，促进正常运动发育，培养全面能力，争取成年后进入社会。

四、处理方案及依据

综合康复训练：
(1) 粗大和精细运动训练：Bobath 法、运动发育推拿法等
(2) 感觉统合训练：促进视、听、触、本体感知觉等发育，改善学习和适应能力，提高运动协调能力。
(3) 低频电刺激：用以改善肌力、肌张力和运动功能。
(4) 家庭康复指导：需要家长学习如何在日常生活中加强患儿的运动能力及预防异常姿势的产生。
(5) 配置矫形鞋：使用踝足矫形器预防畸形，改善步态，保持对线，提高运动功能。
(6) 中医康复：针灸、推拿；

五、要点及讨论

脑性瘫痪的发病率在我国为 1‰～5‰，早产是非常重要的病因。脑性瘫痪是指一组运动和姿势发育异常障碍症候群。

其诊断标准：

(1) 必备条件：①中枢性运动障碍持续存在；②运动和姿势发育异常；③反射发育异常；④肌张力及肌力异常。

(2) 参考条件：①引起脑瘫的病因学依据；②头颅影像学佐证(头颅 MRI、CT、B 超)。临床分型可分为痉挛型四肢瘫、痉挛型双瘫、痉挛型偏瘫、不随意运动型、共济失调型、混合型，该患儿符合其中的诊断标准，故痉挛型双瘫诊断明确。

痉挛型双瘫患儿的下肢运动功能障碍明显，此型脑瘫症状相对较轻，与脑室周围白质软化(PVL)有关。PVL 多发生于早产儿，是因为未成熟脑的解剖学易损性，即具有不同于成年人和足月成熟儿的特殊血管分水岭区。早产儿其未成熟脑的深部穿支即脉络膜动脉发育较差，当新生儿大脑血管系统压力减少时，该区很容易发生血流不足，导致缺氧后代偿性能量利用，从而造成白质损伤。加之早产儿脑血流自我调节功能不完善，对脑血流异常波动形成被动压力脑循环，更加重了白质损伤。

GMFCS 是根据脑瘫患儿运动功能随年龄变化的规律所设计的一套分级系统。能较为客观地反映脑瘫患儿粗大运动功能发育情况。该系统将脑瘫患儿分为不同年龄组，每个年龄组又根据患儿运动功能的表现分为 5 个级别。本案例患儿采用 2～4 岁的 GMFCS 分级可评为 2 级，如表 117－1 所示。

表 117－1　GMFCS 分级(2～4 岁)

2～4 岁
GMFCS　1 级　　可以坐在地板上双手玩东西。他们可以在没有大人帮助下完成地板上坐位和站立位的姿势转换，把行走作为首选移动方式，并不需要任何助步器械的帮助
GMFCS　2 级　　可以坐在地板上，但当双手拿物体的时候可能控制不了平衡，可以在没有大人帮助的情况下自如地坐位转换。可以拉着物体站在稳定的地方。可以用手和膝交替爬行，可以扶着家具慢慢移动，首选的移动方式是使用助步器行走
GMFCS　3 级　　可以用"W"状的姿势独自维持坐姿(坐在屈曲内旋的臀部和膝之间)，并可能需要在大人帮助下维持其他坐姿。腹爬或者手膝并用爬行是首选的自身移动的方式(但是常常不会双腿协调交替运动)，能拉物体爬起来站在稳定的地方并作短距离的移动，如果有助步器或者大人帮助掌握方向和转弯，可能可以在房间里短距离行走

(续表)

GMFCS　4级	能坐在椅子上,但需要依靠特制的椅子来控制躯干,从而解放双手。可以在大人的帮助下或者在有稳定的平面供他们用手推或拉的时侯坐进椅子或离开椅子,顶多能在大人的监督下用助步器走一段很短的距离,但很难转身也很难在不平的平面上维持身体平衡。在公众场所不能独自行走。能在动力轮椅的帮助下自己活动
GMFCS　5级	生理上的损伤限制了其对随意运动的控制以及维持身体和头部抗重力姿势的能力,各方面的运动功能都受到限制,特殊器械和辅助技术并不能完全补偿其在坐和站能力上的功能限制,没有办法独立行动,需要转运。部分孩子能使用进一步改造后的电动轮椅进行活动

　　脑性瘫痪的治疗,仅靠某些药物或单一训练很难奏效,只有尽早诊断,并且临床医师和康复治疗师共同优化制定适合个体的综合治疗方案,坚持规范实施,持之以恒,才能取得良好的治疗效果。

六、思考题

　　1. 脑性瘫痪的定义和分型?

　　2. 什么是 GMFCS?

　　3. 痉挛型双瘫主要的康复训练项目有哪些?

七、参考阅读文献

　　1. 陈秀洁,李树春.小儿脑性瘫痪的定义、分型和诊断条件[J].中华物理医学与康复杂志,2007,29(5):309.

　　2. 史惟,廖元贵,杨红,等.粗大运动功能测试量表与 Peabody 粗大运动发育量表在脑性瘫痪康复疗效评估中的应用[J].中国康复理论与实践,2004,10(7):423-424.

　　3. 李晓捷,唐久来,马丙祥,等.脑性瘫痪的定义、诊断标准及临床分型[J].中华实用儿科临床杂志,2014,29(19)1520.

　　4. Mulas F, Smeyers P, Tellez M M, et al. Periventricular leukomalacia neurological and radiological seguelae and long term neuropsychological repercussions [J]. Rev Neurol, 2000,31(3):243-252.

(杨　红　骆丹丹)

案例 118

不随意运动型脑瘫

一、病例资料

1. 现病史

患儿,男,6岁7月,因"走路不稳、口齿不清3年余"就诊。患儿家长述运动发育较同龄儿落后,12个月独坐,32个月独走,走路姿势异常,容易跌倒,口齿不清,28个月能说数个单词,4岁时能说部分句子。未行任何康复评估及治疗,为了进一步明确诊断和治疗至康复医学科就诊。患儿目前走路摇晃,伸手抓物时不能准确够物,流口水,说话口齿不清,患者胃纳可、睡眠可,两便正常。

2. 既往史

患儿系G1P1,足月,顺产,出生体重3 160 g,出生时无缺氧窒息史。Apgar评分:1分钟9分,5分钟10分,10分钟10分。出生后第二天出现皮肤黄染,血清间接胆红素最高至22 mg/dl,接受光疗。新生儿23天头颅MRI示异常,新生儿出院诊断为"新生儿胆红素脑病"。生后母乳喂养,按时添加辅食。否认其他手术外伤病史,否认抽搐史,否认肝炎、结核等传染病史,否认药物、食物过敏史。按时预防接种。

3. 体格查体(含康复评定)

(1)查体:神清,精神可,体型偏瘦,皮肤巩膜无黄染,球结膜无水肿,睑结膜无苍白,甲状腺不肿大,双侧颈动脉搏动对称,颈静脉无怒张。胸廓不畸形,心界不大,心尖搏动位置正常,未触及异常搏动,心率72次/min,律齐,各瓣膜区未闻及病理性杂音。双肺呼吸音清,未闻及干湿啰音。腹部平软,无压痛、反跳痛及肌紧张,双下肢不肿。第五至第十胸椎略向右侧弯,右侧骨盆略前上倾斜,四肢肌张力运动时波动,站立时右膝关节略过伸,余各关节活动度正常。膝反射(+),踝阵挛(-),病理征(-)。开口说话时张嘴流涎表现,抓物及运动时不随意运动明显,走路摇晃不稳。

(2)康复评定:6岁6月龄儿童发育测试DST:DQ<49,MI<50。6岁7月龄Peabody运动发育量表(PDMS-2)姿势稳定性相当于32个月;移动能力相当于31个月;抓握能力相当于27个月;视觉运动统合能力相当于29个月。脑瘫儿童粗大运动功能评估(GMFM-66)能力得分61.7,脑瘫儿童精细运动功能评估(FMFM)能力得分59.3;6岁7月龄言语构音评估:k\d\g\h\s\z\c\j\q\sh\ch\zh\l\n\ing\in\发音不清。

4. 实验室和影像学检查

(1)5岁3月龄的头颅MRI显示:双苍白球高信号,脑白质偏少。

(2)6岁6月龄脑电图:无明显异常脑电图。

(3)6岁6月龄骨盆平片:双髋关节股骨头包容欠佳。

二、诊治经过

1. 初步诊断　不随意运动型脑瘫，脑瘫儿童粗大运动分级系统（Gross motor function classification system，GMFCS）2 级，脑瘫患儿手功能的分级系统（Manual Ability Classification System，MACS）2 级。

2. 诊治经过

（1）康复治疗：针对患者相应功能的障碍，予粗大运动、精细运动、言语、感觉统合康复训练，并结合神经肌电刺激、针灸及推拿治疗，每周 6 次，并根据病情的变化调整康复治疗方案。

（2）目前状况：经近 1 年的门诊康复治疗后，患者行走稳定性较前明显改善，口齿发音多个音节已明显改善。PDMS 姿势稳定性相当于 37 个月；移动能力相当于 34 个月；抓握能力相当于 35 个月；视觉运动统合能力相当于 36 个月。GMFM‑66 能力得分 66.3，FMFM 能力得分 65.3；言语构音评估：k\g\s\z\c\j\sh\ch\l\n 发音不清。

三、病例分析

1. 病史特点

（1）男孩，6 岁 7 月，走路不稳，容易跌倒，口齿不清。

（2）出生后胆红素脑病，运动及言语发育落后，异常运动模式。

（3）体检时不随意运动可见，脊柱侧弯、骨盆倾斜。

（4）头颅 MRI 示双苍白球高信号，脑白质偏少；各康复评定均显示患儿相应功能落后。

2. 诊断及诊断依据

（1）诊断：不随意运动型脑瘫，GMFCS 2 级，MACS 2 级，粗大运动、精细运动及言语功能障碍。

（2）诊断依据：①走路不稳，容易跌倒，口齿不清；②异常运动模式，运动及言语发育落后及构音障碍；③出生后胆红素脑病；④体检时不随意运动可见，脊柱侧弯、骨盆倾斜；⑤头颅 MRI 示双苍白球高信号，脑白质偏少；⑥各康复评定均显示患儿相应功能落后。

鉴于以上病史特点，患儿出生后有新生儿胆红素脑病病史，结合患儿出生后运动及语言发育明显滞后于正常同龄儿童，同时其目前有典型的活动时不随意运动及构音问题，可以明确诊断为不随意运动型脑瘫。

3. 鉴别诊断

不随意运动型脑瘫与共济失调型脑瘫的鉴别。两种类型的脑瘫均有运动模式和言语功能障碍的异常表现，但共济失调型脑瘫主要是以小脑受损为主要表现，表现为平衡失调，肌肉本体感觉、关节的位置觉丧失，肌张力下降，易疲劳，可伴有距离测定障碍，眼球和肢体震颤，可能有智力低下等。而不随意运动型脑瘫是锥体外系受损引起的，常见扭转痉挛、张力障碍、舞蹈、手足徐动、原始反射残存、头和躯干张力降低、姿势控制缺陷等，大多为四肢瘫，表现为上半身重于下半身。高胆红素血症是导致不随意型运动的常见病因。

4. 康复目标和计划

（1）提高患者的运动能力，预防肌肉骨骼的二次损害。

（2）纠正患者异常步态。

（3）通过相关康复治疗最大限度地提高患儿的运动、语言功能。

（4）强化功能训练，为以后更好地融入社会提供功能条件。

四、处理方案及依据

（1）运动功能训练：该患儿因走路不稳，易跌倒，粗大运动能力及精细运动能力均落后于正常同龄儿童，应加强粗大运动功能及精细运动功能的训练，同时应加强步态及平衡训练。

（2）认知言语训练　患儿言语能力及构音障碍，应加强认知及言语训练，提高其认知及言语能力，同时结合口腔功能的训练。

（3）因患儿异常步态和异常运动模式，导致了脊柱侧弯、骨盆倾斜和膝关节的过伸，康复治疗中应结合力量训练和推拿治疗，防止肌肉骨骼的二次损害。

（4）运用中医针灸舒经通络、促进脑发育的原理，予以针灸治疗。

（5）结合神经肌电刺激，改善患儿神经肌肉机能，为康复训练提供支持。

（6）家庭康复姿势管理指导，防止患儿在平时功能活动中因不当步态及姿势加重异常运动模式和引起肌肉骨骼的二次损害。

五、要点与讨论

1. 不随意运动型脑瘫常见病因、症状及分析

不随意运动型脑瘫的主要病因为缺氧缺血性脑损伤和胆红素脑病，病变主要在基底神经节。儿童基底核区不同部位对损伤具有选择性，足月儿窒息选择性损伤壳核和丘脑，严重缺氧缺血时壳核和丘脑的兴奋性谷氨酸通路过度激活，因此易受损伤，而苍白球由于抑制性神经元活动相对静止而得到保护；相反，苍白球相对多的神经元不活动，对低血压和有毒物质的敏感性较高，因此易受胆红素毒性损害。胆红素脑病的发病机制涉及多因素，包括胆红素的转运及排泄障碍、血脑屏障的功能状态等。疾病状态或缺氧缺血性改变导致血脑屏障的部分或完全破坏，使胆红素容易进入脑内，主要作用于靶神经元包括基底核、眼球运动神经核、脑干听神经核。轻型者后遗认知功能障碍，严重者导致不随意运动型脑瘫，症状表现涉及张力障碍、舞蹈、手足徐动，可伴有上视麻痹和耳聋。尽管近年来高胆红素血症的早期监测和治疗水平不断提高，引起脑瘫的典型核黄疸可以避免，但疾病状态尤其是未成熟儿胆红素毒性反应所致脑损伤仍有很高的风险，可以出现在安全胆红素范围内，甚至血清总胆红素在正常范围内也可出现脑损伤。病变早期，较难以判断类型，但参考原始反射的异常和肌紧张的波动性等仍然可以推断确诊。患儿多表现出非对称的不自然姿势，肢体与周身不自主抖动，动作迅速多变，动作欠灵活，不完整，表现为与意图相反的不随意运动扩展至全身，安静时不随意运动减少，睡眠时消失。不随意运动主要在四肢，上肢为主，头面部也可以出现不随意运动。因患儿在后期易同时出现徐动与痉挛而发展成混合型脑瘫，故在诊断时应加以注意和区别。

2. 不随意运动型脑瘫的康复治疗

对不随意运动型脑瘫的康复治疗仍应以神经运动发育疗法为主，促进运动模式的协调性，抑制原始的反射模式对患儿正常运动发育的影响，促进主动模式的整合，防止异常模式的形成，促进随意运动，抑制异常姿势反应等；肌张力波动幅度大、变化急剧时，可以考虑配合药物、按摩等治疗，与作业活动、日常生活的功能动作紧密联系。作业疗法以功能性作业活动为主，对患儿手功能、日常生活能力、精细动作的训练有较好的作用。基底核各神经元之间的信息传递要依赖神经递质，当基底核受损时，各神经递质之间的平衡被破坏，或特异受体的功能异常，即引起锥体外系症状。这些症状有时单靠运动训练难以控制或效果缓慢，必要时根据不同表现选用药物配合治疗，对于控制肌张力障碍，减轻徐动、扭转、震颤、舞蹈样动作等，可以起到较好的作用。在传统治疗方法中，推拿按摩对于缓解肌肉紧张、降低兴奋性、促进原始反射消失，提高肌力有重要作用，配合应用可明显提高疗效。针灸治疗可选用头皮针灸，可改善言

语、智力、听力、视力等。异常姿势、关节变形、肌肉或肌腱挛缩等是不随意运动型脑瘫的突出问题,尽早给患儿一个稳定的支撑系统,如坐姿矫正椅等辅助支具,尽早佩带矫形器,对于矫正姿势、预防畸形有着重要作用。在改善运动功能的同时,兼顾所有障碍的康复治疗,重视口的运动及吞咽功能、语言、智力、听力、视力的康复。智力的改善,可以明显提高运动训练的配合能力、自控能力。本型脑瘫患儿运动障碍重且广泛,症状复杂多样,预后大多较差,必须有长期的治疗计划,充分发挥患儿的潜在运动机能。本型患儿随着年龄增长、智力水平提高,自我控制能力和主动运动意识不断增强,运动功能在一定时期随年龄增长改善明显,部分患儿到五六岁甚至十几岁时才有行走能力,所以康复治疗必须长期坚持。

由于本型患儿需要长期康复,但是大多不具备在医疗机构持续治疗的条件,所以要特别重视患儿家长参与,在日常生活中改善患儿的各项功能。家庭康复和社区康复可使患儿获得更好的生活能力,促进整体发育,为其成年后进入社会打下基础。

六、思考题

1. 不随意运动型脑瘫的临床表现是什么?
2. 引起不随意运动脑瘫的高危因素有哪些?
3. 不随意运动型脑瘫患儿功能训练应考虑哪些因素?

七、推荐阅读文献

1. 李晓捷,唐久来,马丙祥,等. 脑性瘫痪的定义、诊断标准及临床分型[J]. 中华实用儿科临床杂志,2014,29(19):1520.

2. Rosenbaum P, Aneth N,. Leviton A, et al. A report: the definiton and classification of cerebral palsy [J]. Dev Med Child neurol, 2007,109:8-11.

（杨　红　廖元贵）

案例 *119*

分娩性臂丛神经损伤

一、病例资料

1. 现病史

患儿,女,25 月龄,因"出生后左上肢活动不利 2 年余"入院。患儿出生后即有左上肢不能活动,左锁骨青枝骨折,余肢体活动好。出生后持续进行康复治疗。出生 4 个半月,因左上肢活动仍差于外院就诊,手术探查发现 C_5、C_6 神经根断裂,C_7 神经根撕脱,C_8、T1 神经根正常,移植自体神经行 C_5→肩胛上神经及上干前支,C_6→中干及上干后支修复。术后间断康复治疗。目前患者仍存在左上肢活动不利,左上肢较健侧短缩、变细,无步态不稳,无反应迟钝、智力低下,无抽搐发作。为进一步康复治疗来院就诊。自发病以来,患儿精神及饮食可,大小便正常,生长发育、智力发育与同龄儿同步。

2. 既往史

出生史:足月第一胎,出生体重 4 550 g,出生时曾发生窒息,有抢救病史,无精神发育迟缓史,无其他外伤手术史。预防接种如常。无药物食物过敏史。

3. 体格检查(含康复评定)

生命体征平稳。左上肢较右上肢缩短 3 cm,左前臂及手较右侧细小,皮温较右侧略低,感觉减退。左肩内旋内收,左肘屈曲,左前臂旋前畸形,左侧肩胛骨内缘向后向外凸出。左肩主动前屈 90°,被动前屈 140°,主动外展 20°,外旋 0°;左肘屈曲 150°,伸直 20°;左前臂旋前 90°,旋后 20°。肌力评定:左肩 3 级,左肘 3 级,左腕 4 级,左指 4 级。左上肢肌张力低下,腱反射(−)。左肩主动外展时可见背阔肌、大圆肌止点处肌肉隆起,可触及较硬肌性组织。左手内旋可及臀,喇叭征阳性。改良 Mallet 评分 13 分。

4. 实验室及影像学检查

三大常规及血生化指标未见明显异常。

1 岁时(神经移植术后 8 个月)肌电图:桡神经、肌皮神经、腋神经、肩胛上神经、胸背神经支配肌募集反应重现,刺激可引出新生之 CMAP。

表面肌电图:左肩前屈及外展运动时见背阔肌、大圆肌过度兴奋。

二、诊治经过

1. 初步诊断

分娩性臂丛神经损伤术后,Narakas 分型Ⅲ级,左上肢运动感觉功能障碍。

2. 诊治经过

完善评估，予以康复宣教，予以运动疗法锻炼左上肢肌力，关节松动术防止软组织和关节挛缩，肌电生物反馈促进神经肌肉兴奋性恢复，激光、超声波、针灸及作业治疗改善左上肢感觉、运动功能等。经 1 个月治疗，肩关节主被动前屈外展均有所改善，左上肢使用率增加，继续康复治疗，必要时行肌肉功能重建术。

三、病例分析

1. 病史特点

（1）女，25 月龄，出生后左上肢活动不利 2 年余。

（2）足月产第 1 胎，巨大儿，有窒息抢救史，出生后左上肢不能活动，出生后 4 个半月行神经探查发现 C_5、C_6 断裂，C_7 撕脱，C_8、T1 正常。神经移植术后仍存在左上肢活动不利。

（3）体格检查：左上肢较右上肢缩短 3 cm，左前臂及手较右侧细小，皮温较右侧略低，感觉减退。左肩内旋内收，左肘屈曲，左前臂旋前畸形，左侧肩胛骨内缘向后向外凸出。左肩主动前屈 90°，被动前屈 140°，主动外展 20°，外旋 0°；左肘屈曲 150°，伸直 20°；左前臂旋前 90°，旋后 20°。肌力评定：左肩 3 级，左肘 3 级，左腕 4 级，左指 4 级。左上肢肌张力低下，腱反射（－）。左肩主动外展时可见背阔肌、大圆肌止点处肌肉隆起，可触及较硬肌性组织。左手内旋可及臀，喇叭征阳性。改良 Mallet 评分 13 分。

（4）辅助检查：1 岁时（术后 8 个月）复查肌电图：桡神经、肌皮神经、腋神经、肩胛上神经、胸背神经支配肌募集反应重现，刺激可引出新生之 CMAP。

表面肌电图：左肩前屈及外展运动时见背阔肌、大圆肌过度兴奋。

2. 诊断与诊断依据

诊断：分娩性臂丛神经损伤术后，Narakas Ⅲ型，左上肢运动感觉功能障碍。

诊断依据：

（1）女，25 月龄，出生后左上肢活动不利 2 年余。

（2）足月产第 1 胎，巨大儿，有窒息抢救史，出生后左上肢不能活动，出生后 4 个半月行神经探查，神经移植术后仍存在左上肢活动不利。

（3）体格检查：左上肢较右上肢缩短 3 cm，左前臂及手较右侧细小，皮温较右侧略低，感觉减退。左肩内旋内收，左肘屈曲，左前臂旋前畸形，左侧肩胛骨内缘向后向外凸出。肌力评定：左肩 3 级，左肘 3 级，左腕 4 级，左指 4 级。左上肢肌张力低下，腱反射（－）。左肩主动外展时可见背阔肌、大圆肌止点处肌肉隆起，可触及较硬肌性组织。左手内旋可及臀，喇叭征阳性。改良 Mallet 评分 13 分。

（4）辅助检查：1 岁时（术后 8 个月）复查肌电图：桡神经、肌皮神经、腋神经、肩胛上神经、胸背神经支配肌募集反应重现，刺激可引出新生之 CMAP。

表面肌电图：左肩前屈及外展运动时见背阔肌、大圆肌过度兴奋。

3. 鉴别诊断

（1）脑性瘫痪：脑瘫患儿出生时常有颅内缺氧及出血史，神经系统后遗症除可表现为单瘫外，还可表现为四肢瘫、偏瘫、截瘫等，其麻痹肌群常呈肌张力增高、腱反射亢进等上运动神经元受损表现，神经电图大多正常。

（2）骨关节损伤：分娩时胎位异常或助产技术不当可造成肩关节脱位、锁骨骨折、肱骨上端骨骺分离等，患儿可表现为肩关节功能障碍。此时应检查是否同时有屈肘障碍。单一的肩关节活动障碍以骨关节损伤常见，合并屈肘障碍则以臂丛损伤多见。出生后 2 周在 X 线片上发现锁骨或肱骨上段骨痂，即可明确诊断。

四、处理方案及依据

1. 康复宣教

宣教指导，加强患肢主被动活动，教会家长适合患儿的被动活动训练。用游戏等多种方式诱导鼓励患儿使用患手。

2. 综合康复治疗

关节松动术结合激光、超声波等理疗改善关节肌肉挛缩，肌电生物反馈改善肌力，针灸刺激感觉输入，运动疗法、作业治疗改善患肢肌力和运动功能，鼓励患儿使用患肢完成基本的日常活动。

五、要点与讨论

1. 疾病概述

分娩性臂丛神经损伤也简称为产瘫，发生率 0.5‰～3‰，是生产时由于各种原因导致胎儿头肩间的分离应力过大，臂丛神经受到不同程度的牵拉损伤，从而出现出生后上肢麻痹无力，有时还会伴有颈部软组织损伤，锁骨、上臂的骨折，累及交感神经出现 Horner 征（同侧眼睑下垂，瞳孔缩小，眼球内陷，无汗）等。目前认为，产瘫的发生主要与出生体重大于 4 000 g 及孕前体重指数不低于 21、胎位异常及产钳助产有关。

产瘫的损伤机制及病程演变与成人臂丛损伤不同，由于损伤部位和程度不同，以及支配区的神经再生和骨骼肌肉发育的不平衡，患儿会逐渐产生许多不同的临床表现。患儿可以有患侧上肢感觉障碍，可能有 Horner 征，预示着损伤比较严重，可能有轻重范围不等的肌肉萎缩、无力，患儿因此不能完成某些动作。随病情发展，患儿可以出现肩胛、肘部和前臂等部位的关节活动范围减小和畸形，肩关节脱位和桡骨小头脱位，及脱位处的骨骼发育不良。典型的关节畸形有肩关节内旋挛缩畸形，肘关节屈曲、前臂旋前畸形、屈腕畸形等。产瘫儿的患肢发育和循环也通常落后于健侧，表现为肢短、变细、肢冷等。

产瘫分型对判断疾病严重程度、选择治疗方式以及判断治疗效果及预后有重要意义。目前最常用的是 Narakas 分型，是 A. O. Narakas 医生在 20 世纪 80 年代总结了 1 000 例产瘫患儿病情后得出的分型方法。该方法如下：

Ⅰ型：数周内自发痊愈；

Ⅱ型：肩关节恢复不全，肘关节功能尚可，有时需要肌腱移位恢复伸腕伸指功能；

Ⅲ型：上干损伤伴 C_7 撕脱，下干部分损伤，可恢复的 Horner 征；

Ⅳ型：类似Ⅲ型，但 Horner 征持续，表明 C_8—T1 撕脱，C_5—C_6 可有部分恢复；

Ⅴ型：C_5—T1 撕脱，Horner 征持续。

2. 康复评定及治疗

（1）查体及评定：臂丛神经损伤影响患儿上肢的感觉输入、运动支配以及患肢神经肌肉骨骼的正常发育，造成上肢肩、肘、手等多种功能障碍，应对肩周及上肢的肌力、肌张力、有无肌肉萎缩、周径、肢长、主被动关节活动度、感觉和肢体活动的协调性进行评估，对存在挛缩畸形的关节应通过查体及肌电图检查分析其可能原因，以便针对性的治疗。常用的肩肘关节功能评定有改良 Mallet 评分法（见表 119 - 1)、肩关节 Gibert 分级等。另外，产瘫患儿还可能同时或继发存在颈部及上肢骨折或脱位、软组织损伤、脊髓损伤，部分产瘫患儿由于存在缺氧抢救史，颅脑功能亦可能受损，应注意其智力发育和下肢功能是否存在异常。

表 119 - 1 改良 Mallet 评分法

	0	1	2	3	4	5
肩外展	不可测	无功能	<30°	30～90°	>90°	正常
肩外旋	不可测	无功能	<0°	0～20°	>20°	正常
手到颈	不可测	无功能	不可能	困难	容易	正常
手到脊柱	不可测	无功能	不可能	手及 S_1	手及 T_{12}	正常
手到嘴	不可测	无功能	喇叭征明显	喇叭征部分	肩外展<40°	正常
手到腹	不可测	无功能	不可能	屈腕触及	非屈腕触及	正常

（2）手术治疗：产瘫经过 3 个月的保守治疗，肩肘关节无任何功能改善，肌电图显示有明显的失神经电位，运动单位电位明显减少；或临床上有明显的 Horner 征，肌电图提示有节前损伤（体感诱发电位消失而感觉神经动作电位保存），均有臂丛神经探查的指征。对于保守治疗无效，存在挛缩畸形影响关节功能的患儿还可考虑肌肉肌腱移位等功能重建手术。

（3）康复治疗：规范的康复治疗对患儿的功能改善有非常重要的意义，它可能是一个相当漫长的过程，需要家属的理解配合。在功能评估基础上应用综合性的治疗方案，并需要在不同阶段根据患儿生长发育及病情变化及时进行调整。可以通过 PNF 技术和反馈治疗诱导正确的运动，通过牵伸和关节松动术防止软组织和关节挛缩，超声波、红外线等软化松解挛缩紧张的组织。通过针灸进行感觉刺激，电刺激、低功率激光等延缓肌肉萎缩。通过各种游戏和作业活动增加患肢的使用，改善患儿的日常自理。另外还可以考虑佩戴支具以配合治疗和功能的维持。

家庭功能训练的目的是减少关节的僵硬，保持关节和肌肉的活动性，是整个康复治疗中不可或缺的。患肢各关节的被动活动有助于预防各种挛缩的发生。还可经常对患肢按摩，用不同质地的软布摩擦患肢，将患手放在患儿脸上或健手上体会，以刺激感觉的认知，有利于感觉功能的恢复。在平时和患儿游戏和游玩时，应创造条件增进兴趣，鼓励其尽可能多参加体育运动，如游泳，使其尽可能多的主动使用患肢，有意识的训练其独立完成日常生活活动，这样既有助于患肢的功能恢复，且对其今后的生活和性格培养都有积极意义。

六、思考题

1. 产瘫患儿可能有哪些临床表现？
2. 产瘫的家庭康复宣教应包括哪些内容？
3. 请简单介绍改良 Mallet 评分。

七、推荐阅读文献

1. 陈亮,顾玉东.分娩性臂丛神经损伤的诊治[J].国外医学(骨科学分册),2003,24(5).

2. 党静霞.肌电图诊断与临床应用[M].2 版.北京：人民卫生出版社,2013：228 - 236.

3. 南登崑,黄晓琳,燕铁斌.康复医学[M].5 版.北京：人民卫生出版社,2013：181 - 185.

4. Scott HK. The evaluation and treatment of children with brachial plexus birth palsy [J]. J Hand Surg，2011,36A：1360 - 1369.

（吴 毅 堵 翠）

案例 120

唐氏综合征

一、病例资料

1. 现病史

患儿,男性,3岁,因"染色体检查确诊唐氏综合征"就诊。患儿目前可独走,姿势不稳,容易摔跤,上下楼梯及奔跑能力较差。语言能力差,仅会发单个音节,流涎多。患儿生后即发现特殊面容,存在喂养困难,于外院经染色体检查确诊为唐氏综合征(21-三体综合征,标准型)。此次至门诊就诊,要求康复治疗。患儿生后至今体格生长发育及智力发育明显落后于正常同龄儿童。

2. 既往史

患儿为G2P1,足月剖腹产,出生体重2 700 g,出生时无窒息抢救。母孕龄42岁,孕期无发热感冒等感染性疾病史,孕早期有先兆流产,保胎治疗,孕后期有血糖升高,饮食控制后好转,未服用降血糖药物。患儿生后即人工喂养,按时添加辅食,易吐奶。4个月会抬头,8个月会发"啊"音,10个月会独坐及翻身,12个月出牙,2岁5个月会独走。父亲47岁,母45岁,非近亲结婚,家族中无发育异常患者。

3. 体格查体(含康复评定)

(1)查体:神志清楚,精神可,营养可,表情呆滞,头围正常,囟门已闭,头发少、细软,眼裂小,眼距宽,外耳小,张口伸舌,流涎多,颈短,身材矮小,双手掌通贯掌纹,手指粗短,心脏检查正常,四肢肌力正常,四肢肌张力正常,病理反射未引出,生殖系统检查正常。

(2)康复评定:

0~6岁发育筛查测试(developmental screening test,DST):发育商(developmental quotient,DQ)51,智商(mental index,MI)52。

Peabody运动发育量表测试(Peabody developmental scales-2,PDMS-2):粗大运动发育商(GMQ)75,精细运动发育商(FMQ)68。

象征性游戏测试:<12月龄。

4. 实验室和影像学检查

(1)外周血染色体检查:47,XY,+21。

(2)头颅MRI检查:未见明显异常。

(3)睡眠脑电图检查:未见明显痫样放电。

(4)心脏超声检查:3月龄时为卵圆孔未闭合,动脉导管未闭。1岁时复查为正常。

二、诊治经过

1. 初步诊断

唐氏综合征（21-三体综合征，标准型），精神发育迟缓。

2. 诊治经过

（1）评估测试：患儿就诊后根据患儿临床表现首先予发育筛查测试、粗大运动能力测试、精细运动能力测试、语言能力测试，根据各项测试结果予安排康复功能训练。

（2）康复治疗：针对粗大运动功能测试结果：GMQ75，予粗大运动训练，改善运动功能，提高患儿上下楼梯、奔跑及肢体协调运动能力；针对精细功能测试结果：FMQ 68，予精细运动功能训练，认知理解能力训练，以提高患儿双手精细操作能力、手眼协调能力；针对语言测试结果：象征性游戏测试得分 5 分，能力小于 12 月龄，予语言功能训练，提高患儿语言理解能力，改善发音功能。

（3）目前状况：患儿已完成一个疗程的康复训练（三个月）。经过一疗程功能训练，患儿粗大运动功能及精细运动功能有较大好转，功能复评为 PDMS 测试：GMQ 80，FMQ 75。语言能力无明显进步，仅发音能力较前略清晰，象征性游戏测试复评：<12 月龄，患儿语言能力进步慢可能由于患儿智力水平低下有关。

进一步治疗继续予以粗大、精细功能训练，加强认知理解能力训练及语言能力训练。

三、病例分析

1. 病史特点

（1）患者，男性，3 岁，染色体检查确诊唐氏综合征。

（2）阳性体征：表情呆滞，头围正常，囟门已闭，头发少，细软，眼裂小，眼距宽，外耳小，张口伸舌，流涎多，颈短，身材矮小，双手掌通贯掌纹，手指粗短。

（3）辅助检查：

外周血染色体检查：47, XY, +21。

心脏超声检查：3 个月大时为卵圆孔未闭合，动脉导管未闭。1 岁时复查为正常。

（4）功能测试：

DST 测试：DQ 51, MI 52。

PDMS 测试：GMQ 75, FMQ 68。

象征性游戏测试：<12 月龄。

2. 诊断及诊断依据

（1）诊断：唐氏综合征（21-三体综合征，标准型），精神发育迟缓。

（2）诊断依据：

① 典型唐氏综合征身体特征表现：表情呆滞，头围正常，囟门已闭，头发少、细软，眼裂小，眼距宽，外耳小，张口伸舌，流涎多，颈短，身材矮小，双手掌通贯掌纹，手指粗短。

② 智能发育落后。DST 测试：DQ 51, MI 52；PDMS 测试：GMQ 75, FMQ 68；象征性游戏测试：<12 月龄。

③ 生长发育迟缓：患儿 4 个月会抬头，8 个月会发"啊"音，10 个月会独坐及翻身，12 个月出牙，2 岁 5 个月会独走。体格发育一直低于同龄儿童，身材短小。

④ 其他特征：患儿出生后至 20 个月一直存在喂养困难，生后心脏超声检查提示卵圆孔未闭、动脉

导管未闭。母亲妊娠年龄较大,为 45 岁。

⑤ 外周血染色体检查:47,XY,+21。

3. 鉴别诊断

唐氏综合征以其特征性面容表现、智力发育落后、生长发育迟缓及皮纹特征较容易作出临床诊断,可以染色体检查进行确诊及分型。临床主要鉴别疾病:①先天性甲状腺功能减低症:该病亦有典型的面容表现、智能低下,临床需注意鉴别。先天性甲减可伴有黏液性水肿,基础代谢率低下,往往伴随脉搏弱,心音低钝,心脏扩大,心包积液等心血管症状或疾病。可测定甲状腺功能水平以明确诊断。②粘多糖病:该病患儿亦存在面容特殊及智能发育障碍,但多面容丑陋,同时伴随关节进行性畸变,常见膝外翻、爪状手,大部分患儿在周岁左右出现眼部病变,如角膜混浊、青光眼等。可行尿液粘多糖检测、酶学分析及 DNA 分析以确诊。

4. 康复目标和计划

(1) 通过粗大、精细运动功能训练以改善患儿四肢动作协调能力,提高精细动作操作能力及认知理解能力。

(2) 通过语言能力训练提高患儿的语言表达能力及交流能力。

(3) 通过提高患儿运动能力、语言能力及认知理解能力,最终的目标是提高患儿的日常生活能力,鼓励患儿尽可能融入社会生活,提高生命质量。

四、处理方案及依据

1. 促进患儿粗大运动功能发育

患儿粗大运动功能测试结果较低,明显低于同龄儿童,予粗大运动训练以改善患儿整体运动能力,提高奔跑、平衡协调能力。

2. 促进精细运动功能发育

精细运动功能往往与患儿的智力水平、认知理解能力密切相关,通过精细功能训练可提高患儿双手的操作能力及认知理解能力,以促进患儿日常生活能力的改善。

3. 语言训练

唐氏综合征患儿往往存在较严重语言发育落后,这也与其智力水平低下密切相关,通过语言训练可以提高患儿的语言表达能力及与外界的交流能力,这对提高他们的社会生活质量非常重要。

五、要点与讨论

1. 唐氏综合征的发病机制及核型分析

唐氏综合征为小儿染色体病中最常见的一种,母亲孕龄越大,发病几率越高。该病由于 21 号染色体异常造成,故又称 21-三体综合征,根据其染色体核型分析分为 3 型:

(1) 标准型:占全部病例的 95%,患儿体细胞染色体为 47 条,有一个额外的 21 号染色体,核型为 47,XX(或 XY),+21。

(2) 易位型:占 2.5%~5%,患儿的染色体多为罗伯逊易位,是指发生在近端着丝粒染色体的一种相互易位,多为 D/G 易位,D 组中以 14 号染色体为主,即核型为 46,XX(或 XY),-14,+t(14q21q);少数为 15 号染色体易位,这种易位型患儿约半数为遗传性,即亲代中有平衡易位染色体携带者。另一种为 G/G 易位,较少见,是由于 G 组中 2 个 21 号染色体发生着丝粒融合,形成等臂染色体 t(21q21q),或 1 个 21 号易位到 1 个 22 号染色体上。

（3）嵌合体型：占本症的 2%～4%,患儿体内有 2 种或者 2 种以上细胞株(以 2 种为多见),一株正常,另一株为 21-三体细胞,临床表现的严重程度与正常细胞所占百分比有关,可以从接近正常到典型表型,21-三体细胞株比例越高,智力落后及畸形的程度越重。

该病患儿因其特殊的面容及皮肤纹理异常易于发现,可经由外周血染色体检查确诊。部分患儿存在先天性心脏病,故需早期筛查以早期治疗。由于该病往往存在体格生长发育延迟及智能发育落后,又称为先天愚型,患儿因智能落后往往无法正常生活及上学,需尽早进行功能训练,提高日常生活能力。

对于家中或家族中有唐氏综合征患者的家庭要做好遗传咨询工作,若其父母再度生育,应做产前诊断,以防止该病患儿的出生。

2. 唐氏综合征的康复评定

唐氏综合征主要表现为生长发育迟缓、智力发育低下、社会生活能力较差,故而其能力评定主要为智力测定、粗大运动功能评估、精细运动功能评估及语言能力评估、日常生活活动能力评定等。

3. 唐氏综合征的康复治疗

根据唐氏综合征的临床特征,其康复训练的着重点为精细运动功能、认知理解能力及语言能力训练。由于相当一部分唐氏综合征患儿的智力水平严重低下、社会认知能力差而直接导致其无法进行正常的社会生活,通过康复训练可提高其认知理解能力,改善他们与正常同龄儿童的社会交流能力,提高这些儿童的生活质量。

六、思考题

1. 唐氏综合征的典型临床特征有哪几点?
2. 唐氏综合征的功能训练方法有哪些?
3. 如何预防唐氏综合征?
4. 如何才能让唐氏综合征患儿更好地融入社会生活,提高生命质量?

七、推荐阅读文献

1. 王清江,郑之卿. 临床小儿神经病学[M]. 北京：人民军医出版社,2000：310-313.
2. 薛辛东. 儿科学[M]. 北京：人民卫生出版社,2010：155-158.

（杨 红 侍孝娟）

案例 *121*
杜氏肌营养不良

一、病例资料

1. 现病史

患者,男性,5 岁 6 个月,因"步态不稳易摔倒 6 个月"来院就诊。患者半年前开始步态不稳,呈鸭状步态,常常摔倒。一个月前在医院神经内科肌病门诊就诊,疑为进行性肌营养不良,予之肌电图、基因检测和肌肉活检,确诊为杜氏肌营养不良(Duchenne muscular dystrophy, DMD)。根据体重、年龄和血液生化指标给予地塞米松 5 mg 冲击治疗 2 周,复查生化指标,继续口服醋酸泼尼松 0.5 mg/(kg·d)维持治疗,建议来康复科就诊。

2. 既往史

G1P1,孕 39 周剖腹产,出生体重 3 500 g,母孕期无特殊。出生后 4 个月会抬头,10 个月会独坐,12个月独站,18 个月独走,步态不稳,双轻度足外翻,运动功能无明显退行性改变,家族中有一舅舅有类似症状,20 岁去世,没有明确诊断。

3. 体格查体

(1) 查体:Ht 117.5 cm, Wt 20 kg。神情,视听反应可,双上肢肌力可,双下肢肌力 4 级(欠配合),无肌颤,无感觉障碍,双侧腓肠肌肥大,双足外翻,左侧明显伴有足背屈轻度受限,不会爬,独站承重可,独走步态不稳,GOWER 征(-),双膝反射引出。

(2) 康复评定:

① 肌力测定:采用国际医学研究委员会制定的徒手肌力测定法(Medical Research Council manual muscle test,MRC)评价整体肌力状况,包括上肢、下肢和躯干共 20 组肌群,%MRC=各个被测肌群的总级数×100/被测肌群数×5。测定结果为上肢 MRC=90%,下肢 MRC=74%。

采用手持式肌力测定仪(handheld dynamometry,HHD)定量测定双下肢肌力,结果如表 121 - 1 所示。

表 121 - 1　7 组下肢肌群肌力

肌群	肌力值/kg
髋屈曲	
左侧	7.03
右侧	7.64

（续表）

肌群	肌力值/kg
髋伸展	
左侧	6.74
右侧	7.54
髋外展	
左侧	9.76
右侧	9.36
膝屈曲	
左侧	7.94
右侧	9.45
膝伸展	
左侧	7.24
右侧	7.96
足跖屈	
左侧	12.28
右侧	12.78
足背屈	
左侧	5.43
右侧	5.84

② 活动能力测定：北极星移动评价量表（North Star Ambulatory Assessment，NSAA）进行评估，总分为 27 分。得分较低的项目主要集中在仰卧位抬头、仰卧位坐起、跑步、单脚站、单脚跳。

③ 步行能力测定：采用 6 分钟步行距离测试（6-minute walk test，6MWT），测定结果为 415 m。

4. 实验室和影像学检查

（1）实验室检查：磷酸肌酸激酶 13 273 IU/L，乳酸脱氢酶 3 263 IU/L，谷丙转氨酶 71 IU/L 其余检查未见明显异常。

（2）肌肉活检：肌肉活检显示 α-dystroglycan 蛋白表达不均匀，提示骨骼肌呈肌病样改变，如图 121 - 1 所示。

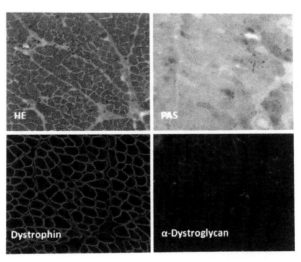

图 121 - 1　α-dystroglycan 蛋白表达不均匀，提示骨骼肌呈肌病样改变，请结合临床并进行相关基因检测

（3）基因检测：采用 MLPA 检测，结果为 DMD 基因外显子 10～43 号缺失，如图 121 - 2 所示。基因分析结果截图：

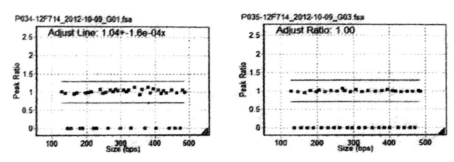

图 121 - 2　本样本检测到 DMD 基因第 10～43 号外显子缺失，符合 DMD 诊断

二、诊治经过

1. 初步诊断

杜氏肌营养不良，运动功能障碍。

2. 诊治经过

（1）制订康复目标和计划：以提高患儿活动能力，提高和维持肌力，维持肌肉延展性，预防关节挛缩为目标，根据患儿的评估结果、患儿需求及家长愿望，由治疗师、患儿和家长共同制订出门诊和家庭康复计划。

（2）门诊康复干预。推拿：维持肌肉延展性，主要部位颈部、肩胛带周围肌肉、四肢、腰背部肌肉、骨盆带周围肌肉。牵拉：预防关节挛缩，主要肌群股四头肌（股直肌）、阔筋膜张肌、腘绳肌、小腿三头肌。肌肉训练：上下肢肌群与躯干核心肌群，使用弹力带、手摇车、握力球、体适能、沙袋等。平衡训练和功能训练：提高活动能力，平衡板训练（静态维持、动态维持）、平衡木训练、巴氏球训练（坐位、仰卧位）等，行走跨越障碍训练、绕桩行走训练、行进间弯腰拾物训练、爬杆训练、爬桶训练、桥式维持训练等。呼吸训练：胸廓牵拉训练、呼吸肌伸展训练、呼吸肌抗阻肌力训练、咳嗽训练、吹瓶训练等。每周 1～3 次，每次 1～1.5 h。

（3）家庭康复干预：指导家长和患儿在家庭、学校、社区中开展康复干预：每天 1～2 h，每周 6～7天，共 6 个月。包括家长对患儿实施全身肌肉筋膜放松、经络按摩，踝、髋、膝、肩关节的牵拉，30 min/次，1 次/日；患儿在家中自主练习躯干、髋、膝、踝、肩部的主动运动控制能力，1 h/d，家长注意督促和鼓励孩子，同时提供保护，避免疲劳和损伤。在学校和社区鼓励患儿积极参与各类有氧活动，如广播操、慢跑、快走、骑自行车等，提高心肺功能，同时注意呼吸肌的训练。

（4）复评状况：在接受 6 个月的机构和家庭综合康复后，%MRC 测定结果显示全身肌力维持在原有水平；HHD 肌力测定显示除了膝屈肌群肌力降低外，其余 6 组肌群肌力均增加，其中踝跖屈肌群肌力增加明显；活动能力明显提高，NSAA 分值由 27 分上升至 34 分；6 分钟步行距离由 415 m 提高至482 m。双足外翻没有明显加剧，左足背屈功能略有提高。

另一个非预期的结果是家长对家庭康复干预的接受和执行力也有改变。母亲报告患儿能力显著提高，活动量和活动时间明显增加，活动范围和参与活动的项目亦有扩大，活动后至今尚未出现小腿疼痛感，摔跤现象明显减少，另外家长觉得实施家庭康复干预很有价值，并愿意接受每半年的随访干预以及在家中实施康复干预。

三、病例分析

1. 病史特点

(1) 患者,男性,5 岁 6 个月,近半年"步态不稳易摔倒"。

(2) 服用激素以维持肌力,目前没有明显副作用。

(3) 重要阳性体征:双上肢肌力可,双下肢肌力 4 级(欠配合),无肌颤,无感觉障碍,双侧腓肠肌肥大,双足外翻,左侧明显伴有足背屈轻度受限,不会爬,独站承重可,独走步态不稳,GOWER 征(一),双膝反射引出。徒手肌力测定上肢 MRC 90%,下肢 MRC 74%。HHD 如表 121-1 所示,NSAA 分值为 27 分,6 分钟步行距离为 415 m。

(4) 辅助检查:磷酸肌酸激酶 13 273 IU/L,乳酸脱氢酶 3 263 IU/L,谷丙转氨酶 71 IU/L,其余检查未见明显异常;肌肉活检显示 α-dystroglycan 蛋白表达不均匀,提示骨骼肌呈肌病样改变;基因检测结果为 DMD 基因外显子 10~43 号缺失。

2. 诊断及诊断依据

诊断:杜氏肌营养不良,运动功能障碍。

诊断依据:①一般在 5 岁以前发病,初始症状多为走路易摔跤、鸭步态;②进行性对称性肌无力,以肢体近端受累多见,起病常于下肢开始;③无肌颤,无感觉障碍,多伴有腓肠肌假性肥大;④磷酸肌酸激酶增高数十或数百倍;⑤肌肉活检提示 α-dystroglycan 蛋白缺损,基因检测 DMD 基因外显子缺失或重复突变;⑥病情进行性加重。

3. 鉴别诊断

杜氏肌营养不良需要与 Becker 型等其他肌营养不良、少年型脊肌萎缩症相鉴别。

(1) Becker 型通常起病较晚,病程长,进展缓慢,鉴别诊断更多需要肌肉活检来鉴别,杜氏肌营养不良肌肉活检 dystrophin 蛋白几乎缺如,而 Becker 型 dystrophin 量减少或有质的改变。

(2) 少年型脊肌萎缩症一般为幼年期至青春起病,表现为进行性肢体近端肌无力和萎缩,故易与 DMD 相混淆,但是 DMD 患者为男性,脊肌萎缩症男女均可发病,多伴有肌震颤,根据血清酶测定、肌电图、肌肉活检或基因检测可鉴别。

4. 康复目标与计划

需要分阶段制订康复目标与计划,目前阶段(可步行早期)以提高患儿活动能力,提高和维持肌力,维持肌肉延展性,预防关节挛缩为目标,随着病情的进展,需要加强辅助用具的适配、心肺功能的监测与干预、心理和整形外科的介入。

四、处理方案及依据

1. 提高活动能力

根据患儿 NASS 活动能力评估状态,制订针对性功能训练项目,提高患儿由于肌力下降带来的活动能力受限,门诊康复治疗每周 1~3 次,家庭康复注重与日常生活活动结合。

2. 提高和维持肌力

根据肌力评价结果,利用简便的训练器材在门诊开展肌力训练,提高肌肉耐力,门诊康复治疗每周 1~3 次,家庭康复指导患儿练习躯干、髋、膝、踝、肩部的主动运动控制能力,每天 1 h。

3. 维持肌肉延展性、预防关节挛缩

按摩肌肉萎缩部位,牵伸挛缩的肌腱及韧带,增大关节活动度,门诊实施推拿和牵拉,指导家长每大

在家中实施半小时按摩。

4. 体能训练

鼓励患儿积极参与各类有氧活动,如广播操、慢跑、快走、骑自行车等,提高心肺功能,同时注意呼吸肌的训练。

五、要点与讨论

1. DMD 的康复管理

DMD 患者需要接受康复干预,主要由物理治疗师和作业治疗师承担,同时还需要辅助用具,配置专业人员、呼吸治疗师、心理医生以及整形外科医生的共同参与。康复治疗的主要原则包括:预防和延缓关节挛缩以延长步行时间;维持剩余肌力以减缓肌力衰退;预防呼吸系统感染延缓呼吸功能恶化;配置合适的矫形器和轮椅等辅助用品。

DMD 属于慢性发育性疾患,尤其需要重视在家庭、社区、学校环境中的康复干预,努力促成患儿和家庭,使康复成为日常生活的组成部分。

2. DMD 的运动功能评估

DMD 临床表现主要为骨骼肌进行性萎缩,肌力逐渐减退,丧失活动能力,运动功能障碍是 DMD 患者贯穿始终的核心表现,运动功能评价指标目前国际上主要聚焦于肌力、步行能力、关节活动度和活动能力。

MRC 和 HHD 是评价肌力的常用方法,将徒手测定法和电子定量测定法进行有机的整合可以提高 DMD 患者肌力评估的可靠性和有效性。步行能力测定是评价可步行阶段 DMD 患儿的重要指标,6MWT 是目前国际公认的测定步行耐力的方法。DMD 患者随着肌力的逐步下降,运动的灵活性和敏捷性也会随之降低,姿势转换消耗的时间会增加,步行速度降低,运动性能计时测定(Time motor performance evaluations)常用来评价 DMD 患者的运动灵活度,包括从卧位起立、登上四级台阶以及 10 米走跑的消耗时间测定,目前通常使用 10 米(或 30 英尺)走跑时间测定 DMD 患者的步行速度。DMD 患者随着肌力的逐步下降,关节活动度也随之下降,关节挛缩、骨骼畸形将严重影响患者的生活质量,维持 DMD 患者的关节活动度是康复干预的主要目标。目前国际上多采用被动关节活动度评价 DMD 患者的关节功能状况,但缺乏相应的标准化测试方法和信度研究。活动能力主要反映患者在日常生活中完成任务的能力,近年来针对活动能力的评价已成为 DMD 功能中的最为主要的指标。比较常用的有神经肌肉疾病运动功能评估量表(Motor Function Measure,MFM)和北极星移动评价量表(North Star Ambulatory Assessment,NSAA)。

全面、科学、合理、精确的评价工具是研究 DMD 患者运动发育规律的必要条件,有助于临床更好地理解 DMD 患者运动发育进程,为临床治疗方法和时机的选择、判断新近治疗干预方法的效果、制订康复计划等提供依据。

3. DMD 患儿的激素治疗

激素是目前已知唯一能延缓 DMD 患儿肌力下降和运动功能衰退的药物,在 DMD 治疗和康复过程中,激素治疗非常重要,需要与神经科和家长保持良好的沟通,鼓励家长按照医嘱坚持服用激素,同时需要密切监测由于激素带来的副作用。

六、思考题

1. 通过本案例的分析了解 DMD 患儿的康复目标是什么?
2. DMD 患儿运动功能评估主要包括哪些方面?

3. 通过本案例的分析理解家庭康复对DMD患儿康复的重要性?

七、推荐阅读文献

1. Bushby K，Finkel R，Birnkrant D J，et al. Diagnosis and management of Duchenne muscular dystrophy，part 1：diagnosis，and pharmacological and psychosocial management ［J］. The Lancet Neurology，2010,9(1)：77－93.

2. Bushby K，Finkel R，Birnkrant D J，et al. Diagnosis and management of Duchenne muscular dystrophy，part 2：implementation of multidisciplinary care［J］. The Lancet Neurology，2010,9(2)：177－189.

3. THE DIAGNOSIS AND MANAGEMENT OF DUCHENNE MUSCULAR DYSTROPHY A GUIDE FOR FAMILIES，http://www. parentprojectmd. org/site/DocServer/Family_Guide. pdf? docID＝9321

4. Emery AEH，Muntoni F，Quinlivan RCM. Duchenne Muscular Dystrophy ［M］. Oxford：Oxford University Press，2015.

（杨　红　史　惟）

案例 122

精神发育迟缓

一、病例资料

1. 现病史

患者,男性,4 岁 1 个月,因"发现语言、智力发育落后 2 年余"就诊。家长代诉患儿 1 岁半时发现其不会说话,与人交流差,当时至外院检查智力(具体量表不详)欠佳,未予重视,未进行过正规康复评估及康复训练,家中一般教养至今。现上幼儿园小班,只会说 3～4 字的简单词组,如"吃饭饭"、"要抱抱"等,词汇量 80～100 个,不能说五六字以上长句,动手能力欠佳,自理能力较差,不能和同龄儿童作长时间的语言交流,不合群,有自卑感,但不抗拒与小朋友玩耍,无明显刻板行为。门诊检查:头颅磁共振:脑外间隙略宽,侧脑室饱满。睡眠脑电图:背景活动较慢,未见痫样放电。遗传代谢筛查:阴性。染色体检查:46,XY。无抽搐史。胃纳可,睡眠可,营养状况正常。

2. 既往史

出生史:G3P2,足月(孕 38+5 周)剖宫产(疤痕子宫),出生体重 2 450 g,无窒息抢救史。母亲系高龄产妇,按时产检,无异常发现,有 1 次自然流产史。

发育史:4 月抬头,8 月翻身,10 月独坐,13 月独站,18 月独走,19 月有意识叫人。

传染病史:无肝炎、结核等常见传染病史。

食物药物过敏史:无常见食物、药物过敏史。

预防接种史:按时按序预防接种。

家族史:父母双方三代以内无相关遗传病史。有一姐姐,10 岁,体健,发育正常,就读小学三年级,成绩良好。

3. 体格检查(含康复评定)

神志清,精神可,可遵简单指令,存在眼神及肢体交流,对答不全切题,步入诊室,步态正常。皮肤巩膜未见明显黄染、色素脱失或牛奶咖啡斑。头围 48.0 cm(-2SD～-1SD),前囟已闭,头颅无畸形,无特殊面容,口腔无畸形,伸舌居中。颈软,呼吸平稳,胸廓无畸形,双肺呼吸音清,未闻及干湿啰音。心界不大,心尖搏动位置正常,未触及震颤,心律齐,未闻及病理性杂音。腹软,无压痛,移动性浊音阴性。四肢脊柱无畸形,正常男童外阴,无隐睾。四肢肌力 5 级,肌张力正常,未见明显异常姿势,双侧膝反射存在,双侧踝阵挛阴性,双侧巴氏征、布氏征未引出。

康复评定:

语言理解评估:象征性游戏测试——相当于 28 月龄。

Peabody 运动发育量表(Peabody developmental scales - 2,PDMS - 2):粗大运动发育商(gross motor quotient，GMQ)85，精细运动发育商(fine motor quotient，FMQ)70。

Griffiths 评估：运动相当于 39 月龄，自理能力相当于 30 月龄，语言能力相当于 24 月龄，操作能力相当于 28 月龄，认知能力相当于 30 月龄。

智力测试：智商(Intelligence quotient，IQ)65。

4. 实验室及影像学检查

头颅 MRI：脑外间隙略宽，侧脑室饱满。

睡眠脑电图：背景活动较慢，未见痫样放电。

遗传代谢筛查：阴性。

二、诊治经过

初步诊断：精神发育迟缓(轻度)。

诊治经过：完善检查及评估后，根据患儿功能障碍情况，予以综合康复训练：精细运动训练、感觉统合治疗、语言训练、物理因子治疗(脑循环)及中西医结合康复治疗(针灸、推拿)。请心理科会诊，予以相关心理指导，改善自卑情绪。指导家长在日常生活中积极配合康复治疗，加强与患儿的语言、肢体交流，并注意培养患儿的自理能力；同时开展医教结合，指导幼儿园老师进行相关语言及运动的康复训练。经过半年的综合治疗，患儿的精细运动能力和自理能力进步明显，语言有一定进步，可说 6～9 字的长句，和幼儿园同学的交流有明显改善，自卑情绪好转。功能复评结果：

(1) 语言理解评估：象征性游戏测试——相当于 32 月龄。

(2) 运动评估：GMQ88，FMQ78。

(3) Griffiths 评估：运动相当于 46 月龄，自理能力相当于 42 月龄，语言能力相当于 30 月龄，操作能力相当于 36 月龄，认知能力相当于 36 月龄。

(4) 智力测试：IQ 65。

建议患儿继续就读幼儿园，并开展医教结合，同时定期(每周一次)至医院接受康复训练，每 3 个月康复科门诊随访，评估患儿功能改善情况，调整治疗方案；待患儿升小学前夕，予以综合评估，选择适合的就读方式(普通班/随班就读/特殊学校)。

三、病例分析

1. 病史特点

(1) 男性，4 岁 1 个月，自幼发育落后。

(2) 目前主要存在语言、智力的发育迟缓，同时因语言交流障碍存在自卑心理，因智力落后存在运动、自理能力的落后。未接受过正规的康复治疗。

(3) 体格检查及康复评定：体检无明显阳性体征；康复评定发现患儿全面能力落后，以智力、语言为著。

(4) 实验室及影像学检查：头颅磁共振提示脑外间隙略宽，睡眠脑电图提示背景活动较慢。遗传代谢筛查无阳性发现。

2. 诊断与诊断依据

诊断：精神发育迟缓(轻度)。

诊断依据：

(1) 自幼起病。

(2) 存在智力低下：智力测试 IQ=65，属于轻度智力低下。

（3）存在社会适应困难：语言交流、自理能力、社交技巧、学习能力等方面存在缺陷。

3. 鉴别诊断

（1）唐氏综合征：也可表现为语言、认知、社交行为的发育落后，但一般有特殊面容，染色体检查可发现 21 三体，与本病例不符，暂不考虑。

（2）孤独症：也可表现为语言、社交行为的发育障碍，但一般存在刻板行为，交流障碍比较明显，可予以孤独症量表进行筛查诊断。本病例患儿与人交往意愿不缺乏，暂不予考虑，必要时可行相关量表检查排除。

4. 康复目标和计划

（1）提高语言能力。

（2）增强精细运动能力。

（3）促进社交能力，改善自卑心理。

（4）融入社会（幼儿园生活）。

四、处理方案及依据

1. 综合康复训练

精细运动训练、感觉统合治疗、语言训练、物理因子治疗（脑循环）及中西医结合康复治疗（针灸、推拿）。由于患儿存在运动、语言、认知功能的障碍，故予以综合康复干预，特别强调精细运动、感觉统合及语言训练。

2. 心理干预

请心理科会诊，改善患儿自卑情绪。由于患儿目前在幼儿园存在不合群、自卑等心理，故请心理科予以心理咨询及心理干预治疗。

3. 家庭康复指导

患儿自理能力较差，需要家长在日常生活中配合提高其自理能力。

4. 医教结合

患儿系适龄学龄前期儿童，在无相关禁忌情况下，理应得到应有的教育，但应加强医教结合，与老师一起帮助患儿更好融入社会、学习技巧。

五、要点与讨论

精神发育迟缓（Mental Retardation，MR）又称为智力低下、精神发育不全或智力落后，是小儿精神行为疾病最常见的症状，也是儿童各类残疾中患病率最高、危害性最大的一种残疾。轻度 MR 往往是在上学后因学业成绩差，特别是在需要应用逻辑思维学习的科目，如数学、作文尤为困难时才被发现。中度以上 MR 可表现为语言、动作、自理生活能力、社会交往技能全面落后，重度、极重度 MR 还常伴其他先天性躯体畸形及神经系统疾病。

国外报道精神发育迟缓总患病率为 1%～2%。我国 1988 年全国儿童精神发育迟缓流行病学调查结果显示，全国 0～14 岁儿童精神发育迟缓的总患病率为 1.2%，城市为 0.70%，农村为 1.14%。男童总患病率为 1.24%，女童为 1.16%，但两者比较无统计学意义。

MR 的诊断标准主要参考的是美国精神病学会的精神障碍诊断和统计手册 4 版（diagnostic and statistical manual for mental disorders，4 ed. DSM-Ⅳ），认为需符合以下 3 个标准：①智力比一般水平显著低，智商（IQ）<70 分；②目前适应功能有缺陷或缺损（患者不符合其文化背景同年龄者应有的水

平），主要表现在以下 10 个方面：言语交流、自我照料、家庭生活、社交或人际交往技巧、社区设施的应用、自律能力、学习技能、工作、业余消遣、保证健康和安全的能力，在上述 10 项适应行为中的 2 项缺陷可认为有适应行为能力的缺陷；③18 岁前起病。

中国精神障碍分类方案与诊断标准 3 版（CCMD-3）中将 MR 定义为一组精神发育不全或受阻的综合征，特征为智力低下和社会适应困难，起病于发育成熟前（18 岁前）。

MR 的诊断主要依据智力测验和适应行为评定量表进行综合评估。我国采用韦克斯勒智力量表检查智商。韦克斯勒智力量表包括韦克斯勒成人智力量表（Wechsler adult intelligence scale，WAIS）、WISC 和韦克斯勒学前和学龄初期智力量表（Wechsler preschool and primary scale of intelligence，WPPSI）。

4 岁以下儿童神经、运动系统发育尚不成熟，所观察到的行为主要还是一些本能和动作发育及一些初级的智力活动，除非有明显的发育异常，一般难以作出 MR 的诊断，因此，对这一阶段的儿童，可根据发育诊断量表和社会生活能力检查先做临床估计，待随访观察到 4 岁以后再作出最后诊断。常用婴幼儿发展量表测查发育商（developmental quotient，DQ）以推断 0～4 岁小儿的智力水平。常用的婴幼儿发展量表有：盖泽尔发育诊断量表（Gesell developmental scale）、贝利（Bayley）发育量表等。

六、思考题

1. 4 岁以下儿童出现何种表现时应怀疑 MR，如何进行评估及决策？
2. MR 的诊断中三个要素是什么？
3. MR 的康复治疗中需要注意与哪些人员、部门及机构的合作？

七、参考阅读文献

1. American Psychiatric Association. Diagnostic and statistical manual of mental disorders [M]. 14th edition (DSM-Ⅳ). Washington DC：American Psychiatric Association，1994：39-46.

2. American Association on Mental Retardation. Mental retardation：Definition，classification，and systems of supports [M]. Washington，DC：American Association on Mental Retardation，1992：38.

3. 龚耀先，蔡太生. 中国修订韦氏儿童智力量表手册[M]. 长沙：湖南地图出版社，1993：1-283.

（杨　红　侯方华）

常用医学缩略语

一、临床常用缩略语

T	体温	Sig	乙状结肠镜检查术
P	脉搏	CG	膀胱造影
HR	心率	CAG	心血管造影,脑血管造影
R	呼吸	IVC	下腔静脉
BP	血压	RP	逆行肾盂造影
BBT	基础体温	RUG	逆行尿路造影
Wt	体重	UG	尿路造影
Ht	身长,身高	PTC	经皮肝穿刺胆管造影
AC	腹围	GA	胃液分析
CVP	中心静脉压	LNP	淋巴结穿刺
VE	阴道内诊	LP	肝穿刺,腰穿刺
ECG	心电图	Ca	癌
EEG	脑电图	LMP	末次月经
EGG	胃电图	PMB	绝经后出血
EMG	肌电图	PPH	产后出血
LS	腹腔镜手术	HSG	子宫输卵管造影术
MRI	磁共振成像	CS	剖宫产术
UCG	超声心动图	AID	异质(人工)授精
UT	超声检测	AIH	配偶间的人工授精
SEG	脑声波图	EPS	前列腺按摩液
BC	血液培养	DC	更换敷料
Bx	活组织检查	ROS	拆线
Cys	膀胱镜检查	KUB	尿路平片
ESO	食管镜检查	BB	乳房活检

二、实验室检查常用缩略语(1)

自动血液分析仪检测项目	WBC	白细胞计数				APTT	部分活化凝血活酶时间	
	RBC	红细胞计数				CRT	血块收缩时间	
	Hb	血红蛋白浓度				TT	凝血酶时间	
	HCT	红细胞比容				3P 试验	血浆鱼精蛋白副凝固试验	
	MCV	红细胞平均体积				ELT	优球蛋白溶解时间	
	MCHC	红细胞平均血红蛋白浓度				FDP	纤维蛋白(原)降解产物	
	MCH	红细胞平均血红蛋白量				HbEP	血红蛋白电泳	
	RDW	红细胞分布宽度				ROFT	红细胞渗透脆性试验	
	PLT	血小板计数			尿液分析仪检查项目	pH	酸碱度	
	MPV	血小板平均体积				SG	比重	
	LY	淋巴细胞百分率				PRO	蛋白质	
	MO	单核细胞百分率				GLU	葡萄糖	
	N	中性粒细胞百分率				KET	酮体	
	LY#	淋巴细胞绝对值				UBG	尿胆原	
	MO#	单核细胞绝对值				BIL	胆红素	
	N#	中性粒细胞绝对值				NIT	亚硝酸盐	
DC	白细胞分类计数	GR	粒细胞	N	中性粒细胞		WBC	白细胞
				E	嗜酸性粒细胞		RBC/BLD	红细胞/隐血
				B	嗜碱性粒细胞		Vc，VitC	维生素 C
		LY	淋巴细胞			尿沉渣显微镜检查	GC	颗粒管型
		MO	单核细胞				HC	透明管型
Rt	常规检查	B	血				WC	蜡状管型
		U	尿				PC	脓细胞管型
		S	粪				UAMY	尿淀粉酶
EOS	嗜酸性粒细胞直接计数						EPG	粪便虫卵计数
Ret	网织红细胞计数						OBT	粪便隐血试验
ESR	红细胞沉降率						OCT	催产素激惹试验
MP	疟原虫						LFT	肝功能检查
Mf	微丝蚴						TB	总胆红素
LEC	红斑狼疮细胞						DB	结合胆红素,直接胆红素
BG	血型						IB	未结合胆红素,间接胆红素
BT	出血时间							
CT	凝血时间						TBA	总胆汁酸
PT	凝血酶原时间						II	黄疸指数
PTR	凝血酶原时间比值						CCFT	脑磷脂胆固醇絮状试验

三、实验室检查常用缩略语(2)

RFT	肾功能试验	β-LP	β-脂蛋白
BUN	尿素氮	ALT	丙氨酸氨基转移酶
SCr	血肌酐	AST	天门冬氨酸氨基转移酶
BUA	血尿酸	γ-GT	γ-谷氨酰转肽酶
Ccr	内生肌酐清除率	ALP/AKP	碱性磷酸酶
UCL	尿素清除率	ACP	酸性磷酸酶
NPN	非蛋白氮	ChE	胆碱酯酶
PFT	肺功能试验	LDH	乳酸脱氢酶
TP	总蛋白	AMY，AMS	淀粉酶
ALB	白蛋白	LPS	脂肪酶,脂多糖
GLB	球蛋白	LZM	溶菌酶
A/G	白蛋白球蛋白比值	CK	肌酸激酶
Fib	纤维蛋白原	RF	类风湿因子
SPE	血清蛋白电泳	ANA	抗核抗体
HbAlc	糖化血红蛋白	ASO	抗链球菌溶血素"O"
FBG	空腹血糖	C_3	血清补体 C_3
OGTT	口服葡萄糖耐量试验	C_4	血清补体 C_4
BS	血糖	RPR	梅毒螺旋体筛查试验
HL	乳酸	TPPA	梅毒螺旋体确证试验
PA	丙酮酸	WT	华氏反应
KB	酮体	KT	康氏反应
β-HB	β-羟丁酸	NG	淋球菌
TL	总脂	CT	沙眼衣原体
TC	总胆固醇	CP	肺炎衣原体
TG	甘油三酯	UU	解脲脲原体
FFA	游离脂肪酸	HPV	人乳头状瘤病毒
FC	游离胆固醇	HSV	单纯疱疹病毒
PL，PHL	磷脂	MPn	肺炎支原体
HDL-C	高密度脂蛋白胆固醇	TP	梅毒螺旋体
LDL-C	低密度脂蛋白胆固醇	HIV	人类免疫缺陷病毒
LPE	脂蛋白电泳		

四、实验室检查常用缩略语(3)

Hp	幽门螺杆菌	CEA	癌胚抗原
AFP	甲胎蛋白	PSA	前列腺特异抗原

(续表)

TGF	肿瘤生长因子	HLA	组织相容性抗原
PRL	催乳素	CO_2CP	二氧化碳结合力
LH	促黄体生成素	$PaCO_2$	二氧化碳分压
FSH	促卵泡激素	TCO_2	二氧化碳总量
TSTO，T	睾酮	SB	标准碳酸氢盐
E_2	雌二醇	AB	实际碳酸氢盐
PRGE，P	孕酮	BB	缓冲碱
HPL	胎盘泌乳素	BE	碱剩余
TT_4	总甲状腺素	PaO_2	氧分压
PTH	甲状旁腺激素	SaO_2	氧饱和度
ALD	醛固酮	AG	阴离子间隙
RI	胰岛素	BM - DC	骨髓细胞分类
Apo	载脂蛋白	CSF	脑脊液
EPO	促红细胞生成素	Ig(A, G, M, D, E)	免疫球蛋白
GH	生长激素	PA	前白蛋白

五、处方常用缩略语

ac	饭前	qn	每晚一次
am	上午	qod	隔日一次
aj	空腹时	sos	需要时(限用一次)
bid	1天二次	st	立即
cm	明晨	tid	1天三次
dol urg	剧痛时	prn	必要时(可多次)
hn	今晚	pc	饭后
hs	临睡前	aa	各
int. cib	饭间	ad us ext	外用
qm	每晨一次	ad us int	内服
q10 min	每10分钟一次	co	复方的
pm	下午	dil	稀释的
qd	每天一次	dos	剂量
qh	每小时一次	D. S.	给予,标记
q4h	每4小时一次	g	克
q6h	每6小时一次	ivgtt	静脉滴注
q8h	每8小时一次	id	皮内注射
q12h	每12小时一次	ih	皮下注射

513

六、部分常用药品名缩写

青霉素	PEN	头孢曲松	CRO，CTR
氨苄青霉素	AMP	头孢他啶	CAZ
阿莫西林	AMO，AMX，AML	头孢哌酮	CFP，CPZ
甲氧西林（新青Ⅰ）	MET	头孢甲肟	CMX
苯唑西林（新青Ⅱ）	OXA	头孢匹胺	CPM
羧苄西林	CAR	头孢克肟	CFM
替卡西林	TIC	头孢泊肟	CPD
哌拉西林	PIP	第四代头孢菌素：	
阿帕西林	APA	头孢匹罗	CPO
阿洛西林	AZL	头孢吡肟	FEP
美洛西林	MEZ	其 他：	
美西林	MEC	头孢西丁	FOX
第一代头孢菌素：		头孢美唑	CMZ
头孢噻吩（先锋Ⅰ）	CEP	头孢替坦	CTT
头孢噻啶（先锋Ⅱ）	CER	头孢拉宗	CE
头孢来星（先锋Ⅲ）	CEG	拉氧头孢	MOX
头孢氨苄（先锋Ⅳ）	CEX	舒巴坦	SUL
头孢唑啉（先锋Ⅴ）	CFZ	克拉维酸	CLAV
头孢拉定（先锋Ⅵ）	RAD	氨曲南	ATM
头孢乙腈（先锋Ⅶ）	CEC，CAC	亚胺培南	IMI，IMP
头孢匹林（先锋Ⅷ）	HAP，CP	他唑巴坦	TAZ
头孢硫脒（先锋18）	CSU		
头孢羟氨苄	CFR，FAD	链霉素	STR
头孢沙定	CXD	卡那霉素	KAN
头孢曲秦	CFT	阿米卡星	AMK
第二代头孢菌素：		庆大霉素	GEN
头孢呋辛	CFX，CXM	妥布霉素	TOB
头孢呋辛酯	CXO	奈替米星	NET
头孢孟多	CFM，FAM	西索米星	SIS
头孢磺啶	CFS	地贝卡星	DBK
头孢替安	CTM	异帕米星	ISP，ISE
头孢克洛	CEC	新霉素	NEO
第三代头孢菌素：		大观霉素	SPE，STP
头孢噻肟	CTX	红霉素	ERY
头孢唑肟	CZX	螺旋霉素	SPI，SPM

（续表）

罗红霉素	ROX	四环素	TET，TCY
阿奇霉素	AZI，AZM	多西环素（强力霉素）	DOX
交沙霉素	JOS	米诺环素（美满霉素）	MIN，MNO
氯霉素	CMP	环丙沙星	CIP，COFX，CPLX
林可霉素	LIN	培氟沙星	PEF，PEFX
克林霉素	CLI	依诺沙星	ENO，ENX，ENOX
甲硝唑	MNZ	芦氟沙星	RUFX
替硝唑	TNZ	氨氟沙星	AMFX
利福平	RFP	妥苏沙星	TFLX
甲哌利福素	RFP	加替沙星	GTFX
利福定	RFD	洛美沙星	LOM，LFLX
异烟肼	INH	新三代喹诺酮类抗菌药：	
乙胺丁醇	EMB	氟罗沙星	FLE
吡嗪酰胺	PZA	左氧氟沙星	LEV，LVX，LVFX
磷霉素	FOS	司帕沙星	SPX，SPFX
褐霉素	FD	司巴沙星	SPA
对氨基水杨酸	PAS	短效磺胺药：	
杆菌肽	BAC	磺胺二甲嘧啶	SMZ
万古霉素	VAN	磺胺异噁唑	SIZ
壁霉素	TEC	磺胺二甲异嘧啶	SIMZ
原始霉素	PTN	中效磺胺药：	
曲古霉素	TSA	磺胺嘧啶	SD，SDI
丰加霉素	TMC	磺胺甲噁唑	SMZ
卷须霉素	CPM	磺胺苯唑	SPP
粘杆菌素	COM	长效磺胺药：	
争光霉素	BLM	磺胺邻二甲氧嘧啶	SDM
第一代喹诺酮类抗菌药：		磺胺对甲氧嘧啶	SMD
萘啶酸	NAL	磺胺间甲氧嘧啶	SMM
恶喹酸	OXO	磺胺甲氧嗪	SMP，SMPZ
西诺沙星	CIN	磺胺二甲氧嗪	SDM
第二代喹诺酮类抗菌药：		甲氧苄胺嘧啶	TMP
吡哌酸	PPA		
第三代喹诺酮类抗菌药：		两性霉素 B	AMB
诺氟沙星	NOR，NFLX	制霉菌素	NYS
氧氟沙星	OFL，OFX，OFLX	咪康唑	MIC

（续表）

益康唑	ECO	利巴韦林	RBV
酮康唑	KET	干扰素	IFN
氟康唑	FCZ，FLU	胸腺肽	XXT
伊曲康唑	ICZ，ITC	肌酐	HXR
阿昔洛韦	ACV	γ-氨酪酸（γ-氨基丁酸）	GABA
更昔洛韦	GCV	乙烯雌酚	DES
泛昔洛韦	FCV	6-氨基己酸	EACA
伐昔洛韦	VCV	破伤风抗毒素	TAT

（续表）